AF611011

DE LA

PHTHISIE PULMONAIRE

Paris. — Imprimerie de E. MARTINET, rue Mignon, 2.

DE

LA PHTHISIE PULMONAIRE

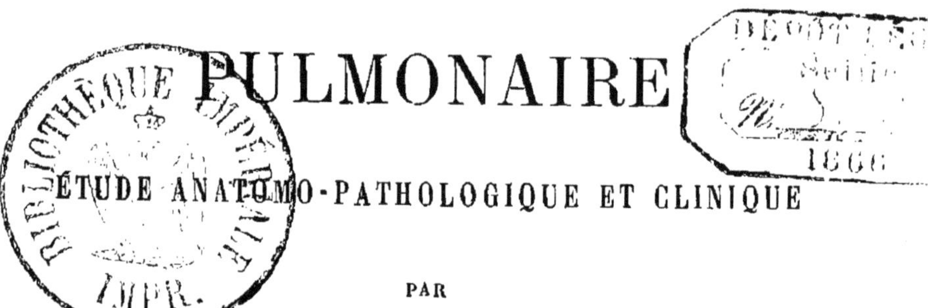

ÉTUDE ANATOMO-PATHOLOGIQUE ET CLINIQUE

PAR

M. HÉRARD

Médecin de l'hôpital Lariboisière, agrégé libre de la Faculté de médecine de Paris,
Vice-Président de la Société médicale des hôpitaux, etc.;

ET

M. V. CORNIL

Chef de clinique de la Faculté de médecine de Paris,
Lauréat de l'Académie de médecine, etc.

Avec 27 figures intercalées dans le texte

ET 3 PLANCHES TIRÉES EN CHROMOLITHOGRAPHIE.

PARIS

GERMER BAILLIÈRE, LIBRAIRE-ÉDITEUR

RUE DE L'ÉCOLE-DE-MÉDECINE, 17

Londres	New-York
Hipp. Baillière, 219, Regent street.	Baillière brothers, 440, Broadway.

MADRID, C. BAILLY-BAILLIÈRE, PLAZA DEL PRINCIPE ALFONSO, 16.

1867

PRÉFACE.

La phthisie pulmonaire a été, dans ces dernières années, l'objet de travaux nombreux et importants qui ont profondément modifié les opinions généralement acceptées sur cette maladie. Il en est résulté, surtout en France, où les idées de notre immortel Laennec avaient pénétré si avant, une incertitude regrettable sur une foule de questions que l'on pouvait croire à jamais résolues. Que doit-on entendre par *tubercule?* Quelle est la signification précise de la *granulation miliaire?* Rentre-t-elle dans la phthisie ou constitue-t-elle la lésion d'une maladie spéciale, différente de la tuberculisation ? Que faut-il comprendre sous les dénominations diversement interprétées de *phthisie aiguë*, *phthisie galopante*, et d'une manière plus générale, quelles formes, quelles variétés convient-il d'assigner à la maladie ? Quelle est la valeur exacte des différentes causes admises par les auteurs, et que doit-on penser en particulier de la doctrine des métamorphoses diathésiques ? etc. Sur tous ces points et sur beaucoup d'autres encore, les meilleurs observateurs hésitent, partagés entre des affirmations contradictoires, et attendent, pour se prononcer, des éléments nouveaux de conviction.

Sans prétendre avoir résolu toutes les difficultés, nous

avons le ferme espoir que ce livre, fruit de longues et persévérantes études, contribuera à dissiper les obscurités qui couvrent un sujet bien digne à tous égards de nos méditations.

L'anatomie pathologique devait, on le comprend, fixer tout d'abord notre attention. Après avoir parcouru les pages nombreuses consacrées à cette partie importante de notre travail, nous pensons que le lecteur ne conservera aucun doute sur ce qu'on doit désormais entendre sous le nom de *tubercule.* Soyons reconnaissants envers le microscope, qui a montré une fois de plus quels immenses services il peut rendre à la science lorsqu'on ne sépare pas les résultats qu'il donne de ceux que fournit l'étude clinique. C'est le microscope qui a permis d'établir sur des bases que nous croyons inébranlables ce grand fait anatomique, à savoir, que les masses jaunâtres, caséeuses, considérées par Laennec et son école comme tuberculeuses et hétéromorphes, ne sont rien autre chose que des pneumonies lobulaires ou lobaires, dans lesquelles les produits exsudés ont subi la dégénération granulo-graisseuse ; qu'il n'y a de tubercule que la granulation miliaire semi-transparente ou opaque, lésion primordiale, spécifique et véritablement caractéristique de la diathèse.

Après l'anatomie pathologique, la symptomatologie méritait de longs développements. Il importait en effet de donner aux phénomènes observés une interprétation conforme aux notions histologiques nouvelles, et d'établir le rapport exact des symptômes aux lésions dans tous les groupes anatomiques que nous offre la phthisie pulmonaire. Cette étude était presque entièrement à refaire. Elle présente des lacunes inévitables dans les ouvrages, d'ailleurs excellents, des pathologistes français, et d'une autre part elle a été négligée par beaucoup d'auteurs allemands plus préoccupés des recherches microscopiques que de la partie clinique de la maladie.

Les résultats auxquels nous avons été conduits, résultats basés sur plusieurs centaines d'observations dont un grand nombre ont reçu le contrôle indispensable de l'examen nécroscopique, démontrent de la manière la plus nette l'importance majeure de la lésion pulmonaire dans la détermination de la forme et des variétés de la phthisie. Certes, nous ne méconnaissons pas, au point de vue de la subordination des phénomènes aussi bien qu'au point de vue de la bonne direction à imprimer au traitement, la valeur considérable de l'état général, de la diathèse d'où procèdent les manifestations locales, mais il nous a paru nécessaire d'insister sur le rôle prépondérant de ces manifestations dans un moment où des médecins éminents voudraient reléguer les lésions pulmonaires à un rang tout à fait secondaire et chercher en dehors d'elles, dans des transformations hypothétiques des maladies chroniques, la raison presque exclusive des formes de la phthisie.

Pas plus pour la détermination de ces formes que pour l'explication du mode de développement de la maladie, nous ne saurions accepter ces influences mystérieuses et insaisissables, en présence des faits étiologiques si simples et si positifs que nous révèle l'observation clinique.

Nous espérons que ces recherches ne seront pas stériles pour le traitement d'une affection qui, malgré sa curabilité incontestable, fait encore le désespoir de la médecine. L'étude attentive de la marche et de la succession des phénomènes doit, ce nous semble, fortifier le courage du praticien, en lui montrant qu'il est souvent en son pouvoir de s'opposer, par une hygiène convenable et quelques médicaments appropriés, à l'extension des granulations tuberculeuses et au développement progressif des inflammations pulmonaires qui en sont la conséquence.

Dans le cours de cet ouvrage, nous avons fait souvent appel aux travaux des savants étrangers, particulièrement des savants de l'Allemagne. Loin de nous en défendre, nous le proclamons hautement : c'était pour nous un devoir de reconnaître l'esprit de fine et patiente analyse qui distingue à un si haut degré nos confrères d'outre-Rhin, tout en rendant pleine justice aux médecins français qui peuvent à leur tour revendiquer une supériorité marquée dans l'étude clinique.

1er novembre 1866.

DE LA

PHTHISIE PULMONAIRE

INTRODUCTION HISTORIQUE

La phthisie pulmonaire a été fort anciennement connue. Une maladie qui imprime à la physionomie un cachet aussi profond et aussi caractéristique ne pouvait échapper au génie observateur des médecins de l'antiquité. Les descriptions qu'ils nous ont laissées de la consomption pulmonaire sont encore aujourd'hui d'une vérité saisissante. Le portrait, en particulier, qu'en a tracé Arétée (1) est devenu classique, et il reste dans la science comme un modèle qui n'a jamais été surpassé.

Toutefois, on le comprend, privés des lumières de l'anatomie pathologique, n'ayant pour se guider que les signes extérieurs souvent infidèles ou insuffisants, les observateurs durent confondre et confondirent en effet sous le nom de phthisie non-seulement des affections pulmonaires chroniques de nature fort différente, mais encore des maladies étrangères aux organes de la respiration. Aussi vit-on pendant une longue série de siècles l'expression de *phthisie*

(1) *Artis medicæ principes.* 1517, in-fol., cap. VIII, p. 26, édition de Henri Étienne.

(de φθιειν, sécher), indistinctement appliquée à toutes les maladies qui entraînent le dépérissement du corps, la consomption. On admettait des phthisies nerveuse, gastrique, hépatique, cancéreuse, scorbutique, etc. Plus tard, ce fut uniquement au marasme déterminé par les lésions de l'appareil respiratoire que fut réservé le nom de phthisie.

Le mot *tubercule* n'avait pas alors le sens précis que lui ont assigné les anatomo-pathologistes modernes : dans le langage de Celse, Arétée, Galien, Cœlius Aurélianus, Oribase, Aétius, Alexandre de Tralles, Paul d'Egine, etc., il signifiait simplement tumeur, nodosité, quel que fût son siége, quelle que fût sa nature.

On serait tenté de croire cependant que déjà quelques médecins dans l'antiquité avaient entrevu la cause anatomique de la phthisie pulmonaire. Suivant Hippocrate, la maladie est produite par une tumeur crue, φυμα, se développant dans les poumons, puis se ramollissant et amenant la consomption. Si nous en croyons Frédéric Hoffmann (1), Arétée aurait eu de la phthisie pulmonaire une notion plus précise encore et aurait connu les nodosités tuberculeuses des poumons. Hoffmann prête, en effet, à Arétée cette phrase : « Phthisici, antequam manifestis signis, præsertim sputo putrido et purulento, se prodit morbus, in pulmonibus fovent tubercula, sive nodos scirrhosos, a materia viscosa latescente atque in duritiem abeunte, et ita tabidi per pluros annos vivunt, antequam in actum corruptionis vel abcessus transeunt. » Mais nous n'avons trouvé ce passage explicite ni dans l'édition d'Henri Étienne, ni dans celle de Haller.

(1) Frédéric Hoffmann, *Opera omnia*. Genève, édit. de Tourdes, p. 235, 1748.

Quelque imparfaites que fussent sur ce sujet les connaissances anatomiques des médecins anciens, elles ne reçurent aucun perfectionnement pendant toute la durée du moyen âge, de la part des Arabes vainement occupés à copier et à commenter les livres grecs et romains. Nous sommes forcés de passer plusieurs siècles sous silence pour arriver au moment où se réveille enfin l'esprit de critique et d'observation.

Les premières données anatomo-pathologiques et cliniques précises sur la phthisie remontent à Félix Plater (1), Bennet (Benedictus) (2) et Théo. Bonet (3). Dans le *Sepulchretum* où sont réunis un si grand nombre de faits intéressants, Bonet donne en détail (t. I, p. 397 et suiv.) plusieurs observations avec autopsie, où sont parfaitement décrites les lésions de la tuberculose pulmonaire, les granulations contenant une matière comme sébacée, les cavernes, etc.

Il est facile de s'apercevoir à la lecture de Bonet, et de plusieurs auteurs du XVIIIe siècle, de Frédéric Hoffmann (*loc. cit.*), de Lieutaud (4), de Stark (5), qu'ils ont demandé leur instruction aux ouvertures de cadavres plutôt qu'aux livres poudreux ; Hoffmann mentionne un état particulier

(1) *Felicis Plateri praxeos de cognoscendis*, etc. Basileæ, 1656. in-4, t. III, p. 474-486.

(2) *Tabidorum theatrum*. London, 1656, in-8°, 1665, in-12.

(3) *Medicina septentrionalis collatitia*. Genève, 1686, Léonard Chovet, in-fol.

(4) Lieutaud, *Précis de la médecine pratique*. 1776, t. I.

(5) Stark, *London medical communications*, 1784. Vol. 1, p. 321. — *The works of the late Williams Stark consisting of clinical and anatomical observations*. Ed. Carmichael Smith. Londres, 1788, in-4.

du foie, sans spécifier sa nature. « Hepar magnæ molis » et pallidum. »

Morgagni (1), qui nous a laissé tant de travaux remarquables sur l'anatomie pathologique, n'a pas fait autant pour la phthisie que pour les autres parties de la science. Il croyait cette maladie contagieuse et redoutait les examens cadavériques ; aussi sa description est-elle relativement très-incomplète.

Pendant que, dans le cours de XVIIIe siècle, l'anatomie pathologique commençait à jeter quelque clarté sur l'histoire du tubercule, il semble que d'autres médecins et des plus renommés mettaient leur honneur à l'obscurcir de nouveau. Ainsi Morton (2) reconnaît quatorze espèces de phthisie pulmonaire ; Sauvages (3) vingt ; Portal (4) quatorze. Ces auteurs, pour multiplier ainsi, comme à plaisir, les espèces de phthisie, se fondaient sur la considération de la cause qui a engendré la maladie, et admettaient sans hésitation l'étiologie la plus hypothétique : par exemple, l'hystérie, la mélancolie, la suppression d'une gonorrhée virulente, le rhumatisme, la goutte, etc.

L'influence fâcheuse de la phthisiologie de Morton se fit sentir pendant toute la seconde moitié du dernier siècle, et ses opinions eurent encore des adhérents au commencement de celui-ci, même après qu'eurent paru les immortels

(1) Morgagni, 22e lettre. *Du crachement de sang et des crachats purulents et sordides*, édition de l'*Encyclopédie*, t. I, p. 519, 542, 1837, in-8.

(2) Richard Morton, *Opera omnia*. Lyon, 1737, in-4°, t. I, p. 81-146.

(3) Sauvages, *Nosologia methodica sistens morborum classes*. Amstelodami.

(4) Portal, *Observations sur la nature et le traitement de la phthisie*. Paris, 1792.

ouvrages de Bayle et de Laennec. Nous retrouvons, en effet, des espèces semblables signalées dans la compendieuse pathologie de Joseph Frank (1) qui, avec le vain étalage d'une bibliographie inépuisable, a accumulé toutes les erreurs de ses devanciers.

Nous ne ferons que mentionner en passant le nom de quelques médecins qui ont précédé Bayle ; qu'est-il resté, en effet, des ouvrages de Dupré de Lisle (2), de Raulin (3), de Reid (4), de Marx (5), de Salvadori (6), de Ryan (7), de Whitte (8), de Baumes (9), de Brieude (10) et de Bonnafox de Mallet (11)? Des travaux d'un ordre supérieur ne tardèrent pas à les plonger dans l'oubli le plus profond.

En 1809, Bayle (12) décrit le premier les tubercules miliaires et la phthisie granuleuse : il admet six espèces de phthisie : 1° tuberculeuse, 2° granuleuse, 3° avec mélanose, 4° ulcéreuse, 5° calculeuse, 6° cancéreuse. Bien que le cancer du poumon et toutes les formes de la méla–

(1) Joseph Frank, t. IV, p. 228, édition de l'*Encyclopédie*, 1840.

(2) Dupré de Lisle, *Traité des maladies de poitrine connues sous le nom de phthisie pulmonaire*. Paris, 1769, in-12.

(3) Raulin, *Traité de la phthisie pulmonaire*, 1782, in-8.

(4) *Essay on the nature and cure of the phthisis pulm*. London, 1782, in-8.

(5) Marx, *Von der Lungenschwindsucht*. Hanovre, 1784, in-8.

(6) *Del morbo tisico, libri* III. Trente, 1787, in-8. *Sperienze e riflessioni sul morbo tisico*. Ibid., 1789, in-4°.

(7) *An inquiry into the causes, nature and cure of the consumption of the lungs*. Dublin, 1788, in-8°.

(8) *Observations on the nature and method of cure of the phthisis pulmonalis*, 1792, traduit en français, par Tardy. Paris, 1793, in-8.

(9) Baumes, *Traité de la phthisie pulmonaire*. Paris, 1798, in-8.

(10) Brieude, *Traité de la phthisie pulmonaire*. Paris, 1803, in-8, 2 vol.

(11) Bonnafox de Mallet, *Traité de la phthisie pulmonaire*. Paris, 1804, in-8.

(12) Bayle, *Recherches sur la phthisie pulmonaire*. Paris, 1810, in-8.

nose, non plus que la phthisie ulcéreuse qui n'est autre que la gangrène, ne puissent être aujourd'hui rangés dans la même classe de maladies que la tuberculisation, bien que ses descriptions soient en général incomplètes, on ne doit pas moins rapporter à Bayle l'honneur d'avoir le premier établi que la nosographie de la phthisie doit être basée sur l'anatomie pathologique, et non, comme on l'avait fait jusqu'à lui, sur des considérations étiologiques peu précises, sur des symptômes dominants ou sur des complications étrangères à la maladie.

La première espèce de Bayle, la phthisie tuberculeuse, comprend les tubercules, enkystés ou non, qui peuvent être miliaires, crus, ramollis ou ulcérés. Il distingue avec un grand sens cette espèce de la suivante ou phthisie granuleuse, et insiste sur le diagnostic anatomique des tubercules miliaires (1re variété), d'avec les granulations miliaires (2e variété). Celles-ci, dit-il, « sont transparentes, » luisantes... elles paraissent de nature et de consistance » cartilagineuse ; leur volume varie depuis la grosseur » d'un grain de millet jusqu'à celle d'un grain de blé ; elles » ne sont jamais opaques et ne se fondent pas. Ces divers » caractères les distinguent parfaitement des tubercules » miliaires qui ont le même volume, mais qui sont toujours » gris ou blancs et opaques, et qui finissent par se fondre » en totalité. » Nous avons tenu à citer ce passage ; car nous verrons bientôt, dans les chapitres consacrés à l'anatomie pathologique, que Bayle avait pressenti une partie de la vérité en ce qui concerne la distinction de la granulation miliaire d'avec la pneumonie tuberculeuse.

Deux années plus tard, Laennec, le génie médical de

notre époque, publiait, dans le *Dictionnaire des sciences médicales* (article ANATOMIE PATHOLOGIQUE, t. II) ses premières recherches anatomo-pathologiques sur les tubercules. Il les regardait comme des *productions accidentelles*, c'est-à-dire étrangères à l'état normal et n'ayant pas d'analogues dans l'économie animale saine. Dédaignant de réfuter l'hypothèse ancienne que Broussais devait faire revivre, à savoir que les tubercules sont des masses lymphatiques, il décrivait les modifications si diverses du poumon et des autres organes dans la tuberculose, comme l'évolution d'une substance unique, accidentelle et sans analogue, *la matière tuberculeuse*. Il n'existait dès-lors plus pour lui qu'une seule espèce de phthisie, la phthisie tuberculeuse. Nous aurons à discuter sérieusement, et à combattre, aussi bien avec nos observations particulières, qu'à l'aide des travaux les plus récents, les opinions de Laennec sur l'anatomie pathologique générale, science qu'en réalité il a créée dans l'article que nous venons de citer. Qu'il nous suffise de dire pour le moment, que l'histoire des tumeurs telle que l'avait formulée l'illustre professeur du Collége de France, a été la base de l'enseignement jusqu'à ces dernières années; qu'elle a entraîné les premiers micrographes à admettre l'hétéromorphisme, la spécificité des éléments des productions morbides; et qu'on peut encore aujourd'hui mesurer ses profondes racines à la résistance qu'on éprouve à les arracher.

Laennec distinguait, au point de vue anatomo-pathologique, les tubercules pulmonaires en *corps isolés* et en *infiltrations*. La première forme présente quatre variétés principales : — 1° Tubercules miliaires, 2° tubercules crus,

3° granulations tuberculeuses, 4° tubercules enkystés. La seconde forme offre aussi trois variétés : infiltration tuberculeuse informe, grise et jaune.

Partout, pour Laennec, le produit nouveau était constitué par une substance unique, la matière tuberculeuse, grise et demi-transparente d'abord, puis jaune et opaque. Se fondant sur cette unité de la matière tuberculeuse, il reprochait à Bayle d'avoir regardé les granulations tuberculeuses comme étant d'une nature différente des tubercules miliaires, aussi bien que d'en avoir fait des cartilages accidentels ; car, dit-il, si cette opinion était fondée, on les verrait quelquefois passer à l'état osseux, ce qui ne s'est jamais vu. L'argument de Laennec, comme on peut en juger, ne valait guère mieux que l'assertion hypothétique de Bayle : car beaucoup de cartilages ne passent jamais à l'état osseux, et la caractéristique du cartilage nous est donnée par les connaissances histologiques que ni l'un ni l'autre ne pouvaient avoir. Aussi Laennec, et bien d'autres longtemps après lui, sont-ils tombés dans la même erreur que Bayle, en appelant cartilagineux des tissus morbides qui ne le sont pas; les épaississements de la plèvre par exemple. Cependant Laennec est forcément amené lui-même, par la comparaison des granulations tuberculeuses avec les tubercules miliaires, à en faire deux variétés distinctes, bien qu'il ait vu les granulations tuberculeuses devenir opaques et jaunes à leur centre, et même se ramollir.

Les descriptions anatomo-pathologiques de Laennec sont d'une exactitude admirable pour tout ce qu'il est possible de constater à simple vue, mais il ne pouvait prévoir et deviner les modifications que de nouveaux moyens d'étude devaient apporter par la suite à la compréhension des lésions anatomiques qu'il avait décrites et dénommées. Longtemps après la mort de Laennec, il était réservé à Reinhardt et à Virchow de montrer les différences histologiques si tranchées qui séparent les granulations tuberculeuses de l'infiltration semi-transparente, de l'infiltration grise et des tubercules miliaires et crus de Laennec; Reinhart, en effet, prouvait, en 1851, que ces dernières lésions ne diffèrent pas au point de vue anatomique de ce qu'on trouve dans la pneumonie.

Aussi, malgré le retentissement et l'influence des découvertes anatomiques de Laennec, elles ne suffiraient pas à immortaliser son nom s'il n'avait en même temps inventé l'auscultation, admirable moyen qui nous fait apprécier les modifications du poumon comme si elles s'opéraient sous nos yeux, qui nous permet de les voir, malgré les parois thoraciques, comme au travers d'une glace. Broussais reprochait à Laennec de *trancher du devin*, *d'affirmer avec une étonnante intrépidité ce qui se passait à l'intérieur du corps de ses malades comme s'il y eût été*. N'est-ce pas là, en effet, l'exacte vérité, et la plus belle apologie que Broussais pût faire de son rival?

Broussais (*Examen des doctrines*, t. II, 1821), avec son immense talent si bien approprié à la polémique, combattit les opinions de Laennec. Pour lui, loin d'être une matière étrangère à l'organisme, la tuberculose n'était autre qu'un mode particulier d'inflammation chronique des poumons. Il reconnaissait (*Histoire des phlegmasies chroniques*, 4e édition, 1826, t. II, p. 2) deux ordres de phlegmasies chroniques des poumons ; les unes entretenues par l'inflammation des capillaires sanguins, les autres par l'inflammation des capillaires lymphatiques. Ces dernières constituaient la tuberculisation, et elles étaient toujours précédées ou accompagnées par la phlogose des vaisseaux capillaires sanguins ; ou, en d'autres termes, les inflammations chroniques des voies respiratoires, pneumonies, bronchites, laryngites, pleurésies, causaient le plus souvent la tuberculisation.

Ces idées de Broussais n'étaient pas nouvelles. Déjà Baglivi et Max. Stoll (1) rapportaient la phthisie à une inflammation latente. Ce dernier dit, en effet : « Si une inflam-» mation des ramifications bronchiques ou une pneumonie » douce en apparence attaque un sujet qui ne s'alite même » pas, on l'appelle péripneumonie latente..... elle est sou-» vent chronique, fréquemment héréditaire et se termine » alors par la phthisie..... Elle a pour causes : 1° celles qui » sont propres à produire la pleurésie ou la pneumonie ; » 2° quelques autres qui lui sont particulières (et celles-ci » sont plus fréquentes). Elle provient, en effet, d'une pleuro-» pneumonie antécédente non entièrement résolue, d'un ca-» catarrhe devenu inflammatoire par négligence, etc. » Telle est aussi l'opinion de Lepecq de la Cloture, de Pujol, etc.

L'assertion erronée de Broussais, qui place les tubercules dans le système lymphatique, était aussi une hypothèse très-ancienne, formulée par plusieurs auteurs des deux derniers siècles, R. Mead, en particulier, qui les regardaient comme des glandes lymphatiques scrofuleuses.

Ces deux points essentiels de la doctrine de Broussais,

(1) Cités par M. Bouillaud, *Clinique médicale*, t. III, 1837.

l'irritation regardée comme la cause, une production lymphatique comme l'effet dans la tuberculose pulmonaire, ont tenu depuis lors jusqu'à nos jours une grande place dans l'histoire de cette affection; nous en verrons bientôt le reflet dans les idées toutes récentes professées par Virchow et Foërster.

Par le court exposé qui précède, on peut juger des différences profondes qui, sur cette question du tubercule, séparaient Broussais de Laennec. Suivant Broussais, les tubercules, regardés par Laennec comme des produits étrangers à l'organisme, qui s'y développent, se ramollissent et passent par toute la série de leurs phases rétrogrades, étaient des créations ontologiques; suivant Laennec, l'irritation de Broussais, ou exaltation des propriétés vitales, regardée comme la cause de toutes les maladies, était une hypothèse peu probable : les adversaires se combattaient avec les mêmes armes. Tous les deux, en prenant leurs hypothèses pour des réalités absolues, s'éloignaient de l'observation positive. La lutte fut ardente, passionnée même; on pourrait presque dire, tant fut grande l'influence exercée par ces deux puissants génies, qu'elle se prolongea longtemps après leur mort et qu'elle dure encore de nos jours. Ne retrouve-t-on pas en définitive la pensée de Laennec ou celle de Broussais au fond de toutes les opinions qui, depuis ce duel mémorable, ont surgi dans la science? N'est-ce pas toujours le tubercule considéré comme une production accidentelle, une *néoplasie hétéromorphe*, ou bien une altération des tissus sous l'influence de l'irritation, *un processus irritatif?*

M. Louis, dans sa monographie qui est restée un modèle d'observation rigoureuse, se rangea complétement aux vues générales de Laennec. Il publia en 1825 (1) le résultat de ses consciencieuses recherches basées sur l'analyse de 167 observations suivies d'autopsie; il décrit les lésions anatomiques du poumon et de tous les organes des phthisiques avec une admirable exactitude. Il formule en chiffres la fréquence des altérations tuberculeuses des divers organes, précise la nature graisseuse de l'altération du foie, et pose ces deux lois qui ont rencontré de bien rares exceptions : 1° *les tubercules siégent primitivement au sommet des poumons, et ils y sont toujours plus anciens qu'à la base; 2° il n'y a pas d'organe atteint de tubercules sans que le poumon ne le soit lui-même.*

De son côté, M. Andral, dans sa *Clinique médicale* (t. III, 1re édition, 1826), et dans son *Précis d'anatomie pathologique* (t. I, p. 407-438, et t. II, p. 537, 1829), nous donnait l'histoire clinique et anatomique de la tuberculisation basée sur ses observations personnelles, et il recommençait le travail de Laennec, aussi bien en auscultation qu'en anatomie pathologique, en le corrigeant et l'augmentant. L'illustre professeur s'éloignait beaucoup des idées de Laennec dans sa compréhension générale de la tuberculose. Il ne regardait pas la matière tuberculeuse comme un corps étranger, jouissant d'une individualité propre, mais seulement comme un produit de sécrétion morbide non organisable qu'il classait à côté du pus. Il ne croyait pas avec Laennec que les tubercules commençassent par des gra-

(1) Louis, *Recherches anatomo-pathologiques sur la phthisie*, 1825.

nulations semi-transparentes, et encore moins, comme le voulait Baron, par une vésicule transparente hydatiforme. Pour lui, le tubercule est un corps opaque, blanc, jaunâtre, friable, arrondi, sans trace d'organisation, qui peut subir deux sortes de transformations : 1° la transformation purulente ; 2° la transformation crétacée. La transformation purulente ou ramollissement du tubercule était due, suivant l'opinion émise par Lombard, de Genève (Thèse inaugurale, Paris, 1827), à ce que ses particules agissant comme corps étrangers sur les parties saines voisines, y déterminaient une sécrétion de pus qui se mélangeait lui-même au tubercule pour le désagréger.

Relativement aux causes des tubercules, M. Andral faisait, à l'exemple de Broussais, jouer un grand rôle aux bronchites, aux laryngites et aux congestions, même aux hémorrhagies du parenchyme pulmonaire. Il se rapprochait de la médecine physiologique, et pour caractériser le phénomène essentiel de la tuberculisation, il empruntait à la physiologie le mot de sécrétion. Cette dénomination, nous devons le dire, n'était pas exacte, car la matière qui constitue les tubercules n'est pas une sécrétion simple d'une substance organique, mais consiste essentiellement dans la genèse d'éléments figurés nouveaux qui possèdent en eux-mêmes toutes les propriétés vitales de naissance, de nutrition, d'accroissement, de reproduction et de destruction.

A la même époque, M. le professeur Cruveilhier publiait ses premiers travaux sur la question qui nous occupe. Il émettait cette opinion, qu'avant que le tubercule se présentât comme un corps dur, on pouvait saisir dans son existence une période moins avancée, dans laquelle ce tubercule était encore liquide à l'état de pus. M. Cruveilhier s'appuyait en cela sur les résultats d'injections de mercure dans les bronches au moyen desquelles il obtenait de petits points opaques puriformes d'abord, puis jaunes qui lui semblaient être des tubercules (1). Nous aurons plus tard à revenir sur ces expériences et à les interpréter. Quoi qu'il en soit, notre cher et vénéré maître M. Cruveilhier n'hésitait pas à regarder les altérations anatomiques des tuberculeux comme un mode particulier d'inflammation, et comme telles, il les a placées dans sa dix-septième classe, consacrée aux inflammations (2).

Il distingue au point de vue anatomique : 1° les granulations miliaires solitaires; 2° les granulations miliaires groupées, ou tubercules ; 3° les tubercules groupés, agrégats tuberculeux, ou matière tuberculeuse infiltrée ; 4° les cavernes tuberculeuses. Pour lui, les tubercules ne sont autre chose qu'un groupe de granulations miliaires et la tuberculose infiltrée, un agrégat de gros tubercules. Pour lui comme pour Magendie (3), les granulations et l'infiltration tuberculeuses siégent dans les alvéoles pulmonaires, et les excavations résultent de l'association d'une phlegmasie purulente avec la phlegmasie tuberculeuse. Non-seulement M. Cruveilhier regarde les inflammations des bronches et des poumons comme une cause fréquente des tubercules qui ne sont eux-mêmes qu'un mode particulier d'inflammation, mais encore il fait jouer à la pneumonie un rôle

(1) *Nouvelle bibliothèque médicale*, septembre et novembre 1826.
(2) Cruveilhier, *Traité d'anatomie pathologique générale*, t. IV, p. 485.
(3) Magendie, *Journal de physiologie expérimentale*, t. 1, p. 82, 1821.

capital dans la marche de la phthisie. C'est toujours la pneumonie qui, pour lui, détermine la fièvre et tout le cortége des graves symptômes qui conduisent le malade au tombeau ; c'est la pneumonie suppurée qui constitue la période de ramollissement des tubercules, la matière tuberculeuse ne pouvant se ramollir que par son mélange avec le pus. Aussi, suivant M. Cruveilhier, les tubercules peuvent guérir (1) : « *Prévenez la phlegmasie*, dit-il, *et vous guérirez vos malades.* » Nous aurons à revenir bien des fois dans le cours de cet ouvrage sur les travaux de l'éminent professeur qui a, plus que tout autre, dans le cours de sa carrière si bien remplie, contribué à faire de l'anatomie pathologique une science positive.

M. le professeur Bouillaud (2) enrichit la science d'observations nouvelles, et se rangea pleinement à l'opinion de Broussais en considérant la phthisie comme une inflammation chronique.

M. le professeur Natalis Guillot (3) précisa, mieux qu'on ne l'avait fait avant lui, le mode de début des granulations miliaires, leur siége au-dessous de la membrane muqueuse des plus fines divisions bronchiques, leur ulcération, point de départ des excavations caverneuses, et indiqua d'une façon complète la disposition nouvelle que prennent les vaisseaux pulmonaires et bronchiques des poumons tuberculeux.

A l'étranger paraissaient, en même temps, les intéres-

(1) Dans sa thèse d'agrégation, M. Cruveilhier avait soutenu négativement, en 1823, la question suivante : « *An omnis pulmonum excavatio insanibilis?* »

(2) *Clinique médicale*, t. III, 1837.

(3) *Description des vaisseaux*, etc., in l'*Expérience*, t. 1, 1838.

santes recherches de Schroeder van der Kolk (1), Delmazonne (2), Becker (3), très-bien résumées dans l'important article du *Compendium de médecine* de MM. Monneret et Fleury.

En moins de trente ans, avec les travaux de Bayle, Laennec, Broussais, de MM. Louis, Cruveilhier, Andral, etc., l'histoire de la tuberculisation pulmonaire avait complétement changé de face et fait plus de progrès que depuis les premiers âges de la médecine. La physiologie et l'anatomie pathologique semblaient avoir dit leur dernier mot sur cette question avec les moyens d'étude dont on avait disposé jusque-là.

L'application des instruments grossissants aux recherches anatomo-pathologiques, la création de sciences nouvelles, nées de l'emploi du microscope, l'histologie et surtout l'histogenèse, ou étude des éléments anatomiques et de leur développement dans l'embryon, devaient bientôt ouvrir un plus large champ à l'observation, et reculer, en les précisant, les limites de l'inconnu. Le microscope créait une anatomie générale toute nouvelle, basée sur la connaissance des éléments qui constituent les tissus organisés; il pénétrait dans la structure intime de chacun des organes dont il éclairait les fonctions; il donnait à la biologie une physiologie générale, consistant dans l'étude des propriétés des éléments anatomiques, enseignée actuellement avec tant de succès par Kölliker à Wurtzbourg, M. Claude

(1) *Observ. anatom. path. et pract. argumenti fascic.* I. Amsterdam, in-8, 1826.

(2) *Repertor. di med.* Turin, 1826.

(3) *De glandulis thorac. lymphat.* Berlin, 1826.

Bernard à la Faculté des sciences, M. Ch. Robin à la Faculté de médecine.

Dans la biologie, tout s'enchaîne et se lie ; des notions anatomiques nouvelles entraînent à leur suite des découvertes physiologiques et des applications à la pathologie ; le mouvement médical des trente premières années de notre siècle était la conséquence directe des données fournies par l'anatomie générale de Bichat ; à son tour, l'anatomie générale, née de l'emploi du microscope, a créé une anatomie pathologique générale, qui comprend l'étude des altérations des éléments et des tissus, fondée sur des bases nouvelles ; l'anatomie spéciale née de l'histologie a servi de fondement à une nouvelle anatomie pathologique spéciale.

Mais au début des études microscopiques, l'histologie pathologique eut le tort de s'affirmer prématurément, avant que l'histologie normale fût bien connue. C'était renverser l'ordre naturel des choses. Une autre cause ne pouvait manquer aussi d'égarer les esprits : c'était l'opinion préconçue, émise par Laennec, transmise par M. Louis et la Société médicale d'observation, que les lésions tuberculeuses des poumons étaient des productions accidentelles étrangères à l'organisme. On chercha donc à assigner à chacun de ces produits, supposés étrangers à l'organisme, des caractères microscopiques distincts ; on désirait avant tout que chacune des grandes divisions de la pathologie générale, inflammation, tubercule, cancer, etc., possédât un élément distinctif. Les éléments anatomiques des tubercules parurent sans analogie dans l'économie normale, et Lebert décrivit, en 1844, comme hétéromorphes, des éléments spéciaux qu'il appela *corpuscules* ou *globules tuberculeux*.

Lebert s'occupe peu de rechercher les différences histologiques entre la granulation, les tubercules crus et infiltrés ; il admet, sans la contrôler par le moyen nouveau dont il dispose, l'opinion courante de Laennec, que les tubercules crus proviennent de la granulation semi-transparente et ne diffèrent pas, comme nature, de l'infiltration. Aussi, comme il est, avant tout, préoccupé de donner un diagnostic histologique différentiel des divers produits accidentels, il prend pour sujet d'étude ce qui paraît le plus caractéristique de la tuberculisation, c'est-à-dire les tubercules crus et l'infiltration jaune. Dans ces lésions, il rencontre toujours les mêmes éléments, c'est-à-dire des corpuscules sphériques ou irréguliers, anguleux, à angles arrondis, qui ne sont ni des noyaux ni des cellules, qui mesurent de $0^{mm},005$ à $0^{mm},0075$, et renferment habituellement des granulations graisseuses. Il en fait l'élément spécifique des tubercules, quels que soient leur siége et leur âge (1).

Aujourd'hui, les idées de Lebert sur le tubercule ne sont plus admises par aucun anatomo-pathologiste éclairé, et elles appartiennent à l'histoire des erreurs d'une science à ses débuts. Nul n'en a fait une critique plus complète, plus judicieuse que l'illustre professeur de Berlin, R. Virchow, dans sa *Pathologie cellulaire* (2).

Le point de départ des recherches de Lebert était vicieux

(1) *Compte rendu hebdomadaire des séances de l'Académie des sciences*, 4 mars 1844.

(2) *Pathologie cellulaire.* Traduction française, par M. Picard, 20e leçon. 1861.

en ce sens qu'il étudiait le tubercule dans une période d'altération granulo-graisseuse et de destruction, où toutes les productions morbides se ressemblent, quelles que soient leurs différences initiales : qu'on étudie, en effet, les parties jaunes et opaques qu'on trouve au centre des masses cancéreuses, ou dans les foyers purulents anciens, et l'on pourra se convaincre que les éléments épithéliaux ou les leucocythes, dans ce stade de transformation granulo-graisseuse qui leur donne à l'œil nu une consistance caséeuse, ne peuvent pas être distingués des corpuscules regardés comme spécifiques. Virchow (1) a démontré ce fait d'une façon incontestable et prouvé que les corpuscules tuberculeux n'étaient autres que des noyaux granuleux et déformés ou des fragments de cellules épithéliales du poumon en dégénération granulo-graisseuse.

Le but vers lequel tendaient les efforts de Lebert, de découvrir un élément spécifique pour toutes les productions morbides, était étroit et en contradiction avec les principes les plus élevés de la biologie. Les données nouvelles fournies par le microscope n'étaient pas tenues d'étayer simplement les classifications nosographiques anciennes. En introduisant des éléments nouveaux et de premier ordre dans la pathologie générale, elles étaient au contraire destinées à en modifier les bases. Aussi l'analyse histologique de toutes les tumeurs et productions morbides a-t-elle établi d'une façon certaine, contrairement aux idées générales de Laennec et de Lebert, qu'il n'y avait d'éléments anatomiques spécifiques pour aucune d'elles. *La pathologie*

(1) *Zur Entwickelungeschichte des Krebses.* (*Archiv für path. Anat.*, t. I, 1847).

dérive directement de la physiologie : il ne se produit jamais, dans les maladies ou les tumeurs, d'éléments histologiques qui n'aient leurs analogues, soit dans les tissus normaux, soit dans les phases de développement embryonnaire ou de mortification physiologique des éléments de ces tissus. Les histologistes les plus autorisés de France et d'Allemagne, nos maîtres en tout ce qui concerne la partie positive de la pathologie générale, MM. Virchow et Robin, sont d'accord sur cette vérité fondamentale.

Mais revenons au tubercule : pendant qu'en France on admet généralement les idées de Lebert, pendant que Hughes Bennett (1) les adopte sans restriction en Angleterre, Rokitansky enseigne à Vienne une anatomie pathologique du tubercule à peu près semblable. Il le décrit comme un produit de désorganisation qui se présente aussi bien sous forme de granulations que d'infiltration plus ou moins étendue, et lui donne comme caractéristique son manque d'organisation et sa tendance à la destruction. Mais bientôt des doutes s'élèvent et c'est alors que surgissent, procédant directement de Broussais, les travaux si remarquables de Reinhardt et de Virchow, qui renversent complétement l'édifice de Lebert.

En 1850, Reinhardt compare, au point de vue microscopique, les dépôts tuberculeux avec les produits de l'inflammation ; il en conclut que les altérations des organes tuberculisés ne diffèrent pas des états regardés comme inflammatoires : la spécificité du tubercule ne tient pas suivant lui à la formation d'une matière spécifique, mais à ce

(1) Hughes Bennett. *The pathology and treatment of pulm. tuberculosis.* Edinburgh, 1853.

que plusieurs organes sont atteints à la fois d'inflammations à marche chronique. Il décrit très-exactement les différentes formes de pneumonie chronique lobulaire intra-alvéolaire et de pneumonie interstitielle, qui constituent la majeure partie des lésions trouvées dans les poumons des phthisiques; il n'y voit aucune différence d'avec les pneumonies purement inflammatoires.

Les observations de Reinhardt sont parfaitement vraies en tout ce qui concerne la pneumonie tuberculeuse; il prouve, et tous ceux qui ont examiné sérieusement les poumons des tuberculeux sont arrivés à la même conclusion, que les masses appelées infiltration grise, infiltration jaune, tubercules crus, sont des alvéoles pulmonaires remplis de cellules épithéliales du poumon et de globules de pus comme dans toutes les pneumonies catarrhales; que ces éléments deviennent granuleux et s'infiltrent de granulations graisseuses, comme cela a lieu dans les périodes de terminaison de toute pneumonie aiguë, de telle sorte que la tuberculose est le dernier stade prolongé d'une pneumonie ordinaire dans lequel le poumon reste impuissant à se débarrasser des produits de l'inflammation. C'est l'étude de ces produits de pneumonie en transformation graisseuse, qui avait amené Lebert à regarder comme spécifiques des fragments de cellules épithéliales, des globules de pus ou des noyaux granuleux.

Reinhardt confirme les *à priori* de Broussais et l'opinion de MM. Cruveilhier et Andral, que le tubercule est du pus épaissi. Il donne la meilleure description anatomique de la pneumonie tuberculeuse, qu'on appelait avant lui tubercule cru et infiltration tuberculeuse, mais il est incomplet; il n'a pas examiné les granulations tuberculeuses, parce qu'elles sont plus rares et plus difficiles à étudier dans le poumon, organe spécial de ses recherches.

Il était réservé à Virchow de mettre en lumière l'importance de la granulation tuberculeuse. Jusqu'à lui, on appelait tuberculeuse toute production morbide, quelle que fût sa provenance, qui avait l'aspect jaunâtre et opaque, la consistance pâteuse, demi-solide des masses caséeuses du poumon : on disait d'une production quelconque, inflammation, cancer, ou tout autre, qu'elle se tuberculisait lorsque son centre devenait jaune, opaque, caséeux. Ainsi que le montre Virchow (*Arch.*, 1847), le mot de tuberculisation était devenu le synonyme de dégénération, de ramollissement des néoplasies, et ne s'appliquait plus à une maladie unique. En même temps on laissait dans l'ombre, dans l'étude de la tuberculisation, les granulations miliaires semi-transparentes. Virchow (1) montra que c'était là au contraire la caractéristique du tubercule, qu'elles existaient toujours en plus ou moins grande quantité avec la tuberculose pulmonaire. Prenant en considération leur forme sphérique bien limitée, distincte des parties ambiantes, et saillante sur les surfaces, il en fit une classe de *tumeurs* caractérisée à l'œil nu par *leur petitesse*, par *leur nombre* quelquefois considérable dans les organes, surtout sur les séreuses, par *leur généralisation d'emblée*, par leur *peu de tendance à s'accroître*, et, au point de vue microscopique, par la *petitesse de leurs éléments* et leur *tendance à passer à la métamorphose granulo-graisseuse.*

(1) *Verhandlungen der phys. med. Gesellschaft in Würzburg*, t. II, 1852.

Telle fut la réforme que Virchow introduisit en Allemagne, où depuis cette époque le type du tubercule est pour tous la granulation miliaire ; c'est en effet, dans la maladie générale appelée tuberculose, le seul produit qui se rencontre avec les mêmes caractères dans presque tous les organes. Il y précède et y détermine des inflammations, qui diffèrent des inflammations ordinaires par leur caractère chronique, et, spécialement dans les poumons, il donne lieu à la pneumonie si bien décrite par Reinhardt, appelée jusqu'alors tubercule isolé ou infiltré.

Virchow apportait aussi de nouvelles données sur le siége, le mode de développement et la structure des granulations miliaires. Elles siégeaient toujours pour lui dans la trame des organes et sur les membranes formées de tissu conjonctif; elles se développaient par une hyperplasie, par l'hypertrophie suivie de la division des noyaux du réseau de cellules anastomosées qu'il y avait découvertes (cellules plasmatiques, corpuscules de tissu conjonctif, corpuscules étoilés). Pour lui enfin, le nodule tuberculeux dérivait directement d'une inflammation, d'une irritation nutritive et formative des éléments préexistants du tissu conjonctif où ces nodules se développent. Les éléments anatomiques qui composent la granulation elle-même sont des noyaux ou des cellules très-petites qui, dans le centre du nodule s'atrophient et présentent des granulations protéiques et graisseuses. C'est comme la caractérise avec bonheur Virchow, *une néoplasie pauvre à ses débuts.*

La théorie de Virchow fut vérifiée et adoptée dans tous ses détails et avec toutes ses conséquences par le plus grand nombre des médecins d'outre-Rhin, entre lesquels nous citerons principalement Foerster (1), Niemeyer (2) et Paulicky (3), et en France elle fut parfaitement exposée par MM. Villemin (4), Martel (5) et Morel (6).

Pendant que Reinhardt et Virchow refaisaient l'histoire de la tuberculose, et que Schrœder van der Kolk (7) appuyait leurs recherches de son autorité en affirmant que les granulations grises siégent dans le tissu interstitiel et les tubercules jaunes crus dans les alvéoles pulmonaires, en France on commençait aussi à protester contre la théorie de Lebert. Mandl (8) conclut de ses recherches bibliographiques et de ses observations personnelles qu'il n'y a pas d'éléments particuliers du tubercule, et qu'on a décrit comme tels des fragments de cellules épithéliales infiltrées de granulations.

Néanmoins les idées de Lebert ne furent pas remplacées, et Virchow (9) pourrait encore écrire aujourd'hui, comme en 1861 : «Il est assez curieux qu'en France, où la terminologie de Lebert a prévalu et où l'on considère le corpuscule tuberculeux comme le compagnon forcé de la tuberculose, on en soit venu à l'idée que le tubercule proprement dit est une chose tout à fait particulière et non décrite jusqu'à présent.» M. Ch. Robin, en effet, après avoir examiné les granu-

(1) Foerster, *Handbuch der path. Anat.*, 2e éd., 1861-1865.

(2) Niemeyer, *Éléments de pathologie*, traduct. franç., 1865.

(3) Paulicky, *Allgemeine Pathologie*, 1862. Lissa.

(4) Villemin, *Du tubercule*. Paris, 1862.

(5) Martel, Thèse de Paris, 1863.

(6) Morel, *Traité d'histologie humaine normale et pathologique*. 2e édition, 1864.

(7) *Nerderl. Lancet*, juillet 1852.

(8) Mandl, *Recherches sur la structure du tubercul.* (*Archives*, 5e série, t. V, 1854, et t. VI, 1855).

(9) *Pathologie cellulaire*, page 398.

lations de la pie-mère dans la méningite tuberculeuse, et constaté qu'elles étaient formées surtout d'éléments figurés, cytoblastions et corpuscules fibro-plastiques au milieu d'une matière amorphe finement granuleuse, et voyant combien elles s'éloignaient de la structure donnée par Lebert, leur imposa le nom de granulations fibro-plastiques dans un travail fait en commun avec M. Bouchut (1). Il reproduisit cette description des granulations miliaires semi-transparentes dans une note insérée dans la Clinique de M. le professeur Trousseau (2), en ajoutant toutefois qu'on trouve quelquefois du *tubercule* au centre de ces petites masses.

Employer ainsi le mot tubercule comme synonyme de matière jaune, opaque et consistant en détritus granulo-graisseux, c'est le supprimer complétement, car alors on l'applique à toute production dont le centre est en dégénération graisseuse, par exemple à des tumeurs cancéreuses, fibro-plastiques, aux collections purulentes anciennes, à l'athérome, etc., tout aussi bien qu'à la pneumonie chronique d'aspect caséeux. C'est abolir toute concordance entre les mots employés par les anatomo-pathologistes et les cliniciens.

Pour nous qui ne voyons pas l'utilité de retrancher du lexique médical le mot Tubercule pas plus que nous ne pourrions supprimer la maladie qu'il représente, qui ne voulons pas d'ailleurs encombrer la science d'un mot nouveau, nous adopterons la synonymie ancienne de tubercule qui signifiait petite tubérosité, granulation. Ce n'est pas une innovation, car depuis plus de dix ans, la plus grande

(1) Bouchut, *Traité pratique des maladies des nouveau-nés*. 4e édition.
(2) *Clinique médicale*, t. I, p. 568. 1re édition, 1861.

majorité des auteurs d'anatomie pathologique et de clinique en Allemagne, et MM. Vulpian (1), Villemin, Martel et Morel en France donnent le nom de tubercule à la granulation miliaire semi-transparente, et à ses modifications. De toutes les lésions trouvées à l'autopsie des phthisiques, la granulation tuberculeuse miliaire et semi-transparente est en effet la seule qui soit caractéristique au point de vue anatomo-pathologique : elle est exactement la même partout comme aspect à l'œil nu et comme examen microscopique, aussi bien sur les séreuses que dans les parenchymes, comme le rein, le foie, la rate, le poumon. Elle est le seul produit de cette modification de l'organisme qu'on appelle *diathèse tuberculeuse*, mot qui ne signifie rien autre chose pour nous que notre ignorance absolue des conditions des liquides et des solides de l'organisme, en vertu desquelles il est prédisposé aux tubercules ; elle est le seul produit, disons-nous, qui se généralise et conserve partout le même caractère. Elle se complique, il est vrai, d'autres altérations des organes, principalement des poumons ; mais ces lésions du poumon, des intestins, du cerveau, des os, etc., n'ont rien entre elles de commun, ni dans leur apparence à l'œil nu, ni dans leur structure intime. De plus, ces changements pathologiques sont toujours assimilables dans chacun de ces organes à ceux qui viennent sous d'autres influences pathologiques que le tubercule, et particulièrement au groupe complexe de lésions qu'on appelle inflammation. Ainsi pour prendre un exemple, les lésions les plus habituelles du poumon des tuberculeux, autres que la granulation

(1) Vulpian, *Bull. de la Soc. méd. des hôpit.*, t. V.

tuberculeuse, consistent dans une accumulation soit de pus, soit de cellules épithéliales, soit de détritus granuleux provenant de ces deux éléments, dans l'intérieur des alvéoles pulmonaires, et elles sont assimilables de tout point aux lésions de la pneumonie.

Mais nous ne voulons pas anticiper, dans cette introduction, sur les chapitres qui suivent ; d'ailleurs, à propos de chacune des parties qui composent cette étude, nous aurons à examiner un grand nombre d'importants travaux publiés dans ces dernières années.

Il nous suffit d'avoir montré par ce rapide historique, qu'on n'avait pu comprendre la phthisie que depuis le jour où l'anatomie pathologique et l'auscultation, entre les mains de Bayle et de Laennec, eurent effacé la nosographie étiologique obscure et encombrante du dernier siècle ; depuis surtout qu'au lieu d'étudier la superficie des lésions, on pénètre plus avant par le microscope dans leur structure intime, et qu'on analyse les altérations de chaque élément constitutif des tissus normaux, ce qui constitue la pathologie générale des éléments. De tous les travaux dont la tuberculose a été l'objet, les plus remarquables sont ceux de Reinhardt et de Virchow. Ils se sont attachés à étudier le mode de formation des produits morbides, à comparer leurs éléments aux éléments normaux et à ceux qu'on rencontre dans les divers processus pathologiques : il est juste de reconnaître que la réforme actuelle de la tuberculose a son point de départ dans les découvertes de l'un sur la pneumonie tuberculeuse, dans celles de l'autre sur les granulations miliaires.

PREMIÈRE PARTIE.

ANATOMIE PATHOLOGIQUE.

Dans cette première partie, consacrée à l'anatomie pathologique, nous nous proposons d'étudier successivement :

1° La granulation tuberculeuse, considérée en général et dans chacun des organes où elle se développe ;

2° Les altérations aiguës ou chroniques, se rapportant soit à l'inflammation, soit à des dégénérescences diverses observées dans les principaux tissus et appareils, et liées à la tuberculose.

Nous nous étendrons principalement sur les lésions du système respiratoire; toutefois, comme ces lésions sont les plus difficiles à interpréter au point de vue anatomique, parce qu'elles sont rarement simples, l'étude préalable des tubercules dans les autres organes nous paraît indispensable pour les bien comprendre.

SECTION PREMIÈRE.

GRANULATIONS TUBERCULEUSES.

CHAPITRE PREMIER.

DE LA GRANULATION TUBERCULEUSE EN GÉNÉRAL.

(Phthisie granuleuse de Bayle, granulation tuberculeuse de Laennec.)

Les granulations tuberculeuses constituent la lésion essentielle et fondamentale de la tuberculose. Nous devons insister d'autant plus sur ce point, qu'elles ont été confondues pendant longtemps avec les états anatomiques les plus variés du poumon et des autres organes.

Nous avons déjà dit qu'elles furent décrites pour la première fois par Bayle, qui en fit une forme particulière de phthisie, la phthisie granuleuse.

Laennec ne les séparait pas des autres lésions tuberculeuses, tout en reconnaissant les différences qui existaient entre elles.

MM. Louis, Andral, Cruveilhier, Rokitansky, quelle que fût leur divergence d'opinions sur la nature même des tubercules, et bien qu'admettant une distinction entre les granulations et les masses tuberculeuses isolées ou agrégées, ne leur attribuaient ni une cause, ni un siége différents.

Lebert n'établissait pas non plus de distinction bien marquée entre les granulations et l'infiltration tuberculeuses;

ces deux lésions étaient caractérisées pour lui par la présence de corpuscules particuliers que nous avons déjà dit n'être rien autre chose que des fragments granulo-graisseux d'éléments de provenance diverse en voie de destruction.

M. Luys (1), dans sa remarquable thèse inaugurale, étudia le mode de formation et la structure des granulations, et les trouva composées de corps fusiformes et de noyaux qui deviennent granuleux au centre du petit tubercule.

M. le professeur Robin admit les mêmes éléments, c'est-à-dire des corps fusiformes fibro-plastiques et de petits éléments, noyaux et cellules, qu'il appela *cytoblastions*.

Et comme on n'était pas alors habitué à séparer l'idée de tubercule des corpuscules particuliers décrits par Lebert, on fut porté à faire des granulations une lésion à part, sous le nom de *corpuscules fibro-plastiques* (Bouchut). On ne s'aperçut pas que Lebert avait eu la prétention de spécifier toutes les altérations de la tuberculose, y compris les granulations, qu'on n'était pas en droit de faire deux maladies distinctes du tubercule de Lebert et des granulations de MM. Luys et Robin, et que les excellents travaux de ces deux observateurs annihilaient purement et simplement les opinions émises par leur devancier.

D'ailleurs, le monde savant n'avait pas le Rhin pour limite; de toutes parts, en Allemagne, la question du tubercule était remise à l'étude.

Pendant que Reinhardt décrivait la pneumonie tuberculeuse, Virchow faisait une étude approfondie de la granu-

(1) Luys, *Etudes d'histologie pathologique sur le mode d'apparition et d'évolution des tubercules dans le tissu pulmonaire*. Thèse inaug., 1857.

lation; il la regardait comme la caractéristique de la tuberculose aiguë ou chronique, et lui donnait exclusivement le nom de *tubercule*. Dans sa *Pathologie cellulaire*, qui eut un si grand retentissement, il reproduisit les mêmes idées et insista sur la distinction histologique de la granulation et des inflammations spéciales à chaque organe qui l'accompagnent.

Les opinions de Virchow sur la granulation tuberculeuse, vérifiées par Schrœder van der Kolk, adoptées complétement par Foerster, sont depuis ce temps entrées dans l'enseignement classique en Allemagne, où le mot de *tubercule* est synonyme de granulation miliaire. Elles ont été introduites en France par MM. Vulpian, Villemin et Martel (*loc. cit.*).

Dans un excellent mémoire accompagné de quatre planches, M. Villemin accepte, sans restriction, toutes les idées émises par Virchow, et décrit la granulation, à laquelle il donne le nom de *tubercule*, dans tous les organes où elle siége, démontre son identité, et regarde comme de nature inflammatoire toutes les autres lésions concomitantes.

M. Martel développe dans sa thèse des idées analogues. L'un de nous, plus spécialement chargé de la partie anatomique de ce travail, dont il a puisé les premiers documents à l'école de Berlin, a contribué pour sa part à la vulgarisation, en France, de l'anatomie pathologique nouvelle du tubercule, et, en particulier, décidé son excellent ami M. Martel à la prendre pour l'objet de ses recherches histologiques.

Depuis lors, le mouvement a continué, en Allemagne, dans la voie tracée par Virchow, et les nombreux travaux dont elle a été récemment le sujet dénotent l'activité scientifique de nos voisins d'outre-Rhin. Parmi les mémoires d'anatomie pathologique sur la structure et le développement histologique des granulations, nous citerons principalement ceux de Deichler (1), Ed. Rindfleisch (2), Colberg (3) et Otto Weber (4). Des faits observés par eux, il semble résulter que la granulation tuberculeuse prend toujours naissance dans le tissu conjonctif et spécialement aux dépens de la prolifération des cellules de la tunique adventice des petits vaisseaux et des capillaires. Les plus récents travaux d'anatomie pathologique sur cette question sont ceux de Ludwig Meyer (5) et l'article Tubercule de l'*Anatomie pathologie générale* de Foerster (6).

Dans toutes ces publications, de même que dans celles des cliniciens, de Niemeyer (7), Grossmann (8), Paulicky (9), Friedreich (10), Billroth (11), Bamberger (12),

(1) Deichler. *Beitrag zur Histologie des Lungengewebes.* Gœttingue, 1861, et *Schmidt's Jahrbüch.*, t. 115, p. 242.

(2) Rindfleisch, *Die miliar Tuberkel. Archiv für path. Anat.*, 1862, t. XXXIV, p. 571.

(3) Colberg, *Observationes de peniliore pulmonum structura.* Halis, 1863.

(4) Otto Weber, *Ueber die Betheiligung der Gefässe, besonders der Capillaren an den Neubildungen* (*Archiv für path. Anat.*, t. XXIX, p. 84).

(5) *Ueber Entwickelung der Tuberkel* (*Archiv für path. Anat.*, 1864, t. XXX, p. 14.

(6) *Handbuch der path. Anat.* Vierte Lieferung, 1865.

(7) Niemeyer, *Deutsche Klinik*, n° 43, 1862.

(8) Grossmann, *Miliartuberkulose und käsiges, pneumonisches Exsudat.* Mainz, 1863.

(9) Paulicky, *Allgemeine Pathologie.* Lissa, 1862.

(10) *Krankheiten des Herzens*, in *Handb. der sp. Path. und Ther.* Fünft. Band, zweite Liefer. 1861.

(11) *Archiv der path. Anat.*, 1862, t. XXIII.

(12) *Krankh. der chylo-poiet. Systems*, in *Handb. der sp. Path. und Ther.*, 1864.

Wintrich (1), J. Vögel (2), Frerichs (3), etc., on réserve exclusivement le nom de *tubercule* à la *granulation*, lésion identique dans tous les organes, caractère anatomique, essentiel et spécifique de la tuberculose, tandis qu'on considère les autres altérations des organes, en particulier la pneumonie des tuberculeux ou pneumonie caséeuse, comme des inflammations qui ne diffèrent des inflammations habituelles que par leur marche chronique et leur peu de tendance à la guérison spontanée.

Aussi avons-nous eu lieu d'être surpris de voir un observateur aussi distingué que M. Empis (4) prendre exactement la contre-partie des travaux les plus récents et créer un nom nouveau, *granulite* ou *granulie*, pour exprimer la maladie causée par la granulation miliaire, dont tous les auteurs allemands et quelques savants français font au contraire le type du tubercule.

Nous sommes loin de redouter les néologismes lorsqu'ils sont la traduction d'une idée vraie; mais supposons pour un moment qu'on adopte le mot de granulie comme synonyme de maladie causée par les granulations miliaires; supposons que, suivant la proposition de M. Empis, on sépare d'une façon absolue les granulations de l'histoire de la tuberculose, quelle sera alors la lésion anatomique de la phthisie? Il ne lui restera plus que les altérations du poumon, que nous démontrerons ne différer en rien des in-

(1) *Krankh. der Pleura* (même recueil, fünft. Band, erste Abtheil. 1857).

(2) *Krankh. der Niere* (même recueil, sechst. Band, zweite Abtheil., 4 Heft, 1865).

(3) *Maladies du foie*, trad. franç. par MM. Pellagot et Duménil, 1862.

(4) Empis, *De la granulie*. Paris, 1865, in-8.

flammations rangées sous le nom commun de pneumonie. Il en résultera évidemment que la tuberculisation, ainsi démembrée, n'aura plus d'anatomie pathologique qui lui appartienne en propre, et que le mot de *tuberculisation*, de *tubercule*, devra disparaître du cadre nosologique. Heureux si nous pouvions supprimer aussi facilement la terrible maladie qui décime la population des grandes villes, et fait dans nos salles d'hôpitaux de si cruels ravages!

Pour nous, qui tenons absolument à rester dans la tradition, et à conserver à ce groupe morbide son unité, qui ne dédaignons pas d'ailleurs de mettre à profit les travaux publiés depuis quinze ans sur ce sujet, en Allemagne, nous continuerons à faire de la granulation une partie intégrante essentielle, de la tuberculose. C'est en effet, de toutes les lésions anatomiques trouvées dans les autopsies de tuberculeux, la seule qui soit constamment la même dans les divers organes, et la seule qui soit caractéristique par le groupement particulier et la nature des éléments histologiques qui la composent, ainsi que nous allons bientôt le démontrer.

§ 1. — Caractères anatomiques des granulations tuberculeuses fournis par la simple vue.

Très-bien décrites sous le nom de phthisie granuleuse (Bayle), de granulations tuberculeuses (Laennec), de granulations miliaires (Cruveilhier), de tubercules (Virchow), de granulations fibro-plastiques (Robin, Bouchut, Empis), les granulations offrent à l'œil nu les caractères suivants :

Elles ont la forme de petites nodosités dont la grosseur

varie depuis un grain à peine visible, jusqu'au volume d'une graine de millet ou de chènevis. Leur couleur est blanchâtre ou grise; elles sont semi-transparentes à leur début, plus ou moins opaques et caséeuses à leur centre lorsqu'elles sont plus grosses et plus anciennes. Elles font toujours, et c'est là un de leurs meilleurs caractères, une saillie, soit à la face libre des membranes séreuses, soit sur la surface de section de l'organe où on les étudie, lorsque leur siége est plus profond.

Tant qu'elles n'ont pas encore subi de ramollissement central, elles sont dures et résistantes, difficiles à écraser; elles adhèrent solidement aux tissus qui les environnent et ne peuvent pas s'énucléer. Lorsqu'on a enlevé l'une d'elles avec les ciseaux, et qu'on essaye de la disséquer avec les aiguilles et de la dissocier, on éprouve une certaine résistance, qui donne une juste idée de la grande cohésion des éléments qui entrent dans sa structure.

A mesure que la granulation grossit et vieillit, elle perd sa demi-transparence, et devient trouble à son centre qui jaunit bientôt, se ramollit et présente alors un point friable demi-liquide, d'aspect caséeux. Parfois une granulation tuberculeuse isolée devient jaune et se ramollit dans toute sa masse, du centre à la périphérie; c'est ce qui se remarque lorsqu'elle est très-ancienne. Dans ce cas, son volume ne dépasse guère celui d'un grain de chènevis; on a plus rarement l'occasion d'observer des nodosités ayant le volume d'un petit pois ou d'une noisette. Cela se voit cependant quelquefois sur les séreuses, par exemple, sur le péritoine, et alors, ce n'est pas une granulation isolée qui est devenue aussi volumineuse, mais bien un groupe de granulations, ainsi que le démontre la surface mamelonnée de pareilles tumeurs. Quant aux grosses nodosités du poumon, du cerveau et de quelques autres organes qui répondent à la dénomination de tubercules crus de Laennec et de M. Louis, nous verrons plus loin qu'elles ne sont pas simplement constituées par des granulations, et en ce qui concerne particulièrement le poumon, qu'elles reconnaissent pour cause ordinaire la pneumonie tuberculeuse.

Quoi qu'il en soit, et sans sortir actuellement de l'étude de la granulation elle-même, il est bien établi qu'arrivée à un certain degré de développement, elle devient opaque, jaune et caséeuse d'abord à son centre, puis dans toute sa masse. C'est ce qu'on exprimait autrefois en disant qu'elle se *tuberculisait*. Aussi, pour les auteurs qui ont conservé l'expression ancienne de tubercule comme signifiant un état caséeux, la *granulation vieillie* devient *tubercule*, et la distinction qu'on voudrait établir entre cette dernière et le tubercule ainsi compris est impossible. C'est ce que Virchow reprochait avec tant de justesse à l'école de Vienne représentée par Rokitansky; cet état caséeux, en effet, n'est autre, ainsi que nous le montrerons bientôt, qu'une transformation graisseuse, une mortification des éléments de la granulation, transformation qui n'a rien de spécial pour elle, car on la rencontre au centre de toutes les tumeurs anciennes, quelle que soit leur nature (tumeurs épithéliales, fibro-plastiques, inflammations purulentes, etc.).

On peut rencontrer dans les autopsies, dans celles de vieillards principalement, des nodosités plus ou moins infiltrées de sels calcaires, endurcies à leur périphérie, molles, blanches ou crétacées à leur centre, entourées de couches de tissu lamineux : ce sont des granulations isolées qui depuis de longues années sont dans l'économie comme des corps étrangers et inertes. M. Cruveilhier les appelle avec juste raison des granulations de guérison. Elles siégent soit à la surface des séreuses, soit dans l'épaisseur des parenchymes ; on reconnaît à leur petitesse que ce sont des granulations guéries : mais il ne faudrait les confondre ni avec les abcès, ni avec les pneumonies, ni avec les cavernes guéris ; encore moins faudrait-il les regarder comme analogues de certaines granulations des séreuses très-bien décrites par M. Andral, qui reconnaissent pour cause une inflammation chronique, et n'ont rien de commun avec la tuberculose.

Tels sont les caractères d'une granulation étudiée à l'œil nu, indépendamment de toute question de siége et de relation avec le tissu ou l'organe au milieu duquel elle se développe. Voyons maintenant ce que nous fournit l'examen microscopique.

§ 2. — Caractères de la granulation fournis par l'examen microscopique.

Le moyen le plus facile pour étudier les granulations au microscope, c'est d'étendre sur une plaque de verre une membrane séreuse, par exemple un morceau du péritoine, ou une fausse membrane de nouvelle formation, parsemée de granulations miliaires. De cette façon on les verra, avec un faible grossissement d'abord (20 diamètres), comme de petits amas granuleux blancs à la lumière réfléchie, ombrés à la lumière directe, habituellement disposées autour des vaisseaux artériels d'un petit volume et des capillaires. Un de ces petits vaisseaux passe au centre d'une granulation, ou celle-ci se trouve logée dans l'angle que forme une branche vasculaire qui émerge d'un vaisseau plus volumineux, ou bien on voit plusieurs capillaires entourer la périphérie de la granulation.

Il y a dans cette disposition des granulations tuberculeuses relativement aux vaisseaux, une certaine analogie avec la distribution des corpuscules de Malpighi de la rate relativement aux artérioles de cet organe. Tous ces vaisseaux sont remplis de sang et dilatés, ce qui montre qu'une fluxion sanguine, une augmentation de la pression du sang, sont nécessaires à la formation des tubercules. Assez souvent même cette hypérémie manifeste qui marque leur début est assez considérable pour donner lieu à des épanchements de globules sanguins autour des tubercules, à de petites ecchymoses, et à une pigmentation qui entoure d'une zone colorée en rouge ou en noir la granulation. Cette particularité se voit surtout sur le péritoine, où chaque granulation est entourée parfois d'une zone brune ou ardoisée. Cette congestion sanguine ne s'arrête pas toujours à cette lésion; il peut se produire dans les pseudo-membranes organisées qui précèdent quelquefois et accompagnent presque toujours la formation des tubercules sur les séreuses (voy. plus bas), des vaisseaux nouveaux à minces tuniques, dont les déchirures causent des épanchements sanguins ou sanguinolents, plus ou moins abondants. Virchow, Rokitansky, et bien d'autres après eux, ont insisté sur ces faits.

Avec un grossissement plus fort (200 à 500 diamètres),

on peut étudier à la fois la granulation dans son ensemble et dans ses éléments. Quelle que soit sa petitesse, qu'elle ait 1/10 ou 1/20 de millimètre par exemple, elle est toujours constituée essentiellement par les mêmes éléments disposés de la même manière. Ce sont des noyaux ou de petites cellules sphériques, mesurant, les noyaux $0^{mm},004$ à $0^{mm},006$, les cellules de $0^{mm},007$ à $0^{mm},008$, un peu granuleux, ne possédant pas habituellement de nucléole, peu modifiés par l'acide acétique, éléments que M. le professeur Robin a désignés sous le nom de *cytoblastions* (variétés cellule et noyaux libres).

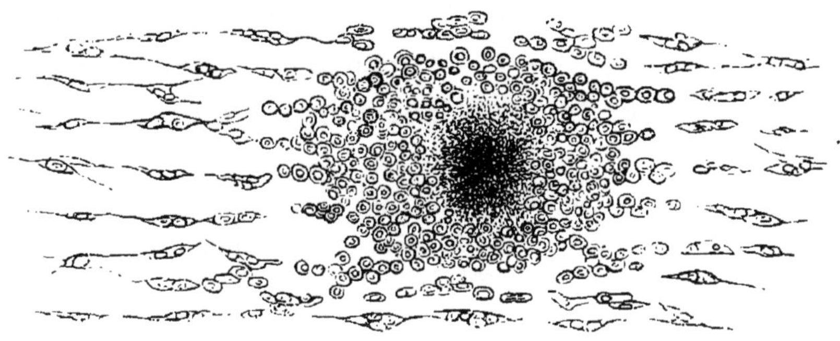

Fig. 1. — Granulation tuberculeuse de la plèvre. (Grossissement, 300 diamètres.)

Ces noyaux et petites cellules sont pressés les uns contre les autres de telle sorte qu'examinés en masse et réunis ils paraissent irrégulièrement polyédriques, à un fort grossissement. Ils sont séparés les uns des autres par une matière amorphe finement granuleuse, très-solide, et par les rares éléments du tissu lamineux ou élastique au milieu duquel ils se sont développés. Ainsi l'on voit entre les cytoblastions des fibres de tissu lamineux dans les membranes séreuses, et des fibres de tissu élastique dans les granulations tuberculeuses du poumon.

Autour de la granulation, qui ne se distingue pas par un bord ni par une ligne de démarcation tranchée du tissu où elle siége, existe une zone que Virchow appelle zone de prolifération, où l'on trouve de nombreux éléments embryoplastiques et fibro-plastiques, quelquefois même des cellules volumineuses sphériques contenant 4, 5 et jusqu'à 10 et 20 noyaux. La zone périphérique de la granulation, intermédiaire entre elle et le tissu où elle s'est développée, présente toujours des éléments en voie d'accroissement et beaucoup plus volumineux que ceux qui se trouvent à son centre (1). Bientôt en effet, lorsque la granulation perd sa demi-transparence en vieillissant, les éléments, noyaux et cellules de son centre s'atrophient et deviennent finement granuleux. Les bords de ces éléments deviennent moins distincts, se

(1) Pour l'examen microscopique des granulations, les membranes séreuses, et, en particulier, la pie-mère et le péritoine, sont les parties qui conviennent le mieux; il suffit d'étendre ces toiles celluleuses fraîches sur une lame de verre pour avoir une très-bonne préparation. Si l'on veut étudier les éléments isolés, on doit dilacérer avec les aiguilles une granulation.

Pour bien préciser le siége des granulations, soit dans le poumon, soit dans les diverses tuniques intestinales, soit dans les membranes séreuses lorsque surtout elles sont très-nombreuses et disposées en couches superposées, il sera très-utile de faire des préparations avec les pièces desséchées. Pour le poumon, on insuffle un poumon qui ne présente pour toute altération que des granulations tuberculeuses, et on le laisse sécher quand il est gonflé par l'air; ou bien on en étreint une partie par une ligature, ce qui produit le même résultat que l'insufflation.

Pour les membranes, l'intestin, les séreuses, on les étend sur une lame de verre ou de liége. Lorsque ces pièces sont desséchées, on en fait de minces tranches avec le rasoir, on les imbibe avec l'eau aiguisée par de l'acide acétique, et après les avoir humectées et gonflées, on les porte sous le microscope. On peut aussi faire usage de l'eau additionnée de la solution ammoniacale de carmin, puis les traiter par l'acide acétique. De cette façon on colore en rouge tous les noyaux de la granulation et du tissu où elle siége.

confondent en quelque sorte les uns avec les autres au milieu d'une substance uniformément granuleuse. Les granulations très-fines qui prennent la place de la substance propre des éléments préexistants sont de nature protéique et graisseuse. L'acide acétique les pâlit un peu, mais elles ne disparaissent que par l'action des dissolvants de la graisse (éther, sulfure de carbone). C'est dans cette partie en dégénération graisseuse que Lebert obtenait les corpuscules prétendus spécifiques qui, dans ce cas particulier, n'étaient autres que des noyaux ou petites cellules altérés. Plus tard, la dégénération granulo-graisseuse envahissant toute la granulation, ses éléments n'ont plus rien de leur structure primitive et sont réduits simplement à un détritus granuleux.

Par la petitesse de ses éléments histologiques dominants, la granulation tuberculeuse est une néoplastie pauvre : aussitôt formés, ses éléments s'atrophient et pendant que la périphérie de la granulation, en voie d'accroissement, présente de nombreux noyaux embryoplastiques et des cellules mères, les noyaux et cellules du centre, qui sont nés les premiers, sont déjà atrophiés et granuleux.

L'espace de temps que les éléments histologiques d'une granulation tuberculeuse vivent de la vie organique, c'est-à-dire possédant les fonctions de naissance, d'accroissement, d'assimilation et de reproduction, est très-court relativement à la durée de la vie des éléments des autres tumeurs. Par exemple, une cellule d'une tumeur épithéliale s'accroît, de petite qu'elle est à son origine, elle devient énorme, elle reste à cet état de développement parfait, et avant de s'infiltrer de granulations graisseuses, elle donne naissance par génération endogène à de jeunes cellules. Aussi, que l'on compare la granulation tuberculeuse dans son ensemble, composée de petits éléments dont la vie est courte et incomplète, aux tumeurs épithéliales dont les éléments s'accroissent, durent longtemps et se multiplient, et l'on s'expliquera parfaitement pourquoi la première reste petite, devient bientôt caséeuse, inerte, tandis que les secondes ont une tendance fatale à s'accroître, à envahir et détruire les tissus où elles siégent. C'est ce qu'a admirablement exprimé Virchow en disant que *le tubercule est une production pauvre, une néoplastie misérable dès son début.* Il est vrai que le nombre considérable, la dissémination des granulations et leurs poussées successives ne remplacent que trop la pauvreté de chacune d'elles prises isolément.

Un autre fait atteste l'infériorité de leur organisation; c'est l'absence complète de vaisseaux. Si une granulation tuberculeuse s'est développée autour d'un vaisseau, si elle était elle-même à son début environnée de capillaires, ces vaisseaux cessent bientôt d'être perméables, et l'impossibilité de l'abord des matériaux nutritifs du plasma sanguin est bien certainement la cause de l'altération granuleuse si prompte des tubercules. Cette absence, cette atrophie des vaisseaux là où les granulations tuberculeuses sont nombreuses et bien développées, est un fait essentiel, constant, et qui leur appartient en propre.

Restait à donner l'explication du fait : voici celle que propose Colberg (1). Pour lui, comme pour beaucoup d'auteurs, et en particulier Deichler, Rindfleisch et Otto

(1) Colberg, *Observationes de penitiore pulmonum structura.* Halis, 1863.

Weber, la granulation tuberculeuse a son point de départ, son siége initial, dans les noyaux de la tunique adventice des vaisseaux, même des plus petits et des capillaires. Les

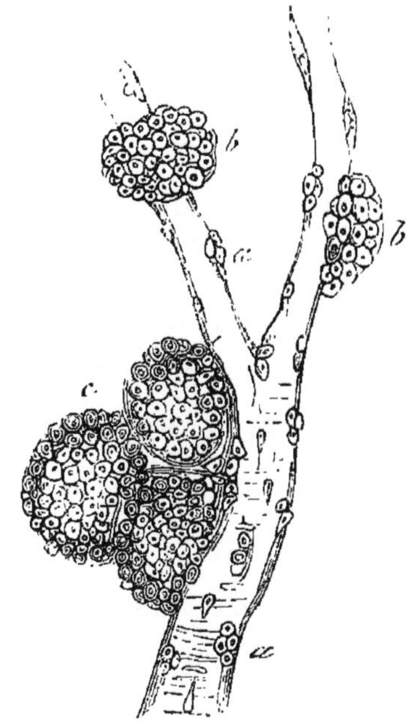

Fig. 2. — Noyaux de granulations tuberculeuses groupées autour d'un vaisseau.

a a. Groupes de noyaux de nouvelle formation. — b b. Agglomérations plus considérables de ces noyaux constituant des granulations à leur début. — c. Trois granulations réunies.

vaisseaux qui sont le siége de tubercules miliaires sont d'abord injectés; mais à mesure que la prolifération des noyaux devient plus considérable à leur pourtour, ils sont comprimés, leur calibre diminue et s'oblitère. Les matériaux de nutrition sont interrompus, et la nécrobiose (destruction moléculaire) commence. C'est une explication ingénieuse, sinon toujours vraie, d'un fait anatomique constant.

Pour résumer ce qui précède touchant la structure des granulations tuberculeuses, nous dirons qu'elles sont caractérisées par une agglomération en un point d'un nombre considérable d'éléments anatomiques petits, d'éléments embryoplastiques et de cytoblastions, presque toujours à l'état de noyaux. Ces éléments pressés les uns contre les autres, amoncelés, réunis par une matière amorphe peu abondante et les éléments préexistants du tissu où ils se sont développés, s'atrophient et deviennent bientôt granuleux au centre du petit tubercule, qui ne tarde pas à subir le même sort dans son ensemble.

Chez la plupart des animaux, la granulation tuberculeuse se conduit exactement comme chez l'homme, et elle a la même structure. C'est ce qu'on voit chez le *chien*, le *chat*, plus fréquemment chez les *singes* et les animaux carnassiers enfermés dans les ménageries (1). Pour les *chevaux*, la question est encore discutée de savoir si les nodosités appelées tuberculeuses dans la morve, surtout dans la morve chronique, contituent une affection spécifique, ou sont les analogues des granulations tuberculeuses de l'homme. L'extrême ressemblance de ces productions, au point de vue de leur structure histologique et de leur apparence extérieure, plaiderait en faveur de cette dernière opinion (2), si nous n'avions pas dans l'étiologie et les symptômes, dans la contagion, etc., des différences assez tranchées pour séparer ces affections (3). Dans l'*espèce*

(1) Consulter à ce sujet les mémoires de Reynaud (*De l'affection tuberculeuse des singes. Archives générales de médecine*, t. XXV, 1830), et de M. Rayer (Fragments d'une étude comparative de la phthisie pulmonaire chez l'homme et chez les animaux. *Archives de médecine comparée.* Paris, 1843).

(2) Foerster, *Handbuch. der path. Anat.* Ire livraison, 1863, p. 237.

(3) Gleisberg (*Lehrbuch der vergleichenden Pathologie*, Leipzig, 1865,

bovine il existe une maladie particulière qui a beaucoup de rapports avec la tuberculisation aiguë miliaire de l'homme, et qui fait surtout de grands ravages parmi les vaches laitières des nourrisseurs de Paris. Les tumeurs très-nombreuses, de volume variable, pouvant atteindre le volume d'une noix, siégent dans le poumon et dans les séreuses. Elles deviennent, comme le tubercule, caséeuses à leur centre, ou bien elles prennent une consistance osseuse par l'incrustation de sels calcaires; c'est la maladie perlée (*Perlsucht* des Allemands). Elles diffèrent des granulations tuberculeuses de l'homme parce qu'elles sont très-riches en tissu lamineux, et qu'elles possèdent de grandes cellules fusiformes; de telle sorte que Gürtl (1) et Virchow séparent cette affection de la tuberculose, tandis qu'au contraire Foerster l'y fait rentrer.

§ 3. — Du siége et du mode de développement histologique de la granulation tuberculeuse en général.

La question du siége des granulations tuberculeuses n'a pu être sérieusement posée et résolue que lorsque la struc-

Traité de pathologie comparée) conclut aussi à la distinction absolue de la morve d'avec les tubercules.

Nous devons à l'obligeance de M. Trasbot, chef de service à Alfort, d'avoir pu examiner souvent les nodosités morveuses du poumon des chevaux; il entre dans leur structure une quantité considérable de fibres élastiques, et de petits noyaux ovoïdes ou sphériques; ces éléments sont habituellement disposés autour des bronches, de telle sorte que sur une coupe qui passe à travers une granulation morveuse du poumon, on voit au centre l'ouverture de la bronche, puis une zone circulaire très-régulière, formée d'un réseau serré de fibres élastiques et de noyaux constituant la nodosité elle-même. Autour de cette zone apparaissent les alvéoles pulmonaires.

(1) Gürtl, *Handbuch*. T. I, p. 283.

ture des organes a été bien connue. Il était évident pour tous les anatomo-pathologistes que les tubercules des séreuses, des plèvres, du péritoine, du péricarde et de l'arachnoïde naissaient dans le tissu connectif; mais pour préciser leur siége dans les poumons, le rein, le foie, etc., il fallait examiner les choses de plus près. Ce n'est que dans un temps très-rapproché de nous que l'on put établir ce siége sur des données d'observation positive. Aussi voyons-nous dans l'esprit des observateurs du commencement de notre siècle une certaine hésitation et une réserve prudente. Laennec n'ose pas se décider; d'ailleurs cela lui importe peu; M. Cruveilhier place les granulations dans le tissu cellulaire de tous les organes, excepté du poumon, où il leur donne comme siége l'intérieur des vésicules, manière de voir adoptée par MM. Carswell et Luys.

Cependant M. Andral, guidé plutôt, il est vrai, par un raisonnement à priori que par l'observation directe, devançait les vérités qu'une analyse rigoureuse devait établir plus tard. L'opinion qui place le siége des granulations dans l'intérieur des vésicules ne lui paraissait pas soutenable : « Puisqu'en effet, dit-il (1), les tubercules peuvent également se développer dans tous les organes, et que partout c'est dans l'intimité de leur trame qu'ils prennent naissance, on ne voit pas pourquoi l'on admettrait que, dans le poumon, ce sont les vésicules aériennes qui leur servent de matrice. Il semble beaucoup plus conforme à la vérité d'établir que partout où se produit du tubercule, *il se développe dans la trame* même des différents organes, *et spécialement dans*

(1) Andral, 3e édition de Laennec, note, vol. II. p. 20.

le tissu cellulo-vasculaire qui, pour me servir d'une expression de Bichat, est le canevas commun où doivent venir également se déposer et les matériaux ordinaires des nutritions et des sécrétions normales, et les éléments morbides des nutritions et des sécrétions anormales. Il serait fort singulier que, tandis que partout ailleurs la matière tuberculeuse prend naissance dans la profondeur même des différentes trames organiques, il n'en fût plus de même pour le poumon, et que là seulement, contrairement à tout ce qu'on sait d'ailleurs, elle ne fût autre chose que le résultat d'une sécrétion viciée de la membrane qui tapisse les dernières extrémités des bronches. »

Cette opinion, que M. le professeur Andral émettait avec toute réserve, à savoir, que la granulation siége dans le tissu cellulo-vasculaire a été démontrée par Virchow. Ce dernier auteur a rigoureusement établi que le tissu conjonctif ou lamineux, non-seulement des membranes séreuses et muqueuses, mais aussi celui qui entre dans la composition de tous les organes, du poumon, des reins, du foie, des testicules, etc., est exclusivement la gangue où se développent les granulations miliaires. Ses idées ont été vérifiées par le plus grand nombre des observateurs qui ont sérieusement cherché, au microscope, le siége du tubercule, par Schroeder van der Kolk, Foerster, MM. Vulpian, Villemin, Martel, et par nous. Dans ces dernières années, Deichler, Colberg, Rindfleisch, Otto Weber, ont ajouté cette donnée que le tubercule se développe principalement autour des vaisseaux et aux dépens de leur membrane adventice.

Nous reviendrons sur cette détermination du siége précis des granulations dans les chapitres suivants, où nous les étudierons dans les différents systèmes organiques et dans chacun des viscères en particulier; nous aurons aussi à discuter la nature des masses tuberculeuses qui se développent dans les tissus nerveux et osseux.

Nous voici arrivés à l'un des points les plus essentiels de l'histoire anatomique du tubercule, nous voulons parler de son mode de formation. Que se passe-t-il lorsque apparaît le rudiment d'une granulation? Les éléments qui la constituent se forment-ils de toutes pièces au milieu d'un liquide (blastèm e)venu du plasma sanguin? Sont-ils formés au contraire aux dépens des éléments préexistants du tissu ancien qui donnent naissance au produit nouveau par une activité formatrice exagérée (prolifération)? Telle est la question encore pendante, diversement résolue par les auteurs, et qui domine toute l'histoire des altérations morbides.

Autrefois on n'y regardait pas d'aussi près : on avait supprimé toute recherche en ce sens par la création d'un mot commode qui exprimait le phénomène visible à l'œil nu, mais qui n'expliquait rien. On observait au début de toutes les productions morbides, pus, cancer, tubercule, etc., une matière semi-transparente plus ou moins solide, et on l'avait appelée *lymphe plastique*, *lymphe organisable*. Plus tard, lorsqu'on connut l'histologie normale et qu'on appliqua le microscope à l'étude de la lymphe plastique, on fut étonné d'y trouver toujours des éléments anatomiques parfaitement définis, en sorte qu'on put substituer au mot de lymphe plastique un nom tiré de la nature des éléments qu'on y découvrait. Presque en même temps s'effectuaient en France et en Allemagne des travaux de premier ordre sur le mode de formation des éléments anatomiques dans l'embryon, sur l'histogenèse, science nouvelle qui prenait son origine dans les travaux de MM. Remak, Kölliker et Robin. Appliquée à la pathologie, cette science lui ouvrait des horizons inconnus, l'enrichissait de faits positifs, et faisait surgir de nouveaux problèmes.

Il fut désormais bien démontré que les éléments anatomiques des altérations morbides et des tumeurs, ayant toujours leurs analogues dans les tissus physiologiques, reconnaissaient le même mode de naissance que ces derniers. La question du mode de début des formations pathologiques se trouva donc subordonnée à la façon dont elle était résolue relativement au développement des tissus physiologiques de l'embryon.

On vit alors se produire sur la naissance des éléments deux opinions opposées : l'une, adoptée par Remak pour l'embryologie et transportée par Virchow dans le domaine de la pathologie, qui fait dériver tout élément anatomique, physiologique ou morbide, d'une formation endogène et de la scission des cellules préexistantes, phénomènes continus remontant à la segmentation du vitellus; la seconde, défendue par M. le professeur Robin, qui admet chez l'embryon plusieurs genèses (1) successives

(1) On nous saura gré de définir ici les mots de genèse et de blastème suivant les idées de M. Robin. La *genèse* d'un élément est le premier moment de son apparition dans le monde sensible. La genèse des éléments est caractérisée par ce fait que, sans dériver d'aucun des éléments qui les entourent, ils apparaissent de toutes pièces, par génération nouvelle, à l'aide et aux dépens d'un blastème.

Par *blastème*, M. Robin entend une substance amorphe liquide ou demi-liquide, préexistant aux éléments d'un tissu ou interposée entre eux,

d'éléments au milieu d'un blastème, et qui, dans les productions morbides, fait jouer à cette genèse d'éléments nouveaux le rôle principal, et à la génération endogène un rôle accessoire.

Puis vint se poser l'hypothèse émise par un des esprits les plus généralisateurs de notre temps, par Virchow, à savoir, que les cellules du tissu conjonctif sont le point de départ de toutes les productions morbides. Pour Virchow, comme pour Bichat, c'est le tissu cellulaire ou conjonctif qui est pour tous les organes la gangue commune où se font les échanges nutritifs; les cellules plasmatiques, ou cellules de tissu conjonctif (corpuscules étoilés, Robin), constituent par leurs anostomoses un réseau canaliculé destiné à la circulation des sucs nutritifs (circulation séreuse de Recklinghausen (1). Ce sont ces mêmes corpuscules qui, pour l'auteur de la pathologie cellulaire, fournissent, par suite de l'accroissement et de la segmentation de leurs noyaux, les noyaux nouveaux qui vont devenir les éléments soit du tubercule, soit du cancer, soit des produits, organisés ou non, de l'inflammation. Pour ce qui concerne en particulier le tubercule, les phénomènes qui s'observent au début de la granulation consistent dans une *activité formatrice exagérée des cellules de tissu conjonctif*, et ne diffèrent pas de

et qui peut donner naissance à des éléments nouveaux. Ce blastème provient ou bien du plasma sanguin, ou bien de la liquéfaction d'éléments préexistants, par exemple des cellules blastodermiques liquéfiées, lorsque naît, par genèse, le tissu embryoplastique chez l'embryon.

Dans le phénomène de la genèse, les matériaux du blastème se réunissent molécule à molécule et font ainsi apparaître un corps solide ou demi-solide, de forme, de volume et de structure déterminés.

(1) Voy. *Archives générales de médecine*, t. I, 6e série, 1863. Revue critique faite par l'un de nous, p. 209.

ce qui se passe dans l'inflammation. Ce mode de formation a été admis par MM. Vulpian et Villemin, par ce dernier surtout, de la façon la plus absolue.

Quels que soient la clarté, la simplicité, et même, on peut le dire, l'attrait des théories de l'éminent professeur de Berlin, on ne peut pas se dissimuler qu'elles soulèvent de nombreuses objections, et qu'il est impossible, actuellement du moins, de les faire entrer dans l'enseignement classique. Sur les figures, en effet, que donnent Virchow et M. Villemin comme les plus convaincantes, à supposer même qu'elles n'aient rien de schématique, on peut élever des doutes sur le rôle des corpuscules de tissu conjonctif dans la production des noyaux et petites cellules qui constituent la granulation tuberculeuse.

Pour nous qui tenons à ne donner que ce qui paraît certain, d'après nos recherches personnelles, et à faire la part de ce qui est démontré et de ce qui est douteux, voici ce qui nous a paru constant dans le début des granulations miliaires : Quelle que soit leur petitesse, alors qu'elles sont à peine visibles à la loupe, elles consistent en un groupe de noyaux ou de cellules de très-petite dimension, répondant par leurs caractères physiques et micro-chimiques aux éléments appelés cytoblastions par M. Robin. Presque toujours le siége précis de ces éléments de nouvelle formation est le pourtour d'un petit vaisseau, le tissu cellulaire qui représente la membrane adventice. C'est dans l'angle que forme une branche collatérale avec le vaisseau d'où elle émane, ou bien dans un réseau anastomotique de capillaires, plus rarement sur la continuité d'une petite artère, que la granulation se montre tout d'abord. Alors ces vaisseaux sont distendus et remplis de sang. Autour du groupe de petits noyaux qui est la granulation naissante, de nombreux noyaux naissent, restent d'abord un peu espacés, ou réunis en groupes de deux à cinq, puis s'unissent aux premiers formés, de telle sorte que la granulation s'agrandit peu à peu par leur adjonction. Cette formation de noyaux et l'hypertrophie des corpuscules préexistants du tissu conjonctif se continuent autour de la granulation, même alors qu'elle a acquis le volume d'un grain de millet et plus. Il en résulte que le processus qui aboutit à former des granulations tuberculeuses s'accompagne aussi d'un épaississement du tissu conjonctif voisin, dû à une hypergenèse de ses éléments. La nature des éléments qui composent la granulation dès son début, leur développement dans le tissu cellulaire ou lamineux, et spécialement dans la membrane adventice des vaisseaux, ne sauraient donc être mis en doute.

Mais si l'on veut pénétrer plus avant dans le secret des phénomènes, et savoir si les corpuscules du tissu conjonctif et de la membrane adventice sont le lieu de formation des noyaux nouveaux, on se trouve en face d'un problème insoluble avec les données que nous possédons actuellement.

Il est rare en effet de voir un corpuscule de tissu conjonctif (noyau embryoplastique de Robin) en train de se diviser; et il est difficile de rapporter à ce processus unique la quantité considérable de noyaux qui sont agglomérés dans la granulation, ou disposés par petits groupes à son pourtour. Aussi la théorie de la prolifération ne peut pas remplacer complétement celle d'une genèse aux dépens d'un blastème préexistant, et dans ces questions encore douteuses on doit attendre de nouveaux travaux pour se prononcer (1).

(1) Ces questions de genèse sont tellement à l'ordre du jour et si peu résolues, que ce que nous en dirions aujourd'hui pourrait très-bien être démenti, et très-prochainement, par les travaux de ceux mêmes dont nous adopterions les idées; aussi préférons-nous rester dans une réserve prudente. Cependant nous ne pouvons laisser passer, sans les rapporter ici, les dernières recherches histologiques faites sur le développement de la granulation tuberculeuse. Un excellent observateur, le professeur Rindfleisch (*loc. cit.*, 1862), a représenté un mode de formation endogène de petits noyaux et cellules dans l'intérieur des éléments de la tunique adventice des vaisseaux, analogue à ce qu'on observe souvent dans les cellules épithéliales, et que nous y avons représenté à propos de la pneumonie. Dans la matière amorphe qui entoure le noyau (protoplasma de Max Schultze), se forment une ou plusieurs cavités génératrices qui contiennent un noyau ou une cellule; ce sont les éléments de la granulation (cytoblastions de Robin). Plus récemment, le docteur Ludwig Meyer (*Ueber Entwickelung der Tuberkel*, in *Archiv für path. Anat.*, 1864, t. XXX, p. 14) a cru pouvoir admettre que les cellules épithéliales étaient quelquefois le point de départ des petits éléments du tubercule par une génération endogène analogue; par exemple, que les granulations tuberculeuses de la surface du péritoine pourraient se former en partie aux dépens du revêtement épithélial de cette séreuse, opinion que, du reste, nous n'avons pas pu vérifier *de visu*, malgré nos recherches. En analysant les phénomènes qui se passent dans la génération endogène, et en les comparant aux idées de M. le professeur Robin sur le blastème et la genèse, on peut, du reste, s'assurer que l'opposition réside moins dans les faits que dans leur interprétation. Ainsi, lorsque dans la partie de la cellule qui entoure le noyau (protoplasma de Schultze), il se forme des granulations et un noyau nouveau dans un espace générateur, on est bien obligé d'admettre que ce nouvel élément s'est produit aux dépens d'une substance d'abord amorphe et semi-liquide dont les matériaux viennent du liquide nourricier, des parties liquides du sérum. Et cela revient évidemment à dire qu'il est né un noyau aux dépens d'un blastème intracellulaire par genèse: de telle sorte que le mot de genèse employé par M. Robin peut représenter le même fait que le mot de génération endogène employé par les auteurs allemands. La seule différence, fondamentale, il est vrai, au point de vue théorique, c'est que ces derniers regardent la cellule comme la cause active des phénomènes qui se passent dans son sein.

§ 4. — Du diagnostic anatomique différentiel de la granulation tuberculeuse.

Ce n'est pas assez de donner les caractères physiques et la nature histologique de la granulation tuberculeuse ; pour que sa description soit complète, pour que son existence comme production pathologique particulière soit bien établie, il faut être en mesure de pouvoir la différencier toujours des granulations de diverse nature qui s'en rapprochent parfois tellement, qu'on est tous les jours exposé à les confondre, si l'on ne tient pas compte de tous les moyens d'étude dont nous disposons.

Nous allons essayer de poser les règles de ce diagnostic anatomique différentiel que nous aurons à faire avec : 1° les granulations cancéreuses ; 2° les granulations purement inflammatoires ; 3° les gommes ou tubercules syphilitiques ; 4° les tubercules de la morve ; 5° certaines productions qu'on rencontre disséminées dans divers organes chez quelques leucémiques et dans les fièvres graves.

Quant à la distinction des granulations tuberculeuses avec les lésions du poumon appelées tubercule cru, tubercule infiltré, etc., nous la ferons dans un des prochains chapitres, à l'occasion de la pneumonie tuberculeuse.

1° Il est beaucoup plus difficile qu'on ne le croit communément de distinguer les granulations tuberculeuses des granulations cancéreuses, lorsque ces dernières sont très-petites, miliaires. Aussi M. le professeur Cruveilhier pouvait-il écrire dans son *Anatomie pathologique générale* (t. IV, 1862, p. 533), que « pour faire un traité *ex professo* sur les tubercules en général, on devrait les diviser en deux grandes classes : 1° les tubercules strumeux ; 2° les tubercules cancéreux ». Qu'on prenne, par exemple, le péritoine farci de granulations d'un individu mort de phthisie aiguë, d'une part, et d'une femme morte de la généralisation d'un squirrhe du sein, d'autre part, qu'on les présente l'un et l'autre à un anatomo-pathologiste très-exercé, et nous mettons en fait qu'il se trompera, dans la moitié des cas, à l'examen fait à l'œil nu. Il est vrai que, dans l'exemple que nous venons de prendre, l'existence d'un cancer primitif du sein empêchera la confusion ; mais supposons qu'on ait affaire à l'un de ces cas, qui ne sont pas très-rares, où il existe une généralisation d'emblée du cancer, une multitude de granulations cancéreuses, sans qu'il y ait eu de foyer primitif, ainsi que Demme (1), Erichsen (2), MM. Charcot et Vulpian (3) en ont publié des observations ; qu'arrivera-t-il ? C'est qu'à un examen superficiel fait sans microscope, en ne tenant compte que de la *forme*, et négligeant la *nature* de la production morbide, on sera exposé à appeler tuberculose aiguë ou miliaire une carcinose généralisée. Bien plus, la tuberculisation et le cancer sont fréquemment unis sur le même sujet, ainsi que le prouvent les observations de MM. Broca, Rokitansky, Fuhrer, Concato (4), et celles qu'a publiées l'un de nous (5). A laquelle de ces deux affections rapportera-t-on les granulations qu'on observera dans ces cas ? Nous nous sommes

(1) Demme, *Schweizer Monatschrift für praktik. Med.*, 1856, n° 7.

(2) Erichsen, *Archiv für path. Anat.*, 1861, t. XXI, p. 465.

(3) Observations consignées dans la thèse de M. C. Laporte, *Sur la carcinose miliaire aiguë*, 1864.

(4) Le professeur Concato admet en outre la transformation héréditaire de la phthisie tuberculeuse et du cancer.

(5) *Journal de l'anatomie*, de M. Robin, 1864, p. 655.

plusieurs fois trouvés en face de ce doute; il est de notre devoir de le signaler, d'autant mieux qu'on peut le lever toujours par un examen approfondi. Le plus souvent d'abord, certaines des granulations cancéreuses auront atteint le volume d'un grain de chènevis ou même d'un petit pois, et donneront alors sur une coupe, au raclage, du suc laiteux. — En outre, par l'examen microscopique des granulations cancéreuses, même de celles qui n'ont pas dépassé le volume d'un grain de millet, on verra, à leur centre, des noyaux volumineux atteignant $0^{mm},009$ de diamètre, tandis que dans les granulations tuberculeuses, les noyaux n'ont jamais plus de $0^{mm},006$, et sont toujours, à leur centre, atrophiés, pâles et granuleux : cet état répond à une apparence opaque, quelquefois même jaunâtre de la partie centrale, tandis que les granulations cancéreuses de même volume sont toujours plus homogènes et semi-transparentes.

2° Les granulations purement inflammatoires, décrites pour la première fois par M. le professeur Andral, et vérifiées depuis par beaucoup d'observateurs, en particulier par M. le professeur Monneret (1), se rencontrent sur plusieurs séreuses, particulièrement sur le péritoine, où elles sont causées par une inflammation chronique. Elles sont semi-transparentes et très-dures; il est difficile de les écraser, elles ont un volume variable depuis un grain de millet jusqu'à un petit pois, et elles ne sont jamais très-nombreuses; leur siége de prédilection est la capsule de la rate, où elles existent très-souvent chez les vieillards. Elles

(1) *Compendium de médecine pratique*, article PÉRITONITE.

ressemblent, au premier abord, à du cartilage; quelquefois elles sont incrustées de sels calcaires et pourraient être prises pour du tissu osseux. Mais ce sont là de simples apparences, car l'examen microscopique y fait découvrir la structure du tissu fibreux et du tissu élastique, quelquefois une incrustation par du carbonate et du phosphate de chaux. Ce tissu fibreux et élastique est relativement très-pauvre en noyaux, et cette absence presque complète de noyaux, comparée à l'abondance extrême des noyaux sphériques dans les granulations tuberculeuses, fait qu'on pourra toujours les en différencier sûrement.

3° Il sera plus difficile, dans certains cas, de distinguer une gomme syphilitique d'un tubercule. Cependant à la simple vue, la gomme est jaune, même lorsqu'elle est petite; elle est rarement semi-transparente, et, en vieillissant, en acquérant le volume d'une noisette ou d'une noix, elle conserve, en même temps que sa couleur, une grande densité. De deux petites tumeurs, dont l'une serait tuberculeuse, l'autre syphilitique, si elles sont toutes les deux jaunes et grosses comme un petit pois, par exemple, la première sera ramollie et caséeuse, tandis que la seconde, au contraire, sera très-dure, résistera à l'écrasement et à la dilacération, comme le ferait une masse de tissu fibreux et élastique. Cependant ces caractères ne suffisent pas toujours, parce que les gommes syphilitiques peuvent se ramollir à leur centre et contenir là une partie semi-solide, blanche ou jaunâtre, et molle comme un tubercule; dans ce cas il reste néanmoins une coque très-résistante et jaune qui sera habituellement caractéristique. Dans les cas douteux, comme les gommes ne sont jamais isolées, mais habituellement multiples, il faudrait, pour établir leur nature, se fonder sur les caractères non pas d'une seule mais de toutes. La difficulté est surtout grande, lorsque le tubercule existe en même temps que la syphilis, complication qui est loin d'être rare. Avons-nous dans l'examen microscopique un caractère spécifique? Nous dirions oui, si les groupes de noyaux contenus dans des cavités isolées ou alvéoles, décrits par Ernst Wagner (1), nous paraissaient, aussi bien qu'à lui, caractéristiques de la gomme syphilitique ou syphilome. Mais nous croyons, avec Foerster (2), que ces îlots de noyaux se rencontrent dans toute production morbide, toutes les fois qu'ils naissent dans le tissu conjonctif. Les différences microscopiques du tubercule et de la gomme sont bien peu tranchées; ce sont des nuances, mais non des oppositions. Ainsi, les noyaux de nouvelle formation dans la gomme sont ordinairement moins nombreux, moins pressés que dans le tubercule, mais ce sont exactement les mêmes éléments (cytoblastions). Le centre de la gomme, qui est habituellement comme le tubercule en dégénération graisseuse, présente une forme de dégénérescence qui diffère notablement de celle du tubercule. On trouve, en effet, dans la partie centrale de la gomme de gros corps granuleux, formés de granulations graisseuses, ou des amas allongés de granulations, tandis que dans les parties équivalentes des tubercules on rencontre seulement des noyaux atrophiés et très-finement granuleux. Ce ne sont pas là des caractères absolus, mais

(1) Wagner, *Ueber das Syphilom* (*Archiv der Heilkunde*, t. IV, p. 161, 356, 430).

(2) *Handbuch der path. Anat.* Vierte Lieferung, 1865, p. 452.

ils suffisent habituellement, joints à l'apparence extérieure et à la dureté des gommes aussi bien qu'à leur siége de prédilection dans certains organes, le foie, le testicule, le périoste, pour les séparer anatomiquement des nodosités tuberculeuses.

4° L'éruption de tubercules morveux dans le poumon ressemble beaucoup aussi, comme examen microscopique, aux granulations tuberculeuses; c'est ainsi que Dupuy (1) confond complétement, et qu'aujourd'hui les médecins vétérinaires ont beaucoup de difficultés pour les distinguer l'une de l'autre. Au point de vue purement microscopique, à ne considérer que les granulations de la morve et du tubercule, il serait impossible de les différencier, d'après Virchow (2). Mais, si l'on tient compte des autres lésions que présenteront toujours les cadavres d'invidus morts de cette maladie, par exemple, des éruptions pustuleuses de la peau, des fosses nasales et du larynx, des abcès musculaires surtout, etc., il n'y aura jamais le moindre doute; aussi nous n'insisterons pas plus longtemps sur ce point. (Voyez une note précédente, page 46.)

5° Il se produit enfin, dans le cours de plusieurs maladies, la leukémie (3), le typhus abdominal, la scarlatine (4), la rougeole, etc., des granulations ou îlots siégeant dans le foie, dans les reins, la rate et les ganglions lymphatiques, qui sont composés d'éléments très-voisins de ceux

(1) *De l'affection tuberculeuse vulgairement appelée morve.* Paris, 1817.

(2) Virchow, *Handbuch der speciellen Path. und Therapie*, t. II, 1855, 1re partie, p. 405, et *Pathologie cellulaire.*

(3) Virchow, *Archiv für path. Anat.*, t. I, p. 569 ; t. V, p. 58, 125.

(4) Beckmann, *Archiv für path. Anat.*, t. XIX, p. 537.

des tubercules, mais qui diffèrent de la granulation tuberculeuse parce qu'ils sont mous, friables et vascularisés. Ces productions sont désignées par Foerster (1) sous le nom de *néoplasies lymphatiques*. Les tubercules de la lèpre sont aussi composés d'éléments analogues.

§ 5. — De la nature de la granulation tuberculeuse et de sa place en nosologie.

Nous pouvons maintenant, prenant les choses de plus haut, nous demander comment on doit comprendre d'une façon générale la granulation tuberculeuse, et dans quel groupe nosologique la classer.

Le mot de granulation tuberculeuse est composé de deux termes, dont le premier spécifie la forme et le second la nature. Par leur forme, par leur généralisation et leur dissémination d'emblée sur une foule d'organes, elles appartiennent à la classe des tumeurs venues à la suite d'une modification générale de l'organisme, héréditaire ou acquise, une dyscrasie, si l'on veut, bien évidente quoique inconnue dans sa nature intime. Par leur petitesse, leur facilité à devenir opaques à leur centre et caséeuses, par leur siége de prédilection dans le poumon et les séreuses, par les altérations anatomiques qui les accompagnent le plus souvent, elles se distinguent bien nettement de toutes les autres tumeurs. Quant à leur structure microscopique, bien qu'elles se rapprochent beaucoup de celle d'un grand nombre de granulations à leur début (ce que plusieurs auteurs, Otto Weber en particulier, appellent tissu de gra-

(1) Foerster, *Handbuch der path. Anat.*, 4e livraison, 1864, p. 565.

nulation (*granulationsgewebe*), elles s'en séparent par leur évolution ultérieure.

Beaucoup d'auteurs se sont demandé si les granulations tuberculeuses reconnaissaient une inflammation pour origine. Le mot inflammation, ainsi entendu, est la réunion non-seulement des états anatomiques les plus divers, mais aussi des maladies les plus différentes par leur étiologie. On pourrait aujourd'hui lui appliquer ces phrases, que nous extrayons textuellement d'une préface de M. le professeur Andral (1) : « Je n'ai pas décrit l'inflammation, parce que l'inflammation étant un état morbide complexe, il m'a semblé préférable de décrire isolément chacune des lésions dont la réunion constitue l'inflammation des auteurs. Je n'ai même pas employé cette expression vieillie ; elle ne me paraît propre qu'à rendre le langage de la science vague et confus. » Si cette expression paraissait vieillie après l'abus que Broussais avait fait de l'irritation et de l'irritabilité, elle a été rajeunie et remise en honneur par l'auteur de la *Pathologie cellulaire*, mais à un tout autre point de vue. Pour Virchow, peuvent s'enflammer tous les tissus qui contiennent des cellules, par exemple, la cornée et les cartilages, bien qu'ils ne possèdent pas de vaisseaux, et l'inflammation consiste essentiellement dans l'exagération des fonctions des cellules elles-mêmes. Comme il leur reconnaît, à l'état physiologique, trois propriétés : l'irritabilité fonctionnelle, l'irritabilité nutritive et l'irritabilité formatrice, il fait consister l'inflammation dans l'exagération de ces modes d'irritabilité, surtout du dernier, l'irritabilité formatrice, ou hyperplasie.

(1) *Traité d'anatomie pathologique*, t. I, 1829. — Avant-propos, IX.

Les faits sont vrais, mais leur interprétation et la doctrine générale sont discutables. Il est certain que dans tous les cas appelés inflammation, la nutrition des cellules est augmentée et qu'il y a formation d'éléments nouveaux aux dépens des éléments préexistants. Mais au lieu de dire tout simplement génération endogène qui exprime le fait réel, Virchow suppose à la cellule une force qui lui est inhérente, une propriété vitale qu'il appelle irritabilité. L'irritabilité des cellules est l'hypothèse d'une force vitale des cellules qu'on pourrait accepter sans danger, si Virchow, s'appuyant sur elle comme sur une réalité absolue, ne lui faisait pas jouer le rôle principal dans tous les phénomènes de l'inflammation. Ainsi pour lui, c'est cette irritabilité des cellules qui entre la première en jeu et qui détermine un appel de liquides nutritifs aux dépens des matériaux desquels se forment les éléments nouveaux. C'est là que, suivant nous, son système, *doctrine vitaliste* nouvelle, est discutable, comme tout ce qui sort du domaine de l'observation pure pour entrer dans celui de l'imagination. On ne sait pas encore, en effet, si c'est aux liquides ou aux solides de l'économie qu'il faut rapporter les premières modifications qui amènent l'inflammation. Et les solidistes eux-mêmes discutent pour savoir si ce sont les nerfs, ou les vaisseaux, ou les cellules, qui entrent en jeu les premiers.

Revenons donc aux faits : la loi générale qui en découle, c'est que dans toutes les lésions appelées inflammatoires, dans les tissus, pourvus ou non de vaisseaux, il existe une nutrition exagérée, et une production d'éléments nouveaux par génération endogène ou par genèse dans un blastème.

Mais il n'y a rien là de particulier à l'inflammation, et cette irritabilité nutritive et formatrice des éléments anatomiques appartient au même titre à toutes les tumeurs. En outre, les produits de l'inflammation diffèrent dans les divers tissus et organes, ils diffèrent suivant l'espèce d'inflammation qu'on étudie. En un mot, l'inflammation n'a aucun caractère anatomique général qui lui appartienne en propre; on peut appliquer cette dénomination à presque tous les produits pathologiques, ce qui équivaut à ne lui prêter aucune valeur. Dans l'espèce, nous ne pouvons pas regarder les granulations tuberculeuses comme des produits d'inflammation, mais bien comme de petites tumeurs d'une nature et d'une forme déterminées.

Dirons-nous, avec M. Empis, que les granulations tuberculeuses sont le produit de l'inflammation parce qu'elles sont accompagnées souvent sur les séreuses d'exsudations de liquides, ou de fibrine, ou d'adhérences organisées? Évidemment non, car, pour être logiques, il faudrait regarder aussi comme inflammatoires les petites tumeurs cancéreuses ou de toute autre nature qui s'accompagnent aussi le plus souvent des mêmes exsudats à la surface de ces membranes.

Plusieurs anatomo-pathologistes allemands, Virchow, Paulicky, Foerster, comparant les éléments anatomiques de la granulation tuberculeuse avec les éléments physiologiques, les ont regardés comme identiques avec les corpuscules de la lymphe ou globulins qui existent dans les ganglions lymphatiques, dans les corpuscules de Malpighi, de la rate, etc. Et de même qu'ils reconnaissent une classe de tumeurs hétérotopiques dont les éléments constituants sont des cellules épithéliales, de même ils ont fait une classe de tumeurs caractérisées par la formation hétérotopique des éléments normaux des ganglions lymphatiques, tumeurs à cellules lymphatiques (*lymphzellengeschwülste*, Foerster, *loc. cit.*, 4e livraison, p. 445, 1865). Dans cette classe se rangent les granulations tuberculeuses, les gommes ou syphilomes, les tubercules de la lèpre, de la morve, du lupus, les productions leucémiques et typhoïdes.

Il y a, en effet, une analogie telle entre les éléments de ces productions et ceux des ganglions lymphatiques, qu'il est impossible parfois, ainsi que Billroth (1) l'a vu avant nous, de différencier, par le microscope, les tubercules de la rate et des ganglions lymphatiques du tissu normal du ganglion, bien qu'on voie à l'œil nu une différence dans la forme et la couleur des productions nouvelles. Cette différence à l'œil nu tient à ce que les îlots de nouvelle formation contiennent des éléments pressés, qu'ils sont plus anémiques; mais il n'y a pas toujours de différence histologique entre eux et les corpuscules lymphatiques anciens. Dans les maladies qui ont pour effet l'hypertrophie et l'hypergénèse des ganglions lymphatiques, et même dans leur hétérotopie (adénie, leucémie, etc.), les éléments qui constituent ces tumeurs et qui ressemblent beaucoup à ceux de la granulation, ont, comme cette dernière, une tendance à passer à l'état granulo-graisseux lorsqu'ils sont plus anciens, à s'incruster même de sels calcaires. On distingue alors à l'œil nu des masses jaunes, caséeuses et crétacées dans les ganglions ou les nodosités de nouvelle

(1) *Loc. cit.*

formation qui ont exactement l'apparence du tubercule. Ce rapprochement est encore autorisé par le fait de la participation si fréquente des ganglions lymphatiques et même des vaisseaux lymphatiques à la tuberculisation.

On voit que la classe de tumeurs à cellules lymphatiques est justifiable par certains faits, mais c'est seulement sur la nature de l'élément et non sur celle du tissu de la granulation qu'on s'appuie pour l'admettre : or, ce point de l'identité des éléments anatomiques des granulations avec les corpuscules lymphatiques est parfaitement attaquable. Les corpuscules lymphatiques, en effet, ou leucocythes à l'état de noyaux (Robin), sont modifiés par l'acide acétique qui y fait apparaître des granulations, ce qui n'a pas lieu pour les éléments des granulations tuberculeuses ou cytoblastions, sur lesquels ce réactif est sans effet.

De plus, les éléments de la granulation tuberculeuse, étudiés dans leurs rapports réciproques, sont très-cohérents et agglutinés par une matière amorphe et les fibres lamineuses ou élastiques du tissu où ils se sont développés. Au contraire, les globulins lymphatiques sont libres dans les mailles d'un fin réseau de tissu conjonctif, ce qui fait que les ganglions lymphatiques sont loin de présenter la dureté et la cohésion des tubercules miliaires.

Ces caractères des éléments et du tissu de la granulation, comparés à ceux des ganglions lymphatiques, nous paraissent suffisants pour rejeter absolument le rapprochement qu'en ont fait les auteurs allemands que nous venons de citer.

CHAPITRE II.

GRANULATIONS TUBERCULEUSES DANS LES DIVERS TISSUS.

Nous étudierons dans ce chapitre les tubercules des membranes séreuses, des membranes muqueuses, des vaisseaux sanguins et lymphatiques, des glandes vasculaires sanguines et des ganglions lymphatiques, du tissu nerveux, du tissu osseux, ceux du foie, des reins, du testicule, et enfin ceux du poumon.

§ 1. — **Granulations tuberculeuses des membranes séreuses.**

Les diverses membranes séreuses ont une prédisposition toute différente à la tuberculose : par ordre de fréquence, il faut placer la plèvre, le péritoine, l'arachnoïde cérébrale et médullaire, le péricarde, la tunique vaginale. Quant aux séreuses articulaires, celles de l'endocarde et de la face interne des vaisseaux, nous ne connaissons pas d'observations où l'on ait rencontré sur leur surface des granulations tuberculeuses.

Ces granulations peuvent être limitées à une ou deux séreuses, ainsi que cela se rencontre habituellement dans la tuberculose chronique; d'autres fois elles envahissent un grand nombre de membranes à la fois : c'est la tuberculose miliaire généralisée des séreuses.

Cette tuberculisation est presque toujours secondaire; elle vient à la suite de la tuberculisation des organes que ces séreuses recouvrent; et comme de tous les viscères, c'est le poumon qui est ordinairement d'abord affecté, la plèvre est aussi la membrane qui est le plus souvent atteinte en premier lieu.

Dans quelques faits exceptionnels de tuberculose miliaire généralisée, la poussée granuleuse a paru se faire primitivement et exclusivement sur les membranes séreuses. En outre, dans des cas également fort rares de tuberculose des ganglions mésentériques ou des intestins chez les enfants, des trompes et des ovaires chez les femmes adultes, du testicule chez les hommes, les granulations peuvent se montrer d'abord soit sur le péritoine en rapport avec les intestins, soit sur le péritoine pelvien, soit sur la tunique vaginale. Mais ces cas, nous le répétons, qui font exception à la règle posée par M. Louis, sont extrêmement peu nombreux.

C'est sur les séreuses qu'on étudie le mieux l'anatomie des tubercules miliaires; ce sont les granulations de ces membranes qui nous ont servi de type dans le précédent chapitre, ce qui nous permettra de les décrire ici plus rapidement.

Au début, la séreuse sur laquelle ils se développent est tout à fait normale, et bien souvent, après avoir enlevé la plèvre pariétale de sujets tuberculeux, nous avons pu constater des granulations semi-transparentes très-fines, à peine visibles à l'œil nu, sans qu'il y ait eu d'épanchement séreux ou fibrineux ni d'épaississement de la membrane.

Les nodosités tuberculeuses des séreuses sont ordinairement très-petites, comme un grain de semoule ou de millet, sphériques, et saillantes à la surface. Il est rare que celles de la pie-mère acquièrent un plus gros volume, et qu'elles deviennent jaunes et caséeuses à leur centre et dans leur totalité. La marche aiguë et la terminaison funeste de la méningite qu'elles déterminent ne leur laissent pas le temps de se développer. Dans la plèvre on trouve quelquefois des granulations qui atteignent les dimensions d'un grain de chènevis, très-rarement plus, et qui sont en même temps jaunes, répondant à la description du *tubercule cru* de Laennec. Lorsqu'elles acquièrent le volume d'un petit pois, elles sont formées le plus souvent par l'agglomération d'un grand nombre de granulations.

Le péritoine, spécialement celui des enfants (1), montre parfois des masses tuberculeuses jaunes et volumineuses, soit à sa surface, soit dans le tissu conjonctif sous-séreux. Mais ces gros tubercules des séreuses, même du péritoine, sont relativement très-rares.

Lorsqu'on examine par transparence une mince membrane séreuse, par exemple la plèvre costale enlevée, il est facile de s'assurer que les granulations siégent toujours autour des petits vaisseaux. M. le professeur Cruveilhier a parfaitement décrit ce siége pour les tubercules de la pie-mère (*Atlas*, 6e livr., pl. II, fig. 3 et 4) dont le lieu d'élection est à la base du cerveau, dans les scissures de Sylvius, suivant le trajet des divisions de l'artère sylvienne, de telle sorte que la méningite tuberculeuse est pour lui une pie-mérite tuberculeuse, et non une arachnitis (2). Ce siége des granulations autour des petits vaisseaux et des capillaires est le même dans toutes les membranes séreuses (voy. fig. 2).

Les granulations sont plus ou moins nombreuses et

(1) Rilliet et Barthez, *Maladies des enfants*, III, p. 772.
(2) Cruveilhier, *Anat. path. génér.*, t. IV, p. 686.

confluentes. Lorsque la poussée est très-active, elles sont toutes au contact sur la surface de la membrane, situées au milieu d'un tissu conjonctif jeune très-riche en noyaux de nouvelle formation. Il peut exister aussi dans une même séreuse des couches superposées de granulations tuberculeuses. La plèvre costale, par exemple, peut acquérir un ou deux millimètres d'épaisseur, et sur une coupe de cette membrane on peut voir à l'œil nu plusieurs étages de granulations qui se distinguent par leur forme arrondie, par leur centre opaque, et qui sont entourées par un tissu gris, semi-transparent. La séreuse et le tissu conjonctif sous-séreux sont dans ce cas épaissis et farcis de granulations.

La même chose a lieu dans le péritoine. Sa surface présente le relief des granulations; le tissu sous-péritonéal épaissi est infiltré des mêmes petites tumeurs. Les nodosités de nouvelle formation nées dans les feuillets du grand épiploon, et entourées là d'un tissu conjonctif épaissi, riche en noyaux, déterminent une rétraction du péritoine épiploïque qui remonte dans l'abdomen à mesure qu'il s'épaissit. Cette rétraction des parties infiltrées de nodosités tuberculeuses et d'un tissu jeune analogue au tissu cicatriciel se manifeste fréquemment aussi dans le mésentère, mais là, avec des conséquences importantes qu'il est facile de prévoir. Les intestins, en effet, ne peuvent plus librement flotter dans l'abdomen : ils sont rétractés du côté de l'insertion fixe du mésentère et s'appliquent contre la colonne lombaire. Ils forment là une masse compacte qui ne se déplace plus, qu'il est facile de sentir à la palpation pendant la vie après qu'on a refoulé le liquide épanché en même temps dans le péritoine. C'est un signe important de la péritonite tuberculeuse sur lequel insiste avec juste raison M. le professeur Grisolle dans ses leçons cliniques. En outre, les mouvements péristaltiques de l'intestin sont gênés, les alternatives de constipation et de diarrhée, l'arrêt même des matières fécales peuvent être dus en partie à ce tiraillement et à cette fixité de l'intestin.

D'après ce que nous venons de voir, il y a toujours, lorsque la formation de granulations tuberculeuses est active et ancienne, une hypergenèse de noyaux dans le tissu conjonctif qui les entoure. C'est ce qu'exprimait très-bien Virchow dans son mémoire de 1852 (*Actes de la Société de Vurzbourg*). Cette multiplication diffuse de noyaux se montre surtout autour des vaisseaux, ce qui explique ces épaississements et ces traînées opaques que l'on remarque sur la pie-mère ; telle est aussi la cause de l'augmentation de volume quelquefois considérable du tissu sous-pleural, du grand épiploon et du mésentère.

Nous ne reviendrons pas sur la structure de la granulation que nous avons donnée dans le chapitre précédent, mais nous devons en préciser le siége dans les séreuses. On sait que ces membranes présentent une couche d'épithélium pavimenteux à leur surface : c'est au-dessous de cette couche, dans le tissu conjonctif, que se développe le tubercule miliaire qui la soulève et fait saillie à mesure qu'il se développe. D'après Ludwig Meyer, les cellules épithéliales de la surface pourraient même contribuer à la formation des éléments nouveaux. D'autres granulations tuberculeuses se développent souvent aussi dans les couches profondes des séreuses qui, comme on le sait, contiennent beaucoup de fibres élastiques. Ces granulations présentent alors dans leur structure les fibres élastiques du tissu où elles ont pris naissance.

Tels sont les phénomènes qui se passent dans les membranes séreuses où la granulation naît à la fois sous l'épithélium, dans leur couche profonde, et s'accompagne d'une formation nouvelle de noyaux qui cause leur épaississement. Voyons maintenant ce qui a lieu dans la cavité même de la séreuse.

Ces cavités sont habituellement le siége d'un épanchement séro-albumineux ou fibrineux, quelquefois même purulent, ou d'adhérences qui réunissent les feuillets opposés de la membrane. L'abondance et même le siége de l'épanchement varient suivant la séreuse qu'on examine. Ainsi dans les enveloppes du cerveau, c'est surtout dans les mailles du tissu sous-arachnoïdien de la base du crâne que se fait le dépôt peu abondant de sérosité louche ainsi que dans les ventricules cérébraux. Dans les plèvres et dans le péritoine, la sérosité épanchée peut être considérable et la péritonite tuberculeuse peut simuler une ascite. Ce liquide, bien que séreux, contient une grande quantité de substance fibrinogène. Nous ne voulons pas ici décrire les épanchements fibrineux, les fausses membranes fibrineuses ni les épanchements purulents qui se produisent assez souvent dans la plèvre consécutivement à la tuberculisation ; ces phénomènes en effet n'ont rien de spécial aux tubercules.

Il en est de même des adhérences qui s'établissent avec tant de facilité entre les surfaces qui sont presque au contact, par exemple entre les feuillets des plèvres au niveau des scissures interlobaires, dans la tunique vaginale, dans le péritoine sus-hépatique, dans le petit bassin, etc. L'adhésion se fait par une végétation de noyaux et cellules de tissu conjonctif sur les surfaces dépouillées préalablement de leur épithélium, et par les anastomoses de leurs vaisseaux. Lorsqu'il s'établit ainsi un accollement complet des deux surfaces, l'effacement de la cavité en est le résultat pur et simple. Mais s'il y a eu transsudation de fibrine déposée sous forme de fausse membrane molle, facile à détacher, il se forme une végétation de tissu conjonctif parcouru par des anses vasculaires venues des vaisseaux préexistants de la séreuse, sous forme de petits bourgeons situés sous les couches de fibrine. Ces végétations saillantes, constituées par du tissu conjonctif et des vaisseaux, s'accroissent et s'unissent après la résorption de la fibrine, avec des excroissances semblables venues de la face opposée de la séreuse. Il en résulte des adhérences longues, plus ou moins épaisses et résistantes, jetées comme celluleuses plus ou moins un pont entre les deux surfaces.

Ces adhérences celluleuses offrent dans la tuberculose une particularité très-intéressante : elles se couvrent de granulations tuberculeuses qui prennent naissance dans le tissu cellulaire qui les constitue. Des adhérences purement inflammatoires peuvent se tuberculiser, de même que des granulations nées sur une séreuse sont le point de départ d'inflammations adhésives. L'inflammation simple et la granulation jouent tour à tour, l'une par rapport à l'autre, le rôle de cause et d'effet.

Il est une autre lésion qui se rencontre assez souvent dans la tuberculisation des séreuses : c'est la présence de néo-membranes très-vascularisées, produisant par la rupture des minces vaisseaux qui les forment, des épanchements sanguinolents ou séro-sanguinolents dans les plèvres, le péritoine et même le péricarde. Les granulations des séreuses sont, ainsi que cela a été dit plus haut, souvent entourées par des vaisseaux dilatés; il peut même se faire des épanchements de sang autour d'elles, et l'on voit parfois à leur circonférence du pigment sanguin qui leur forme une zone rouge ou noire. Les néo-membranes qui se forment à la surface des séreuses, en même temps qu'elles donnent naissance à des granulations tuberculeuses, sont aussi parcourues par des vaisseaux extrêmement nombreux et minces, en connexion avec les vaisseaux préexistants de la séreuse d'où ils proviennent. Il n'existe pas une néo-membrane seule, mais plusieurs couches superposées de membranes semblables parcourues par des vaisseaux et criblées de tubercules miliaires. Les vaisseaux minces se rompent souvent, et le sang extravasé dans les mailles de tissu conjonctif des néo-membranes leur communique une coloration rouge ecchymotique sur laquelle tranchent les granulations tuberculeuses blanches ou grisâtres. Au premier abord, ces néo-membranes formées de tissu lamineux et de vaisseaux, imbibées de sang, paraissent être des caillots sanguins; elles ont exactement l'apparence et la structure, réserve faite des granulations tuberculeuses, des productions analogues de la dure-mère qui causent les hémorrhagies méningées. Dans ces cas, l'épanchement qui se fait dans la cavité de la séreuse est coloré en rouge par du sang en plus ou moins grande quantité. Les épanchements de cette nature doivent toujours faire penser à des néo-membranes vascularisées, que celles-ci soient formées dans une inflammation simple, ce qui est rare ailleurs que dans la plèvre et la dure-mère, ou bien qu'elles reconnaissent pour cause la tuberculisation, ou encore une affection cancéreuse de la membrane. L'observation suivante, remarquable par l'âge avancé de la malade, est un bel exemple de pleurésie hémorrhagique tuberculeuse :

Le 27 avril 1863, on amena à l'infirmerie de la Salpêtrière, dans le service de M. le docteur Charcot, une femme de soixante-treize ans qui avait eu une perte de connaissance dans son dortoir et qui était tombée. Elle n'avait ni mémoire ni intelligence lucides : ainsi, quand on lui demandait son âge, elle répondait avoir trente-sept ans; elle ne put donner ni sur ses antécédents ni sur sa maladie actuelle le moindre renseignement. Elle se mettait à rire quand on l'interrogeait. On pensa avoir affaire à une affection cérébrale, on examina sans résultat la sensibilité; on fit lever la malade qui ne put marcher qu'à la condition d'être soutenue, et l'on remarqua qu'elle traînait plus la jambe droite que la gauche. On apprit des personnes de service de son dortoir qu'avant cet accident elle ne pouvait marcher qu'avec une canne et en se tenant aux lits.

Du 25 au 30 mai la malade s'affaiblit de plus en plus, et mourut le 30 mai sans avoir recouvré son intelligence.

A l'*autopsie*, l'ouverture du crâne montra de l'œdème de la pie-mère, une incrustation calcaire des artères de la base du cerveau, et au-dessous du sinus longitudinal supérieur une petite tumeur molle, cérébriforme, sphérique, de la grosseur d'une fève, attenante à la dure-mère. Cette tumeur était formée de cellules d'épithélium pavimenteux très-long et mince, à noyaux ovoïdes. Le tissu cérébral lui-même était sain.

L'ouverture du thorax nous montra des lésions aussi importantes qu'inattendues.

La plèvre droite renfermait un demi-litre de liquide sanguinolent circonscrit par des néo-membranes rouges piquetées de granulations miliaires blanches ou semi-transparentes. L'épanchement et les néo-membranes existaient surtout à la base du poumon, entre sa face inférieure et le diaphragme. Il y avait là, sur la plèvre diaphragmatique pulmonaire, de nombreuses couches superposées de membranes rouges, infiltrées de sang, et présentant même entre elles ou dans leur épaisseur, des extravasations d'un rouge noirâtre. On pouvait les séparer en feuillets, et elles étaient tellement imbibées de sang qu'à première vue on aurait pu les prendre pour des caillots. Mais elles étaient résistantes à la traction, lorsqu'on voulait les dilacérer avec les doigts ou les aiguilles. Partout elles étaient criblées de granulations tuberculeuses blanchâtres ou grisâtres et semi transparentes. Entre les néo-membranes des feuillets diaphragmatique et pulmonaire existaient des tractus composés également de membranes rouges et remplies de granulations tuberculeuses.

Examinées au microscope, ces néo-membranes ont présenté de très-nombreux vaisseaux capillaires, à tuniques minces, passant dans un tissu conjonctif lâche contenant des noyaux et infiltré de globules sanguins épanchés hors des vaisseaux. Les granulations tuberculeuses possédaient leur structure habituelle.

Au sommet du poumon droit, on voyait une cicatrice

dure, enfoncée, et sur une coupe pratiquée en ce point, un tissu calleux au milieu duquel se trouvait une petite masse crayeuse, caséeuse, sèche. Dans tout le reste du poumon, depuis le sommet jusqu'à la base, existaient des granulations miliaires assez nombreuses, et des masses lobulaires d'infiltration grise.

Le poumon et la plèvre du côté gauche étaient tout à fait sains. Le larynx, la trachée, les bronches, le cœur, le péritoine, le foie, la rate, les reins, la vessie et l'intestin ne présentaient rien de particulier à noter; le col de l'utérus était ulcéré et toute la cavité de cet organe remplie et distendue par un liquide puriforme épais consistant en cellules épithéliales cylindriques.

§ 2. — Granulations tuberculeuses des membranes muqueuses.

Les granulations tuberculeuses des membranes muqueuses sont loin d'être aussi fréquemment observées que les précédentes, car tandis que la présence des granulations sur les séreuses est la règle presque absolue dans tous les cas de tuberculose aiguë ou chronique, on en voit à peine dans la moitié des cas sur les membranes muqueuses. Celles qui en sont le siége le plus habituel sont par ordre de fréquence l'intestin grêle et le gros intestin, la trachée, les bronches et le larynx, la muqueuse des voies génito-urinaires, et très-exceptionnellement l'estomac et l'œsophage. Nous les étudierons successivement dans ces diverses membranes.

Les granulations tuberculeuses de la muqueuse digestive ont le plus souvent pour siége, comme les lésions de la fièvre typhoïde, la partie inférieure de l'iléon. Plus rarement on les observe dans le jéjunum et dans le rectum, très-exceptionnellement dans le duodénum, l'estomac et l'œsophage.

Dans l'étude des phénomènes qui se passent à la surface muqueuse de l'intestin, il est impossible de décrire isolément les altérations des vésicules closes et les granulations tuberculeuses. Très-souvent, en effet, les lésions multiples qui amènent les ulcères tuberculeux commencent par les vésicules closes de l'intestin, et les granulations tuberculeuses ne se développent qu'en second lieu. Nous étudierons ici ce processus complexe, afin de n'avoir plus à y revenir.

Les granulations tuberculeuses de l'intestin débutent ordinairement dans le tissu conjonctif situé au-dessous de l'épithélium, au niveau des culs de-sac des glandes en tube de Lieberkühn. Mais lorsque des ulcérations se sont formées, des granulations tuberculeuses naissent à la fois dans le fond de l'ulcération et sur ses bords, entre les deux couches de fibres musculaires de l'intestin et dans le tissu sous-péritonéal. Elles font alors saillie à la surface séreuse de l'intestin sous forme de granulations semi-transparentes qui, constatées avant l'ouverture de cet organe, peuvent faire presque sûrement prévoir l'existence d'une ulcération tuberculeuse à leur niveau.

Les nodosités non ulcérées saillantes à la surface muqueuse de l'intestin reconnaissent deux origines différentes : les unes sont des granulations tuberculeuses, les autres des follicules clos hypertrophiés et altérés.

Les premières sont cohérentes, denses, difficiles à dilacérer et à écraser ; elles sont grises, semi-transparentes, ou blanchâtres et opaques, souvent jaunâtres à leur centre, elles ont une grosseur qui varie entre un grain de millet et un grain de chènevis. Lorsqu'elles sont anciennes et grosses, elles présentent au centre de leur partie saillante une petite dépression qui va s'agrandissant et devient le point de départ d'une ulcération. Les bords de la petite ulcération sont proéminents et assez durs. Les granulations récentes de cette nature étudiées au microscope sont composées des petits noyaux et petites cellules, cohérents entre eux, qui se rencontrent toujours dans les tubercules miliaires. En examinant des coupes faites sur des pièces desséchées ou durcies, on voit qu'elles se continuent sans ligne de démarcation tranchée à leur circonférence avec le tissu voisin, qui est très-riche en cellules de tissu conjonctif et en noyaux (zone de prolifération). Le siége de ces granulations est le tissu cellulaire sous-épithélial, au niveau des culs-de-sac des glandes. A mesure qu'elles se sont développées, elles ont proéminé sur la muqueuse; lorsque leur centre est devenu granulo-graisseux comme celui de tout tubercule miliaire, elles se sont affaissées dans leur partie acuminée, qui s'est détruite peu à peu, et qui est devenue le point de départ d'une ulcération.

Les secondes reconnaissent pour cause une inflammation des follicules clos. Elles se présentent aussi sous la forme d'un grain proéminent, transparent au début, puis opaque, blanchâtre ou jaunâtre. Ce qui les différencie à l'œil nu des précédentes, c'est qu'elles sont moins dures, moins résistantes à l'écrasement. Habituellement, en les piquant avec la pointe d'une aiguille, on en fait sortir un peu de liquide plus ou moins louche, blanchâtre ou jaune et caséeux. Les éléments de ce liquide, ordinairement libres et non intimement unis, sont des globulins lymphatiques, des leucocythes mesurant 0mm,008 à 0mm,009, des cellules épithéliales sphériques contenant deux ou un plus grand nombre de petits noyaux et même de gros corps granuleux remplis de granulations graisseuses. Ces éléments sont tout à fait différents de ce qu'on trouve dans les tubercules véritables. De plus, en examinant ces productions sur des coupes faites après la dessiccation des pièces, on peut voir qu'elles sont limitées à leur périphérie par un bord net, comme le sont habituellement les vésicules closes, ce qui n'a jamais lieu dans les granulations tuberculeuses. Nous avons obtenu souvent aussi des préparations sur des pièces sèches où le contenu du follicule transformé en petit abcès était tout à fait séparé de sa paroi.

Ces petits abcès folliculaires, dont le volume varie entre un grain de chènevis et une lentille, ont une paroi mince et saillante à la surface, qui finit par se perforer; le contenu se vide peu à peu et il en résulte une ulcération à bords plus ou moins minces, qui va s'agrandissant.

Cette inflammation spéciale des vésicules closes se montre simultanément sur plusieurs de celles qui constituent une plaque de Peyer, de telle sorte qu'une partie plus ou moins grande de la plaque ou même sa totalité peut être atteinte à la fois. Chacune des petites tumeurs nées de l'hypertrophie d'un follicule s'ulcère isolément, si bien qu'à un moment donné de la maladie, la plaque primitive présente un aspect aréolaire et réticulé très-remarquable. Ce qui distingue une pareille ulcération de celles de la fièvre typhoïde, c'est que sur ses bords il existe toujours quelques follicules hypertrophiés et isolés ou de véritables granulations tuberculeuses.

Le mode d'ulcération que nous venons de décrire est certes le plus fréquent; très-bien étudié par MM. Louis, Cruveilhier et la plupart des anatomo-pathologistes qui ont marché sur leurs traces, il est regardé par Rokitansky comme l'origine unique des ulcérations intestinales tuberculeuses. Mais M. Villemin a parfaitement indiqué et figuré les granulations tuberculeuses non ulcérées de l'intestin, et nous en avons nous-mêmes souvent rencontré qui n'ont pas laissé le moindre doute dans notre esprit.

La participation, admise par tous les auteurs, des follicules clos de l'intestin aux ulcérations tuberculeuses, rend compte de leur siége le plus commun, là où ces follicules sont le plus nombreux, sur les plaques de Peyer dans l'iléon et suivant des lignes transversales dans le jéjunum.

L'ulcération une fois formée, qu'arrive-t-il? Qu'elle résulte de l'ulcération d'un tubercule ou d'un follicule clos, il se forme à ses bords et sur son fond des granulations tuberculeuses nouvelles ou des inflammations des follicules qui, passant rapidement à la période caséeuse, se ramollissent, et l'ulcération s'agrandit peu à peu. L'aspect à l'œil nu de l'ulcère est alors caractéristique et facile à distinguer de tous les autres, par exemple de ceux de la fièvre typhoïde. Ses bords, en effet, sont en quelque sorte festonnés et saillants, chacune des granulations tuberculeuses ou les follicules clos hypertrophiés qui s'y trouvent produisent un relief isolé; de plus, le fond de l'ulcère est parsemé le plus souvent des mêmes nodosités, et, en le regardant du côté du péritoine, on voit toujours de petites granulations miliaires semi-transparentes sous la séreuse. Du péritoine ainsi altéré partent souvent de petits vaisseaux lymphatiques tuberculeux signalés pour la première fois par M. Andral, et dont nous étudierons bientôt les lésions. Lorsqu'on examine sur des pièces séchées ces ulcérations au moyen de coupes qui comprennent toute l'épaisseur des couches de l'intestin, on peut

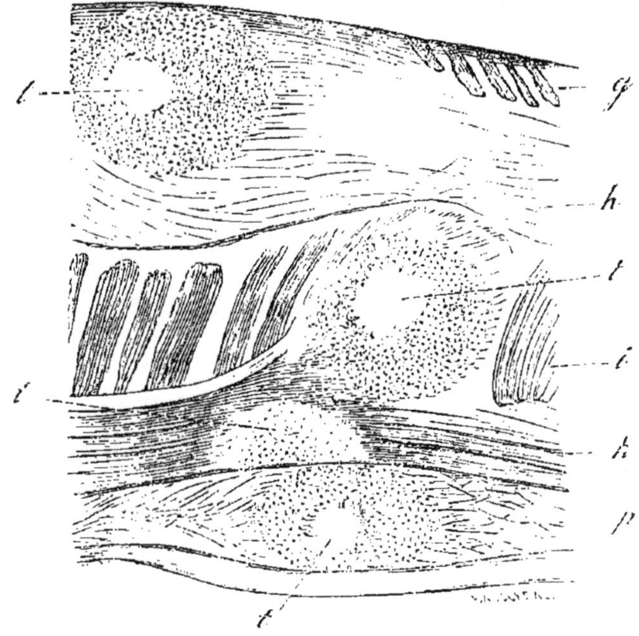

Fig. 3. Coupe d'intestin tuberculeux. (Grossissement, 50 diamètres.)

t, *t*, *t*. Granulations tuberculeuses. — *g*. Glandes de Lieberkühn. — *h*. Tissu cellulaire sous-muqueux. — *i*. Couche musculaire à fibres annulaires. — *k*. Couche musculaire longitudinale. — *p*. Tissu conjonctif du péritoine.

reconnaître parfois plusieurs étages de granulations tuberculeuses, un premier dans le tissu sous-épithélial, un second entre les diverses couches de fibres musculaires, un troisième sous la séreuse péritonéale. Ces granulations, confluentes dans le fond de l'ulcération, forment des plaques ou zones quelquefois diffuses, et leur destruction graduelle par gangrène moléculaire des parties en dégénération granulo-graisseuse aboutit en dernière analyse à la perforation de l'intestin et à la péritonite qui en est la conséquence, terminaison du reste assez rare.

En d'autres termes, les ulcérations tuberculeuses de l'intestin, nées souvent des altérations des follicules clos, amènent avec elles une poussée très-active de granulations miliaires. Or, on sait, depuis les relevés statistiques de M. Louis, l'extrême fréquence des lésions de l'intestin dans toutes les formes de la tuberculose aiguë ou chronique. Aussi n'est-ce pas sans une vive surprise que nous avons lu dans le livre récent de M. Empis la phrase suivante :

« Quelle que soit la forme prédominante de l'affection » (granulie, ou tuberculose miliaire), qu'elle se signale plus » expressément par les troubles cérébraux, par ceux du » thorax, par ceux de l'abdomen, ou par l'état typhoïde, » les membranes muqueuses restent indemnes de tout effet » morbide. » Cette opinion peut être vraie pour certains cas de tuberculisation miliaire généralisée, mais elle se trouve en désaccord avec les faits très-nombreux dans lesquels les altérations de la muqueuse intestinale s'observent en même temps que les granulations du poumon et des autres organes.

En outre de ces deux lésions distinctes, inflammation tuberculeuse des follicules clos et granulations, il y a constamment aussi, dans tous les cas de tuberculose, une formation exagérée de cellules épithéliales à la surface de l'intestin, et une hypersécrétion liquide, un catarrhe intestinal.

Dans la muqueuse des voies aériennes, les ulcérations développées, comme sur l'intestin, par un processus complexe, où les granulations tuberculeuses ne jouent pas toujours le principal rôle, siégent le plus souvent à la face postérieure de la trachée, dans les bronches auprès des cavernes tuberculeuses, puis, par ordre de fréquence, au point de jonction des cordes vocales, sur ces cordes, à la base des cartilages arythénoïdes, à la partie supérieure du larynx et à l'intérieur des ventricules (Louis). Il est essentiel de ne pas confondre les altérations qui ont pour point de départ les petites glandes de ces surfaces avec celles qui résultent des granulations. On peut habituellement faire cette distinction à l'œil nu. Sur la muqueuse très-hypérémiée de la trachée et des bronches, on voit de petits points saillants blanchâtres; en pressant la muqueuse à ce niveau, on fait sourdre une gouttelette de pus; à la place de la saillie, après que le pus a été évacué, il ne reste plus qu'une très-petite dépression circulaire en godet. C'est l'orifice élargi d'une glande en grappe enflammée et suppurée. La circonférence de cette petite dépression folliculaire s'agrandit peu à peu, ses bords sont minces et blanchâtres; elle s'étend, acquiert 2, 3 millimètres de diamètre ou même davantage; son fond est blanchâtre ou rosé, peu déprimé; plusieurs lésions de la même nature nées en même temps se réunissent et constituent une large ulcération habituellement peu profonde, à bords sinueux et festonnés, qui siége le plus souvent à la partie inférieure et postérieure de la trachée, à la naissance des grosses bronches. Ces ulcérations sont aussi presque constantes dans les petites bronches qui se rendent à des cavernes récentes. Telles sont à l'œil nu les ulcérations glandulaires ou folliculaires simples; mais elles peuvent, exactement comme celles de l'intestin, se compliquer de granulations tuberculeuses, soit à leur pourtour, soit à leur fond.

En outre, il existe assez souvent, chez les enfants et même chez les adultes, de véritables granulations tuberculeuses développées primitivement dans le tissu conjonctif situé sous l'épithélium du larynx, de la trachée et des bronches. Niée d'abord par M. Louis et le plus grand nombre des anatomo-pathologistes français, leur existence a été mise hors de doute par Rokitansky, Virchow, Foerster, etc. M. Villemin en a donné un très-bon dessin, et nous avons eu aussi plusieurs fois l'occasion de les étudier à l'œil nu et au microscope. Elles peuvent se montrer avant toute ulcération du larynx ou de la trachée comme de petites nodosités blanchâtres saillantes à la surface de la muqueuse. Lorsqu'elles sont de date récente, on ne voit pas de dépression à leur centre, même en se servant de la loupe; de plus elles sont fermes, résistantes à l'écrasement et à la dissection avec les aiguilles. Ces caractères les distinguent bien nettement à l'œil nu des inflammations folliculeuses.

L'examen microscopique est aussi parfaitement concluant. Elles sont composées des petits noyaux et petites cellules cohérentes très-nombreuses qui constituent, dans tous les organes, la granulation tuberculeuse. Il est facile de bien préciser leur siége sur des coupes faites après dessiccation de la pièce à examiner (1); on s'assure alors que

(1) Il suffit pour cela d'étendre et de fixer sur un liége, soit le larynx, tiosla trachée, puis, au bout d'un jour ou deux, lorsque la pièce est des-

ces granulations siégent dans le tissu conjonctif situé sous l'épithélium de la muqueuse. Cette couche de tissu conjonctif est, autour des granulations, plus ou moins épaissie par une production luxuriante de noyaux, et il peut y avoir aussi, dans les couches plus profondes de la muqueuse, d'autres granulations isolées ou groupées. Nous avons même vu, dans les faits suivants, des granulations tuberculeuses formant de petits amas en dehors du chorion muqueux, dans le tissu conjonctif lâche qui entoure la trachée.

Le 12 mars 1865, nous fîmes l'autopsie d'un phthisique âgé de vingt-neuf ans, mort au n° 29 de la salle Saint-Landry (hôpital Lariboisière). Voici le résultat de l'examen des organes respiratoires.

La corde vocale inférieure du côté droit possède un bord supérieur épais et exulcéré. La muqueuse présente là une coloration grise, opaline, due à l'épaississement de ses couches épithéliales; à côté de ces parties épaissies, il y en a d'ulcérées. La corde vocale gauche est normale.

Sur la surface du larynx existent de petites granulations blanchâtres assez dures et légèrement saillantes; leur apparence les ferait prendre au premier abord pour des glandes; mais l'examen microscopique y démontre des noyaux et cellules très-petits, et l'absence de culs-de-sac glandulaires. Ce sont des granulations tuberculeuses.

En disséquant la partie postérieure de la trachée, on trouve, dans le tissu conjonctif qui la sépare de l'œsophage, une dizaine de granulations grises semi-transparentes de

séchée, d'en faire des sections perpendiculaires à la surface muqueuse, dans les parties malades.

la grosseur d'un grain de millet à un petit pois. Ces granulations sont situées dans la couche externe de la trachée, couche formée de tissu conjonctif. Celle de ces granulations qui a le volume d'un petit pois est jaune, sa surface de section est homogène et un peu plus molle que les autres (caséeuse). L'examen microscopique de ces granulations démontre bien nettement que ce sont des tubercules miliaires.

A la partie inférieure du larynx et dans toute la trachée on observe, à la surface de la muqueuse, des ulcérations folliculaires et superficielles formées par un petit trou entouré d'un disque blanchâtre. En pressant, on en fait sortir une gouttelette de liquide puriforme, qui est composée, à l'examen microscopique, de leucocythes. La glande, qui en est probablement l'origine, est détruite. Ces ulcérations folliculaires se réunissent de façon à former des ulcères superficiels irréguliers, sinueux et festonnés à leurs bords. Ils sont surtout marqués à la partie postérieure de la trachée, où la muqueuse est en contact avec la tunique fibro-musculaire. Sur ces ulcérations existent de petites saillies vasculaires, villeuses, et de petites granulations grises miliaires. Ces dernières possèdent tous les caractères microscopiques des *granulations tuberculeuses*, petits éléments serrés les uns contre les autres, réunis par une matière granuleuse résistante et par des fibres de tissu lamineux ou élastique (l'examen en a été fait par plusieurs procédés, à l'état frais et après la dessiccation).

La couche superficielle de ces ulcères présente un liquide muqueux ou puriforme qu'il est facile d'examiner au microscope, après l'avoir enlevé par le raclage. Dans ce liquide se trouvent : 1° des cellules cylindriques à cils vibratils et à un seul noyau (4 et 6, fig. 4) ; 2° des cellules cylindriques à deux ou à plusieurs noyaux (9) : ces dernières sont gonflées et se rapprochent de la forme sphé-

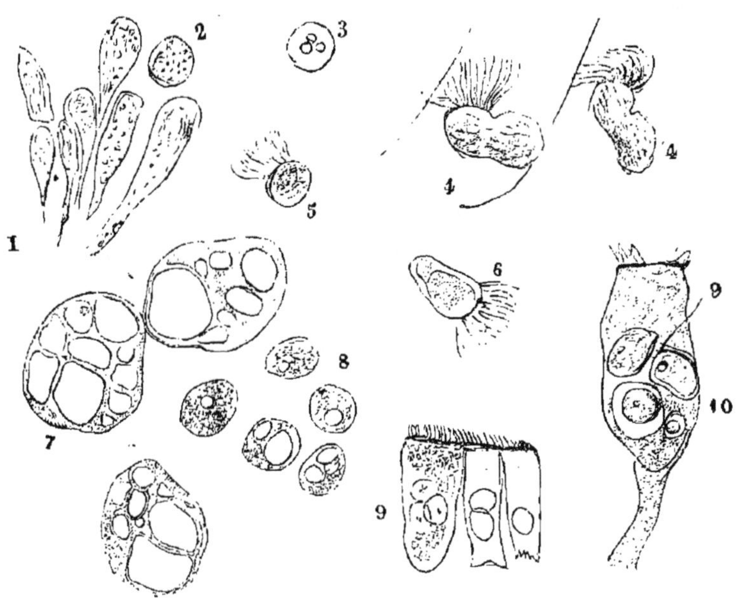

Fig. 4. — Éléments contenus dans les crachats, dans l'inflammation catarrhale des voies respiratoires. (Grossissement, 500 diamètres.)

9. Épithélium cylindrique dont les noyaux se multiplient. — 10. Cellule cylindrique présentant plusieurs noyaux dans des cavités qui y sont creusées (espaces générateurs). — 2. Leucocythe avant l'addition d'acide acétique. — 3. Leucocythe traité par l'acide acétique. — 5. Portion d'une cellule cylindrique devenue sphérique, analogue à un leucocythe, et ayant conservé ses cils vibratils. — 6. Fragment d'une cellule cylindrique avec ses cils vibratils. — 4, 4. Mouvements d'une cellule cylindrique expectorée. Les mouvements des cils vibratils lui faisaient exécuter un mouvement de bascule représenté par l'arc de cercle figuré. — 8. Grandes cellules cylindriques et leucocythes devenus vésiculeux ou colloïdes.

roïde, mais elles présentent toujours un bord bien net à double contour qui les fait reconnaître ; 3° des cellules à un ou deux noyaux qui sont vésiculeuses, gonflées, hydropiques, présentant parfois une cavité vide ou contenant un noyau (10) ; 4° des noyaux libres et de petites cellules prismatiques contenant un noyau (1); 5° des leucocythes (3).

Les poumons présentent des granulations miliaires dures, saillantes, grises et assez grosses unies à de la pneumonie. Les petites bronches sont, comme la trachée, le siége d'ulcérations folliculaires plus ou moins groupées et étendues, à surface plus ou moins bourgeonnante; ces ulcérations ou leur pourtour montrent souvent de véritables *granulations miliaires tuberculeuses*, en général très-petites.

Le 15 mars 1865, nous fîmes l'autopsie d'une femme de vingt-sept ans, couchée au n° 3 de la salle Sainte-Mathilde. (Nous n'extrayons de cette observation que ce qui est relatif à la muqueuse des voies aériennes.)

La muqueuse laryngienne est ulcérée au niveau du muscle arythénoïdien postérieur et soulevée là par une masse jaune de la grosseur d'un petit pois qui siége dans le tissu conjonctif sous-muqueux; au niveau et au-dessous des cordes vocales inférieures, et sur la muqueuse trachéale, principalement à sa partie postérieure, existent de nombreuses granulations saillantes grises ou gris jaunâtre, dures, de la grosseur d'une tête d'épingle, et des ulcérations soit circulaires et très-petites, soit plus étendues et à bords festonnés.

Les granulations, recouvertes par les cellules épithéliales normales de la muqueuse, étudiées au microscope après avoir été enlevées avec des ciseaux courbes et disséquées, montrent une agglomération de noyaux très-petits et très-nombreux (cytoblastions) au milieu de tissu conjonctif et élastique. Il n'y a pas de culs-de-sac glandulaires.

Plusieurs ulcérations circulaires, de 2 à 3 millimètres de diamètre, présentaient à leur centre une granulation miliaire jaunâtre, saillante. Ces granulations étaient composées des mêmes éléments que les précédents, mais en dégénération granulo-graisseuse. L'ulcération, c'est-à-dire la chute de l'épithélium de la muqueuse, s'était produite au niveau et au pourtour de granulations tuberculeuses qui étaient elles-mêmes en voie de se détruire par l'infiltration granulo-graisseuse.

Les ulcérations plus étendues montraient souvent des granulations tuberculeuses à leur bord et sur leur fond, ainsi que de petits bourgeons vascularisés.

La petite masse jaune et de consistance assez ferme située entre la muqueuse et le muscle arythénoïdien était constituée par une agglomération de granulations tuberculeuses en dégénération graisseuse.

Des granulations miliaires analogues à celles de la trachée, et des ulcérations, existent sur la surface des bronches, et sont d'autant plus nombreuses qu'on se rapproche de la terminaison de ces canaux. On peut suivre la terminaison de l'une d'elles dans une dilatation bronchique sphérique dont la surface lisse et polie, en continuité directe avec la petite bronche, est tapissée par un épithélium cylindrique et contient un liquide puriforme, bien lié, composé de leucocythes. Le tissu pulmonaire qui entourait cette dilatation était normal. Une autre bronche présentant de nombreuses granulations tuberculeuses et des ulcérations, communiquait, par une perforation de sa paroi, avec une petite caverne pariétale. La surface interne de cette cavité de nouvelle formation était irrégulière, et montrait des débris du tissu pulmonaire. Les parois de cette cavité étaient formées par de la pneumonie tuberculeuse.

Comme cela résulte des examens anatomiques particuliers que nous venons de rapporter, les lésions de la muqueuse respiratoire ne se bornent pas aux granulations tuberculeuses; elles consistent essentiellement dans une inflammation superficielle qui donne lieu à la production de jeunes éléments épithéliaux et de leucocythes, formant un liquide puriforme (inflammation catarrhale) et à la fonte purulente des petites glandes de la muqueuse. Les éléments qu'on trouve à la surface de la muqueuse consistent alors en cellules cylindriques desquamées, parfois vésiculeuses, à plusieurs noyaux, et montrant même des noyaux et des leucocythes dans des cavités creusées dans leur intérieur (1). Les cellules cylindriques peuvent aussi se segmenter, et, dans les crachats on trouve quelquefois des cellules arrondies comme celles qui sont représentées dans la figure précédente (p. 88, fig. 4, 5 et 6); ces éléments sphériques possèdent une rangée de cils vibratils, et l'on peut observer des mouvements de ces cils et des cellules pendant un assez long espace de temps après l'expectoration. Les éléments les plus nombreux de ce liquide sont les leucocythes.

Les ulcérations de la muqueuse, conséquences du catarrhe et des granulations tuberculeuses, deviennent elles-

(1) Les phénomènes qui se passent dans le catarrhe des muqueuses à épithélium cylindrique ont été bien étudiés par Buhl (*Archiv für path. Anat.*, t. XXI, 1861) sur la muqueuse des voies biliaires, par Eberth (*même recueil*, t. XXI, p. 106, 1861) sur la muqueuse intestinale, et par Rindfleisch (*même recueil*, t. XXI, p. 486) sur la muqueuse des voies respiratoires. Ce que nous avons observé nous-mêmes et représenté dans la figure précédente s'accorde assez bien avec les travaux de ces médecins.

mêmes, dans les petites bronches, le point de départ de cavernes tuberculeuses, et, dans le larynx, elles peuvent aboutir à la laryngite sous-muqueuse de M. le professeur Cruveilhier (périchondrite laryngienne des auteurs allemands).

En outre, sous l'influence de la tuberculose laryngienne, les glandes en grappe si nombreuses qui se trouvent à la base des cartilages aryténoïdes peuvent subir une hypertrophie réellement considérable, qui va jusqu'à causer un rétrécissement de la cavité et des accès de suffocation. Nous avons vu un cas de ce genre : le larynx était rétréci par un boursouflement de la partie postérieure de la muqueuse et cette tuméfaction était due à une hypertrophie des glandes en grappe, qui formaient sous la muqueuse une couche de 3 à 5 millimètres. L'épithélium de ces glandes était aussi plus volumineux qu'à l'état normal, il était cylindrique, non-seulement dans les conduits excréteurs, mais aussi dans les culs-de-sac.

C'est sous une influence irritative analogue que se montrent, à la muqueuse pharyngienne, ces hypertrophies des glandes en grappe qui constituent la lésion la plus essentielle de la pharyngite granuleuse (1). Ces glandes hypertrophiées contiennent parfois de petits calculs de carbonate de chaux, et s'ulcèrent assez souvent à leur centre dans cette affection.

Il est très-probable, bien que le fait n'ait pas été constaté directement, que les ulcérations de la bouche des phthisiques, récemment étudiées par M. le docteur Julliard (2),

(1) Ces lésions, étudiées par MM. Sappey et Robin, sont relatées par M. Gueneau de Mussy dans son excellent *Traité de l'angine glanduleuse*, 1857.

(2) *Des ulcérations de la bouche et du pharynx dans la phthisie pulmonaire*, 1865, thèse inaugurale.

reconnaissent une cause productrice analogue, c'est-à-dire une inflammation purulente des glandes muqueuses hypertrophiées. D'après M. Julliard, ces ulcérations commencent par une saillie jaunâtre qu'il compare à une pustule.

La tuberculose de la muqueuse des voies génito-urinaires chez l'homme et chez la femme constitue aussi un processus complexe où sont associées et des inflammations catarrhales de la muqueuse, et de véritables granulations soit de la muqueuse même, soit du péritoine et de la tunique vaginale.

Mais l'étude de ces lésions ne rentre qu'indirectement dans notre sujet par la raison que d'après les observations de MM. Velpeau (1), Cruveilhier (2), Rokitansky (3), Gosselin, (4), Dufour (5), Bernutz et Goupil (6), Siredey (7), Brouardel (8), etc., ces lésions sont souvent indépendantes de l'affection tuberculeuse des poumons. Au point de vue anatomique, on y trouve des granulations miliaires qui sont les mêmes que celles que nous connaissons déjà, et des inflammations catarrhales chroniques des muqueuses. Cette tuberculose particulière est limitée aux testicules, à l'épididyme, à la prostate, aux reins et même à la vessie et à l'urèthre chez l'homme, aux trompes, aux ovaires et à l'utérus chez la femme. Les lésions anatomiques qu'on y rencontre sont : 1° des gra-

(1) *Dictionnaire en 30 vol.*, article TESTICULE.
(2) *Anat. path. générale*, t. IV, p. 805.
(3) *Lehrbuch der path. Anat.*, 3e vol., 1861.
(4) Gosselin, *Leçons orales*.
(5) Dufour, Thèse, 1854, Paris.
(6) Bernutz et Goupil, *Maladies de l'utérus*, t. II.
(7) Siredey, Thèse, 1860.
(8) Thèse inaugurale, Paris, 1865.

nulations tuberculeuses siégeant dans la tunique vaginale, dans les cloisons fibreuses du testicule, dans le tissu conjonctif du rein, dans le péritoine pelvien chez la femme; 2° des inflammations chroniques avec épaississement du tissu sous-muqueux qui peut être même le siége de granulations des muqueuses. Elles ont une grande tendance à la transformation graisseuse des produits épithéliaux ou du pus qui en sont la conséquence et elles ont pour siége les canaux spermatiques, l'épididyme, la vessie, l'urèthre, les trompes et l'utérus.

§ 3. — Des granulations tuberculeuses dans le système lymphatique.

(Vaisseaux et ganglions lymphatiques, rate, etc.)

Les lésions tuberculeuses des vaisseaux lymphatiques ne sont nulle part plus visibles que sur le mésentère. M. Andral (1) décrivit le premier ces altérations dans les lymphatiques qui partent des ulcérations tuberculeuses; elles ont été vues depuis par tous les anatomo-pathologiques, Vulpian et Bastien (2), Virchow, Foerster, etc. Souvent, en examinant avec soin la surface péritonéale farcie de granulations semi-transparentes qui correspondent à une large ulcération tuberculeuse de l'intestin, on voit se dessiner sur elle de petites traînées blanchâtres sinueuses et moniliformes qui gagnent le mésentère en augmentant de volume, et se dessinent là sous forme de canaux qui ont l'aspect et la direction des vaisseaux lymphatiques; on peut

(1) *Précis d'anatomie path.*, t. I, p. 419, 1829.
(2) *Comptes rendus de la Société de biologie*, 1861, p. 23.

même les suivre jusqu'aux ganglions. Ces lymphatiques paraissent remplis et injectés par une substance blanche ou jaunâtre qui en effet sort facilement de leur cavité après qu'on a coupé les vaisseaux qui la contiennent. Cette substance examinée au microscope montre des corpuscules de lymphe plus ou moins infiltrés de granulations protéiques et graisseuses. Mais ce n'est pas tout : les parois des vaisseaux sont épaissies, et présentent de petites nodosités semi-transparentes qui font saillie à leur surface extérieure ; ce sont là de véritables granulations tuberculeuses, ainsi que nous avons pu le vérifier plusieurs fois par l'examen microscopique. Ainsi, dans les canaux chylifères on trouve des granulations et un épaississement de leurs parois accompagnés d'accumulation dans leur cavité de lymphe qui subit la dégénération graisseuse; dans un cas, nous avons même constaté l'oblitération complète d'un de ces canaux comme conséquence de l'épaississement tuberculeux de ses parois.

Des granulations tuberculeuses siégent dans l'enveloppe fibreuse des ganglions lymphatiques, ainsi que l'a montré M. Villemin. Cela est incontestable, et les tubercules présentent dans ce tissu fibreux les mêmes caractères que partout ailleurs. Mais en outre on peut assez fréquemment, chez les jeunes sujets surtout, constater dans la substance même des ganglions hypertrophiés, principalement dans la substance corticale, des îlots qui ont la forme et la grosseur des granulations, qui possèdent une couleur grise ou jaunâtre, qui sont semi-transparents ou opaques. Ces petites productions, qu'on pourrait regarder comme des granulations tuberculeuses, diffèrent néanmoins beaucoup de celles des séreuses et des tissus fibreux. Elles sont friables, molles, ne font pas saillie sur la surface de section. Au microscope, elles sont constituées par les mêmes éléments que les ganglions lymphatiques, c'est-à-dire par des globulins pressés les uns contre les autres et séparés seulement par les minces fibrilles du tissu lamineux et les corpuscules étoilés qui entrent dans la structure des ganglions. Les îlots opaques et jaunâtres se distinguent seulement du tissu ambiant parce que leurs éléments contiennent de fines granulations protéiques ou graisseuses, ce qui change les conditions de réfringence et de réfraction de la lumière; mais il n'y a pas là, non plus que dans les hypertrophies plus ou moins considérables des ganglions qu'on appelle scrofuleux, il n'y a pas là, disons-nous, de nouveaux éléments figurés autres que ceux des glandes normales. Toute la maladie consiste simplement dans une hypergenèse plus ou moins active, soit générale et diffuse, soit par petites masses isolées, d'éléments qui, plus ou moins infiltrés de granulations protéiques et graisseuses, donnent aux ganglions ainsi altérés leur coloration, leur hypertrophie et leur consistance anormales. Lorsque l'affection est ancienne, en effet, ces glandes prennent une coloration jaunâtre et une consistance caséeuse; elles peuvent aussi s'infiltrer par places ou en totalité de sels calcaires qui leur communiquent une apparence blanche et crayeuse. Parfois, ces ganglions se ramollissent à leur centre, les éléments devenus libres forment un liquide crémeux, puriforme, qui tend à se faire jour après avoir franchi la capsule fibreuse du ganglion, soit du côté de la peau, soit du côté des cavités internes, par des fistules qui pourront communiquer avec les bronches, la trachée et le larynx, ainsi qu'il en existe plusieurs observations dans la science (Cruveilhier, *Anat. path. générale*, t. IV, p. 642). Le docteur Johnson (1) a même observé une perforation de l'aorte à la suite de tuberculose ganglionnaire.

Ces altérations des ganglions lymphatiques ne peuvent pas plus être assimilées aux granulations tuberculeuses du tissu conjonctif, que les lésions des follicules clos de l'intestin et des glandes en grappe des voies aériennes. Quoique causées par la même maladie et venues simultanément, elles empruntent au lieu où elles se développent, et à la nature des éléments histologiques qui les composent, des caractères propres. Bien que ces éléments des ganglions lymphatiques soient très-voisins, comme forme et comme dimensions, des noyaux et petites cellules des véritables granulations, bien que par leur groupement ils offrent parfois le volume et la forme sphérique de ces dernières, on ne peut pas en faire une seule et même lésion ; on doit les considérer simplement comme une hypergenèse de globulins. Ajoutons cependant que leurs transformations ultérieures, assez rapides, que leur passage à l'état caséeux, constituent des particularités très-importantes que nous retrouverons dans toutes les altérations, autres que les granulations, qui sont sous la dépendance de la tuberculose et de la scrofule.

Ce que nous venons de dire des ganglions lymphatiques s'applique également à la rate et aux capsules surrénales. Ainsi, dans la capsule fibreuse de ces deux organes on

(1) *Medical Times and Gazette*, 1865, n° 786.

observera de véritables granulations tuberculeuses. Dans le parenchyme de la rate, on verra de petites masses, de coloration et de volume variables, grises ou jaunâtres, dont les éléments ne pourront pas être distingués, au microscope, de ceux de cette glande. C'est ce qu'a parfaitement vu Billroth dans son mémoire cité plus haut sur les maladies de la rate.

§ 4. — Granulations tuberculeuses dans le tissu osseux.

Dans les corps vertébraux, chez les sujets morts de mal de Pott, et dans la tête du fémur, chez un petit nombre de malades atteints de coxalgie, on rencontre quelquefois, au sein de cavités médullaires agrandies, des productions qui ont une grande analogie de forme et de structure avec les granulations tuberculeuses. Ce sont de petites tumeurs de la grosseur d'un grain de millet à une graine de chènevis qu'on peut énucléer, qui possèdent une coloration grise semi-transparente, qui deviennent opaques et jaunâtres à leur centre, et qui sont assez friables. Nous avons eu l'occasion d'en étudier deux cas au microscope, et notre distingué confrère et ami M. le docteur Ranvier en a examiné un très-bel échantillon, présenté par M. Léon Labé à la Société anatomique en 1865. Par leur forme, leur dimension, par l'état opaque et jaunâtre de leur centre, ces productions se rapprochent des granulations tuberculeuses.

Cependant l'examen microscopique révèle dans leur structure des différences réelles avec les granulations tuberculeuses qui se développent dans le tissu conjonctif. Ces productions des os naissent en effet dans un tissu composé essentiellement de *médullocelles* (Robin), et la nouvelle formation est constituée aussi par les mêmes éléments normaux de la moelle. La granulation tuberculeuse des os montre en effet, au microscope, une agglomération de noyaux mesurant 0^{mm},005 à 0^{mm},007, homogènes ou finement grenus, nucléolés et de petites cellules, éléments un peu plus volumineux que les noyaux et petites cellules de la granulation développée dans le tissu lamineux. Ces éléments, au centre de la petite nodosité, passent à la dégénération granulo-graisseuse lorsqu'on en examine une peu récente. Quelle que soit donc l'analogie des médullocelles de nouvelle formation avec les éléments de la granulation des séreuses (cytoblastions de Robin), quelle que soit l'identité de groupement et de dégénérescence centrale de ces éléments, on ne peut pas les assimiler complétement. Là, comme dans les glandes vasculaires sanguines, les petites tumeurs, venues sous l'influence générale de la tuberculose, empruntent au tissu médullaire, dont elles sont une hypergenèse simple, des caractères spéciaux. Nous ne pouvons insister ici sur les lésions des os qui accompagnent ces granulations : telles qu'ostéite condensante ou raréfiante, cavernes, etc., que nous ne faisons que signaler, en renvoyant, pour leur étude, aux traités spéciaux de chirurgie, notamment à celui de M. le professeur Nélaton.

§ 5. — Granulations tuberculeuses du tissu nerveux.

Nous avons décrit déjà les tubercules de la pie-mère cérébrale et rachidienne; nous n'y reviendrons pas. Mais nous devons signaler rapidement les caractères visibles à l'œil nu et au microscope des tumeurs particulières appelées tubercules du cerveau et du cervelet, d'autant plus intéressantes à étudier que les anatomo-pathologistes sont moins d'accord sur leur cause et sur leur nature. Ce sont des tumeurs sphériques, du volume d'un grain de chènevis à un petit pois lorsqu'elles sont isolées, atteignant le volume d'une noix ou d'un œuf de poule dans certains cas, et alors composées par l'agglomération de plusieurs d'entre elles, ou plutôt par une production continue de nodosités nouvelles au pourtour des premières formées. Elles siégent dans la substance nerveuse du cerveau et du cervelet, et arrivent par leur développement graduel jusqu'à la surface des circonvolutions. Lorsqu'on a isolé l'une d'entre elles, très-volumineuse, on peut constater que sa surface est mamelonnée et qu'elle possède une dureté élastique spéciale. La coupe en est uniforme, lisse et plane, jaune et opaque dans sa totalité, ou bien jaune dans sa plus grande partie, et grise, semi-transparente, à sa périphérie.

Ces tumeurs diffèrent par leur volume considérable, par leur marche lente, par l'ensemble de leurs caractères physiques, des granulations tuberculeuses que jusqu'ici nous avons passées en revue; ajoutons qu'assez rarement elles accompagnent la méningite tuberculeuse.

Leur examen microscopique en fait également une classe à part, les éléments qui les composent sont les mêmes que les noyaux et petites cellules appelés *myélocythes* par M. Robin (*Éléments de la névroglie*, Virchow) et qui existent à l'état normal dans la substance nerveuse de l'encéphale et de la moelle, principalement dans la substance grise du cervelet. D'après M. Robin (*Cours de* 1865), les grosses masses appelées tubercules du cerveau et du cervelet seraient constituées par une hypergenèse de ces éléments normaux particuliers et devraient être désignées sous le nom de tumeurs à myélocythes. D'après Virchow, elles résulteraient de la prolifération des éléments de la névroglie que cet auteur assimile au tissu conjonctif des autres organes, et ne différeraient pas, comme provenance, des granulations tuberculeuses ordinaires. Bien qu'il soit, dans un cas donné, assez difficile de distinguer au microscope les myélocythes des éléments des tubercules du tissu conjonctif, cependant on peut dire que les premiers sont en général plus gros, que leurs noyaux ellipsoïdes ou sphériques possèdent habituellement un ou deux nucléoles, et que les cellules peuvent atteindre $0^{mm},012$ à $0^{mm},015$ de diamètre, toutes particularités qu'on ne rencontre pas dans les seconds.

Il est donc certain que les éléments du tissu nerveux impriment aux tumeurs développées à leurs dépens un cachet tout particulier, quoique ces tumeurs soient venues sous l'influence générale de la tuberculose. C'est un fait comparable à ce que nous venons de voir pour les productions nouvelles des glandes vasculaires sanguines et du tissu médullaire des os; les tumeurs constituées par une hypergenèse des myélocythes doivent, aussi elles, être séparées des granulations tuberculeuses des séreuses.

Il y aurait d'ailleurs un inconvénient capital à faire de ces tumeurs une production appartenant en propre au tubercule, car des tumeurs constituées par les mêmes éléments, possédant à peu de chose près les mêmes caractères physiques, se développent souvent à la face interne de la dure-mère, dans le cerveau, dans la moelle épinière, dans ses enveloppes, chez des individus qui n'ont de manifestations tuberculeuses ni dans les poumons ni dans aucun autre organe. Il est impossible de prononcer le mot de tubercule dans ces cas : ce sont des tumeurs appelées, tantôt embryoplastiques, tantôt sarcomateuses, ou même cancéreuses (1), et qu'on doit ranger sous la dénomination commune de tumeurs à myélocythes.

§ 6. — Granulations tuberculeuses du foie, du rein et du testicule.

Les granulations tuberculeuses du foie, du rein et du testicule présentent entre elles une grande analogie ; elles se développent en effet dans le tissu conjonctif interstitiel de ces divers organes et possèdent exactement la même structure que les granulations des membranes séreuses et du tissu lamineux des muqueuses.

Les granulations du foie sont beaucoup plus fréquentes qu'on ne le croit généralement ; comme elles sont le plus souvent très-petites, elles passent facilement inaperçues, et pour les voir il faut regarder de près avec attention. Elles se montrent surtout dans la capsule de Glisson et dans les couches du foie les plus rapprochées de sa surface. Sur une surface de section de la glande, elles apparaissent sous forme de petits points blanchâtres et semi-transparents situés toujours à la périphérie des lobules et au pourtour des branches de la veine porte. On n'obtient de certitude sur ce siége précis des néo-formations qu'à l'aide de l'exa-

(1) MM. Rayer et Ball ont présenté à la Société de biologie, en 1863, une tumeur à myélocythes volumineuse développée dans la moelle d'un fœtus de six mois, et, en 1864, M. Depaul en a porté à la même Société une analogue, recueillie chez un enfant nouveau-né. Dans ces deux cas, l'examen microscopique a été fait par M. Robin.

men microscopique fait sur des tranches minces du foie préalablement durci dans l'acide chromique. Lorsque la partie enlevée a passé à travers des tubercules, on les voit, comme une agglomération de petits noyaux et cellules (cytoblastions), pressés les uns contre les autres et entourant habituellement un rameau de la veine porte. Il existe par conséquent un petit amas d'éléments nouveaux limité à son pourtour par la circonférence des lobules hépatiques voisins. Ce siége de la granulation, indiqué par Virchow, a été trouvé exact par tous ceux qui se sont posé ce même problème, particulièrement par M. Villemin. Nous l'avons vérifié nous-mêmes bien des fois. Il est rare que les tubercules hépatiques acquièrent un volume plus considérable; cependant il existe des observations où sont notées des nodosités de la grosseur d'un grain de chènevis et d'un petit pois, quelquefois même plus considérables, caséeuses, jaunes et ramollies à leur centre. Ces tubercules peuvent même déterminer la suppuration du foie et la formation d'abcès.

En ce qui concerne le rein et le testicule, nous ne nous occuperons pas ici de cette forme de tuberculisation isolée des organes génito-urinaires dans laquelle on observe parfois, sans que le poumon soit atteint, de grosses masses caséeuses dans les reins, l'épididyme, etc. Nous n'avons en vue ici que les granulations qui accompagnent ou suivent une poussée tuberculeuse du poumon. Les tubercules qu'on observe quelquefois alors dans le rein sont petits et peu nombreux; après l'ablation de la capsule rénale, on les voit proéminer comme de petites nodosités miliaires plus ou moins confluentes ou isolées à la surface de la substance corticale. Elles sont, comme celles du foie et des séreuses, assez dures et résistantes aux tractions avec les aiguilles. Leur siége de prédilection est la substance corticale. Leurs rapports avec les éléments du tissu rénal et leur siége précis ont été très-bien dessinés par M. Villemin ; nous avons vérifié souvent l'exactitude de sa description. On sait que sur une coupe du rein normal, on obtient des canalicules urinifères entourés de toutes parts et séparés les uns des autres par les cloisons fibro-vasculaires : sur la coupe d'une granulation tuberculeuse, ces cloisons sont épaissies par la formation de noyaux en grande abondance, et les canalicules ainsi englobés présentent une dégénérescence granulo-graisseuse de leur épithélium. Une granulation du rein est donc composée de deux lésions : l'une qui consiste dans une multiplication exagérée de noyaux du tissu intertubulaire, qui est primitive; l'autre, secondaire, qui consiste dans une altération de l'épithélium rénal.

Les granulations tuberculeuses secondaires des reins sont en général très-peu nombreuses, et insuffisantes à causer par elles-mêmes l'albuminurie qui, lorsqu'elle existe, reconnaît pour origine une affection tout autre du parenchyme rénal, une néphrite parenchymateuse ou une altération amyloïde.

Les granulations tuberculeuses du testicule siégent dans le tissu conjonctif qui sépare les canalicules spermatiques les uns des autres, surtout dans la région la plus riche en tissu lamineux appelée le corps d'Highmore, et au-dessous de la tunique albuginée. Elles sont alors petites, semi-transparentes et possèdent tous les caractères visibles à l'œil nu et au microscope sur lesquels nous avons insisté déjà bien des fois, et qui les assimilent complétement aux granulations des séreuses. Mais lorsque la maladie dure depuis un certain temps, l'épithélium des canaux spermatiques subit aussi une altération granulo-graisseuse analogue à celle des canaux urinifères, et le processus est complexe.

Les nodosités plus ou moins volumineuses et jaunâtres, qui font saillie sur une surface de section du testicule tuberculeux, et que généralement on regarde comme des tubercules; ces nodosités, disons-nous, examinées plus soigneusement au microscope, ne sont autre chose qu'un tube séminifère dont l'ouverture centrale se distingue même parfois à simple vue; le contenu épithélial du tube est en métamorphose caséeuse; sa circonférence est entourée par des granulations tuberculeuses développées autour de lui dans le tissu conjonctif interstitiel de l'organe. C'est cet ensemble de lésions qui produit les petites masses jaunes saillantes qu'on observe habituellement dans l'affection tuberculeuse du testicule.

Les granulations tuberculeuses n'ont jamais été rencontrées dans les tissus musculaire, cartilagineux, ni tendineux, ni dans la peau, ni dans la mamelle. On a pu les voir, mais très-exceptionnellement, dans les glandes salivaires et dans le pancréas (1).

D'après les faits qui précèdent, si nous cherchons à

(1) Ces faits de tubercules du pancréas et des glandes salivaires ne doivent être acceptés qu'avec réserve, parce qu'on peut prendre pour des tubercules des ganglions lymphatiques caséeux compris dans l'enveloppe celluleuse de ces organes.

jeter un coup d'œil d'ensemble sur toutes les lésions de la tuberculose autres que celles du poumon, nous trouvons :

1° Des granulations tuberculeuses développées dans le tissu conjonctif et formées des petits noyaux et cellules qu'on trouve toujours au début des productions développées dans ce tissu (cellules indifférentes de Foerster, cytoblastions de Robin, prolifération des cellules du tissu conjonctif, suivant Virchow). Ce sont elles qui caractérisent le mieux le tubercule, parce qu'elles se développent avec les mêmes caractères dans toutes les parties du corps et dans la grande majorité des organes, tous possédant des enveloppes et presque tous une trame composée de tissu lamineux. Elles existent dans les membranes séreuses qui peuvent servir de type à leur description, dans les muqueuses, dans la tunique adventice des vaisseaux sanguins et des lymphatiques, dans la capsule des ganglions lymphatiques, de la rate et des capsules surrénales, dans le tissu interstitiel du foie, du rein, et du testicule.

2° Des productions particulières, de forme habituellement sphérique, qui résultent de l'hypergenèse des éléments normaux, mais qui ont une grande tendance à passer assez rapidement à la métamorphose caséeuse, ce qui est un caractère des plus importants commun à toutes les lésions tuberculeuses. Ces productions constituent les altérations étudiées précédemment des follicules clos de l'intestin, des ganglions lymphatiques, de la rate (hypergenèse de globules lympathiques); celles du tissu médullaire des os (hypergenèse des médullocelles, Robin), et celles du tissu nerveux (hypergenèse des myélocythes, Robin).

3° Des lésions anatomiques qui ne diffèrent en rien de celles qu'on range dans l'inflammation : par exemple, sur les muqueuses, les catarrhes, la bronchite, l'entérite, la destruction par suppuration des glandules des voies aériennes, etc. ; sur les séreuses, des extravasations de liquide albumineux, de fibrine, des formations nouvelles de pus, de fausses membranes, etc.

Cette étude générale nous servira à mieux comprendre les phénomènes plus compliqués qui se passent dans le poumon, phénomènes dont nous devons maintenant aborder l'étude.

§ 7. — **Granulations tuberculeuses du poumon.**

Les altérations tuberculeuses des poumons sont beaucoup plus complexes que celles que nous venons d'étudier. On y trouve deux séries de lésions, soit isolées, soit réunies, qui sont : 1° des granulations tuberculeuses semblables à celles que nous connaissons déjà ; 2° des lésions diverses assimilables de tout point aux différentes espèces de pneumonie. Nous étudierons les premières dans ce paragraphe et les secondes dans le chapitre suivant.

Les granulations tuberculeuses se développent dans le poumon, comme dans tous les autres organes, au milieu du tissu conjonctif et autour des vaisseaux. Indépendamment de celles qui se trouvent à la surface de la plèvre viscérale et interlobaire et à la surface muqueuse des bronches que nous avons déjà signalées, elles siégent dans le tissu lamineux qui constitue les cloisons des lobules, et surtout autour des vaisseaux artériels veineux et capillaires qui entourent les bronches. Leur développement dans le tissu conjonctif, leur structure intime, les assimilent complétement aux granulations des séreuses.

Lorsqu'on examine un poumon criblé de granulations tuberculeuses, sa surface présente le relief, non-seulement de celles qui se sont développées sur la plèvre, mais encore de celles qui existent au-dessous de cette membrane. Une coupe de l'organe montre aussi des nodosités plus ou moins grosses, habituellement miliaires et n'atteignant que rarement la grosseur d'un grain de chènevis, semi-transparentes ou légèrement opaques à leur centre. Ce qu'il est essentiel de noter, et nous insistons sur ces caractères qui permettent habituellement de distinguer les granulations de la pneumonie lobulaire tuberculeuse (tubercules miliaires de plusieurs auteurs, Bayle, Laennec, Rilliet et Barthez, etc.), c'est que les premières sont dures, difficiles à écraser, et qu'elles font une saillie hémisphérique sur la surface de section. Les petites masses de pneumonie lobulaire, au contraire, sont molles, faciles à écraser, et présentent une surface de section planiforme. Bayle avait parfaitement saisi ces différences essentielles entre la granulation tuberculeuse et le tubercule miliaire (1). Les granulations du poumon, grises et semi-transparentes au début, présentent, au bout de quelque temps, un point opaque et jaune à leur centre et peuvent devenir jaunâtres dans leur totalité; elles sont tantôt isolées, tantôt groupées et réunies en plus ou moins grand nombre dans une masse unique.

(1) Le mot de tubercule miliaire, appliqué ainsi à la pneumonie lobulaire, est très-mauvais et ne doit pas être conservé : on se servait du reste alors de l'épithète *miliaire* pour désigner des îlots beaucoup plus volumineux que les grains de millet.

L'examen microscopique de ces granulations les fait distinguer bien nettement des petites masses arrondies de pneumonie. Il suffit, en effet, d'enlever avec de minces ciseaux courbes une granulation semi-transparente et de la dilacérer pour y voir les petits noyaux mesurant $0^{mm},004$ à $0^{mm},006$ et les petites cellules (cytoblastions) qui sont les mêmes dans toute granulation. Par le même moyen de préparation appliqué aux petits lobules de pneumonie tuberculeuse, on obtiendra uniquement, au contraire, des cellules épithéliales pavimenteuses en général assez grandes, mesurant en moyenne $0^{mm},012$, et des leucocythes. La différence de grosseur et de forme de ces éléments est assez manifeste pour qu'il soit impossible de les confondre. Nous reviendrons, du reste, sur ce diagnostic différentiel, à propos de l'étude des diverses variétés de pneumonie causées par la tuberculose.

Il est impossible d'avoir une juste idée du siége des granulations dans le poumon, si on ne les étudie pas sur des coupes après avoir fait sécher ou durcir cet organe (1). Par ce moyen, on obtiendra souvent des préparations analogues à la figure suivante (fig. 5) où plusieurs granulations tuberculeuses entourent une bronche et se sont développées dans le tissu conjonctif qui l'accompagne. On peut voir aussi qu'autour de ces granulations existe un tissu dense très-riche en noyaux de nouvelle formation.

(1) Pour le faire sécher, on peut, ou bien l'insuffler et le suspendre, ou bien en laisser séjourner tout simplement des morceaux sur une plaque de liége; il est plus difficile d'obtenir des poumons durcis avec l'acide chromique. Pour étudier la granulation tuberculeuse, il faut avoir soin de choisir des poumons qui n'aient pas d'autres altérations, ce qui se rencontre plus souvent chez les enfants que chez les adultes.

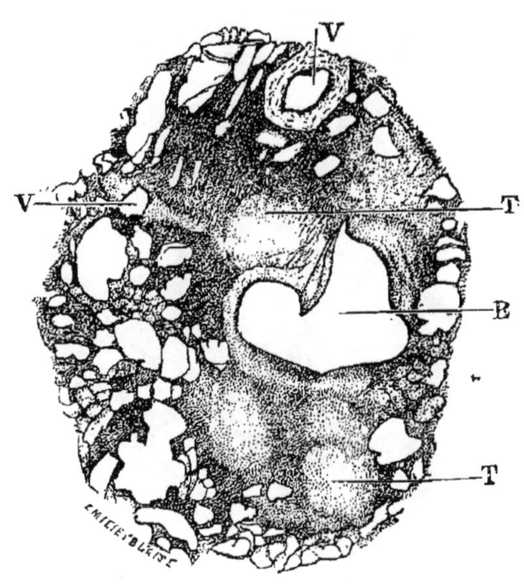

Fig. 5. — Coupe passant à travers une bronche entourée de granulations tuberculeuses. (Grossissement, 20 diamètres.)

B. Bronche coupée transversalement. — T, T. Granulations tuberculeuses. — V. Coupe d'un vaisseau. Les alvéoles pulmonaires sont vides autour de ces éléments.

Les deux figures suivantes représentent deux granulations tuberculeuses qui se développent autour de très-petites bronches.

Dans le tissu conjonctif qui accompagne la petite bronche *b* (fig. 6) et le vaisseau *a*, s'est développé un amas de petits éléments qui constitue une granulation tuberculeuse. Les alvéoles pulmonaires *c* ont conservé leur volume normal et sont vides : à côté de la granulation tuberculeuse on voit un alvéole *c'* qui est comprimé par le développement de cette dernière et dont la cavité est presque effacée.

La figure 7 représente à peu près la même disposition : c'est encore au pourtour d'une bronche un peu plus grosse que la précédente, que s'est développée une granulation tuberculeuse.

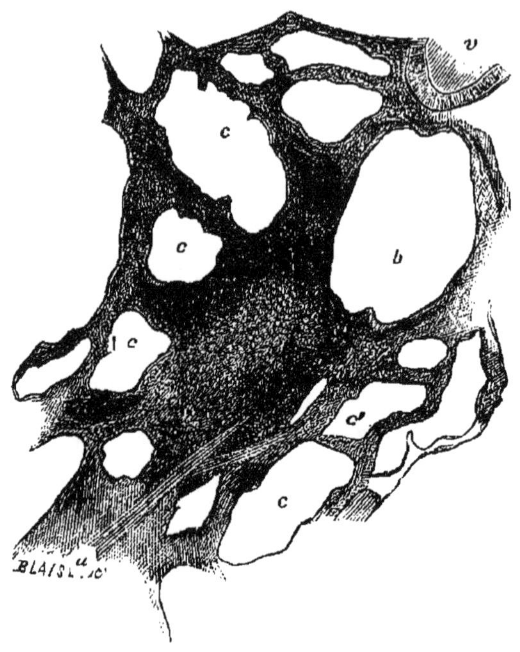

FIG. 6. — Coupe d'une granulation tuberculeuse autour d'une très-petite bronche. (Grossissement, 200 diamètres.)

v. Petite veine. — a. Capillaire qui se divise supérieurement en deux branches. — b. Petite bronche. — c, c, c. Alvéoles pulmonaires normaux. — c'. Alvéole comprimé et rétréci. — La granulation tuberculeuse occupe le centre de la figure.

Le développement des granulations tuberculeuses dans les tractus fibreux interlobulaires, dans le tissu lamineux qui entoure les bronches et les petits vaisseaux, ne saurait être mis en doute. Il a été vérifié par tous les auteurs qui depuis dix ans se sont occupés de cette question : Virchow, Cölberg, Deichler, Foerster, L. Meyer, etc., en Allemagne, et par MM. Villemin, Morel et Martel, en France; les préparations que nous en avons faites et dont nous venons de reproduire quelques-unes dans les figures précédentes sont aussi parfaitement convaincantes.

Mais une question a paru encore douteuse à quelques anatomo-pathologistes, à savoir, si une formation de noyaux pouvait s'effectuer dans les cloisons qui séparent les alvéoles.

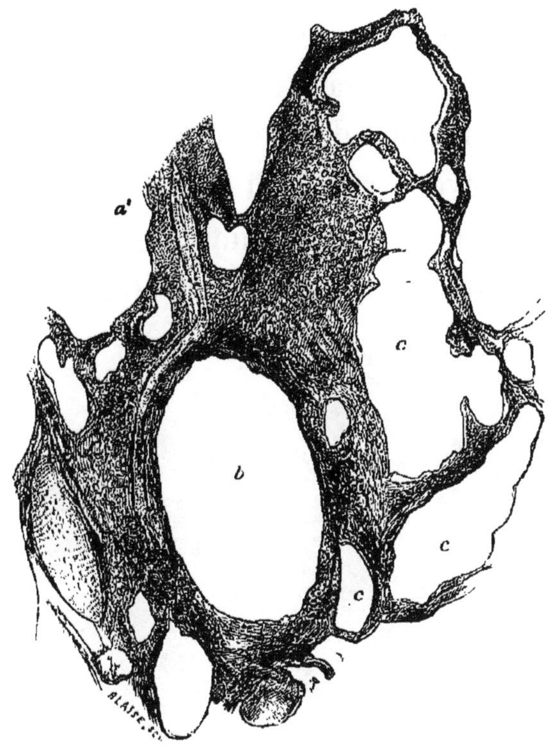

Fig. 7. — Coupe de granulation tuberculeuse autour d'une petite bronche. (Grossissement, 200 diamètres.)

a. Artériole. — a'. Capillaire. — b. Petite bronche. — c. c, c. Alvéoles pulmonaires normaux et vides. — La granulation tuberculeuse est la masse formée de noyaux qui se trouve au-dessus de la bronche.

M. Villemin fait remarquer que ces minces cloisons formées de tissu élastique et ne contenant pas de corpuscules de tissu conjonctif ne lui ont jamais paru être le point de départ des granulations. Nous ne saurions souscrire à cette manière de voir. Voici, en effet, ce que nous avons vu plusieurs fois et ce que Foerster indique (*Handbuch*, t. II, 1863, p. 227) : Les cloisons d'un alvéole s'épaississent par la formation de noyaux nouveaux en grande quantité, et à mesure que la cavité de l'alvéole se rétrécit par l'épaississement de ses parois, les cellules épithéliales qu'il contenait se remplissent de très-fines granulations protéiques et graisseuses. Maintenant est-ce bien le tissu élastique de la paroi qui est le point de départ de la nouvelle formation ? Nous ne le croyons pas, et il est plus logique de penser que là, comme dans tous les autres organes, c'est la paroi externe des petits vaisseaux qui doit être mise en cause.

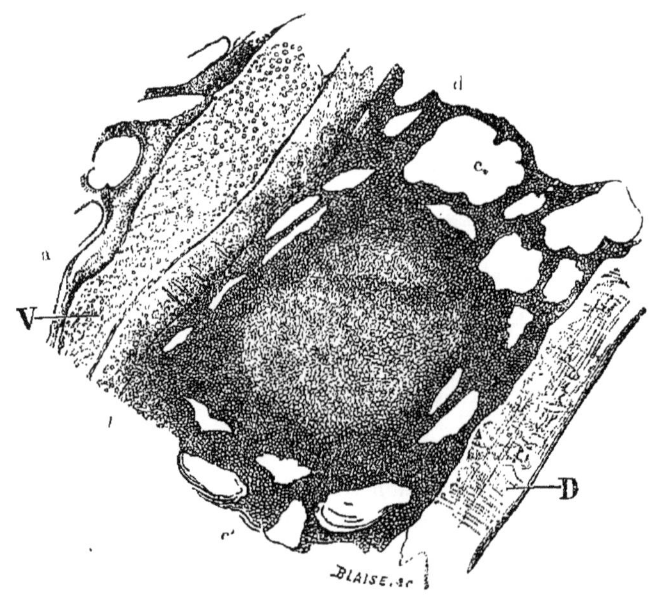

Fig. 8. — Coupe de granulation tuberculeuse. (Grossissement, 150 diamètres.)

Cet épaississement des cloisons est bien manifeste pour les alvéoles qui entourent la granulation tuberculeuse dans la figure ci-dessus. Cette granulation assez volumineuse, située entre une artériole V et une cloison de tissu fibreux D, est formée d'un tissu de noyaux qui se continue avec les cloisons très-épaisses des alvéoles voisins *d*, *d*. Les cavités des alvéoles situés auprès du tubercule sont diminuées comparativement aux cavités *c*, *c*, qui ont conservé leur volume normal.

Les granulations pulmonaires, dont nous avons parlé jusqu'à présent, naissent comme une végétation de noyaux et de petites cellules dans le tissu conjonctif, et ce sont là les plus nombreuses. Mais on trouve en outre des granulations qui se développent dans le groupe des alvéoles pulmonaires d'un *infundibulum* dont elles occupent la place. En les examinant sur des coupes minces, on voit qu'elles sont constituées par une agglomération de petits noyaux au milieu desquels on distingue les faisceaux de fibres élastiques des cloisons, et il est certain que la cavité primitivement vide des cellules aériennes est maintenant remplie par les éléments de la granulation. Comment expliquer le processus dans ces cas? Doit-on attribuer alors au tissu élastique des cloisons cette formation si abondante de noyaux? Doit-on dire avec M. Luys qu'il s'est épanché dans les alvéoles un blastème qui a servi de matrice aux éléments nouveaux, ou avec L. Meyer, que les cellules épithéliales du poumon leur ont donné naissance par une génération endogène? Aucune de ces hypothèses ne nous satisfait pleinement, et bien que ce point particulier demande encore de nouvelles recherches, nous sommes plus portés à admettre que là, comme dans tous les autres tissus et organes, les éléments de la granulation prennent naissance dans la paroi adventice des petits vaisseaux des cloisons. Ces vaisseaux capillaires font saillie habituellement dans la cavité même des alvéoles, ainsi que le démontrent les injections du poumon (1).

(1) On pourra consulter, pour ce qui concerne les dernières recherches faites sur la structure du poumon, et notamment sur la distribution des vaisseaux et leurs rapports avec les alvéoles, les mémoires de MM. Lefort, Zenker, Henle, Eberth, et de Théodor Badoky, qui en donne un résumé complet (*Archiv für path. Anat.*, t. XXXIII, 1865, p. 264).

Ainsi constituées, les granulations pulmonaires ne tardent pas à devenir opaques à leur centre, et leurs noyaux et petites cellules à s'infiltrer de granulations protéiques et graisseuses.

Les vaisseaux autour desquels elles se sont développées sont bientôt aussi comprimés par cette formation exagérée de petits éléments serrés les uns contre les autres, et finissent par s'oblitérer, ce qui ne contribue pas peu, par suite de l'interruption du sang, à précipiter la marche des altérations comparables à la gangrène, qui précèdent et amènent la destruction ulcéreuse du parenchyme.

Autour des granulations, les alvéoles sains d'abord et vides présentent une injection très-prononcée de leurs vaisseaux capillaires, et leur cavité se remplit d'un liquide teint par la matière colorante du sang ; ils contiennent de grandes cellules distendues, souvent en formation endogène, et de jeunes cellules épithéliales. Ce sont là les lésions de la *congestion*, reconnaissables à l'œil nu sur une surface de section du poumon à la couleur rouge, à la tuméfaction du parenchyme, et au liquide rosé spumeux transparent ou légèrement trouble qu'on obtient en pressant les parties encore crépitantes.

Autour d'un groupe de granulations, on trouve aussi fréquemment des alvéoles remplis complétement de cellules épithéliales pavimenteuses ou sphériques, lésion qui appartient à la pneumonie que nous étudierons dans le chapitre suivant, sous le nom de pneumonie catarrhale.

Dans un certain nombre de cas de tuberculose chronique, les granulations tuberculeuses se présentent au milieu d'un tissu complétement modifié, dur, résistant à la manière du tissu fibro-élastique, privé d'air, habituellement ardoisé et calleux. Ce tissu, qui est le produit d'un mode particulier de pneumonie, la pneumonie interstitielle chronique, caractérisée par l'épaississement fibreux des cloisons des alvéoles et même l'effacement de leur cavité, se rencontre, soit aux sommets des poumons, soit par îlots irrégulièrement disséminés (voyez le chapitre suivant). Les granulations souvent très-nombreuses, qu'on trouve dans ce tissu, sont bien reconnaissables à l'œil nu; d'ordinaire jaunes et caséeuses à leur centre, elles semblent séjourner là, sans aucune tendance à subir de modifications ultérieures. Elles possèdent leur volume et leur forme ordinaires; seulement elles sont entourées habituellement par une zone noire (1), et quelquefois même leur partie centrale offre aussi un point noir. L'examen microscopique en est le même que celui que nous venons de donner, et ne démontre de particularité nouvelle que la grande abondance de pigment noir accumulé à leur pourtour et même parfois à leur centre. Enfouies là au milieu d'un tissu qui ne subit plus aucune modification, elles peuvent rester aussi, elles, pendant de longues années indemnes de tout changement, et l'on peut les considérer comme guéries ou tout au moins comme des corps étrangers inertes. Ce sont elles que M. Cruveilhier a parfaitement observées dans les poumons de vieillards, et

(1) Nous avons aussi rencontré plusieurs fois, dans le tissu interlobulaire ou sous-pleural épaissi, des granulations qui paraissaient d'abord, à un faible grossissement, entourées d'une zone de pigment noir; mais en examinant leur pourtour avec un grossissement de 200 diamètres, on reconnaissait de nombreuses gouttelettes graisseuses, de 0,001 à 0,002, situées dans le tissu conjonctif voisin des granulations, et plus spécialement dans les corpuscules étoilés de ce tissu.

appelées du nom de granulations mélaniques de guérison (*Anat. path. gén.*, t. IV, p. 617).

En résumé, la granulation tuberculeuse du poumon ne diffère en rien, au point de vue de sa structure, de ce qu'elle est partout : elle est toujours formée, comme élément essentiel, par de petits noyaux et de petites cellules (cytoblastions) agglomérés et pressés les uns contre les autres, séparés par une matière amorphe qui les agglutine et par les fibres élastiques du tissu qui leur a servi de matrice. Elles se développent le plus souvent autour des bronches et des vaisseaux, ou bien dans le tissu conjonctif sous-pleural ou interlobulaire, et alors elles sont tout à fait indépendantes des alvéoles pulmonaires ; d'autres fois elles occupent la place d'un groupe d'alvéoles pulmonaires qu'elles comblent par la nouvelle formation des mêmes petits éléments.

DEUXIÈME SECTION.

DES DIVERSES ALTÉRATIONS DES ORGANES QUI ACCOMPAGNENT LES GRANULATIONS TUBERCULEUSES.

CHAPITRE PREMIER.

DE LA PNEUMONIE, DE SES DIVERSES FORMES ET EN PARTICULIER DE LA PNEUMONIE CATARRHALE OU LOBULAIRE.

Pour bien faire comprendre l'assimilation que nous établissons entre la plupart des altérations anatomiques des poumons de tuberculeux et les diverses formes de la pneumonie, il faut avant tout nous expliquer sur ce qu'on doit entendre par ce mot de *pneumonie.* Éclairée par les progrès de l'histologie, la physiologie pathologique du poumon a été si complétement modifiée, et ses problèmes ont été posés sur un terrain si différent qu'il est nécessaire que nous entrions dans quelques développements à cet égard.

Le parenchyme pulmonaire est, comme on le sait, essentiellement constitué par les *infundibula*, c'est-à-dire par des groupes d'alvéoles s'ouvrant dans une cavité commune, qui communique avec une petite bronche. Les alvéoles sont formés par des cloisons minces contenant des fibres élastiques et servant de support aux vaisseaux. Les cavités des alvéoles et la petite bronche qui leur fait suite sont tapissées par une couche simple et non continue de cellules épithéliales pavimenteuses.

Il existe donc dans le poumon deux parties essentielles : 1° l'*épithélium ;* 2° la *trame fibro-vasculaire des cloisons.*

L'*anatomie pathologique générale* du poumon étudie les variations de ces deux éléments dans les diverses maladies. C'est ce que nous allons faire aussi rapidement que possible, en ne donnant que ce qui est nécessaire à la compréhension de notre sujet.

1° Les *cellules épithéliales* pavimenteuses à l'état normal deviennent plus volumineuses et sphériques sous l'influence de la congestion et de l'œdème. Elles sont distendues par le liquide séreux venu du sang ou plasma dans lequel elles baignent. Si la congestion est intense, si le liquide contient de la matière colorante du sang en grande quantité ou même des globules rouges, alors les cellules épithéliales distendues s'imprègnent de cette matière colorante qui se manifeste dans leur intérieur à l'état de pigment rouge ou de pigment noir. Il peut même y avoir dans leur intérieur des cristaux d'hématoïdine (Virchow, *Archiv für path. Anat.*, t. I, 1849). Cette infiltration des cellules par du pigment noir se rencontre toujours dans l'anthracosis ou phthisie des ouvriers mineurs.

En même temps que cette hypertrophie et cette imbibition, les éléments de l'épithélium subissent presque toujours dans la congestion simple un accroissement numérique. Mais c'est dans l'engouement ou hypérémie inflammatoire, et dans les pneumonies lobaires ou lobulaires que se manifeste à son plus haut degré l'augmentation du nombre des éléments épithéliaux. Dans les pneumonies lobulaires ou catarrhales, les alvéoles pulmonaires sont presque complétement remplis par des cellules épithéliales pavimenteuses ou sphériques, possédant un ou plusieurs noyaux et par des globules de pus. Pour les partisans de la théorie cellulaire ces éléments nouveaux dérivent de la scission des cellules préexistantes ou de leur formation endogène dans l'intérieur de ces dernières. Il est certain que l'étude des produits contenus dans les alvéoles y montre de grandes cellules contenant plusieurs noyaux et des vacuoles creusées dans leur intérieur contenant des noyaux, ou de jeunes cellules de formation nouvelle. Pour les partisans de la doctrine de la genèse (Robin), la majorité des éléments nouveaux naîtrait de toutes pièces dans un blastème formateur.

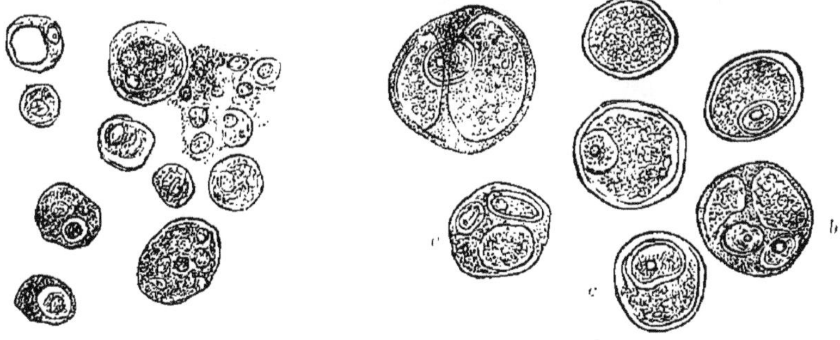

FIG. 9 et 10. — Éléments contenus dans les alvéoles pulmonaires dans un cas de pneumonie. (Grossissement, 200 et 500 diamètres.)

Fig. 10. — *a*. Grande cellule vésiculeuse contenant un noyau libre dans sa cavité. — *b*. Cellule mère contenant des cavités vides ou remplies par un noyau de nouvelle formation.

Ces deux figures représentent des cellules épithéliales distendues, sphériques, contenant un ou plusieurs noyaux (cellules mères). Les noyaux sont dans certaines d'entre elles, situées dans des cavités creusées au centre de la cellule devenue vésiculeuse (espaces générateurs).

Dans la pneumonie lobaire, ou pneumonie aiguë, la formation nouvelle de leucocytes est prédominante, dès le début de l'affection. Elle s'accompagne de la transsudation de fibrine dans l'intérieur des alvéoles, de telle sorte que les alvéoles en sont complétement remplis et distendus. La maladie plus intense, plus aiguë dans ce cas, donne lieu à une hypergenèse excessive de globules de pus englobés par de la fibrine, qui ne tarde pas à passer de l'état fibrillaire à l'état granuleux. La fibrine donne une certaine solidité au contenu des alvéoles pulmonaires qui représente leur moule interne. Les deux figures suivantes montrent, à un faible et à un fort grossissement, des coupes du poumon dans la pneumonie fibrineuse.

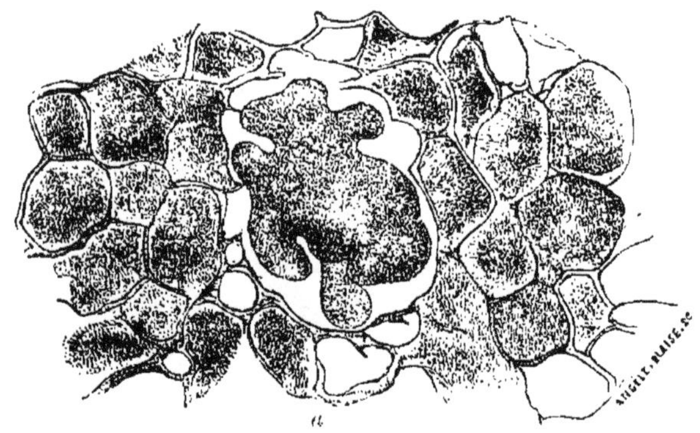

Fig. 11. — Coupe d'une partie de poumon atteint de pneumonie fibrineuse. (Grossissement, 40 diamètres.)

On voit au centre de la figure le moule d'une petite bronche et de ses alvéoles terminaux.

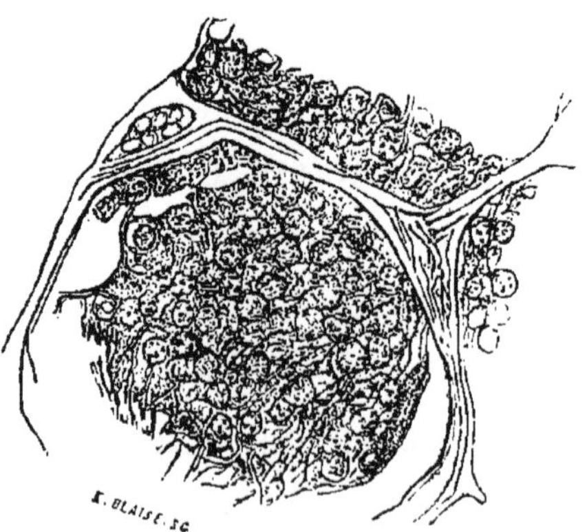

Fig. 12. — Coupe de poumon hépatisé montrant un alvéole rempli par l'exsudat composé de fibrine à l'état fibrillaire enserrant des leucocytes dans son réseau. (Grossissement, 200 diamètres.)

Ici encore la naissance des leucocytes est expliquée par la scission des cellules épithéliales et la génération endogène pour l'école de Virchow, et par une genèse dans un blastème pour M. le professeur Robin.

Dans ces deux cas de pneumonie lobulaire ou lobaire, il existe, lorsque les symptômes de réaction fébrile sont tombés, une période de résolution plus ou moins lente de la lésion locale dans laquelle les alvéoles pulmonaires non encore vidés contiennent une partie de l'épanchement, dont tous les éléments sont infiltrés de granulations graisseuses;

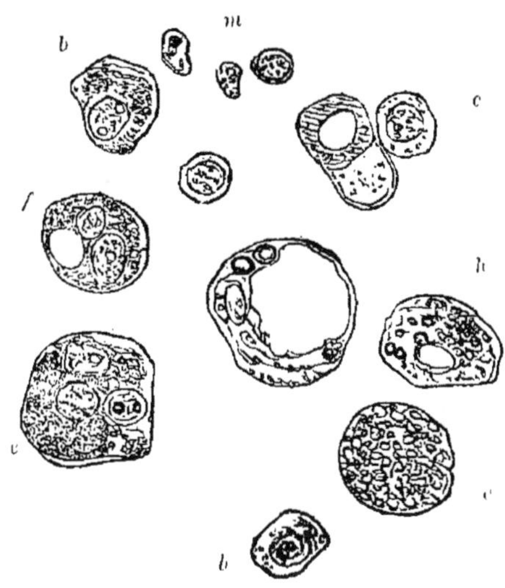

Fig. 13. Éléments en dégénérescence granuleuse dans un cas de pneumonie en résolution. (Grossissement, 500 diamètres.)

a. Corps granuleux (corpuscule ou globule de l'inflammation de Lebert, corpuscule de Gluge), composé de granulations graisseuses agglomérées). — *b*, *b*. Cellules pavimenteuses. — *c*. Cellules vésiculeuses et corpuscules muqueux. — *f*. Une cellule pavimenteuse contenant deux noyaux et une cavité vide. — *e*. Cellule mère. — *m*. Fragments granuleux semblables aux corpuscules du tubercule décrits par Lebert.

tous ces éléments, cellules épithéliales, pavimenteuses ou sphériques, globules de pus, sont remplis de granulations; on voit avec eux de gros corps granuleux remplis de gouttelettes huileuses. Les éléments se fragmentent, se détruisent et se transforment en une sorte d'émulsion graisseuse.

La pneumonie, lobulaire ou lobaire, catarrhale ou fibrineuse, peut donc se résumer pour ce qu'elle a de plus essentiel en ceci : *formation exagérée de cellules épithéliales et de leucocytes dans l'intérieur des alvéoles pulmonaires.* Nous verrons bientôt que les lésions des poumons des tuberculeux autres que les granulations sont constituées identiquement par ce même phénomène.

2° La *trame fibro-vasculaire* du poumon présente des modifications en rapport avec l'âge et les maladies diverses. Chez les vieillards il s'établit des communications des alvéoles, des ruptures des cloisons, coïncidant avec leur épaississement, un emphysème sénile accompagné d'une densification de la trame et d'une atrophie des vaisseaux. Dans la congestion, lorsque existe une pression exagérée du sang qui fait transsuder à travers les vaisseaux le sérum et la matière colorante du sang, les cloisons s'imbibent de cette matière colorante qui s'y dépose à l'état de pigment rouge et de pigment noir.

Si la congestion est intense et prolongée, elle détermine une multiplication des noyaux du tissu conjonctif qui entoure les bronches, les vaisseaux, et de celui qui constitue les cloisons interlobulaires.

La formation exagérée de ces noyaux est le phénomène essentiel dans la production des granulations tuberculeuses, ainsi que nous l'avons vu dans le chapitre précédent. Mais dans les cas où la formation de noyaux est moins active, plus continue et lente, elle donne lieu à un épaississement des cloisons dû à l'organisation d'un tissu fibreux, exactement comparable, par sa cause et sa nature à l'épaississement des cloisons fibreuses du foie désigné sous le nom de *cirrhose*. Cette augmentation d'épaisseur du tissu interstitiel des organes, dû à la formation nouvelle d'un tissu lamineux riche en noyaux, a été regardée par la plupart des auteurs comme une inflammation chronique interstitielle. Dans le poumon, cette pneumonie chronique interstitielle est presque toujours liée à une coloration noirâtre ou ardoisée des cloisons causée par un dépôt de pigment noir : c'est ce qu'on observe en particulier dans la phthisie des ouvriers mineurs ou anthracosis.

Retenons donc ce fait, que dans la pneumonie chronique interstitielle, les altérations consistent essentiellement dans une hypergenèse des noyaux et du tissu conjonctif des cloisons.

Nous nous sommes expliqués déjà sur le peu de valeur du terme inflammation. Ce que nous en avons dit alors de général peut s'appliquer à ces trois variétés de pneumonie, lobulaire ou catarrhale, lobaire ou fibrineuse, et interstitielle ; aussi, en employant le terme pneumonie qui signifie inflammation, nous ne lui prêtons aucune valeur en ce sens, et nous ne nous en servons que parce que, consacré par l'usage, il répond à un groupe bien limité de lésions anatomiques et de signes.

Les données générales qui précèdent nous montrent qu'on doit admettre deux genres différents de pneumonie, l'une intra-alvéolaire, avec ses deux variétés (pneumonie fibrineuse et pneumonie catarrhale), et l'autre extra-alvéolaire ou interstitielle.

La pneumonie fibrineuse est, relativement à la tuberculose, une complication si rare, qu'il n'y a pas de rapport à établir entre ces deux maladies. La pneumonie fibrineuse en effet, est elle-même une maladie générale toujours primitive, à marche cyclique (1); mais il n'en est pas de même de la pneumonie catarrhale (pneumonie lobulaire, broncho-pneumonie, *peripneumonia notha*) qui est presque toujours au contraire une maladie consécutive. On sait en effet que telle est la lésion presque constante des pneumonies secondaires observées dans le cours des affections fébriles, de la fièvre typhoïde, des fièvres éruptives (excepté la variole qui se complique parfois de pneumonie fibrineuse) de la coqueluche, de l'*influenza*. C'est toujours et uniquement une pneumonie catarrhale qu'on produit dans les expériences où l'on cherche à provoquer une inflammation du parenchyme pulmonaire; par les injections dans les bronches de substances étrangères, par les lésions directes du parenchyme, par les embolies artificielles des vaisseaux du poumon, on n'a jamais réussi à déterminer une pneumonie fibrineuse; *toutes ces lésions artificielles sont des pneumonies catarrhales.* Nous verrons bientôt que la majorité des lésions du poumon des tuberculeux se rangent aussi dans ce même groupe.

La pneumonie catarrhale qui survient chez les enfants et chez les adultes à la suite d'une inflammation intense des petites bronches, ou à la suite de la rougeole, ou de la coqueluche ou de la fièvre typhoïde, ou dans toute autre

(1) Nous renvoyons, pour l'étude de l'anatomie pathologique de la pneumonie fibrineuse, au mémoire lu par l'un de nous à la Société médicale d'observation, et publié dans la *Gazette des hôpitaux*, numéros du 12 et du 14 septembre 1865.

circonstance donnée, présente à simple vue les caractères suivants :

Elle envahit généralement à la fois les deux poumons, et se dissémine irrégulièrement dans leurs différents lobes.

a. Au début elle se manifeste par une hypérémie inflammatoire ou engouement ; les parties altérées sont rouges sur la surface pleurale, et sur une surface de section elles sont plus tuméfiées, beaucoup moins crépitantes qu'à l'état normal et laissent échapper par la pression ou par le raclage un liquide rougeâtre louche qui contient du sang et une grande quantité d'éléments de nouvelle formation, cellules épithéliales distendues et infiltrées de pigment rouge, et leucocytes. Ces parties hypérémiées se rencontrent dans toutes les périodes de la maladie, formant des îlots ou des masses diffuses; elles ne caractérisent nullement la pneumonie catarrhale, puisqu'elles se montrent avec une apparence analogue dans presque toutes les affections du poumon. On peut regarder cette hypérémie comme le *premier degré* de la pneumonie catarrhale.

b. Bientôt les parties hypérémiées se tuméfient davantage et pâlissent à mesure que les éléments nouveaux en hypergenèse remplissent les alvéoles pulmonaires. On trouve alors sous la plèvre des lobules saillants et grisâtres qui présentent une surface de section de couleur gris rosé ou grise, plane, légèrement granuleuse quand on fait tomber obliquement la lumière sur elle, et solidifiée, bien que friable lorsqu'on cherche à la dilacérer. C'est une hépatisation, mais moindre que celle de la pneumonie fibrineuse. Ces parties plongent habituellement au fond de l'eau et ne sont plus crépitantes : cependant on peut réussir encore à y faire pénétrer un peu d'air. Elles donnent un liquide louche, rosé ou puriforme suivant qu'il y a plus ou moins de sang dans les vaisseaux, liquide composé de cellules épithéliales et de globules de pus.

Ce qui les caractérise surtout, c'est de se montrer ainsi par îlots sphériques ou lobules, dont la couleur grise tranche sur le fond rouge hypérémié du tissu pulmonaire voisin. Ces îlots de pneumonie varient de la grosseur d'un grain de chènevis à celle d'une noix, assez rarement ils s'étendent à une grande portion d'un lobe, bien que le cas puisse se rencontrer. Mais ce que nous voulons surtout faire remarquer ici, c'est qu'ils peuvent être tous très-petits, presque miliaires, et qu'il est très-facile, si l'on n'y prête pas une grande attention, de les prendre pour des granulations. Il est certain que la confusion a dû être faite bien souvent, si nous en jugeons par les méprises de ce genre que nous avons vu commettre par des médecins des plus éclairés.

Lorsqu'on fait des coupes de ce tissu, préalablement durci dans l'acide chromique, on voit que les alvéoles pulmonaires sont remplis par les éléments de nouvelle formation dont nous avons déjà parlé (cellules pavimenteuses ou vésiculeuses, cellules mères, globules de pus). Si la préparation examinée comprend à la fois et les lobules en pneumonie et le tissu congestionné qui les entoure, on peut juger de la différence qui existe entre ces deux parties ; dans le tissu congestionné, en effet, les alvéoles ne sont pas complétement remplis, bien que contenant des éléments plus gros et plus nombreux qu'à l'état normal. Il n'y a pas là, du reste, de lésion portant sur la paroi des alvéoles, si ce n'est la distension des vaisseaux.

La réplétion des alvéoles par ces produits nouveaux sera pour nous le *second degré* de la pneumonie catarrhale.

c. Lorsque les portions ainsi altérées du poumon restent un certain temps dans le même état, la résolution, plus ou moins lente à se faire, est précédée par l'infiltration granulo-graisseuse de tous les éléments dont nous venons de parler, et l'on ne trouve plus alors, dans l'intérieur des alvéoles, que des granulations graisseuses libres ou renfermées dans les leucocytes, ou dans les vésicules distendues, sous forme de corps granuleux, ou enfin dans des cellules épithéliales pavimenteuses. Ces éléments se fragmentent et il en résulte de petits corps, sans forme déterminée, infiltrés de fines granulations (voy. fig. 12). La résolution, c'est-à-dire l'évacuation des produits nouveaux par les bronches, ou leur résorption par les lymphatiques, est précédée, là comme dans la pneumonie aiguë fibrineuse, par une sorte d'émulsion graisseuse. Les lobules de pneumonie dans cette période offrent sur une surface de section une coloration jaunâtre et opaque : ils sont devenus aussi plus mous et ne sont pas aussi tuméfiés ; ils redeviennent peu à peu crépitants à mesure que l'évacuation des produits morbides se fait.

Telle est la pneumonie catarrhale dans ce qu'elle a de plus essentiel. Mais nous devons rappeler en outre qu'elle s'est accompagnée toujours de bronchite, et très-souvent de pleurésie légère, sans épanchement, au niveau des parties malades qui sont en contact avec la plèvre. On rencontre aussi assez fréquemment avec elle un affaissement pulmonaire, *atélectasie* ou *état fœtal*, qui consiste en ce que les alvéoles sont privés d'air et affaissés, état particulier qui est accompagné plus ou moins de congestion et même de formations nouvelles d'épithélium dans les parties atélectasiées. Signalons également, sans nous y arrêter, les vésicules ou vacuoles, petites tumeurs dues à la dilatation d'un groupe d'alvéoles en contact avec une petite bronche, et remplies par un liquide séro-purulent ou jaunâtre, qui s'écoule aussitôt qu'on les a piquées avec la pointe d'un scalpel. Nous n'insistons pas sur ces dernières complications de la pneumonie catarrhale, parce qu'elles ne sont pas utiles à notre sujet; car, nous ne devons pas perdre de vue que c'est uniquement pour rendre l'étude de la pneumonie tuberculeuse plus claire, par sa comparaison avec la pneumonie simple, que nous entrons dans tous ces détails.

La pneumonie catarrhale se distingue de la pneumonie aiguë primitive, fibrineuse ou croupale, par ce caractère que dans cette dernière les alvéoles sont exactement remplis et distendus par un exsudat composé de fibrine et de pus. C'est une sorte d'injection solidifiable du poumon telle que l'exsudat, moulé sur la division des bronches, conserve même dans les crachats la forme de la division d'une petite bronche dans l'*infundibulum*.

ARTICLE PREMIER.

DE LA PNEUMONIE TUBERCULEUSE EN GÉNÉRAL.

La plus grande partie des altérations anatomiques des poumons de tuberculeux peut être assimilée à la pneumonie catarrhale (1). Ainsi que cela résultera de la description

(1) M. le professeur Küss, de Strasbourg, est l'un des premiers qui ait établi la nature épithéliale des éléments épanchés au sein des vésicules pulmonaires dans cette lésion des poumons des tuberculeux (*Gazette mé-*

qui va suivre, ces lésions consistent essentiellement, en effet, en une hypergenèse de cellules épithéliales et de leucocytes dans l'intérieur des alvéoles qui en sont remplis. Par la nature de ces éléments, par leur siége, aussi bien que par ses caractères à l'œil nu, la pneumonie tuberculeuse se distingue des granulations tuberculeuses qui la précèdent ou l'accompagnent le plus souvent.

Relativement à son origine, sa marche et sa terminaison, cette pneumonie particulière présente trois stades ou degrés comparables à ceux que nous venons d'étudier dans la pneumonie catarrhale.

Le *premier degré* consiste en une congestion : le tissu pulmonaire est rosé, ou rouge, imbibé de sérosité teintée par le sang qui lui donne une apparence gélatiniforme. Laennec a parfaitement vu que cet état du poumon précédait et accompagnait les noyaux d'infiltration grise ; il lui a donné le nom d'*infiltration tuberculeuse gélatiniforme*. Cependant la description qu'en fait Laennec n'est pas assez explicite, et d'après Reinhardt (*loc. cit.*) elle pourrait s'appliquer à l'état de congestion qui précède la pneumonie interstitielle.

Le *second degré*, caractérisé par une hépatisation du poumon de couleur gris rosé ou grise, plus ou moins étendue, diffuse ou lobulaire, répond, par ses caractères visibles à l'œil nu et au microscope, au second degré de la pneumonie catarrhale. C'est ce que Laennec a décrit

dicale de Strasbourg, 1847 et 1855). — M. Feltz (même journal, nos 9, et 10, 1865) vient récemment de développer la même thèse, en admettant deux sortes de phthisie, la phthisie conjonctive et épithéliale. — M. le docteur A. Coursières a étudié aussi la phthisie caséeuse dans sa thèse inaugurale (Strasbourg, 1864).

sous le nom d'*infiltration tuberculeuse grise*. Il peut y avoir à cette période une tendance à la suppuration.

Dans le *troisième degré*, la couleur des masses hépatisées du poumon est jaune, leur consistance est diminuée, elle est devenue caséeuse; cet état répond à une dégénérescence de l'exsudat, dont les parties liquides se sont résorbées et dont les éléments sont infiltrés de granulations protéiques et graisseuses, ainsi que cela a lieu dans le stade de résolution de la pneumonie catarrhale ordinaire : c'est l'*infiltration tuberculeuse jaune* de Laennec.

La pneumonie tuberculeuse diffère de la pneumonie catarrhale simple :

1° Par sa cause et ses complications : elle vient en effet le plus souvent à la suite de granulations tuberculeuses du parenchyme pulmonaire et de la plèvre, et elle est accompagnée presque toujours de ces granulations. Nous verrons toutefois que dans certains cas exceptionnels, bien qu'il existe une pneumonie chronique ayant tous les caractères de la tuberculose infiltrée avec des cavernes, il est impossible, malgré les plus minutieuses recherches, de trouver des granulations miliaires, ni dans le poumon, ni dans les autres organes. C'est ce qui fait admettre par MM. Villemin, Virchow et Niemeyer (1) l'existence d'une pneumonie dite scrofuleuse ou tuberculose infiltrée sans granulations. C'est une question des plus importantes et des plus difficiles que nous aurons à discuter bientôt.

2° Par sa marche ordinairement plus lente, et par sa facilité à persister à l'état d'infiltration jaune (pneumonie

(1) Traduction française, t. I.

caséeuse), sans aucune tendance à la guérison. C'est là, en effet, le propre de toutes les inflammations tuberculeuses ou scrofuleuses de revêtir l'aspect caséiforme jaunâtre, dû à une infiltration des produits nouveaux par des granulations protéiques et graisseuses, de rester indéfiniment stationnaires ou de se terminer par l'élimination des parties ainsi privées de vie. Il est certain qu'on doit voir dans la difficulté de la guérison des inflammations tuberculeuses l'indice d'une altération profonde de la constitution, innée ou acquise, des individus chez qui elles se développent.

3° Par sa terminaison : il est permis de douter de la résolution de cette pneumonie arrivée à l'état caséeux, tandis qu'au contraire on peut voir tous les jours les effrayants ravages qu'elle cause, soit qu'elle amène la mort, soit qu'elle se termine par la formation de grandes cavités ulcéreuses.

Telle est la pneumonie tuberculeuse esquissée à grands traits et envisagée d'un point de vue tout à fait général.

Relativement au siége et à l'étendue des lésions, on peut en distinguer deux variétés :

1° Celle qui affecte la plus grande partie d'un lobe, un lobe tout entier ou plusieurs lobes à la fois : nous l'appellerons *pneumonie tuberculeuse lobaire*.

2° Celle qui se présente dans une partie d'un poumon ou dans les deux poumons sous forme d'îlots plus ou moins volumineux ressemblant aux pneumonies lobulaires, par la dissémination des lésions : nous l'appellerons *pneumonie tuberculeuse lobulaire* ou *broncho-pneumonie tuberculeuse*. Nous verrons, en effet, que le mot de broncho-pneumonie est justifié par les altérations des bronches qui en sont l'accompagnement habituel.

§ 1. — Pneumonie tuberculeuse lobaire.

La pneumonie tuberculeuse lobaire envahit, soit un poumon tout entier, soit un seul lobe, et dans ce cas elle est le plus souvent limitée au lobe inférieur. Il est extrêmement rare qu'elle occupe à la fois une grande partie des deux poumons.

Cette préférence marquée pour le lobe inférieur peut aussi n'être qu'apparente ; car s'il est vrai que dans un assez grand nombre de cas on trouve, à l'autopsie, de la pneumonie caséeuse au lobe inférieur, et de grandes cavernes plus ou moins anciennes dans le supérieur, cela ne prouve pas que ce dernier n'ait été autrefois atteint de pneumonie tuberculeuse lobaire terminée par la formation de ces cavités. Ce que nous dirons bientôt de la participation de la pneumonie aux destructions du tissu qui en est le siége, nous fait penser, au contraire, qu'il en est le plus souvent ainsi.

La pneumonie tuberculeuse lobaire peut présenter les trois degrés que nous avons admis. Nous n'insisterons pas sur la congestion qui n'a rien par elle-même de caractéristique, ni de spécial à la tuberculose, et qui se rapproche du degré suivant par l'abondance plus ou moins grande des éléments nouveaux qui remplissent les alvéoles. On peut même rencontrer exactement la lésion de la pneumonie aiguë qu'on appelle engouement et qui précède l'hépatisation rouge. Le tissu n'est presque plus crépitant, sa surface de section est rouge, un peu granuleuse, il laisse suinter à sa surface un liquide rougeâtre épais, troublé par les nombreux éléments qu'il tient en suspension (cellules épithéliales, leucocytes, etc.).

Le deuxième degré ou d'hépatisation est caractérisé par une tuméfaction, une solidification apparente accompagnée de friabilité, car la remarque de M. Andral s'applique à la pneumonie tuberculeuse comme aux autres variétés. Entre la congestion simple et l'hépatisation qui se manifeste par une surface de section de couleur gris-rosé ou grise, on a tous les intermédiaires; ce sont : une congestion plus intense avec formation d'éléments nouveaux qui s'accumulent peu à peu dans les alvéoles pulmonaires, une hépatisation qui, d'abord rouge et granuleuse, se décolore très-rapidement à mesure que les éléments épithéliaux ou leurs dérivés, devenus de plus en plus abondants, ont distendu les alvéoles pulmonaires.

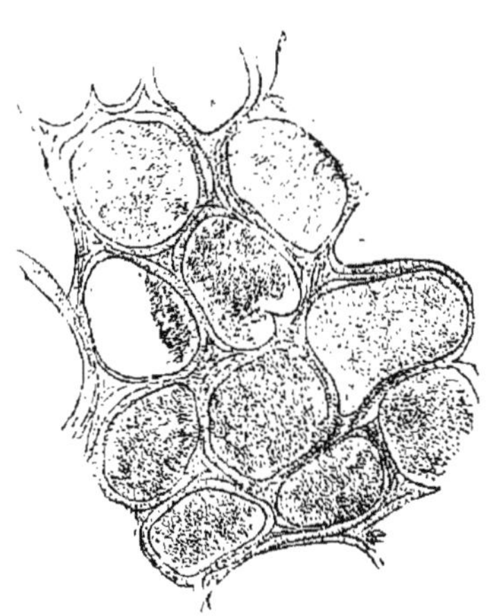

FIG. 14. — Coupe d'une partie de poumon atteint de pneumonie tuberculeuse. (Grossissement, 40 diamètres.)

La planche coloriée I, figure 1, *d*, représente le poumon avec une coloration grisâtre en même temps qu'il est devenu imperméable à l'air, et assez lourd pour plonger au fond de l'eau ; la surface de la plèvre est lisse et tendue dans toute l'étendue des parties malades. Les coupes pratiquées sur ces parties pour l'examen microscopique montrent que les alvéoles pulmonaires sont complétement remplis par un exsudat qui a l'aspect de fines granulations avec un faible grossissement (voyez la figure 14). Le contenu des alvéoles est formé par les éléments dessinés dans la figure 15, c'est-à-dire des cellules épithéliales pavimenteuses ou sphériques, à un ou plusieurs noyaux, qu'on peut voir se diviser ou présenter des espaces générateurs à leur centre sous forme de cavités contenant des noyaux, et enfin

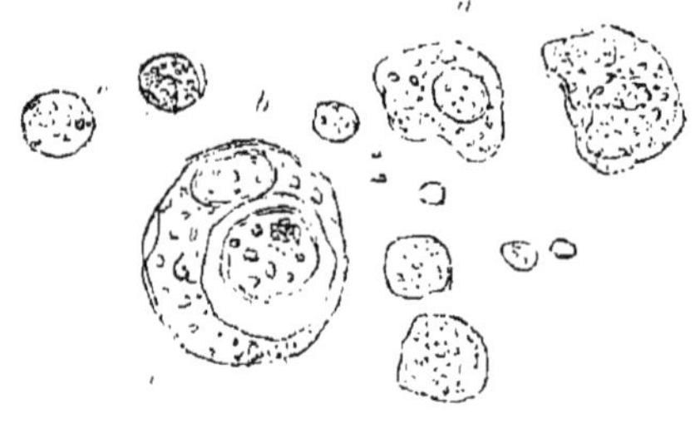

Fig. 15 — Éléments contenus dans les alvéoles pulmonaires, dans le second stade de la pneumonie tuberculeuse.

a, *a*, *a*. Cellules pavimenteuses légèrement granuleuses dont l'une contient un noyau. — *c*. Cellule vésiculeuse contenant dans un espace générateur une cellule de nouvelle formation, et présentant son noyau ancien rejeté à la périphérie. — *c*. Globules de pus granuleux. — *b*. Fragments granuleux.

des leucocythes. La figure 15, dessinée à un grossissement de 500 diamètres, fait voir les éléments du contenu des alvéoles. Plusieurs fois nous avons trouvé en même temps que ces éléments une matière fibrillaire ou grenue qui se comportait comme la fibrine à l'égard des réactifs.

Jusqu'ici rien ne distingue la pneumonie tuberculeuse de

la pneumonie catarrhale simple (1). Mais les différences ne tardent pas à se manifester.

Il peut se présenter des cas où, à cette période de la pneumonie, la formation de leucocytes devient exagérée et tout à fait prépondérante. Le tissu hépatisé se ramollit, montre un liquide puriforme abondant, et il ne tarde pas à se former de petits abcès irréguliers par le même mode que dans la pneumonie aiguë purulente, c'est-à-dire par la destruction des cloisons du poumon, et la communication d'un certain nombre d'*infundibula* entre eux et avec la terminaison d'une grosse bronche. On comprend toute la gravité d'une semblable pneumonie purulente lorsqu'elle a une certaine étendue ; les symptômes fébriles qui l'accompagnent, la brièveté de la maladie bientôt terminée par la mort en font une des lésions les plus redoutables des formes aiguës de la tuberculisation.

Hâtons-nous de dire que cette terminaison purulente de la pneumonie tuberculeuse est très-rare dans sa forme lo-

(1) L'analogie d'apparence et de nature de cette pneumonie tuberculeuse avec la pneumonie commune est si frappante, que Lebert, l'un des partisans les plus déclarés de l'hétéromorphisme des lésions tuberculeuses, ne pouvait moins faire que d'admettre la pneumonie comme une complication fréquente des tubercules. Ainsi, dans une observation de phthisie rapportée page 363 du 1er volume de sa *Physiologie pathologique* (1845), nous lisons : « Le lobe inférieur du poumon droit offrait les signes de l'hépatisation rouge ; son tissu était inégal, ramolli, compacte, allant au fond de l'eau. Au milieu de la substance hépatisée, on voyait dans bien des endroits isolés des plaques jaunes et ramollies de quelques millimètres d'étendue, qui, à l'examen microscopique, se montraient comme des lobules pulmonaires en voie de suppuration, renfermant beaucoup de globules et granules de pus, ainsi que de grands globules granuleux. » Il insiste à plusieurs reprises sur l'existence de cette pneumonie, et notamment page 420, et rapporte avoir vu, chez un homme mort d'une phthisie rapide, les lobes du poumon droit presque entièrement hépatisés autour des tubercules.

baire, et lorsqu'elle affecte une grande étendue du poumon.

Habituellement cette pneumonie tuberculeuse présente une sorte de dessiccation de son exsudat, et le poumon restant solide et comme rempli par une injection solidifiante, montre sur une coupe une surface lisse, plane, uniformément grise, homogène, sèche, à reflet mat ou un peu brillant et privée de sang ; on ne distingue plus rien alors à l'œil nu de la structure normale de l'organe, il est assez dur, plus résistant que dans le début de l'hépatisation, bien qu'il soit encore facile à dilacérer, mais on peut en couper des tranches peu épaisses qui conservent leur forme; nulle part on ne découvre de traces de vascularisation : c'est là le type de l'infiltration tuberculeuse grise de Laennec. L'examen microscopique montre que les alvéoles pulmonaires sont remplis par les mêmes éléments que nous avons représentés plus haut, mais qui s'infiltrent de granulations protéiques et graisseuses; on peut encore les séparer par la dilacération avec les aiguilles, et reconnaître ainsi que ce sont des cellules épithéliales et des leucocytes, mais ils sont plus cohérents les uns aux autres, leurs bords sont mous, nettement accusés, ils se fragmentent et offrent l'aspect que Lebert regardait comme les corpuscules spécifiques du tubercule, et, vus en masse, ils semblent au premier abord former une matière homogène granuleuse.

Cet état des alvéoles est habituellement compliqué de deux altérations ; les *petites bronches* de la majeure partie d'un lobe ou de tout un lobe sont exactement remplies par cette même matière grise composée de cellules épithéliales en dégénérescence granuleuse. C'est une injection solidifiée de tout l'arbre aérien, bronches et vésicules pulmonaires.

En outre, les *vaisseaux sanguins*, artérioles, capillaires, et petites veines d'une plus ou moins grande portion de la pneumonie tuberculeuse sont, dans certains cas, complétement remplis par de la fibrine coagulée à l'état fibrillaire ou granuleux; cette coagulation de la fibrine paraît se former sur place, en commençant par les vaisseaux les plus déliés. Cette altération du contenu des vaisseaux est tout à fait analogue à ce qu'on trouve dans les infarctus dits fibrineux du rein, de la rate et du foie. Nous insistons sur cette lésion importante, car elle nous montre jusqu'à quel point des parties de l'organisme peuvent être privées de vie, bien qu'elles séjournent pendant un certain temps à l'état de corps étranger, et elle explique le mécanisme de la production des cavernes lorsqu'elles ont lieu par un ramollissement pulpeux et une élimination de toute une partie, quelquefois considérable, du poumon. Nous reviendrons bientôt sur ce point.

Ainsi, le second stade de la pneumonie tuberculeuse lobaire, ou infiltration grise, est caractérisé, dans son degré le plus avancé, par une hépatisation, une solidification complète du poumon, par une accumulation dans les bronches et dans les alvéoles d'éléments épithéliaux et de leucocytes granuleux formant une matière compacte, et dans certains cas par une oblitération des vaisseaux. Le poumon n'est plus perméable ni à l'air ni au sang.

Le troisième degré ou d'hépatisation jaune [infiltration tuberculeuse jaune de Laennec, *tyrosis*, de Craigie (1)] débute dans l'hépatisation grise par de petits points jaunes et

(1) De τυρὸς, fromage (*Elements of gen. and path. anatomy*, Edimb., 1848).

opaques visibles à l'œil nu au milieu de l'infiltration grise semi-transparente du tissu. Sur une coupe de ces parties examinées à un faible grossissement on voit de petites masses brunes à la lumière directe (fig. 16), blanches à la lumière réfléchie, qui sont inégalement répandues dans un groupe d'alvéoles. Ces petites masses brunes sont des amas de gros corps granuleux (fig. 17, *a*), c'est-à-dire des cellules distendues remplies de gouttelettes graisseuses. Nous avons observé un cas de broncho-pneumonie gangréneuse où l'examen microscopique des portions hépatisées nous donna exactement les mêmes résultats, bien qu'il n'y eût pas de tubercules.

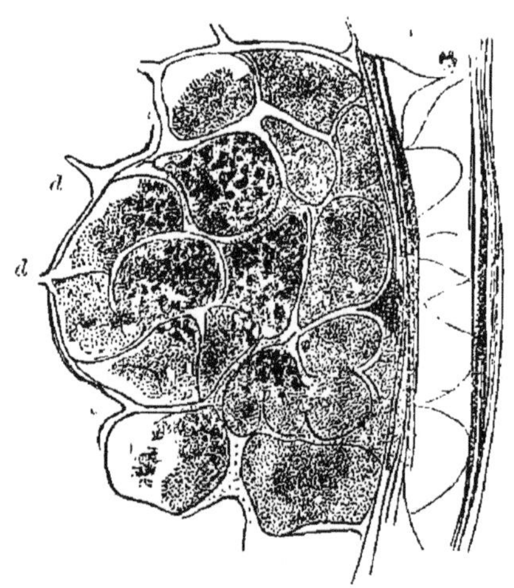

Fig. 16. — Coupe d'un poumon atteint de pneumonie tuberculeuse.

Le groupe des alvéoles *d*, *d* présente des points noirs qui sont des agglomérations de corps granuleux.

Lorsque l'hépatisation jaune est complète, elle offre exactement les mêmes caractères à l'œil nu que le degré précédent, la couleur exceptée : c'est une solidification analogue du poumon, c'est la même surface, lisse et homogène de section, seulement plus opaque, et habituellement plus friable, plus caséeuse, conservant l'empreinte du doigt. Les éléments anatomiques qui remplissent les alvéoles sont, comme précédemment, des cellules épithéliales infiltrées de granulations protéiques et graisseuses avec prédominance de ces dernières, ce qui détermine la coloration jaunâtre. On pourra s'en assurer en jetant les yeux sur la figure 17, qui représente les différents éléments qu'on peut rencontrer alors, et qui dérivent des cellules épithéliales des alvéoles.

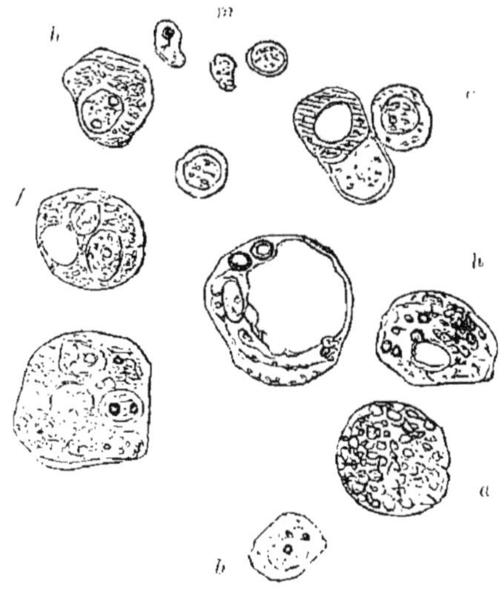

FIG. 17.— Éléments en dégénérescence granuleuse dans un cas de pneumonie en résolution. (Grossissement, 500 diamètres.)

a. Corps granuleux (corpuscule ou globule de l'inflammation de Lebert, corpuscule de Gluge), composé de granulations graisseuses agglomérées). — *b*, *b*. Cellules pavimenteuses. — *c*. Cellules vésiculeuses et corpuscules muqueux. — *f*. Une cellule pavimenteuse contenant deux noyaux et une cavité vide. — *e*. Cellule mère. — *m*. Fragments granuleux semblables aux corpuscules du tubercule décrits par Lebert.

Ces éléments sont agglutinés par une substance granuleuse, et ils présentent assez souvent, lorsqu'on en fait la dilacération avec les aiguilles, les fragments granuleux irréguliers qui résultent simplement de la destruction des produits de la pneumonie tuberculeuse.

Dans ce degré plus encore que dans le précédent les petites bronches sont toujours remplies de la même matière jaunâtre consistant en produits épithéliaux, et l'on trouve aussi fréquemment des oblitérations plus ou moins étendues des vaisseaux par de la fibrine.

En même temps que ces phénomènes se passent dans le poumon, il existe très-souvent à la surface pleurale des parties hépatisées, une exsudation de fibrine, une pleurésie légère qui se caractérise par des fausses membranes molles, infiltrées de pus, plus ou moins épaisses, sans qu'il y ait habituellement d'épanchement liquide notable. Ce mode de pleurésie est le même qu'on rencontre comme une complication constante de la pneumonie aiguë fibrineuse, et débute habituellement avec l'hépatisation.

Des masses considérables de cette pneumonie tuberculeuse lobaire peuvent rester exactement dans le même état pendant longtemps, bien que le poumon soit imperméable à l'air et au sang.

Mais lorsqu'une partie de l'hépatisation de la grosseur d'une noisette ou d'une noix, par exemple, se trouve en hépatisation plus ancienne et plus avancée que celles qui l'entourent, et que ses vaisseaux sanguins sont oblitérés, alors se produit une mortification de toute la partie dont le centre se ramollit par une désagrégation de ses éléments constituants transformés en détritus moléculaire.

Ce ramollissement de grosses masses caséeuses présente cette particularité qu'il commence habituellement par leur partie centrale et diffère de la gangrène dont l'élimination a lieu par l'inflammation suppurative des parties périphériques. Les éléments qu'on trouve au début du ramollissement de la pneumonie tuberculeuse sont des fragments de tissu épithélial granuleux, et des fibres élastiques, dans un liquide grisâtre qui ne contient qu'exceptionnellement des globules de pus récents, de telle sorte qu'on peut le rapporter simplement à une action chimique. Bien que nous ne connaissions pas complétement les modifications moléculaires qui se passent alors, la quantité d'eau contenue à l'état de combinaison dans la masse caséeuse est suffisante pour expliquer sa liquéfaction sans faire intervenir l'hypothèse d'une absorption d'eau du parenchyme pulmonaire voisin.

Lorsque la destruction de ce tissu mortifié a intéressé et coupé une petite bronche non oblitérée, alors l'élimination des parties ramollies et semi-liquides s'effectue, en même temps que le pus formé à la surface de la bronche conductrice se mêle au détritus encore contenu dans la caverne ainsi produite.

Ce mécanisme de la production des grandes cavernes dans la pneumonie tuberculeuse lobaire explique comment, dès leur début, elles communiquent toujours avec une bronche plus ou moins volumineuse qui s'y ouvre brusquement et qui est détruite en ce point. A leurs parois anfractueuses sont assez souvent appendus par des vaisseaux, des fragments parfois très-volumineux de poumon hépatisé. M. le professeur Cruveilhier a fait représenter (Atlas, livraison XXXII, pl. V) un type de ce genre ; nous en avons aussi rencontré plusieurs fois, et l'examen microscopique des portions ainsi isolées complétement ou maintenues encore par des vaisseaux y démontre exactement la structure de la pneumonie caséeuse, c'est-à-dire des alvéoles pulmonaires remplis d'éléments épithéliaux granuleux plus ou moins altérés. Ces masses se détruisent peu à peu en se morcelant et se désagrégeant et sont éliminées par les bronches.

Le tissu pulmonaire qui limite la caverne est aussi, dans une épaisseur plus ou moins grande, atteint de la même hépatisation et s'élimine de la même manière, jusqu'à ce que la perte de substance arrive à un tissu pulmonaire moins malade ou sain, et vascularisé. Nous étudierons plus loin les phénomèmes qui se passent alors, et qui arrêtent le travail morbide et constituent la cicatrisation.

Souvent, au milieu d'un lobe qui présente les caractères de la pneumonie chronique intra-alvéolaire que nous venons de décrire, on voit à l'œil nu, en regardant avec attention, et surtout à la limite du tissu complétement hépatisé, on voit, disons-nous, des granulations miliaires grises et semi-transparentes ou opaques. Dans les points hépatisés depuis longtemps, les granulations n'existent qu'exceptionnellement à l'état semi-transparent, mais sont presque toujours jaunes, formées d'éléments en dégénérescence et par conséquent très-difficiles à distinguer à l'œil nu comme au microscope, de la pneumonie tuberculeuse. Cependant on pourra souvent diagnostiquer sûrement, même au milieu de pneumonies anciennes, les granulations tuberculeuses, lorsqu'elles siégent dans le tissu conjonctif interlobulaire épaissi et pigmenté. De plus, comme à la périphérie des grandes masses de pneumonie tuberculeuse ancienne, on trouve presque toujours des îlots plus récents de pneumonie qui se sont développés autour de granulations tuberculeuses semi-transparentes dont les caractères à l'œil nu et au microscope ne sont pas douteux, on supposera avec toute probabilité qu'il en est de même pour les parties plus anciennes. Dans ces dernières seulement les granulations ont subi la métamorphose caséeuse et sont difficiles à reconnaître.

En outre, des granulations existent presque toujours sur la plèvre costale ou viscérale, dans un autre lobe ou dans le poumon du côté opposé. Dans certains cas, à l'inspection minutieuse des poumons et des plèvres, on ne rencontre, avec l'hépatisation lobaire grise ou jaune, aucune granulation; mais le larynx ou la trachée ou la surface muqueuse et péritonéale de l'intestin grêle en contiennent. Ces faits nous forcent bien d'admettre que granulations et pneumonie tuberculeuse sont dues à la même maladie générale (1). Mais il se présentera des observations, extrêmement rares à la vérité, dans lesquelles l'hépatisation grise ou jaune avec formation de cavernes sera complétement isolée, sans granulations tuberculeuses, ni aucune des inflammations tuberculeuses des autres organes, de la trachée, du larynx, des intestins, etc. Dans quel cadre nosologique devrons-nous classer ces faits?

Devrons-nous leur donner le nom de *pneumonie scrofu-*

(1) Villemin (*loc. cit.*) et Virchow (*Die Krankhaften Geschwülste*, t. II, 2e livraison, 1865), donnent le nom de scrofuleuse à toute pneumonie caséeuse accompagnant ou non les granulations. Nous ne saurions trop nous élever contre cette manière de voir que repousse absolument la clinique. Admettre, en effet, avec Virchow, que « presque tout ce qui se produit dans le cours de la tuberculisation et qui n'a pas la forme d'un nodule n'a aucun rapport avec le tubercule » (*Pathologie cellulaire*, p. 398), c'est séparer bien à tort, de la phthisie pulmonaire, les lésions les plus nombreuses et les plus importantes. Sous ce rapport, nous nous associons complétement à la critique judicieuse que M. Colin a faite des opinions du professeur de Berlin (Colin, *Études cliniques de médecine militaire*, 1864).

leuse, en nous fondant sur l'analogie qu'elle présente dans ses stades d'altération caséeuse avec la même transformation observée dans les ganglions lymphatiques hypertrophiés des scrofuleux. Au point de vue de l'anatomie pathologique, cette dénomination serait synonyme du mot *caséeux ;* or, cette assimilation nous paraît vicieuse, puisque l'état caséeux peut, ainsi que nous l'avons déjà dit, se rencontrer dans plusieurs affections autres que la scrofule, le cancer par exemple, les collections purulentes (dans les bronchectasies isolées), et surtout la tuberculisation (granulations et pneumonies). D'un autre côté, les pneumonies que nous appellerions scrofuleuses ne diffèrent en rien de la pneumonie tuberculeuse décrite plus haut : nous ne voyons pas dès lors la nécessité d'en faire deux classes distinctes. On comprendrait à la rigueur cette distinction si la scrofule donnait fréquemment naissance à la pneumonie caséeuse, indépendamment de la tuberculisation. Mais on sait qu'il n'en est rien, et c'est un fait reconnu par tous les médecins qui se sont occupés de cette question, que la scrofule bien caractérisée, ganglionnaire ou osseuse, se complique rarement de tuberculose pulmonaire et encore moins de pneumonie caséeuse sans granulations tuberculeuses.

Pour ces derniers cas, d'ailleurs, cas tout à fait exceptionnels, il est permis de supposer que les granulations ont existé au début du processus morbide, et que plus tard, devenues jaunâtres, opaques, elles se sont confondues dans la dégénérescence caséeuse ou ulcérative du tissu pulmonaire enflammé.

Si l'on voulait absolument conserver le nom de pneumonie scrofuleuse, il devrait plutôt s'appliquer à l'état du poumon décrit par M. Hayem (1), interne très-distingué des hôpitaux, état dans lequel les artérioles et les cellules épithéliales et les leucocytes qui remplissent les alvéoles pulmonaires sont infiltrés par la substance albuminoïde particulière appelée amyloïde.

Cette pneumonie spéciale avec transformation amyloïde, dont M. Hayem a observé plusieurs cas, se montre sur une coupe du poumon comme une hépatisation grisâtre à surface lisse et brillante, sèche, et ressemble beaucoup à la forme que nous avons décrite précédemment comme pneumonie tuberculeuse chronique. Elle peut se ramollir par gangrène moléculaire et donner lieu à la formation de cavernes.

§ 2. — **Pneumonie tuberculeuse lobulaire.**

Cette forme de pneumonie tuberculeuse, qui correspond aux tubercules miliaires et crus de Laennec, est de beaucoup plus fréquente que la précédente ; il est peu de poumons de phthisiques qui ne présentent, soit aux lobes supérieurs, soit aux lobes inférieurs, des îlots sphériques de la grosseur d'un grain de chènevis à celle d'une noisette, ou même plus, en nombre variable, constitués par cette inflammation du parenchyme. Très-souvent ces îlots de pneumonie se développent autour des petites bronches, consécutivement à la formation de granulations miliaires qui déterminent une inflammation catarrhale des alvéoles voisins.

Lorsque les petites masses ainsi transformées sont peu nombreuses, elles subissent les diverses phases de la pneu-

(1) *Mémoires de la Société de biologie*, 1864, p. 207.

monie tuberculeuse, l'hépatisation grise et jaune, et le ramollissement, sans produire de réaction générale intense.

Nous n'insisterons pas sur leur description, car tout ce que nous avons écrit jusqu'ici à propos de la pneumonie tuberculeuse lobaire peut leur être appliqué. A l'état d'infiltration grise, elles présentent sur une coupe une surface plane, homogène, un peu granuleuse et sèche; elles sont friables et non crépitantes. C'est ce que Laennec appelait *tubercules miliaires*. — Passées à l'état d'hépatisation jaune, elles répondent au *tubercule cru* du même auteur. L'examen microscopique y démontre exactement la même structure que pour la pneumonie tuberculeuse lobaire ; nous n'y reviendrons pas. Elles se distinguent parfaitement à l'œil nu des granulations tuberculeuses. Celles-ci sont en effet hémisphériques sur une surface de section du poumon, plus petites, plus semi-transparentes à leur début et plus dures. L'examen microscopique, nécessaire dans les cas douteux, montre dans les granulations des éléments beaucoup plus petits (cytoblastions). Ces îlots de pneumonie tuberculeuse lobulaire présentent aussi assez souvent des granulations plus ou moins distinctes dont le centre est jaune et qui sont en dégénérescence caséeuse.

Quelquefois, ces lobules de pneumonie se généralisent à la totalité des deux poumons, en affectant une disposition spéciale autour des bronches qui sont à leur niveau le siége de granulations tuberculeuses développées dans le tissu conjonctif sous-muqueux. Des ulcérations des bronches, des fontes purulentes des nodules de pneumonie situés autour d'elles, de petites cavérnules, sont la suite rapide de ce processus. On comprend facilement que de pareilles lésions soient accompagnées de symptômes fébriles d'une grande acuité : c'est en effet ce qui a lieu, et, dans un certain nombre d'observations de *phthisie aiguë*, nous trouverons ces altérations complexes auxquelles participent à la fois les bronches et le parenchyme (granulations et pneumonie) et qui peuvent être nommées *broncho-pneumonie tuberculeuse*.

A la surface du poumon paraissent des îlots grisâtres plus ou moins volumineux et saillants sous la plèvre qui est lisse et soulevée à leur niveau. Les parties voisines de ces lobules malades sont rouges et situées sur un plan inférieur. Par une coupe du poumon, on obtient, sur un fond en général fortement congestionné, des îlots gris dont la grosseur varie entre un grain de millet et une noisette ou plus; ils sont planiformes, ou finement granités, friables; leur surface est sèche ou mouillée par un liquide puriforme. Lorsqu'ils sont circulaires, il est très-rare qu'on ne trouve pas, au centre des plus gros comme des plus petits, une ouverture centrale limitée par un petit cercle blanc qui est la section transversale d'une bronche (1). La cavité de la bronche contient, soit un liquide puriforme, soit un pus, épaissi, caséeux, adhérent à la paroi. A côté de ces îlots s'en trouvent d'analogues qui, au lieu d'avoir une bronche à leur centre, ne présentent plus qu'une cavité qui va en s'élargissant du centre à la périphérie par destruction ulcérative du noyau hépatisé dont il reste encore une zone conservée autour de la perte de substance,

(1) Voyez, pour l'intelligence de cette description, les figures 1 et 3 de la planche coloriée I. Les lettres *c* et *f* représentent des îlots miliaires de pneumonie ulcérés ou non.

ainsi que le représentent les figures 1 et 3 (*c*) de la planche coloriée I.

Ces petits îlots de pneumonie catarrhale passent parfois très-vite à l'état purulent.

On remarque aussi que si la section du poumon est parallèle à la distribution d'une bronche, c'est autour d'elle et suivant son trajet que se rencontre cette hépatisation partielle du poumon.

De plus, en ouvrant les bronches dans toute leur étendue, il est facile de voir qu'elles sont très-altérées et généralement d'autant plus qu'on les examine plus près de leur terminaison. A leur surface muqueuse existent un liquide puriforme ou du pus devenu caséeux, des granulations tuberculeuses, des ulcérations folliculaires (voy. plus haut p. 84), et des ulcérations plus profondes qui ont complétement détruit les parois dans une étendue plus ou moins grande, soit dans toute leur partie terminale, soit sur une portion qui embrasse un segment entier ou seulement une partie d'un segment bronchique. Partout où les bronches sont détruites, le tissu pulmonaire hépatisé qui les entoure verse directement dans la cavité nouvelle les éléments épithéliaux et les leucocytes contenus dans les alvéoles, et la destruction ulcérative des noyaux de pneumonie produit de petites cavernes, soit terminales, soit pariétales relativement au trajet des bronches et communiquant dès leur début avec elles.

Très-souvent aussi, on observe des dilatations bronchiques sphériques de la grosseur d'un petit pois à une noisette, remplies de muco-pus, tapissées par une membrane muqueuse lisse, présentant à sa surface le relief des fibres circulaires de la bronche.

Les poumons atteints de cette forme de pneumonie tuberculeuse sont le plus souvent aussi farcis d'un grand nombre de granulations tuberculeuses, et d'après ce que nous savons du siége habituel de ces granulations autour des bronches (voy. fig. 5), il était permis à priori de penser qu'elles devaient entrer pour une grande part dans la détermination de la forme de la maladie. C'est en effet ce que nous avons souvent vérifié sur des préparations durcies dans l'acide chromique au moyen de coupes perpendiculaires à la bronche et comprenant tout l'îlot hépatisé.

La figure suivante montre à un grossissement de 40 dia-

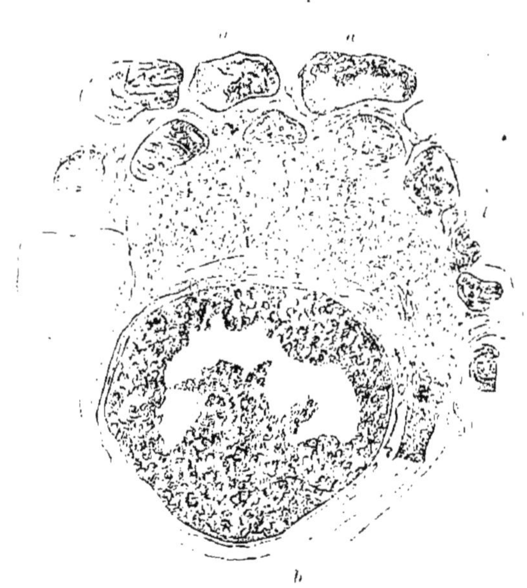

Fig. 18. — Coupe d'une bronche remplie de pus caséeux, entourée, à sa partie supérieure, d'une granulation et d'alvéoles à l'état de pneumonie.

a, a. Alvéoles. — b. Bronche.

mètres un de ces petits îlots dont le centre est formé par la bronche remplie de pus caséeux. Dans le tissu cellulaire qui l'entoure s'est développée une granulation miliaire, c'est-à-dire une agglomération de petits noyaux et cellules. Puis tout autour de cette granulation et de la bronche centrale, les alvéoles pulmonaires sont remplis de cellules épithéliales de nouvelle formation et de leucocytes.

On ne rencontre pas toujours des granulations tuberculeuses sur de pareilles coupes, et lorsque la section passe dans le point qui répond à l'extrémité terminale ou infundibulum d'une petite bronche, on n'aperçoit plus au centre du noyau d'hépatisation que des alvéoles ouverts dans une cavité commune qui est celle de l'infundibulum ainsi que le montre la figure suivante.

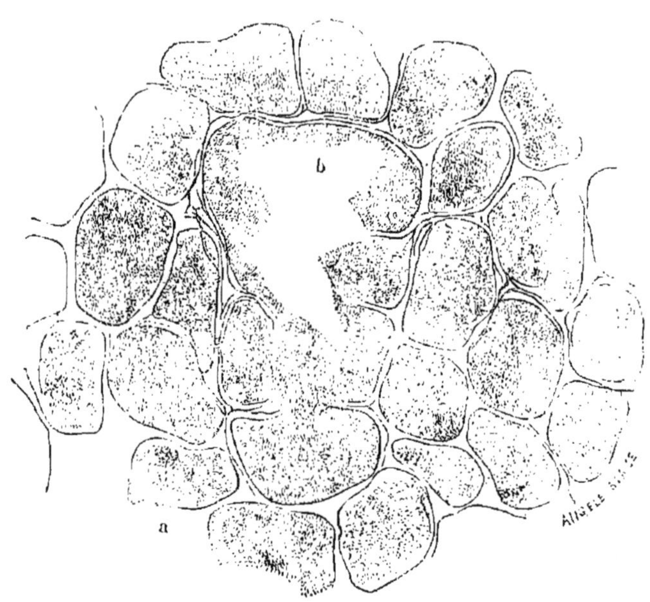

Fig. 19. — Coupe d'un poumon atteint de pneumonie lobulaire.

a. Alvéoles pulmonaires remplis de produits inflammatoires. — *b*. Bronche terminale ouverte dans un infundibulum.

Lorsque la partie enlevée est prise dans un noyau dont la bronche centrale est ulcérée, on ne voit plus vestige de ses parois, et les alvéoles pulmonaires sont aussi directement ouverts dans la cavité centrale qui ne diffère de celle figurée ici que par une plus grande étendue (voy. fig. 20).

Après cette destruction de la mince paroi des petites bronches sous l'influence de la bronchite et des granulations tuberculeuses, ou de la pneumonie caséeuse, les alvéoles directement en contact avec la petite cavité ulcéreuse y

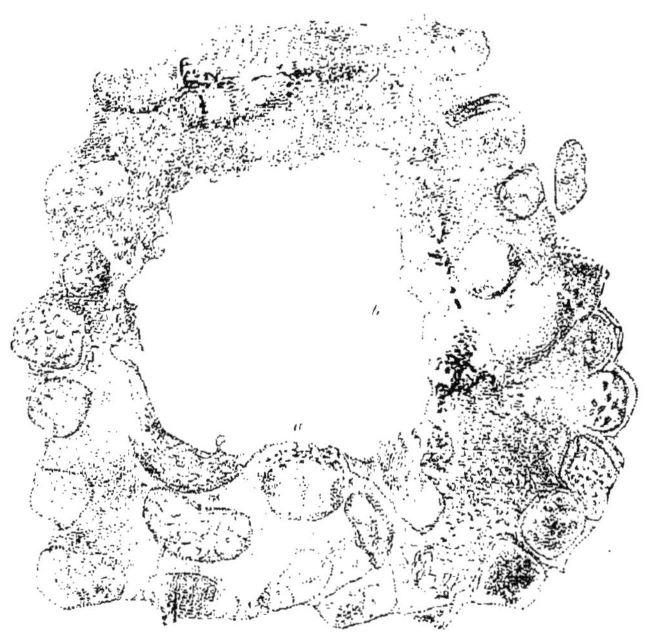

Fig. 20. — Noyau de pneumonie lobulaire dont le centre est ulcéré.

versent leurs éléments, cellules d'épithélium et leucocytes qui les remplissaient, et la perte de substance, la petite caverne, va croissant du centre à sa périphérie.

Tout l'îlot hépatisé, en pneumonie tuberculeuse grise ou jaune, est détruit progressivement de cette manière, de telle sorte qu'à l'ouverture des poumons on trouve de ces petites masses lobulaires dont les unes présentent au centre un point à peine visible à l'œil nu, et les autres des cavités plus ou moins grandes limitées par une zone de tissu pulmonaire en hépatisation grise ou jaune (voy. les figures 1 et 3 de la planche chromo-lithographiée I).

Cette forme de pneumonie lobulaire est assurément la lésion la plus fréquente qu'on observe dans les poumons de tuberculeux, et c'est elle que la majorité des auteurs, Laennec, Louis, etc., ont prise comme type de leur description générale, et à laquelle ils donnaient plus spécialement le nom de tubercule.

Elle se distingue, nous ne saurions trop le répéter, des granulations tuberculeuses en ce qu'elle est constituée par des alvéoles pulmonaires remplis d'éléments mesurant $0^{mm},009$ à $0^{mm},012$, tandis que les éléments de la granulation ne dépassent pas $0^{mm},006$ en diamètre. A l'œil nu, elle est caractérisée par sa friabilité, par une coupe plane et sèche finement granitée, tandis que la granulation tuberculeuse, beaucoup plus petite et semi-transparente au début, est plus dure et fait un relief hémisphérique sur une surface de section.

Ces caractères distinctifs sont toujours parfaitement tranchés lorsqu'on étudie les deux processus à leur début ou dans leur période d'état, mais il ne faut pas oublier qu'ils subissent les mêmes métamorphoses ultérieures, l'infiltration de leurs éléments par des granulations protéiques et graisseuses, la fragmentation et la dissolution en détritus moléculaire. Aussi lorsqu'on examine des masses caséeuses et jaunes, on éprouve souvent de grandes difficultés et même quelquefois une impossibilité absolue à se prononcer sur la part qui revient, dans leur production, à la granulation d'une part, à la pneumonie de l'autre.

Les pneumonies tuberculeuse lobaire et lobulaire peuvent se montrer unies dans un même poumon. Ainsi, chez la plupart des malades morts de phthisie chronique, on trouve: des granulations miliaires, de la pneumonie lobaire, de la pneumonie lobulaire et des excavations récentes et anciennes. Les granulations sont visibles partout, mais spécialement sur les plèvres et à la surface du poumon; les excavations anciennes siégent aux lobes supérieurs et les deux modes de pneumonie tuberculeuse, qui sont les lésions les plus récentes, celles qui ont déterminé la mort, se trouvent aux lobes inférieurs, ou à la partie inférieure du lobe supérieur. L'autopsie suivante fournit un exemple de ces lésions multiples.

Il s'agissait d'un malade qui, après avoir présenté longtemps les symptômes d'une tuberculisation chronique avait été pris, à la suite d'une sortie en permission de l'hôpital, de fièvre, de point de côté, de *phlegmatia alba dolens*, accidents qui s'étaient terminés par la mort en l'espace d'un mois.

L'autopsie nous montra les lésions suivantes :

Le poumon gauche adhère complétement à la plèvre costale dans toute sa hauteur, mais surtout au sommet où la plèvre épaissie et d'aspect gélatineux n'a pas moins d'un millimètre d'épaisseur. Tout le lobe supérieur est converti en une vaste caverne communiquant avec une bronche, à surface lisse sillonnée par des vaisseaux volumineux. Le lobe inférieur gauche montre de petites cavernes creusées au milieu d'un tissu pulmonaire induré, des îlots jaunes plus ou moins volumineux, ramollis et ulcérés à leur centre, en partie ou en totalité.

La plèvre droite contient un demi-litre de sérosité louche renfermant des flocons fibrineux. Le bord inférieur du lobe inférieur présente des franges libres, villeuses, fibreuses et vascularisées. Le lobe supérieur du poumon droit est bosselé à sa surface, adhérent à la plèvre costale. Le lobe moyen est également irrégulier à sa surface, mais il n'en est plus de même du lobe inférieur qui est hépatisé, et recouvert de pseudo-membranes fibrineuses récentes.

Sur une coupe du poumon droit, le lobe supérieur montre de petites cavernes anciennes tapissées par une membrane lisse, et un très-grand nombre de granulations semi-transparentes, dures sous le doigt, saillantes et arrondies, de la grosseur d'un grain de millet. Le lobe moyen est également criblé de granulations analogues. Autour d'elles le tissu pulmonaire est rosé, congestionné, mais crépitant, et laisse écouler quand on le presse, un liquide rosé, spumeux, peu abondant.

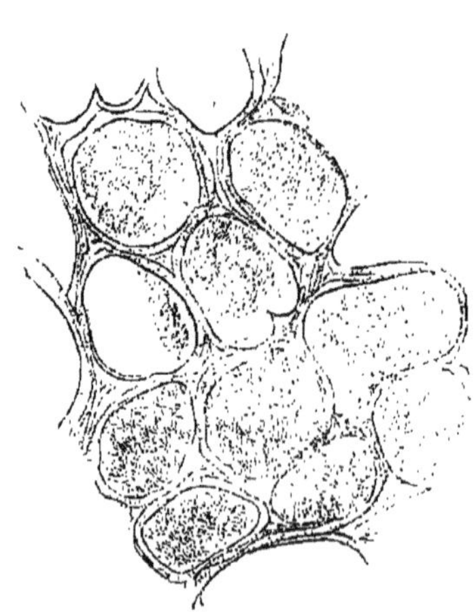

Fig. 21. — Coupe d'une partie de poumon atteint de pneumonie tuberculeuse. (Grossissement, 40 diamètres.)

La coupe du lobe inférieur offre un tout autre aspect : la surface de section est plane et solidifiée, le tissu hépatisé est de couleur rosée ou rouge, il plonge au fond de l'eau, ne crépite plus, ne donne pas de liquide par la pression. Au microscope, les alvéoles pulmonaires sont remplis complétement de cellules épithéliales et de globules de pus (figure précédente) Dans certains îlots de ce tissu, on trouve aussi des alvéoles contenant de gros corps granuleux.

Au milieu de ce tissu, existent des masses arrondies également hépatisées mais blanches ou jaunâtres et par conséquent tranchant bien par leur couleur sur le fond rosé. Leur volume varie d'un grain de millet à une noisette. Leur surface de section est sèche et plane; le centre des plus petites montre un trou à peine visible à l'œil nu; au centre de celles qui sont un peu plus grosses on reconnaît toujours une petite ouverture soit très-régulièrement circulaire, soit un peu irrégulière et anfractueuse suivant que la bronche centrale est intacte ou ulcérée. Les plus gros de ces îlots sont transformés en petites cavernes qui renferment du pus, et dont la paroi irrégulière est limitée par une épaisseur plus ou moins grande du tissu gris ou jaune d'hépatisation plus ancienne. Au microscope, les plus petites des masses blanches précédentes sont constituées par des alvéoles pulmonaires remplis de produits épithéliaux ou de pus en dégénérescence granuleuse; la figure 19, page 151, représente la coupe d'un de ces îlots tout entier au centre duquel est l'ouverture d'un bronche terminale dans un infundibulum.

Les îlots plus volumineux montrent à leur centre une bronche reconnaissable par sa paroi; sa surface interne est tapissée par une couche plus ou moins épaisse et adhérente de pus caséeux; le pourtour extérieur de la bronche confine à une zone d'alvéoles pulmonaires remplis de leucocytes. Dans les cavernes, la bronche centrale a été détruite par ulcération, et la paroi de la caverne est formée par les alvéoles remplis de leucocytes granuleux.

A la partie inférieure, près du bord inférieur, on peut voir quelques granulations arrondies, saillantes sur la surface de section, semi-transparentes ou blanches. L'examen microscopique les fait reconnaître pour de véritables granulations tuberculeuses.

Le cœur est sain. Le foie présente une infiltration graisseuse de la périphérie des lobules sans augmentation de volume de l'organe. La rate est grosse, mais non altérée. Les reins sont sains.

L'intestin grêle offre un développement anormal de ses follicules clos sans ulcérations (psorenterie).

Pas de granulations tuberculeuses sur le péritoine.

Les veines crurale et saphène interne du côté gauche sont remplies par un caillot fibrineux adhérent à leurs parois.

La pneumonie tuberculeuse ou tuberculose infiltrée est fréquemment la cause de perforation pulmonaire : elle se développe en effet assez vite pour qu'il n'y ait pas eu d'adhérences celluleuses formées entre les deux feuillets de la plèvre, tandis qu'habituellement les granulations tuberculeuses pulmonaires et pleurales ont déterminé une pleurésie adhésive qui s'oppose à la rupture de la séreuse. Toufefois cela n'a rien de constant, et nous avons vu des perforations très-étroites et récentes du poumon dont les bords montraient de véritables granulations tuberculeuses saillantes à la surface pleurale.

Lorsqu'une perforation s'est faite, lorsqu'un épanchement plus ou moins considérable d'air et de liquide s'est effectué dans la plèvre, le poumon revenu sur lui-même et comprimé peut offrir une apparence toute spéciale. La plèvre viscérale diminuée de surface et rétractée par les couches de fibrine ou de membranes organisées qui la revêtent, maintient le poumon dans cette espèce de ratatinement. C'est ce qu'on appelle une atélectasie par compression. Les portions, saines auparavant, sont simplement affaissées, vides d'air, non crépitantes, de coloration rouge habituellement. Mais les parties qui étaient antérieurement hépatisées, atteintes de pneumonie tuberculeuse peuvent rester dans ce même état de tuméfaction, de consistance pâteuse, et présentent alors sur une surface de section une apparence un peu différente de la pneumonie tuberculeuse ordinaire. C'est ce que nous avons fait représenter figure 4, planche 1 coloriée.

Plusieurs fois nous avons vu des perforations, même récentes, cicatrisées déjà, de telle sorte que l'insufflation du poumon par les bronches ne faisait plus sortir d'air.

La perforation qui se fait dans la plèvre peut aussi avoir lieu par diverses autres voies; ainsi M. Cruveilhier cite un fait de caverne communiquant avec le canal rachidien, un mal de Pott ayant usé les corps vertébraux; enfin il existe dans la science plusieurs observations de communication de cavernes ou de bronches perforées avec la peau ou avec un abcès tuberculeux des ganglions lymphatiques.

Les considérations qui précèdent sur la broncho-pneumonie tuberculeuse sont d'accord avec les données de la médecine expérimentale. On peut en effet produire chez des chiens des pneumonies lobulaires qui ressemblent exactement à la tuberculose. M. Cruveilhier avait vu qu'en injectant du mercure par la trachée, les gouttelettes de ce métal arrêtées à la terminaison des bronches y déterminaient des noyaux jaunâtres, caséeux, lorsque l'animal était sacrifié un certain temps après l'expérience. C'est sur ces faits que l'éminent professeur s'était basé pour admettre le siége des tubercules dans l'intérieur des cellules aériennes. La déduction était inattaquable si l'on admettait que ces noyaux étaient du tubercule ; mais c'étaient tout simplement des pneumonies lobulaires chroniques dont l'exsudat s'était infiltré de granulations graisseuses. L'un de nous a répété ces expériences avec M. Trasbot, chef de service à Alfort, en injectant de l'essence de térébenthine ou de la poudre d'euphorbe dans la trachée. Nous avons déterminé ainsi des pneumonies lobulaires, des noyaux plus ou moins considérables d'hépatisation jaune au centre de parties fortement hypérémiées. L'examen microscopique des parties jaunes, a montré les alvéoles pulmonaires remplis de cellules épithéliales jeunes, de leucocytes et de corps granuleux ; c'était bien réellement une pneumonie lobulaire artificielle, et il n'y avait rien qu'on pût assimiler aux granulations tuberculeuses (communication faite en juillet 1865 à la Société de biologie). Ce sont aussi des pneumonies lobulaires qu'ont produites divers observateurs, Virchow, Panum, par les embolies artificielles lancées dans l'artère pulmonaire (1).

§ 3. — Des cavernes pulmonaires.

D'après ce que nous avons vu précédemment, les excavations ulcéreuses du poumon peuvent se former de différentes manières.

1° Par la destruction sous l'influence de la suppuration des cloisons qui isolent les cavités de plusieurs infundibula voisins dans la pneumonie tuberculeuse avec prédominance de formation de leucocytes (pages 136 et 149).

2° Par la destruction en bloc, suivant un processus analogue à la gangrène, d'une partie du poumon en pneumonie caséeuse ; ces cavernes sont en général très-volumineuses d'emblée (p. 141), elles ont été parfaitement bien décrites par M. Cruveilhier sous le nom de *cavernes par séquestration*.

3° Par le ramollissement graduel et la fragmentation en détritus moléculaire d'une masse en pneumonie caséeuse. Cette espèce de bouillie plus ou moins molle qui peut res-

(1) Jusqu'à présent les expériences physiologiques instituées pour faire des granulations tuberculeuses n'ont donné aucun résultat satisfaisant.

Gr. Denkowsky croit cependant avoir touché ce but ; sa méthode consiste à injecter de l'eau dans les veines d'un chien et à galvaniser plusieurs jours de suite pendant une demi-heure à chaque fois, les muscles du dos avec un courant d'induction. Il a obtenu ainsi dans les poumons des ecchymoses et de petites nodosités arrondies, énucléables, contenant des noyaux, et, à leur centre des cristaux d'hématoïdine et de la graisse. (*Centralblatt für die medicinischen Wissenschaften*, janvier 1865). La description des nodosités obtenues par M. Denkowsky ne nous a pas semblé assez explicite pour légitimer son opinion sur leur nature ; ses expériences demanderaient à être répétées et observées plus attentivement.

sembler à du pus, est formée de fragments granuleux provenant de cellules épithéliales et de leucocytes, et s'élimine peu à peu par les bronches.

4° Par l'ulcération tuberculeuse primitive des bronches entourées de la broncho-pneumonie tuberculeuse dont nous venons de parler.

Dans ces divers modes de formation des cavernes, la pneumonie tuberculeuse joue un rôle beaucoup plus important que les granulations elles-mêmes.

Il est impossible de supposer qu'une caverne, à son origine, ne communique pas avec l'extrémité d'une ou de plusieurs bronches. Le début d'une excavation est en effet l'agrandissement des *infundibula* par la destruction des cloisons, et comme tout *infundibulum* communique avec une bronche, il est clair qu'il doit en être de même pour la réunion de plusieurs *infundibula* en une seule cavité.

A plus forte raison, lorsque la destruction ou grangrène moléculaire aura porté sur une étendue plus grande du tissu hépatisé, elle aura intéressé certainement une ou plusieurs bronches qui, segmentées à la limite de la partie ramollie, présenteront de son côté leur ouverture béante. A plus forte raison encore, en est-il de même lorsque la cavité est consécutive à une ulcération destructive d'une bronche. Dans ce cas, on pourra observer des cavernes pariétales relativement au trajet de la bronche. Ce qui précède est parfaitement en rapport avec l'observation directe des faits; car lorsqu'on la cherche bien, on trouve toujours l'ouverture d'une bronche dans les cavernes récentes. Lorsqu'elles sont très-anciennes et cicatrisées, elles peuvent s'entourer d'une coque de tissu calleux, et seulement alors elles s'isolent des conduits aériens.

Ce fait de la communication constante des cavernes à leur début avec les bronches est capital : d'abord au point de vue des symptômes, parce qu'il explique les bruits morbides qu'y produit l'entrée de l'air, et aussi au point de vue de l'anatomie pathologique, qui nous occupe seule en ce moment. En effet, si l'on suppose que les grosses masses tuberculeuses sont des produits étrangers, de nouvelle formation, comment comprendre, au début de leur ramollissement et à leur centre, leur communication avec une bronche ? Rien de plus simple au contraire, en admettant qu'il s'agit là d'une pneumonie.

L'examen microscopique de la bouillie caséeuse qui précède la formation des cavernes y démontre toujours, en même temps que les éléments épithéliaux et les leucocytes infiltrés de granulations et fragmentés, des *fibres élastiques*, seuls éléments inattaquables par les liquides formés dans ces phénomènes chimiques qui aboutissent à la destruction moléculaire. Aussi la présence des fibres élastiques dans les crachats des phthisiques est-elle le signe le plus sûr des cavernes à leur début.

M. le professeur Cruveilhier distingue dans la formation des excavations ulcéreuses du poumon deux stades, la *géode* et la *caverne pulmonaire*. « La géode est une excavation de date récente, à parois irrégulières et comme morcelées, ou plutôt sans parois organisées, sans trace de travail cicatriculé, contenant quelquefois des fragments pédiculés ou libres de poumons tuberculeux. La géode est creusée comme par un emporte-pièce au sein d'une masse pulmonaire indurée et tuberculeuse, tandis que les cavernes sont des excavations pulmonaires cicatrisées. »

L'agrandissement de la cavité a lieu, en effet, par la destruction moléculaire de tout l'îlot hépatisé primitivement, du centre à la circonférence. Le tissu qui forme les parois irrégulières de la géode est de la pneumonie caséeuse (voy. pages 138 et 153, et fig. 1, pl. II). C'est un tissu mortifié, et le travail de destruction ne s'arrête pas, tant qu'il en reste quelques fragments. L'ulcération ne se limite et ne cesse que lorsque les parois de la perte de substance sont formées par un tissu moins altéré, sinon sain, et toujours vascularisé, ce qui est une condition essentielle.

C'est une véritable grangrène moléculaire, mais qui n'en possède l'odeur caractéristique que dans des cas tout à fait exceptionnels (nécrobiose).

Un travail de réparation, ou plutôt de limitation de la partie morte d'avec la partie vivante, s'accomplit en même temps, et bien avant que l'élimination soit terminée. Ce qui le prouve, c'est qu'en ouvrant certaines cavernes, dont la surface présente une couleur grise ou gris jaunâtre, on peut enlever par le raclage une couche pulpeuse plus ou moins mince du tissu mortifié, et l'on découvre alors une surface sous-jacente bien limitée et dure, très-riche en vaisseaux : c'est la cicatrisation qui commence.

Les phénomènes de cicatrisation des cavernes diffèrent peu de ce qui se passe à la surface d'une plaie simple. Le tissu qui en forme la paroi s'épaissit et s'indure par la formation nouvelle de noyaux et par l'épaississement des cloisons des alvéoles pulmonaires. Les vaisseaux constituent à la surface de la caverne un réseau anastomotique serré.

On ne peut pas dire qu'il y ait là une membrane, car on ne peut pas isoler une à une les couches nouvelles, mais il y a un tissu conjonctif plus ou moins épais, riche en noyaux et parcouru par de nombreux vaisseaux sanguins.

Les parois présentent aussi souvent de grosses branches artérielles ou veineuses qui sont isolées par l'ulcération et qui même forment assez souvent des brides ou des ponts qui traversent toute la caverne. La surface de ces vaisseaux est couverte de pus concret, leurs parois sont épaissies, et leur cavité est encore perméable au sang ou oblitérée par des coagulations fibrineuses.

Cette surface nouvelle peut même présenter comme les plaies en suppuration des anses vasculaires saillantes au milieu de ce tissu conjonctif jeune, des bourgeons charnus véritables, mais très-petits. Elle a donné lieu à la formation plus ou moins abondante de leucocytes qui entrent dans la composition d'un liquide qui tantôt a toute l'apparence du pus ordinaire, tantôt se concrète en une mince couche pultacée grisâtre, sous laquelle on trouve la surface granuleuse, rouge et fortement vascularisée de l'excavation.

Peu à peu la surface granuleuse s'égalise et devient parfaitement lisse : la caverne est alors limitée par un tissu cicatriciel calleux plus ou moins épais, qui se rétracte même dans certains cas heureux, et ne produit plus de pus. La perte de substance peut être désormais pour toujours une cavité à l'intérieur de laquelle ne se passe plus aucun phénomène inflammatoire, et sans conséquence nuisible pour l'organisme.

Quelquefois, cependant, à la surface d'anciennes cavernes s'opèrent des phénomènes nouveaux de suppuration, et même, ainsi que nous l'avons observé plusieurs fois, de formation de granulations tuberculeuses, reconnaissables à l'œil nu et à l'examen microscopique.

Nous ne nous appesantirons pas sur la description des cavernes guéries qui peuvent s'isoler complétement des canaux aériens et s'enkyster au milieu d'un tissu calleux don nous étudierons bientôt la structure. Elles contiennent dans leur intérieur une matière pulpeuse ou crayeuse, jaune ou blanchâtre, consistant en éléments fragmentés et en détritus remplis de granulations graisseuses ou infiltrées de sels calcaires. Leur description, l'analyse chimique de cette matière ont été parfaitement relatées dans l'ouvrage classique de M. le professeur Cruveilhier, auquel nous renvoyons pour plus de détails.

Les bronches, de leur côté, présentent des modifications importantes : au début, elles s'arrêtent brusquement à leur union avec la caverne, et leurs parois y sont nettement coupées. Mais lorsque les lésions sont anciennes, le bout tronqué de la bronche se met de niveau et se continue directement par une surface lisse avec la paroi de l'excavation.

§ 4. — **Des dilatations bronchiques.**

Il est habituellement facile de distinguer une caverne tuberculeuse d'une dilatation bronchique : Laennec et M. Barth en ont parfaitement tracé les caractères différentiels. Dans le plus grand nombre des cavernes bronchectasiques, en effet, la dilatation, quelle que soit sa forme, fait suite à la bronche; elle présente une surface lisse et mince soulevée par les fibres transversales de la bronche dilatée, tapissée d'un épithélium cylindrique ; de plus, la bronche continue son trajet après la dilatation. Ce sont là des indices qui, dans les cas bien nets, ne laissent pas prise au moindre doute. Mais il est loin d'en être toujours ainsi. La caverne tuberculeuse, en effet, peut être tapissée par une surface lisse et polie, se continuant sans interruption, sans ligne tranchée de démarcation avec la bronche ; elle peut même être pariétale. Il est vrai que le relief des fibres transversales de la bronche nous reste le plus souvent ; mais il peut aussi manquer dans la dilatation des bronches, notamment dans ces faits de gangrène de la paroi des dilatations bronchiques dont MM. Briquet (1), Dittrich (2), Lasègue (3), ont rapporté des exemples. Dans ces cas, il est vrai très-rares, on ne pourrait pas se prononcer à l'autopsie entre une caverne tuberculeuse et une simple dilatation bronchique. D'un autre côté, le siége ne fournirait pas un caractère distinctif, bien que les dilatations attaquent plus souvent les lobes moyens et inférieurs que les sommets. Ce qui rend la difficulté plus grande encore dans quelques cas, c'est qu'il est incontestable que les dilatations des bronches sont une complication assez fréquente de la tuberculose pulmonaire.

Habituellement, les dilatations bronchiques comme les cavernes anciennes sont situées au milieu d'un tissu pulmonaire densifié, calleux, qui a la résistance et la dureté du tissu fibro-cartilagineux.

(1) Briquet, *Archives génér. de méd.*, mai 1841.

(2) Dittrich, *Ueber Lungenbrand in Folge von Bronchienerweiterung*. Erlangen, 1850.

(3) Lasègue, *Des gangrènes curables du poumon* (*Archives*, 1857, vol. II, p. 26).

Dans l'observation suivante, cette densification du tissu pulmonaire, qui constitue la pneumonie interstitielle, s'est effectuée autour de dilatations bronchiques chez une malade qui présentait, en outre, de l'emphysème, une hypertrophie du cœur droit, une cirrhose du foie, et qui est morte d'une périencéphalite aiguë.

Une femme âgée de trente-neuf ans, cuisinière, entra le 12 octobre 1864 dans la salle Sainte-Mathilde, présentant un état asphyxique assez prononcé et une dyspnée considérable. Elle toussait habituellement, surtout pendant les hivers. Depuis un an, elle avait épouvé de l'oppression, qui n'était portée à un degré assez élevé que depuis un mois ou six semaines. Au début de cette oppression, elle eut une hémoptysie considérable. Elle dit avoir rendu, en toussant, trois litres de sang, mais il est évident que dans cette réponse il faut faire une large part à l'exagération.

Les crachats sont purulents, peu aérés, aplatis et presque nummulaires. L'auscultation fait entendre des râles fins et une respiration soufflante au sommet du poumon droit. La sonorité de la poitrine du côté droit est exagérée et très-étendue de haut en bas et en avant, de telle sorte que le foie paraît repoussé par le poumon. Du côté gauche on entend des râles sous-crépitants gros, caverneux.

Les joues et les lèvres sont violacées ; l'auscultation du cœur est normale.

Le pouls est petit et assez fréquent : son tracé sphygmographique donne le type de ce qu'on trouve dans l'asphyxie: la ligne du tracé présente des courbes à convexité supérieure qui se répètent toutes les trois pulsations, à chaque mouvement respiratoire.

Le 21 octobre, à deux heures du soir, la malade tomba de son lit par terre. Lorsqu'on la releva, le bras et la jambe gauches étaient paralysés et flasques, et elle était sans connaissance. A la visite du soir, elle était dans le coma, la respiration était stertoreuse. Quand on pinçait fortement la peau du côté paralysé, on obtenait des mouvements réflexes des muscles du côté droit, de la face et des membres. Saignée.

Le 22 au matin, même perte absolue de connaissance; la pupille droite est extrêmement dilatée, la gauche est resserrée. On applique le marteau de Mayor, qui détermine des mouvements réflexes des muscles du côté opposé à la paralysie. Mort le 22 octobre, à huit heures du soir.

A l'*autopsie*, faite le 24 octobre, le péricarde contient de la sérosité en assez grande abondance; le cœur est volumineux; le ventricule gauche est normal, le ventricule droit est dilaté; ses parois, plus épaisses, plus dures que dans l'état sain, ne s'affaissent pas lorsqu'on laisse reposer le cœur sur la table; ses parois mesurent 8 millimètres en épaisseur.

Le poumon droit est d'un volume énorme, de telle sorte que le foie refoulé descend à trois travers de doigt au-dessous des côtes. Le lobe supérieur surtout est très-volumineux. Le poumon tout entier, irrégulier à sa surface avec des saillies et des dépressions, offre la résistance élastique, comparable à celle d'un oreiller de plume, qui est la caractéristique de l'emphysème. Il existe aux bords antérieurs et inférieurs de ses deux lobes des dilatations gazeuses saillantes, comme de petits kystes à parois minces, pleins d'air, qui se vident par une piqûre; on voit en outre deux ecchymoses sous-pleurales étendues au bord postérieur.

Le poumon gauche est petit, adhérent à la colonne vertébrale et au sommet de la poitrine; la plèvre y présente aussi des ecchymoses plus nombreuses qu'à droite. La forme de ce poumon est globuleuse; les deux lobes sont adhérents, et le bord antérieur du lobe inférieur présente des dilatations emphysémateuses de la grosseur d'une noix.

Le lobe supérieur est converti en une double cavité du volume d'un œuf de poule, communiquant largement avec deux grosses bronches dont la surface muqueuse se continue directement avec la surface lisse et polie de l'excavation. Ces cavités, qui communiquent l'une avec l'autre, sont entourées par un tissu fibreux condensé très-dur qui fait corps avec la plèvre; celle-ci, à leur niveau, a 5 millimètres d'épaisseur, et elle porte l'empreinte des côtes. Les bronches sont congestionnées et couvertes de muco-pus. Les vaisseaux du poumon ne présentent rien à noter.

Le foie est granuleux à sa surface, très-dur : sur une surface de section il est impossible d'entamer son tissu par la pression de l'ongle. Les lobules y sont petits; leur centre, en dégénérescence graisseuse, est gris; leur périphérie, très-riche en tissu conjonctif nouveau, est rouge (cirrhose). La rate est assez grosse et extrêmement dure; les glomérules de Malpighi sont bien visibles. — Les reins sont lobulés et congestionnés. — Les ovaires sont adhérents aux trompes, et celles-ci sont très-volumineuses. Elles contiennent un liquide rougeâtre dans lequel on voit briller de petites paillettes de cholestérine. Le péritoine renferme une assez grande quantité de sérosité. Les membres inférieurs sont œdématiés, sans qu'il y ait de coagulation fibrineuse dans les veines crurales ou iliaques.

Dans tout l'hémisphère cérébral droit, la pie-mère est adhérente aux circonvolutions, et, en l'enlevant, on arrache en même temps une couche mince de substance cérébrale. Dans les deux hémisphères cérébraux, les circonvolutions sont tuméfiées et aplaties à leur bord libre, mais la pie-mère n'est adhérente que du côté droit. Ces circonvolutions, dépouillées de la pie-mère, montrent à leur surface une couleur rose foncée et violacée (couleur de l'hortensia). Un filet d'eau les désagrége, et elles sont évidemment plus molles que celles du côté gauche. Il en est de même des parties profondes : la couche optique, le corps strié du côté droit, sont moins fermes que ceux du côté opposé. L'examen microscopique des circonvolutions n'a montré qu'une distension anormale des vaisseaux par le sang, mais il n'y avait pas, non plus que dans les parties profondes, de modifications appréciables des éléments nerveux.

§ 5. — De la pneumonie interstitielle dans les poumons des phthisiques.

Cette lésion du poumon, appelée aussi pneumonie chronique, est toujours une maladie consécutive; elle peut succéder à la pneumonie aiguë primitive ou à la pleurésie, mais cela est rare, et plus souvent elle accompagne les dilatations des bronches et les cavernes pulmonaires. Elle peut succéder aussi aux infarctus hémorrhagiques, aux congestions pulmonaires répétées, dans les affections cardiaques; enfin elle constitue la lésion de la phthisie des ouvriers mineurs et aiguiseurs.

Elle est essentiellement constituée par un épaississement plus ou moins considérable des cloisons qui séparent les alvéoles; cet épaississement, qui peut aller jusqu'à l'effacement complet de leurs cavités, est dû à la formation nouvelle de noyaux et de tissu conjonctif dans les cloisons, ainsi que nous l'avons dit (page 124).

Dans la tuberculose, la pneumonie interstitielle est rarement très-étendue; elle atteint le lobe supérieur, dans sa totalité ou dans sa partie la plus élevée seulement, c'est-à-dire autour des cavernes. Elle peut envahir cependant tout un poumon de tuberculeux, ce qu'on observe dans les cas où le poumon, ratatiné, globuleux, ayant perdu sa forme habituelle, est cerné par une pleurésie avec épaississement considérable de la plèvre viscérale, et ne présente plus, lorsqu'on l'incise, qu'une série de grandes cavernes communiquant entre elles et avec les bronches, et limitées par un tissu calleux dur.

Cette lésion atteint rarement les deux poumons à la fois; dans ce cas elle est plus prononcée d'un côté que de l'antre.

A l'œil nu, la pneumonie interstitielle que M. Cruveilhier nomme *phlegmasie indurée* et *induration mélanique ardoisée* présente une dureté considérable : la plèvre viscérale est le plus souvent si adhérente au feuillet pariétal, qu'il faut la sculpter pour retirer le poumon de la voûte thoracique; sa surface est irrégulière, avec des cicatrices déprimées, ou étoilées. — Lorsqu'on fait une section d'une pareille partie, le tissu crie sous le scalpel à la manière du tissu tendineux. La plèvre viscérale forme au poumon une coque fibreuse épaisse de 1 à 5 millimètres, et même plus, qui ressemble au premier abord au cartilage, dont elle ne possède jamais, du reste, les cellules caractéristiques; le lobe supérieur est uni intimement à l'inférieur par un épaississement analogue de la plèvre interlobaire ; enfin, le tissu pulmonaire lui-même, également dur, résistant absolument à l'enfoncement avec l'ongle ou à la dilacération, donne une coupe humide, plane, de couleur ardoisée, sur laquelle tranchent des cloisons fibreuses. Ce tissu est peu congestionné d'habitude, plus ou moins coloré en noir ou en gris ardoisé par du pigment.

A l'examen microscopique, on trouve, sur les coupes de la plèvre épaissie, un tissu fibreux contenant des fibres lamineuses et élastiques, beaucoup de noyaux de tissu conjonctif, et des vaisseaux sanguins dont les parois sont très-notablement épaissies. Dans le tissu pulmonaire lui-même, les cloisons des alvéoles pulmonaires sont deux ou trois fois plus épaisse qu'à l'état normal, et constituées par un tissu fibreux avec quelques noyaux et des dépôts de pigment noir autour d'eux.

Les trois figures ci-contre, dessinées à un grossissement de 40 diamètres, dont l'une (fig. 22) représente une coupe de poumon normal, l'autre (fig. 23) une pneumonie caséeuse, et la troisième (fig. 24) une pneumonie interstitielle, donnent une idée comparative de l'état du poumon dans ces trois cas. Dans les deux premières, les cloisons des alvéoles sont normales, et elles sont fort épaissies dans la troisième.

La figure 24, qu'on peut comparer avec les figures 22 et 23, montre bien la différence d'épaisseur des parois.

La bronche qui s'y trouve coupée perpendiculairement à sa direction est également très-épaissie par la formation d'un

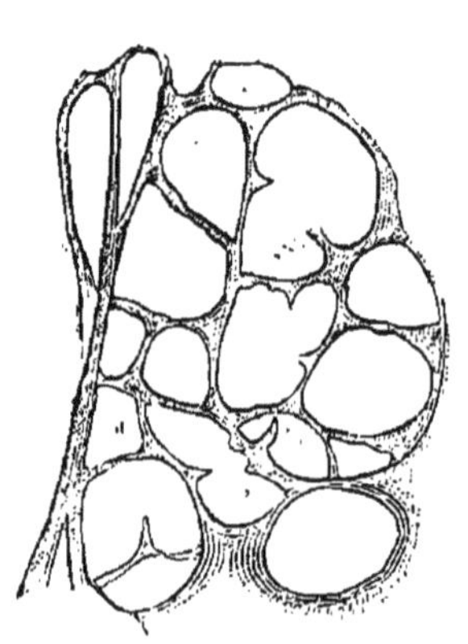

FIG. 22. — Coupe de poumon normal.

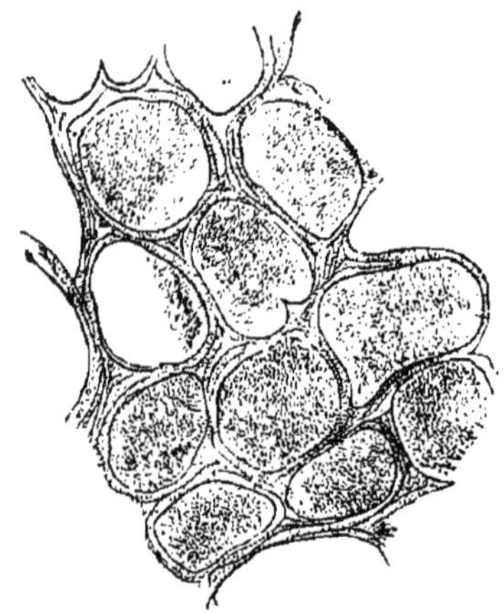

FIG. 23. — Coupe de poumon atteint de pneumonie caséeuse.

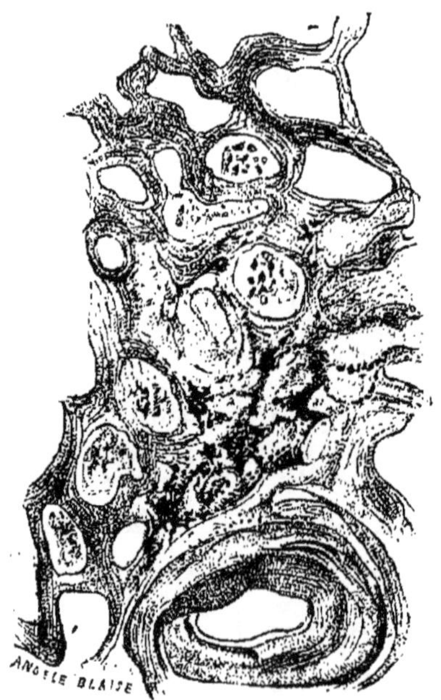

FIG. 24 — Coupe de poumon atteint de pneumonie interstitielle.

tissu conjonctif nouveau à sa périphérie. C'est en effet autour des bronches et des petits vaisseaux que la végétation nouvelle de tissu conjonctif et le dépôt de pigment sont le plus abondants.

La figure suivante (25) donne le grossissement plus considérable (200 diamètres) d'une préparation analogue. On voit que les alvéoles sont devenus plus petits, que leurs parois présentent des corpuscules noirs étoilés et anastomosés, qui sont le dépôt de granulations pigmentaires autour des noyaux, et des cellules étoilées de tissu lamineux.

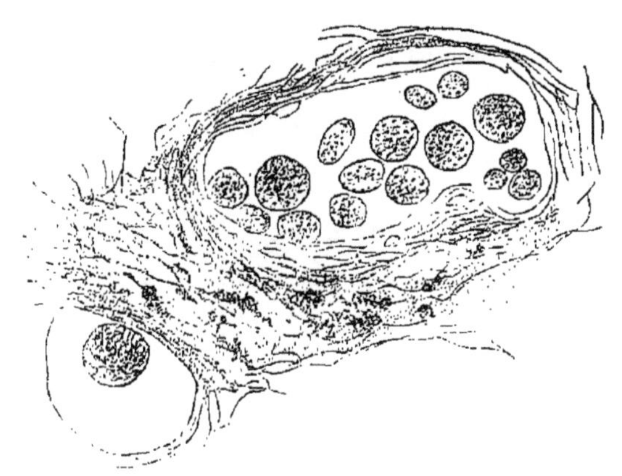

Fig. 25 — Coupe de poumon atteint de pneumonie interstitielle.

En outre, dans l'intérieur même des alvéoles pulmonaires se rencontrent, en plus ou moins grande quantité, de gros éléments sphériques qui sont couverts et remplis de particules noires ; ces éléments sont des leucocytes ou des cellules épithéliales distendues et sphériques ; on les retrouve quelquefois dans les crachats des phthisiques avec leur pigmentation caractéristique.

On peut aussi trouver, dans ces cas, des îlots un peu plus congestionnés et même des épanchements sanguins dans l'intérieur des alvéoles, de telle sorte qu'ils renferment en outre des éléments précédents des globules rouges du sang, et des cellules vésiculeuses remplies de pigment sanguin (fig. 26).

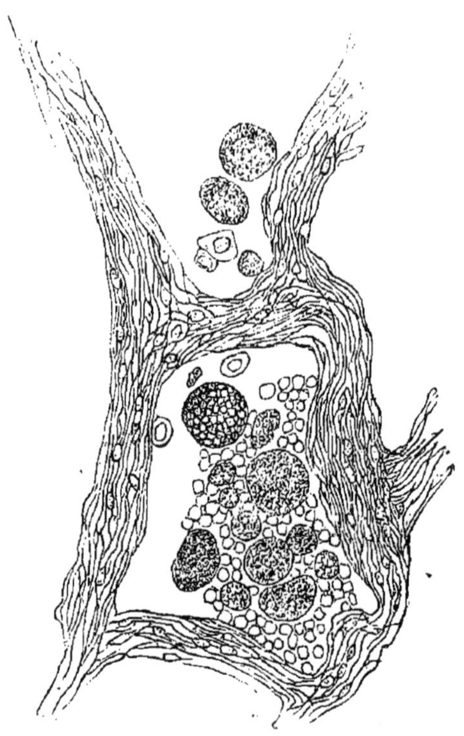

Fig. 26 — Coupe de poumon atteint de pneumonie interstitielle et d'hémorrhagie pulmonaire.

De ces lésions, la plus essentielle pour constituer la pneumonie interstitielle, c'est l'épaississement des cloisons du poumon par une formation exagérée de tissu conjonctif qui va jusqu'à effacer toutes les cavités dans certains points. Alors les cloisons primitives ne sont plus indiquées, à l'examen microscopique, que par la disposition des vaisseaux et par la pigmentation qui s'est faite autour d'eux.

Telles sont les lésions qu'on rencontre très-souvent au sommet des poumons dans la tuberculose chronique : elles sont développées autour des cavernes tuberculeuses anciennes et guéries, autour des petites tumeurs caséeuses enkystées qui ont le sommet du poumon pour lieu d'élection.

Rien n'est plus commun que de voir dans les sommets, presque toujours indurés, des poumons de vieillards, ces nodosités dures, ou ces kystes remplis de matière crayeuse blanche ou jaunâtre. Mais on aurait tort de rapporter indistinctement toutes ces altérations à des cavernes guéries; car elles peuvent tout aussi bien n'être que des bronches un peu dilatées qui ont été isolées par une pneumonie interstitielle, ou des abcès guéris résultant de pneumonie simple, ou de foyers gangréneux, ou des productions de nature syphilitique, toutes lésions qui n'ont rien par elles-mêmes de caractéristique au degré de métamorphose graisseuse ou crayeuse auquel elles sont parvenues. Ces cas où la pneumonie interstitielle est très-peu intense et limitée seulement à la partie supérieure du lobe supérieur, sont tellement fréquents chez tous les vieillards indistinctement, qu'on doit les regarder comme une lésion purement sénile. « Le tissu pulmonaire noir est transformé en un tissu imperméable, mais fragile, à la manière d'une truffe de mauvaise qualité, dont il a la consistance et la couleur. » Cette phrase de M. Cruveilhier représente bien l'aspect des sommets dans certains poumons de vieillards où la lésion consiste dans le mélange de pneumonie interstitielle et d'emphysème sénile.

Souvent on trouve, dans les parties indurées et ardoisées des poumons de phthisiques, de véritables granulations miliaires, tantôt grises et semi-transparentes, et alors récentes, ce qui est rare, tantôt infiltrées elles-mêmes de pigment noir à leur centre et à leur périphérie, tantôt jaunes et caséeuses. Nous avons vu plusieurs fois des îlots de pneumonie interstitielle ardoisée farcis de granulations miliaires semi-transparentes ou opaques, et disséminés irrégulièrement dans les poumons, voire même aux lobes inférieurs.

La pneumonie interstitielle est une terminaison qu'on doit regarder comme heureuse dans le plus grand nombre des cas. M. Cruveilhier s'exprime à ce sujet de la façon la plus catégorique. « La phlegmasie chronique indurée, dit-il, lorsqu'elle est circonscrite aux granulations, aux tubercules, aux agrégats tuberculeux qu'elle surprend dans des états divers, qu'elle isole des parties voisines, constitue pour les tubercules une barrière infranchissable, car elle transforme le poumon en un tissu dense, fibreux, granitiforme, incapable de tuberculisation aussi bien que de toute autre phlegmasie, surtout de la phlegmasie suppurée. » Nous ne croyons pas pouvoir être aussi affirmatifs que notre illustre maître. Cette pneumonie interstitielle avec dépôt de pigment est en effet exactement la même, bien que moins étendue et moins grave, que celle qu'on observe chez les ouvriers mineurs et aiguiseurs, la mélanose du poumon ou anthracosis. Or, dans cette maladie, le tissu pulmonaire induré présente une suppuration ulcéreuse incontestable ; les malades expectorent journellement de grandes quantités de crachats noirs qui sont formés des globules de pus et des grandes cellules infiltrées de pigment noir que nous avons figurés précédemment (fig. 25 et 26), et à l'autopsie, on trouve au milieu du parenchyme dur et ardoisé, des cavités ulcéreuses en communication avec les bronches. Tel est le cas suivant :

L., âgé de cinquante-cinq ans, fondeur en cuivre, est couché au n° 17 de la salle St-Landry (hôpital Lariboisière); son père, qui exerçait la même profession que lui, a succombé à une maladie de poitrine à l'âge de quarante-sept ans. Sa mère est morte à soixante-trois ans; ses frères et sœurs sont bien portants. Il y a quarante ans qu'il travaille à la fonderie du cuivre, exposé aux poussières de charbon; il a été souvent enrhumé à diverses reprises, mais il n'est alité que depuis le mois de novembre dernier, époque où il fit un long séjour dans le service de M. le professeur Tardieu. Ce malade n'a jamais craché de sang ; il n'a jamais eu de diarrhée; tous les soirs il éprouve des frissons erratiques suivis de chaleur et de sueur qui durent toute la nuit et qui se localisent surtout au thorax et à la tête. Depuis deux mois ses extrémités inférieures sont tuméfiées.

A son entrée, le 21 juin 1864, on constate un amaigrissement extrême avec pâleur et teinte terreuse de la peau; les jambes sont œdématiées; le malade tousse constamment et expectore des crachats noirâtres ou verdâtres épais, non aérés, non distincts les uns des autres, semblables à une purée. La gêne de la respiration est considérable. La percussion fait percevoir de la matité et la résonnance de pot fêlé à la partie supérieure du poumon droit. A gauche, la percussion ne dénote rien d'anormal. Des deux côtés, surtout du côté droit, on entend par l'auscultation du souffle caverneux et des râles humides. Il n'y a pas de fièvre le matin.

Les crachats examinés au microscope montrent une quantité considérable de leucocytes et de grandes cellules sphériques; ces éléments sont couverts de pigment noir, et contiennent aussi du pigment de même couleur dans leur intérieur. On trouve en outre dans ces crachats quelques fibres élastiques. Le liquide contient également une grande quantité de ces petits fragments noirs.

Les urines sont pâles, transparentes, et précipitent abondamment par la chaleur et l'acide nitrique. L'examen microscopique y démontre une quantité considérable de tubes hyalins.

Les forces du malade déclinèrent très-rapidement, et il succomba le 26 juin.

A l'autopsie faite le 27, le péricarde et le cœur sont normaux; les plèvres sont adhérentes, surtout du côté droit.

Le poumon droit, induré dans toute sa hauteur, plonge dans l'eau complétement; sa surface est noire et présente des mamelons durs et noirs qui y font une saillie hémisphérique. Sur une surface de section, on voit un tissu dense, de couleur noire ou ardoisée, et un grand nombre de cavités ulcéreuses à surface anfractueuse communiquant avec les bronches remplies du même liquide noirâtre constaté dans les crachats pendant la vie. Ce liquide n'a pas d'odeur.

Le poumon gauche est altéré de la même manière, mais à un moindre degré, et il n'y a pas de cavités ulcéreuses.

Le tissu noir examiné au microscope consiste en un épaississement fibreux des cloisons des alvéoles qui sont rétrécis et remplis de leucocythes, de grandes cellules sphériques et de molécules de charbon, ou complétement oblitérés.

Il n'y a de granulations tuberculeuses ni à la surface des plèvres, ni dans le tissu pulmonaire.

Le larynx est sain. Le foie est presque complétement gras, sans hypertrophie ; la rate et le tube digestif sont normaux. Les reins présentent, après l'ablation de la capsule, une surface lisse et jaunâtre ; sur une coupe, leur substance corticale est jaune et opaque ; l'examen microscopique montre que les tubes urinifères sont remplis de cellules infiltrées de granulations protéiques et graisseuses.

Nous avons rapporté cette observation parce qu'elle nous a paru très-intéressante au point de vue du diagnostic anatomique différentiel de la phthisie des aiguiseurs avec la tuberculose pulmonaire. Dans cette autopsie, en effet, pas de granulations miliaires, ni dans les séreuses ni dans aucun des organes, aucune lésion en un mot qui ait quelque analogie avec la pneumonie tuberculeuse ou tuberculose infiltrée. Elle est aussi remarquable par la coïncidence d'une maladie de Bright ou néphrite albumineuse chronique. Nous reviendrons sur ces faits et nous en citerons d'analogues lorsqu'il s'agira de faire le diagnostic symptomatique de ces deux variétés de phthisie.

Les lésions multiples observées dans les poumons de phthisiques en même temps que la pneumonie interstitielle, par exemple : la pleurésie chronique et l'épaississement du tissu conjonctif sous-jacent aux deux feuillets de la plèvre, l'union intime des lobes entre eux dans une masse globuleuse qui n'a plus rien de la forme ordinaire du poumon, enfin l'adhérence solide qui unit les deux feuillets viscéraux et pariétaux de la plèvre ont des conséquences variées et trop importantes pour ne pas nous arrêter un instant. Ces conséquences ont été très-bien mises en relief par Laennec d'abord, et par tous les anatomo-pathologistes en France et à l'étranger, notamment par Corrigan et Rokitansky. La rétraction du poumon adhérent à la paroi costale produit d'abord un affaissement, une diminution de volume du côté correspondant du thorax, une dépression notamment de la fosse sous-claviculaire. Mais comme cet affaissement de la paroi thoracique a une limite impossible à dépasser en raison de sa structure osseuse, il en résulte que les cavités dont est creusé le poumon (cavernes tuberculeuses ou bronches), éprouvent à leur tour une dilatation. Il paraît constant d'après Corrigan et Rokitansky que des cavités bronchectasiques doivent être rapportées à cette cause. Qu'on adopte ou non cette manière de voir, il n'en est pas moins bien certain qu'avec la pneumonie et les adhérences des plèvres coïncident habituellement avec de grandes cavernes ou des dilatations bronchiques.

§ 6. — De l'emphysème pulmonaire compliquant la tuberculose.

L'emphysème pulmonaire est une complication fréquente de la tuberculose. On l'observe le plus souvent aux bords des poumons, surtout au bord antérieur et à la circonférence de la base de ces organes. Quelquefois c'est sur les faces et au sommet qu'on le rencontre, et dans ce cas il n'est pas rare de voir des lobules emphysémateux alterner en quelque sorte avec des lobules indurés en pneumonie catarrhale ou caséeuse. Il résulte de cette association de lésions que le poumon présente, à sa surface, des teintes différentes ; ici la coloration blanchâtre de l'emphysème, ailleurs, la couleur brun rougeâtre de la pneumonie catarrhale, plus loin, l'aspect jaunâtre du noyau caséeux.

La physiologie pathologique de l'emphysème a été très-diversement interprétée. Laennec et Rokitansky ont adopté l'opinion que des bouchons de mucus remplissant les bronches, s'opposent au retour de l'air qui s'accumule dans les vésicules et finit par les distendre. — M. le professeur Andral (1), et M. Gairdner (2), pensent qu'il se fait, dans la phthisie, une respiration supplémentaire au moyen de l'emphysème, et que l'augmentation dans la quantité d'air qui traverse ainsi le poumon, a pour but de venir en aide à l'hématose devenue insuffisante par le fait de l'oblitération d'un grand nombre de vésicules.

M. Dechambre (3) a combattu cette manière de voir en faisant remarquer, d'une part, que les inspirations forcées étaient peu capables de produire l'emphysème, et d'autre part que les dilatations lobulaires ne pouvaient être le siége d'une hématose active, puisque les vaisseaux sanguins y sont atrophiés. Le savant rédacteur en chef de la *Gazette hebdomadaire* paraît disposé à accepter l'opinion de M. le professeur Gavarret (4), de Mendelssohn, Niemeyer, etc., qui admettent que c'est dans l'expiration que l'emphysème se produit. Pour ces auteurs, la cause de la distension des cellules pulmonaires doit être cherchée uniquement dans les accès de toux.

Tout en étant disposés à accorder à l'expiration une

(1) Andral, *Clinique médicale*, t, II, p. 63, 2e édition.
(2) Analysé par M. Gallard in *Archives génér. de méd.*, août 1854.
(3) *Actes de la Soc. méd. des hôpit.*, 3e fascicule, 1855, p. 338.
(4) Thèse inaugurale, 1843.

grande valeur dans la production du phénomène, nous croyons que l'on a par trop effacé le rôle de l'inspiration. Nous ne comprenons pas pourquoi des inspirations violentes ne produiraient pas, comme l'insufflation forcée, la distension des vésicules. N'est-ce pas un fait cliniquement démontré que la respiration puérile ou supplémentaire est perçue dans un poumon qui doit suppléer son congénère devenu impropre à l'hématose, dans le cas par exemple de pneumonie ou de pleurésie avec épanchement? L'intensité du murmure respiratoire indique évidemment que l'air pénètre avec force dans les vésicules, seulement dans ce cas la dilatation n'est que momentanée, elle est contre-balancée par la rétractilité normale du tissu pulmonaire. Mais, si la cause morbide persiste, il arrive un moment où les lobules cèdent à l'effort inspirateur, et ne peuvent plus revenir sur eux-mêmes ; alors aussi les cloisons se déchirent, les vaisseaux s'atrophient, comme le remarque avec raison M. Dechambre, et loin de venir en aide à la fonction hématosique, il y a dans cet état des cellules une cause nouvelle de gêne respiratoire. Nous croyons que cette explication n'a rien de contraire à la saine physiologie, elle se trouve d'accord avec la clinique. Nous sommes conséquemment autorisés à ranger l'emphysème des tubercules dans la classe des emphysèmes dits *supplémentaires*.

CHAPITRE II.

DES ALTÉRATIONS DU FOIE, DE LA RATE, DES REINS ET DES ORGANES DIGESTIFS, LIÉES A LA TUBERCULOSE.

Nous avons étudié jusqu'ici les tubercules et les inflammations tuberculeuses, mais il existe en outre toute une série de lésions qui se rencontrent très-souvent avec eux, qui sont sous leur dépendance, et que nous devons passer rapidement en revue. Elles n'ont rien de particulier à la tuberculose, et s'observent soit isolément, comme des affections primitives, soit consécutivement à d'autres maladies générales le plus souvent cachectiques.

Dans ce groupe se trouve, comme complication très-fréquente de la tuberculisation, la *dégénérescence graisseuse* du foie, signalée et décrite pour la première fois, par M. Louis. Le foie gras des phthisiques se montre avec des caractères variables.

Tantôt l'organe est considérablement hypertrophié, son bord inférieur descendant bien au-dessous du rebord costal; sa capsule fibreuse est tendue et lisse, ses bords sont mousses; sa consistance est pâteuse et sa coloration générale est jaunâtre. Sur une surface de section, on voit que les îlots hépatiques sont augmentés de volume et jaunes dans toute leur étendue. En raclant cette surface, on obtient une matière jaunâtre où l'on voit briller à l'œil nu de petites gouttelettes huileuses, et cette matière graisse le papier comme de l'huile. A l'examen microscopique, fait sur des coupes minces comprenant plusieurs îlots, on reconnaît qu'ils sont formés dans leur totalité par des cellules hépatiques remplies de grosses gouttelettes huileuses et par les mêmes éléments en liberté. Çà et là, on voit des cellules à peu près normales contenant du pigment biliaire.

Tantôt le foie présente une coloration uniforme brune ou jaune brunâtre et il est habituellement alors moins gros, bien que la totalité des îlots hépatiques ait subi la dégénérescence graisseuse.

D'autres fois, l'organe présente les caractères qu'on assigne au *foie muscade;* son volume n'est pas sensiblement augmenté, sa surface est lisse, mais elle présente à travers la capsule de Glisson, et mieux sur une coupe, des îlots hépatiques dont la périphérie est grise ou gris jaunâtre, tandis que le centre est d'une couleur rouge foncé. A l'examen microscopique, les zones périphériques des cellules de l'îlot sont en dégénérescence graisseuse, remplies de grosses gouttelettes huileuses, tandis que dans la partie centrale de l'îlot, elles sont normales ou infiltrées de pigment rouge.

Très-rarement la dégénérescence graisseuse des cellules existe avec une hypertrophie du tissu conjonctif de la périphérie des îlots, avec une véritable cirrhose.

La *dégénérescence amyloïde ou cireuse*, du foie, de la rate, des reins, des ganglions lymphatiques et des artérioles de l'intestin s'observe quelquefois dans la tuberculose, notamment dans sa forme chronique. Tous ces organes peuvent être atteints simultanément ou séparément, et dans ce cas, ce sont surtout la rate, et les reins, plus rarement le foie et l'intestin qui sont le siége de cette lésion. Il ne rentre pas dans le cadre que nous nous sommes tracé d'en donner une description complète (1). Il nous suffira de dire que le foie, généralement très-hypertrophié, présente alors des parties situées à la périphérie des îlots ou irrégulièrement disséminées et plus ou moins étendues, à transparence vitreuse, à consistance pâteuse et friables qui tranchent par leur demi-transparence sur le reste du parenchyme habituellement en dégénération graisseuse. Les parties cireuses prennent une coloration brun rougeâtre lorsqu'on verse sur elles de la solution iodée, et deviennent parfois violettes ou bleues avec l'addition d'acide sulfurique. C'est cette réfringence spéciale et cette coloration qui caractérisent la dégénération amyloïde partout où elle existe.

La rate, qui en est atteinte, est aussi hypertrophiée, et, sur une surface de section on voit des grains semi transparents, arrondis, qui ressemblent au sagou cuit. L'iode et l'acide sulfurique présentent les réactions indiquées pour le foie. L'altération des ganglions lymphatiques est tout à fait analogue.

Dans le rein, la dégénérescence amyloïde se reconnaît difficilement à l'œil nu avant que l'on ait versé sur la surface de section la solution iodée. Mais après cet essai, on fait apparaître une multitude de points brun rouge qui sont les glomérules de Malpighi altérés.

Dans ces divers organes, l'altération est la même. Elle atteint primitivement en effet les petites artères, les bran-

(1) On pourra trouver de plus amples renseignements sur cette question dans l'article AMYLOÏDE du *Nouveau Dictionnaire de médecine*, par M. Jaccoud, et dans le même article du *Dictionnaire encyclopédique*, fait par l'un de nous.

ches de l'artère hépatique, les artérioles des corpuscules de la rate, celles des ganglions lymphatiques et les vaisseaux des glomérules de Malpighi du rein : il en est de même pour les artères intestinales. Elle consiste en une imprégnation des parois de ces artères d'abord, puis consécutivement des autres éléments de ces parenchymes par une substance réfringente, finement granuleuse, de nature protéique, qui détermine la mort physiologique des éléments histologiques qu'elle infiltre, et possède la réaction dont nous avons déjà parlé au contact de l'iode et de l'acide sulfurique.

Dans le rein, l'altération amyloïde est constamment liée à une néphrite parenchymateuse ou albumineuse, ordinairement à son stade de dégénération graisseuse (voir *Thèse inaugurale* de l'un de nous, Paris, 1864). Ce degré de la maladie de Bright se rencontre plus souvent isolé dans les autopsies de tuberculose chronique, sans l'altération amyloïde des vaisseaux. La substance corticale du rein présente l'anémie, la coloration grise ou jaunâtre et l'opacité qui résultent du remplissage des canalicules urinifères par des cellules épithéliales infiltrées de granulations protéiques et graisseuses. Des quantités plus ou moins considérables d'albumine filtrent alors au travers du rein dans les urines.

Les conséquences d'un pareil état des glandes vasculaires sanguines et urinaires se conçoivent facilement ; la dégénérescence amyloïde de ces organes ou la maladie de Bright simple, déterminent toujours dans la crase sanguine des modifications importantes, la diminution du chiffre de l'albumine et des globules rouges, l'anémie et l'hydrémie.

De là résulte la tendance aux hydropisies, et les thromboses des veines des membres inférieurs.

Les altérations de la muqueuse gastro-intestinale en dehors des ulcérations tuberculeuses et de l'altération amyloïde des vaisseaux, sont plus sujettes à contestation. Il n'est pas, en effet, bien démontré que les ramollissements de la membrane muqueuse de l'estomac, décrits par M. Louis, constituent autre chose qu'une altération cadavérique, et personne n'admet plus l'existence primitive de la gastrite dans la phthisie, comme le voulait Broussais.

Existe-t-il une altération du sang qui appartienne en propre à la phthisie pulmonaire, une matière spécifique, ou une modification constante du chiffre de ses principes constituants? Jusqu'à présent les recherches tentées dans cette voie n'ont abouti à aucune donnée positive, et les changements du chiffre des globules ou de l'albumine révèlent tout simplement l'anémie ou l'hydrémie consécutives à la tuberculisation. Bien que William Addison (1) ait cru trouver des corpuscules tuberculeux dans le sang, bien que Dittrich (2) croie pouvoir expliquer l'altération du sang par le passage, dans ce liquide, des produits inflammatoires altérés et résorbés, il est certain que tout reste à faire sur ce point.

(1) *Experimental and practical researches on inflammation and on the origin and nature of tubercules of the lungs*, London, 1843.

(2) Cité par Virchow in *Krankhaften Geschwulste*, t. II, p. 631, 1865.

DEUXIÈME PARTIE.

SYMPTOMES ET DIAGNOSTIC.

Ainsi qu'il résulte de l'étude anatomo-pathologique à laquelle nous venons de consacrer de longs et indispensables développements, les lésions pulmonaires que l'on peut rapporter à la diathèse tuberculeuse sont :

1° La granulation miliaire, grise et demi-transparente à son origine, plus tard jaunâtre, opaque, caséeuse, lésion primordiale, véritablement spécifique (1) et caractéristique de la tuberculose.

(1) D'après les expériences de M. Villemin, communiquées le 5 décembre 1865 à l'Académie de médecine, la granulation tuberculeuse serait en outre *inoculable*, et la tuberculose devrait se ranger parmi les maladies virulentes, à côté de la morve et de la syphilis, dont elle est si voisine au point de vue purement histologique. M. Villemin a constamment réussi dans ses inoculations de la granulation tuberculeuse de l'homme aux lapins; nous devons à son obligeance d'avoir pu nous convaincre *de visu* que les granulations pulmonaires obtenues chez les lapins étaient bien réellement de nature tuberculeuse. Ces résultats aussi importants qu'inattendus demandent néanmoins, avant d'être acceptés sans réserve, de nouvelles recherches expérimentales sur les divers animaux, et encore s'écoulera-t-il probablement un long espace de temps, avant qu'on puisse en faire l'application à l'espèce humaine. Nous reviendrons, du reste, à propos de l'étiologie, sur les nombreuses et intéressantes questions que soulève la découverte de M. Villemin.

2° Une série d'états pathologiques du poumon, très-divers en apparence, mais constituant en réalité les phases successives d'une inflammation catarrhale depuis la simple congestion jusqu'à la pneumonie dite caséeuse, pneumonie à tort considérée sous le nom de tubercule jaune, cru, d'infiltration tuberculeuse, comme le type anatomique de la tuberculisation.

Ces deux genres de lésions peuvent se rencontrer isolément ; le plus souvent, surtout si la maladie a duré pendant un certain temps, on les trouve associés, combinés de diverses façons. Qu'elles soient séparées ou réunies, on les voit envahir une étendue considérable des deux poumons, la totalité d'un seul ou bien n'affecter qu'une partie limitée de parenchyme.

On comprend aisément que ces particularités de siége et de nature doivent entraîner de notables différences dans l'expression phénoménale, et en effet c'est dans la diversité des formes anatomiques et non ailleurs qu'il faut chercher la raison principale des nombreuses variétés de la phthisie pulmonaire. Cette pensée fondamentale de notre travail va ressortir clairement, nous l'espérons, de l'étude comparative des symptômes et des lésions, poursuivie dans les trois groupes suivants qui résument l'histoire anatomo-pathologique de la tuberculisation du poumon.

1° Tuberculose granuleuse ou miliaire, étendue aux lobes des deux poumons, avec ou sans lésions inflammatoires consécutives du tissu pulmonaire environnant, des bronches, de la plèvre. (*Phthisie granuleuse généralisée*, apyrétique ou fébrile ; *Phthisie aiguë* de la plupart des auteurs.)

2° Tuberculose granuleuse ou miliaire, limitée dans le principe à une minime partie des poumons, en général au sommet, envahissant successivement et dans un espace de temps ordinairement assez long les autres lobes et accompagnée de pneumonies catarrhales, caséeuses, le plus souvent lobulaires (*phthisie chronique*); cette tuberculose pouvant occuper une grande partie des poumons à la fois et parcourir rapidement toutes ses périodes. (*Phthisie galopante.*)

3° Pneumonie catarrhale et caséeuse étendue à la totalité ou à la presque totalité des lobes d'un poumon, avec ou sans granulations miliaires, à marche lente ou rapide, aiguë ou chronique. (*Infiltration tuberculeuse lobaire* des auteurs.)

SECTION PREMIÈRE.

PHTHISIE (1) GRANULEUSE GÉNÉRALISÉE.

La phthisie que nous nommons phthisie granuleuse généralisée et dans laquelle les granulations miliaires tuberculeuses ont envahi les deux poumons à la fois dans toute leur étendue, peut, avons-nous dit, se manifester avec ou sans lésions inflammatoires du tissu pulmonaire environnant. Dans un cas, ce tissu conserve sa couleur, sa densité, sa crépitation normales; abstraction faite de la granulation, il est dans l'état le plus parfait d'intégrité. Dans l'autre, le parenchyme a subi au contact de la granulation des modifications plus ou moins importantes, plus ou moins profondes: engouement pulmonaire, hépatisation, bronchite capillaire, etc.

La physionomie de la maladie dans ces deux cas est, nous le verrons, très-différente. Dans l'un, il y a de la fièvre; dans l'autre, l'apyrexie est complète. Il importe donc de les distinguer avec soin et d'en faire une étude séparée.

(1) Nous croyons devoir déclarer, une fois pour toutes, que nous emploierons indistinctement les mots de *phthisie* et de *tuberculose* ou *tuberculisation pulmonaire*, sans attacher à la première expression son sens étymologique de *consomption*.

CHAPITRE PREMIER.

PHTHISIE GRANULEUSE GÉNÉRALISÉE, SANS LÉSION DU PARENCHYME PULMONAIRE AUTOUR DE LA GRANULATION (FORME APYRÉTIQUE, SIMPLE).

On n'a que fort rarement l'occasion d'observer cette première forme de la tuberculisation et les raisons en sont faciles à saisir. D'abord la phthisie granuleuse généralisée est incomparablement moins commune, surtout chez les adultes et les vieillards, que la phthisie granuleuse partielle, autrement dit, que la phthisie chronique classique. En second lieu, quand elle existe, elle se traduit pendant la vie par des signes si peu nombreux et quelquefois si faiblement accusés, qu'elle passe le plus souvent inaperçue, ou ne commence à être sérieusement soupçonnée, que lorsque déjà elle n'est plus à l'état de simplicité et qu'elle s'est compliquée de lésions pulmonaires inflammatoires qui modifient sensiblement l'expression symptomatique; c'est pour cela sans doute que son étude a été généralement négligée ou même complétement passée sous silence.

Cependant l'existence de cette forme importante de la tuberculisation ne saurait être un instant mise en doute; on rencontre en effet des cas dans lesquels la maladie a pu être suivie jusqu'à la mort, dégagée de tout élément étranger, et dans lesquels l'autopsie est venue révéler la présence de granulations miliaires disséminées dans les deux poumons, sans la moindre altération du tissu pulmonaire environnant.

Il est en outre des circonstances dans lesquelles le médecin surprend pour ainsi dire les granulations à leur début, c'est lorsqu'une affection de semblable nature éclate brusquement dans un organe important et enlève le malade, avant que les complications pulmonaires aient eu le temps de se développer.

L'observation suivante en est un exemple remarquable.

Une femme d'une trentaine d'années entrait au mois d'avril 1863 à l'hôpital Lariboisière pour une dyspnée dont la cause paraissait difficile à bien déterminer ; elle ne toussait ni n'expectorait ; elle ne se plaignait d'aucune douleur thoracique ; la percussion ne dénotait aucune différence de son dans les côtés de la poitrine, et d'une manière absolue la sonorité était normale. L'auscultation ne faisait percevoir aucun bruit morbide, sibilant, sous-crépitant ou autre ; le murmure vésiculaire était bien un peu rude, mais ce caractère particulier de la respiration existait partout et il était permis de rapporter cette rudesse à une de ces anomalies physiologiques si fréquemment observées.

La malade était d'ailleurs sans fièvre ; elle était pâle, un peu amaigrie, d'une constitution chétive, d'un tempérament nerveux, et ce cachet extérieur, joint à l'absence de signes évidents d'une affection pulmonaire ou de toute autre maladie organique, semblait favorable à l'idée d'une simple dyspnée nerveuse, lorsque tout à coup, deux semaines environ après son entrée à l'hôpital, elle fut prise d'une violente céphalalgie, de délire, de vomissements, de fièvre et elle succomba en quelques jours.

A l'autopsie, nous trouvâmes les lésions caractéristiques de la méningite tuberculeuse : granulations très-visibles dans la scissure de Sylvius le long des vaisseaux, et exsudat inflammatoire surtout prononcé à la base du cerveau, au niveau du chiasma des nerfs optiques.

Les deux poumons étaient farcis de granulations miliaires semi-transparentes qui donnaient au doigt la sensation de petits corps grenus. Toutes ces granulations avaient un volume égal et une apparence extérieure identique. Le tissu pulmonaire qui les séparait était parfaitement sain, crépitant ; il avait conservé sa couleur normale et n'offrait aucune trace de congestion ni d'inflammation. La muqueuse bronchique était pâle ; les plèvres ne présentaient aucune adhérence.

Le cœur et les autres organes étaient exempts de toute altération.

C'était, comme on en peut juger, un cas véritablement type, une tuberculose miliaire généralisée dans toute sa simplicité. La lésion était identiquement la même aux poumons et aux méninges ; mais tandis que la granulation avait été à peu près inoffensive pour le tissu pulmonaire, elle avait été pour les membranes cérébrales beaucoup moins tolérantes, une cause de violente inflammation.

Nous avons eu l'occasion d'observer un second cas à peu près semblable ; seulement, cette fois, la complication qui emporta le malade ne se présenta pas du côté des centres nerveux mais vers les organes urinaires.

Ce fait est relatif à un vieillard de soixante ans, entré à l'hôpital Beaujon, pour une maladie dont le diagnostic était resté longtemps incertain. Deux symptômes absorbaient seuls l'attention : d'une part, une grande dyspnée, de l'autre, de l'anasarque avec albumine dans les urines. L'examen minutieux des poumons et du cœur fournissait des résultats complétement négatifs. Le malade finit par succomber, et, à l'autopsie, on trouva des granulations miliaires en très-grand nombre dans les deux poumons dont le tissu était resté sain. Les granulations existaient également au foie, à la rate et dans l'intérieur des reins. Ces derniers organes étaient fortement hypérémiés, et cette hypérémie s'était traduite pendant la vie par des urines albumineuses.

Dans les deux cas que nous venons de rapporter, la mort a été la conséquence de la grave complication qui s'était manifestée vers deux organes importants, le cerveau et les reins. Sans cette complication, la vie aurait pu se prolonger pendant un temps plus ou moins long, mais dont la durée ne saurait être fixée d'une manière précise.

Le danger dans la phthisie granuleuse généralisée naît en effet de plusieurs sources. Il peut dépendre des lésions pulmonaires inflammatoires qui se développent presque fatalement, mais il peut aussi ne provenir que des granulations, et, dans ce dernier cas, il se mesure à leur nombre, aussi bien qu'à la rapidité avec laquelle elles ont été déposées dans la trame organique.

On comprend en effet que le champ de l'hématose sera d'autant plus restreint et la gêne de la respiration d'autant plus accusée, que les granulations miliaires seront plus pressées les unes contre les autres et qu'elles auront envahi une étendue plus considérable du parenchyme pulmonaire; c'est en effet par une sorte d'asphyxie que succombent beaucoup de malades qui sont atteints de phthisie granuleuse généralisée.

D'un autre côté, la rapidité avec laquelle se fait l'éruption miliaire joue un rôle important. Il se passe ici ce que l'on observe dans un cas d'épanchement pleurétique, qui atteint la clavicule en l'espace de quelques jours et supprime brusquement la fonction de l'hématose dans tout un côté de la poitrine. L'asphyxie en est la conséquence fréquente, tandis que d'autres collections liquides tout aussi abondantes déterminent quelquefois à peine de la gêne dans la respiration, si elles se sont développées lentement, et si le poumon a eu le temps de s'habituer à cette cause de compression.

On voit se produire les mêmes phénomènes dans les congestions pulmonaires survenues peu à peu dans le cours d'une affection du cœur, ou sous toute autre influence; elles occasionnent de la dyspnée assurément, mais une dyspnée compatible avec la vie, même dans les cas où elles sont très-étendues. Viennent-elles au contraire à se développer brusquement et sur une grande surface, elles déterminent des accidents quelquefois foudroyants; on sait que la congestion active des poumons est une des causes les plus fréquentes, peut-être la plus fréquente, de mort subite. Aussi quand aux granulations miliaires se joint un certain degré de congestion pulmonaire, avec ou sans œdème, ce qui au bout de quelque temps est la règle ordinaire, la dyspnée se trouve-t-elle notablement accrue et peut-elle arriver jusqu'à la suffocation. On en trouve des exemples remarquables dans les ouvrages de Bayle (1), Andral (2), Cruveilhier (3), Graves (4), etc.

(1) Bayle, *loc. cit.*, obs. 2.
(2) Andral, *Clinique médicale*, t. IV, obs. 5.
(3) Cruveilhier, *Traité d'anatomie pathologique générale*, t. IV, p. 562.
(4) Graves, *Leçons de clin. méd.*, trad. française du Dr Jaccoud, p. 137.

Symptômes. — Les symptômes qui trahissent l'existence de la tuberculose miliaire généralisée simple sont peu nombreux, quelquefois même nuls, et la maladie reste pour ainsi dire à l'état latent.

Ainsi M. Durand-Fardel (1) rapporte l'observation d'une femme de soixante-quatorze ans, qui mourut avec les symptômes d'une entérite; on n'avait jamais noté chez elle de phénomènes du côté des organes thoraciques. On trouva dans les poumons des tubercules en assez grand nombre; le poumon droit présentait des adhérences anciennes et générales; le tissu de cet organe d'apparence sain, à part un certain degré d'engouement, était parsemé de tubercules sous forme de petits corps arrondis, d'un blanc grisâtre, demi-transparents, du volume de grains de chènevis. Ces petits corps à peu près également distribués dans les différentes parties du poumon, se présentaient partout avec les mêmes conditions de volume, de consistance et de structure; un grand nombre situés à la superficie du poumon soulevaient légèrement la plèvre; le poumon gauche offrait exactement les mêmes altérations, mais aucune adhérence.

Nous croyons ces faits rares; le plus ordinairement quelques symptômes appellent l'attention vers la poitrine.

Le plus constant de tous, souvent le seul que l'on constate, c'est la dyspnée. Cette dyspnée est plus ou moins vive; lorsqu'elle est très-intense, les malades sont obligés de prendre la position assise comme dans l'asthme ou une affection du cœur. Quelquefois la mort survient dans un accès de suffocation au moment où rien ne faisait présager une terminaison aussi brusque.

(1) Durand-Fardel, *Traité des maladies des vieillards*, p. 621.

Ordinairement il existe un peu de toux, mais cette toux peut manquer complétement.

L'expectoration quand elle a lieu, ce qui est très-rare, est écumeuse, aérée, blanchâtre ; la toux et l'expectoration s'observent plus particulièrement dans les cas où le poumon se congestionne autour des granulations, et dans ces cas on peut voir survenir une hémoptysie plus ou moins abondante.

Les signes locaux sont à peu près complétement négatifs. La percussion donne un son normal et on conçoit qu'il en doive être ainsi, les granulations miliaires, même en les supposant très-rapprochées les unes des autres, étant incapables à cause de la petitesse de leur volume de modifier d'une manière sensible le son fourni par les vésicules pulmonaires restées perméables à l'air; d'ailleurs ces granulations étant le plus souvent également réparties dans les deux poumons, la légère différence de sonorité qui est la conséquence probable de la modification du tissu pulmonaire ne saurait être rigoureusement appréciée. C'est le plus souvent, en effet, par la comparaison des nuances, même faibles, qui existent entre les deux côtés du thorax, que l'on peut arriver à reconnaître s'il y a ou non lésion; le son que rend la poitrine dans l'état de santé est trop variable suivant une multitude de causes, pour qu'on puisse décider si tel son perçu identiquement le même dans les deux côtés est physiologique ou morbide.

L'auscultation ne fournit pas plus de renseignements que la percussion. L'oreille constate bien une certaine rudesse du murmure vésiculaire, mais ce caractère de la respiration perd beaucoup de sa valeur, quand il existe au même degré dans tous les points de la poitrine. On sait en effet qu'à côté du type le plus ordinairement rencontré, existent de nombreuses variantes du murmure physiologique, et ces variantes peuvent parcourir une échelle assez étendue sans entrer nécessairement dans le domaine pathologique. Ajoutons que dans le cas où les granulations tuberculeuses sont accompagnées de quelques phénomènes de congestion ou d'œdème pulmonaire, l'auscultation fait entendre des râles sibilants ou sous-crépitants plus ou moins fins.

Les symptômes généraux sont aussi peu prononcés que les symptômes locaux. Si quelquefois on a remarqué de l'inappétence, des sueurs, un peu d'amaigrissement et de diminution des forces, le plus souvent la nutrition est à peine troublée, les fonctions digestives s'exécutent régulièrement, au début du moins.

Il n'y a pas de fièvre, et c'est un point sur lequel nous insistons. Le pouls peut être fréquent, mais la peau reste fraîche, quelquefois même froide comme dans les affections du cœur. Ce n'est que dans le cas de congestion pulmonaire active que l'on a signalé un peu de chaleur de la peau et une certaine plénitude du pouls.

La marche, la durée et la terminaison de la phthisie granuleuse généralisée simple soulèvent des questions importantes, diversement résolues. La mort est-elle la conséquence nécessaire et rapide du développement des granulations tuberculeuses, comme le veulent beaucoup d'auteurs; ou bien ces granulations peuvent-elles séjourner dans les poumons pendant des mois et même des années sans compromettre fatalement l'existence, sans troubler notablement la santé? Cette dernière opinion est celle de Bayle, de Laënnec, de M. Andral; c'est également celle de M. Louis, de M. Leudet, quoique ces deux observateurs semblent avoir surtout été témoins de faits d'infiltration granuleuse, limitée à une partie seulement des poumons.

J'ai rencontré, dit M. Louis (1), des individus qui toussaient sans interruption, avaient eu des hémoptysies depuis plusieurs années, et qui pour toute lésion du parenchyme pulmonaire offraient des granulations grises d'un très-petit volume.

M. Leudet cite de son côté l'observation d'un homme mort de pneumonie qui avait présenté depuis sept à huit mois des hémoptysies et des signes rationnels de la phthisie, et chez lequel les tubercules étaient presque exclusivement à l'état miliaire, ainsi que le démontra l'autopsie.

Laënnec (2) admet que les poumons peuvent être farcis de tubercules miliaires demi-transparents, et ne donner lieu longtemps qu'à de la toux.

M. Andral (3) reconnaît même que des tubercules peuvent se former dans le poumon bien avant que la toux ne se manifeste.

D'autres auteurs ont combattu cette manière de voir en se fondant sur ce que rien ne prouvait dans les observations que les granulations fussent anciennes, et, au contraire, s'appuyant sur l'absence des transformations caséeuses pour rejeter l'ancienneté de leur origine. Pour ces mêmes

(1) Louis, *loc. cit.*, p. 431.
(2) Laënnec, *Traité de l'auscultation*, p. 225.
(3) Andral, *Clin. méd.*, t. IV, p. 107 et suiv.

auteurs, la phthisie granuleuse généralisée n'a et ne peut avoir qu'une durée très-courte.

Quant à nous, sur ce point en litige nous ne saurions conserver la moindre hésitation; les faits nombreux qu'il nous a été donné d'observer nous permettent d'affirmer que les granulations miliaires tuberculeuses peuvent exister dans les poumons pendant un temps fort long sans accidents graves, à la condition qu'il ne surgisse aucune complication importante du côté du parenchyme ou des autres viscères, et peut-être aussi à la condition que le dépôt granuleux s'opère par éruptions successives.

L'argument tiré de la non-transformation caséeuse des granulations est un argument sans valeur, car cette transformation n'est pas fatale au bout de quelques semaines, ainsi que certains auteurs paraissent disposés à le croire. Nous nous sommes expliqués sur ce point en faisant l'anatomie pathologique de la granulation miliaire. Ne voyons-nous pas tous les jours, dans la phthisie chronique, les granulations grises conserver leur couleur, leur structure pendant des mois et des années sans présenter l'opacité jaunâtre, qui n'est autre chose, comme nous l'avons vu, que la métamorphose régressive graisseuse de leur tissu? Or, nous l'avons démontré, ces granulations sont les mêmes; elles ne présentent d'autre différence que d'être limitées dans un cas et généralisées dans l'autre.

D'ailleurs nous avons remarqué des faits de phthisie généralisée qui nous paraissent tout à fait probants. Nous rapporterons un peu plus loin l'histoire d'un jeune homme qui, à la suite de tentatives imprudentes pour se débarrasser d'une abondante transpiration des pieds, se mit à tousser, à cracher le sang et à maigrir. Cet état dura six mois. Il allait mieux au bout de ce temps et commençait à reprendre des forces et de l'embonpoint, quand de nouveau il eut une hémoptysie qui fut le prélude d'une pneumonie à laquelle il succomba au bout de quelques jours. A l'autopsie, nous constatâmes dans les deux poumons, indépendamment de l'hépatisation du lobe supérieur gauche, un nombre considérable de granulations grises demi-transparentes. Nul doute que cette tuberculose miliaire ne datât du moment où la toux s'était déclarée.

Nous pourrions encore citer l'observation d'un autre malade de notre service hospitalier qui toussait depuis six mois, maigrissait et perdait ses forces au point d'être obligé de cesser ses fonctions de sergent de ville et qui fut emporté dans l'espace de quelques jours par une méningite tuberculeuse. Nous trouvâmes les poumons criblés de granulations miliaires transparentes non caséeuses. Il ne viendra à l'idée de personne que ces granulations s'étaient développées au moment de la méningite, tandis qu'il est naturel de supposer qu'elles remontaient à l'époque où avaient apparu les symptômes pulmonaires, absolument comme dans les faits cités précédemment de MM. Louis et Leudet. Ce qui le démontre jusqu'à l'évidence, c'est que les poumons adhéraient aux parois thoraciques par des fausses membranes très-épaisses, qui ne pouvaient s'expliquer que par des pleurésies anciennes, postérieures aux granulations.

Pour mettre complétement hors de doute ce fait capital de l'histoire de la phthisie, nous croyons utile d'emprunter aux auteurs quelques observations qui confirment pleinement les idées que nous défendons.

Nous trouvons dans Bayle (1) le fait suivant :

Un journalier âgé de trente ans, d'un tempérament sanguin, avait toute la fraîcheur et l'embonpoint de la jeunesse lorsqu'il fut reçu à la Charité, le 14 mai 1805. Il était cependant indisposé depuis trois ans, sujet à des rhumes répétés et il n'avait jamais cessé entièrement de tousser et de cracher depuis sa vingtième année; cependant il n'avait pas maigri.

Deux mois avant son entrée à l'hôpital, il avait eu une violente hémoptysie et depuis six mois il ressentait un malaise interne indéfinissable, et il avait souvent des sueurs la nuit.

Le 7 mai, vers le soir, nouvelle hémoptysie abondante.

Le 15 mai, à son entrée, il avait appétit, ne paraissait pas malade, avait le teint frais et n'offrait pas la moindre trace d'amaigrissement. Pas de fièvre, il y avait seulement de la toux; les crachats n'étaient pas sanglants; ils étaient abondants, muqueux et d'un blanc opaque.

Du 15 au 17 mai, l'état de cet homme s'améliora progressivement et il se proposait de sortir bientôt de l'hôpital.

Le 18 mai, à huit heures du matin, il se trouvait encore très-bien.

A neuf heures, il fut pris subitement d'une hémorrhagie très-abondante et d'une violente suffocation; il expira dans cet état un quart d'heure après.

Examen nécroscopique. — Tout était parfaitement sain dans le crâne, qui fut examiné avec soin.

Le cœur était dans l'état naturel ainsi que l'aorte.

(1) Bayle, *loc. cit.*, observation IV, p. 138.

Les poumons étaient libres et paraissaient sains au premier coup d'œil, mais leur tissu était rempli d'un grand nombre de granulations miliaires et lenticulaires dures et résistantes, qu'on distinguait facilement en pressant le poumon entre les doigts. Après l'avoir incisé, on voyait ces granulations qui étaient demi-transparentes et d'un blanc luisant. Les granulations, plus nombreuses dans les lobes supérieurs que dans les inférieurs, ressemblaient à de petits grains de grêle.

La trachée artère, les bronches, et les ramifications bronchiques étaient remplies de sang caillé consistant; la membrane muqueuse des voies aériennes était parfaitement saine et n'offrait absolument aucune rougeur. Dans le bord inférieur des lobes des poumons, le sang paraissait en quelques endroits un peu extravasé dans le tissu pulmonaire.

Tous les autres organes étaient sains.

Ainsi, dans cette remarquable observation, on voit que des granulations ont pu exister dans les deux poumons, en très-grand nombre pendant plusieurs mois et peut-être pendant plusieurs années sans déterminer la mort. Loin de là, le malade au moment de son entrée à l'hôpital avait toutes les apparences de la santé, il était sans fièvre, avait le teint frais et un embonpoint notable. Seulement il toussait. Sans la dernière hémoptysie foudroyante, il allait quitter l'hôpital et eût pu vivre longtemps encore. On ne saurait pas un instant supposer que le dépôt granuleux s'était effectué au moment même de l'hémoptysie et de la mort; il faut alors remonter au moins deux mois en arrière, à l'époque du premier crachement de sang, et il est très-vraisemblable, lorsque plusieurs mois auparavant s'étaient manifestés la toux, les sueurs, le malaise interne, que les poumons étaient déjà envahis par les granulations. Bayle n'hésite pas à faire dater le début des accidents de plus loin encore, du moment où avait apparu la toux, c'est-à-dire trois ans avant la mort, et il considère la phthisie granuleuse simple comme une des espèces les plus chroniques de ce genre de maladie.

L'observation suivante de la clinique médicale de M. Andral (1) est non moins démonstrative.

Un passementier âgé de vingt-neuf ans, ayant toujours été maigre et d'une faible constitution, est pris d'une abondante hémoptysie à l'âge de vingt-quatre ans; elle cesse au bout de quinze à vingt jours, mais pendant six mois le malade continue à tousser; il dépérit de plus en plus; il est saigné plusieurs fois et couvert de vésicatoires. Au bout de ce temps la toux diminue, puis cesse; les forces se rétablissent et le malade à peu près revenu au même état où il se trouvait avant son catarrhe, comme il l'appelait, reprend ses occupations. Au bout d'un an environ, seconde hémoptysie et réapparition d'une nouvelle bronchite qui dure tout l'hiver et cesse au printemps. Deux ans se passent sans nouvel accident du côté de la poitrine, seulement la respiration est habituellement un peu courte et le système musculaire a peu d'énergie. Parvenu à l'âge de vingt-huit ans, le malade contracte un nouveau rhume qui ne débute pas, comme les précédents, par une hémoptysie; ce rhume

(1) Andral, *Clinique médicale*; t. IV, p. 362.

dure quatre à cinq mois, puis il cesse encore et aussi complétement que les autres.

Pendant les huit mois qui précèdent l'entrée du malade à la Charité, la toux est nulle, la respiration assez libre, et rien n'indique un état morbide des organes thoraciques. Enfin il est pris d'une gastro-entérite aigue peu intense et entre à l'hôpital. Il donne alors les détails suivants : depuis l'invasion de l'affection abdominale, il a recommencé à tousser ; mais cette toux est légère et semble n'être qu'un symptôme très-secondaire. L'auscultation fait entendre le bruit respiratoire net partout mais très-fort. Persistance de la fièvre, de la rougeur de la langue, de la sensibilité épigastrique et du dévoiement pendant les trois jours suivants ; puis l'abdomen devient tout à coup le siége d'une vive douleur, que la moindre pression exaspère ; il est dur, tendu, tuméfié ; la face pâlit et se grippe, le pouls acquiert une extrême fréquence ; des vomissements continuels ont lieu ; ces symptômes de péritonite augmentent de plus en plus et emportent le malade le cinquième jour de leur apparition.

L'ouverture du cadavre montre dans les deux poumons de nombreux tubercules très-petits, blancs ou grisâtres, qu'entourait un parenchyme très-sain. Épanchement séro-purulent dans le péritoine. Injection arborescente de la membrane muqueuse de l'estomac dans sa portion splénique, de celle du quart inférieur de l'intestin grêle et du cæcum ; quelques pustules rougeâtres avec ulcération de l'une à son sommet, un peu au dessus de la valvule iléo-cæcale.

Ici encore il est bien évident que les granulations miliaires existaient avant l'invasion de l'affection abdominale à laquelle succomba le malade, et cependant il avait cessé de tousser depuis quelques mois et bien que d'une constitution faible, il jouissait d'une bonne santé. Il est vraisemblable que la production de granulations s'est effectuée en plusieurs éruptions ; qu'elle a commencé à peu près à l'époque où se manifesta la première hémoptysie, et que chaque poussée successive a été marquée par la réapparition de la toux et du crachement de sang.

Nous pourrions multiplier les exemples, mais les faits qui précèdent suffisent pour prouver que les granulations miliaires tuberculeuses peuvent exister en quantité notable dans les deux poumons, et cela pendant un assez long temps sans déterminer d'accidents graves, quelquefois même sans provoquer d'autres symptômes qu'une toux et une oppression plus ou moins vives. L'état des granulations est dans ces cas variable. Si chez un certain nombre de malades, ces granulations sont jaunes, opaques, caséeuses, il faut reconnaître que souvent elles ont conservé leur couleur grisâtre et leur demi-transparence, de telle sorte que l'on s'exposerait à de graves erreurs, si l'on voulait toujours calculer leur âge précis d'après l'apparence extérieure. Sans doute, chez un même individu, les granulations jaunes sont plus anciennes que les granulations grises, mais on n'est pas autorisé à conclure que ces dernières sont nécessairement d'origine récente.

Diagnostic. — Les considérations qui précèdent font pressentir toutes les difficultés que l'on rencontre dans la pratique lorsqu'il s'agit d'établir le diagnostic de la phthisie granuleuse généralisée simple. Aussi bien, il faut le reconnaître, cette maladie est-elle le plus ordinairement méconnue pendant la vie. C'est surtout dans les cas où la toux n'existe pas et où rien n'attire spécialement l'attention vers la poitrine, dans ces cas véritablement *latents*, que les incertitudes sont grandes et l'erreur pour ainsi dire inévitable. Même lorsque le médecin constate de la dyspnée et de la toux, il lui est bien difficile, en l'absence de signes plus caractéristiques fournis par la percussion et l'auscultation, de pouvoir affirmer la véritable nature de la maladie. C'est en pareil cas qu'il doit s'aider de toutes les circonstances capables de lui apporter un utile renseignement, antécédents héréditaires, affections antérieures, symptômes actuels concomitants, etc.

Le fait d'une hémoptysie brusquement apparue au milieu des phénomènes dyspnéiques pourra mettre sur la voie du diagnostic, surtout si l'exploration du cœur démontre l'absence d'une lésion des orifices de cet organe, susceptible de produire également la toux, l'oppression et les crachements de sang.

Ce qui contribuera particulièrement à jeter de vives lumières dans une maladie aussi obscure, ce sera l'apparition de quelques autres troubles fonctionnels importants, une diarrhée persistante, par exemple, la présence de l'albumine dans l'urine avec douleurs rénales, une sensibilité anormale du ventre avec développement progressif d'un épanchement ascitique, ou bien encore les symptômes cérébraux qui annoncent une méningite.

C'est en effet un caractère de la phthisie granuleuse généralisée d'être le plus souvent accompagnée de tuberculisation diffuse dans un plus ou moins grand nombre d'organes de l'économie, particulièrement dans la rate, les reins, le foie, le cerveau, etc., et de préférence sur la séreuse qui recouvre ces viscères. Presque toutes nos observations mentionnent cette coïncidence, que signalent également la plupart des auteurs, non-seulement dans l'enfance où la généralisation des produits granuleux est la règle, mais encore chez l'adulte, comme le démontrent les faits si nombreux et si intéressants de MM. Gosset (1), Colin (2), Empis (3), etc., et même chez les vieillards, ainsi qu'on peut en trouver la preuve dans une fort bonne thèse sur la tuberculisation des vieillards, par M. Moureton (4).

Il semble véritablement que la dissémination des granulations miliaires dans les divers organes de l'économie soit proportionnelle à l'étendue de la tuberculose miliaire dans les poumons. Si cette tuberculose est générale comme dans la forme de phthisie que nous étudions en ce moment, un grand nombre de viscères et de membranes séreuses sont atteints simultanément; dans la phthisie chronique, au contraire, dans laquelle, ainsi que nous le verrons plus loin, les granulations pulmonaires sont au début peu nombreuses et circonscrites aux sommets, les granulations sont également très-rarement observées dans les autres cavités splanchniques; ce n'est souvent que plus tard, lorsque les lobes du poumon ont été envahis de haut en bas, que l'on voit l'intestin, le larynx se prendre à leur tour, et encore les lésions que l'on rencontre dans ces deux organes

(1) Gosset, thèse inaugurale, 1854.
(2) Colin, *Études clin. de méd. milit.*, 1864.
(3) Empis, *De la granulie*, 1865.
(4) Moureton, thèse inaugurale, 1863.

sont-elles fréquemment très-différentes des granulations miliaires.

Dans les remarques qui précèdent, nous avons eu surtout en vue la phthisie granuleuse généralisée qui se développe au milieu d'une parfaite santé. Si les granulations prennent naissance dans le cours d'une phthisie chronique, ainsi que cela se rencontre quelquefois, on comprend que la constatation des signes locaux et généraux de cette forme de tuberculisation deviendra pour le praticien un guide précieux. Toutefois il sera à craindre que son attention ne soit complétement absorbée par les lésions reconnues au sommet d'un ou des deux poumons, et qu'il n'attribue à ces seules lésions tous les phénomènes offerts par le malade; dans ce cas, le défaut de rapport entre la dyspnée et les désordres locaux pourra donner à supposer que les altérations sont plus étendues qu'elles ne le paraissent, et l'idée d'une tuberculose miliaire généralisée devra se présenter à l'esprit.

CHAPITRE II.

PHTHISIE GRANULEUSE GÉNÉRALISÉE AVEC LÉSIONS INFLAMMATOIRES CONSÉCUTIVES DES POUMONS, DES BRONCHES ET DE LA PLÈVRE. (FORME LE PLUS SOUVENT FÉBRILE.)

Dans la forme de phthisie granuleuse que nous venons d'étudier, on a vu que le parenchyme pulmonaire était resté sain au milieu des granulations tuberculeuses et que la maladie n'avait eu qu'un faible retentissement sur les grandes fonctions de l'économie.

Il n'en est plus de même lorsqu'aux granulations s'ajoutent des lésions inflammatoires des bronches, de la plèvre, et surtout du poumon. Alors la fièvre s'allume et la maladie revêt une physionomie grave, bien différente de celle que nous avons esquissée dans le chapitre précédent.

Ces complications pulmonaires sont sous la dépendance immédiate de l'épine tuberculeuse qui s'est fixée au poumon ; l'étude attentive du développement successif des diverses altérations anatomiques dans toutes les formes de la phthisie le démontre sans réplique. Aussi avons-nous peine à comprendre qu'on ait nié un rapport de causalité aussi évident, et contesté que les granulations pussent être une cause d'appel fluxionnaire et inflammatoire vers le tissu des poumons.

Graves est un de ceux qui ont le plus vivement combattu l'idée de l'épine inflammatoire. « Il arrive fréquemment, » dit cet éminent clinicien (1), qu'on trouve des poumons » farcis de tubercules, mais ils ne présentent pas le plus » léger vestige d'inflammation. Sur cent poumons tuberculeux disséqués par Laennec, près de quatre-vingts étaient » encore à la période latente et l'on ne voyait aucun indice » du travail inflammatoire. Comment expliquer cette absence » d'inflammation, si l'on admet avec la plupart des auteurs » que les tubercules agissent comme corps étrangers ! Si un » grain de sable tombe dans l'œil, il détermine une inflammation. Or, si les tubercules avaient la propriété d'exciter

(1) Graves, *Leçons de clinique médicale*, traduction du docteur Jaccoud, t. II, p. 146.

» un travail inflammatoire, nous devrions trouver quelques » traces de phlegmasie dans tous les poumons tuberculeux ; » mais il n'en existe souvent aucun vestige, même sur les » confins de la masse tuberculeuse, et d'ailleurs je ne puis » admettre qu'un produit animalisé devienne une cause » d'inflammation pour le tissu dans lequel il est né. Je » ne me rappelle pas un seul fait qui puisse renverser » cette proposition. Le sang épanché dans le cerveau, dans » les poumons ou dans le tissu cellulaire, n'en amène pas » la phlegmasie et ne détermine pas de sécrétion plastique » dans les séreuses ; il en est de même des tubercules ; selon » moi, ils sont impuissants à développer les phénomènes de » l'inflammation. »

A cette opinion de Graves, il est facile de répondre par des faits et en se servant des arguments mêmes invoqués par l'illustre auteur. Le sang n'amène pas la phlegmasie du tissu au milieu duquel il est déposé ! Mais que se passe-t-il donc dans l'hématocèle péri-utérine ? Le premier effet de l'épanchement sanguin dans le petit bassin n'est-il pas de déterminer une violente inflammation de la séreuse péritonéale, une pelvi-péritonite avec exsudation de produits caractéristiques ? Si nous prenons le tubercule, ne le voyons-nous pas lui aussi être environné d'une sphère inflammatoire presque constante ? Que signifient ces pleurésies partielles, ces adhérences qui se rencontrent chez presque tous les phthisiques, ces noyaux de pneumonie catarrhale qui se développent lentement dans les formes chroniques, ces méningites qui éclatent avec tant de violence et d'acuité dès que la granulation envahit les membranes du cerveau ?

Nous ne voulons pas insister plus longuement sur un point qui nous paraît hors de contestation. Sans doute il y a des organes, il y a des tissus qui sont plus susceptibles, plus irritables, les uns que les autres. Le foie, la rate, supportent patiemment les granulations; sous ce rapport, le poumon est moins excitable que les séreuses, mais les inflammations n'y sont pas rares au contact des granulations qui deviennent ainsi le point de départ du travail congestif et phlegmasique que l'on observe dans beaucoup de cas de phthisie granuleuse généralisée.

Maintenant pourquoi ces granulations resteront-elles longtemps dans le poumon sans réagir sur son tissu? Pourquoi à un moment donné détermineront-elles ces lésions de voisinage? Pourquoi, dans d'autres cas, le parenchyme pulmonaire sera-t-il affecté aussitôt qu'apparaîtra la granulation? Ce sont là des questions qu'il n'est pas toujours facile de résoudre. Il est probable que ces différences tiennent surtout à des conditions individuelles, comme elles dépendent sans doute aussi, dans quelques circonstances, d'influences extérieures plus ou moins appréciables. Il est permis de supposer en effet qu'un refroidissement par exemple, pourra donner la première impulsion à la suite de laquelle se déroulera toute la série des complications inflammatoires.

Quoi qu'il en soit, examinons maintenant en quoi consistent ces lésions pulmonaires, et quelles modifications elles apportent dans l'expression symptomatique de la phthisie granuleuse généralisée.

La plus commune de toutes ces lésions c'est la *pneumonie*. Ce fait ressort manifestement de l'étude comparative des cas de phthisie granuleuse fébrile qu'il nous a été donné d'observer, fait du reste en concordance parfaite avec les résultats mentionnés par le plus grand nombre des auteurs qui se sont occupés de la phthisie aiguë.

§ 1. — **Phthisie granuleuse généralisée pneumonique.**

L'expression phénoménale de cette forme de phthisie est loin d'être toujours la même. Si dans quelques cas les symptômes se rapprochent beaucoup de ceux de la pneumonie ordinaire, dans d'autres ils paraissent s'en éloigner notablement ; quelquefois même ils empruntent les caractères extérieurs de maladies au fond très-différentes, de la fièvre typhoïde par exemple. C'est la forme *typhoïde* de la phthisie aiguë qui a été signalée par tous les auteurs. Les variétés anatomiques de la pneumonie observée en pareils cas, peuvent en grande partie rendre compte de la différence symptomatique que nous venons d'indiquer. Tantôt en effet la pneumonie est circonscrite et lobaire ; tantôt elle est généralisée aux deux poumons et revêt alors la forme lobulaire, ce qui est le cas le plus commun ; d'autres fois, elle est associée à la bronchite et mérite plus particulièrement le nom de broncho-pneumonie ; ajoutons enfin que la phthisie granuleuse généralisée pneumonique, comme la phthisie granuleuse généralisée simple, peut se développer d'emblée, être *primitive* (1) ou bien apparaître

(1) La plupart de nos observations appartiennent à cette catégorie de faits ; quelques auteurs ont, au contraire, rencontré plus souvent la phthisie granuleuse secondaire. M. Leudet (thèse inaugurale, 1851), sur un relevé de 21 cas, a noté 15 fois une tuberculisation chronique antérieure.

secondairement dans le cours d'une phthisie chronique.

Les observations suivantes représentent des types de ces diverses formes.

OBSERVATION. — *Phthisie granuleuse avec pneumonie lobulaire généralisée (phthisie aiguë à forme typhoïde).*

Le nommé L... Joseph, âgé de trente-cinq ans, cocher, a toujours été bien portant. A part quelques maux d'yeux dans son enfance, il ne se rappelle aucune maladie importante. Il est grand, bien musclé; sa constitution paraît vigoureuse; il n'est pas sujet à s'enrhumer, quoique fréquemment exposé par sa profession aux vicissitudes atmosphériques. Il n'a jamais craché de sang. Sa nourriture est bonne, mais il s'adonne avec excès aux boissons alcooliques.

Vers le 15 janvier 1865, cet homme jouissant d'une parfaite santé contracta un rhume, auquel il fit d'abord assez peu d'attention; ce rhume en effet n'offrait rien d'inquiétant, il consistait en une toux modérée avec légère oppression et expectoration de crachats muqueux. Il n'y avait pas de fièvre. Cet état persista sans changement notable pendant un mois, et durant tout ce temps le malade ne garda pas le lit et put même aller plusieurs fois consulter un médecin qui lui ordonna quelques potions calmantes et un éméto-cathartique.

Le 17 février, après une longue course à pied, il éprouva un grand malaise; la toux et l'oppression augmentèrent d'intensité, il s'y joignit une fièvre vive sans frisson, de l'anorexie, une soif vive, de l'accablement. Il se décida alors à se faire transporter à l'hôpital Lariboisière le 21 février et nous constatâmes l'état suivant :

La face est injectée, les sclérotiques légèrement jaunâtres, la peau est chaude, le pouls bat 90 fois par minute, le malade est abattu, la respiration est très-accélérée, la toux fréquente et douloureuse sans point de côté proprement dit. Les crachats présentent un aspect singulier, ils sont abondants, très-spumeux, d'une coloration jaunâtre-orangé, striés de sang pur, et paraissent formés d'une sorte de mousse visqueuse, surnageant au-dessus d'une partie liquide jaune verdâtre.

La percussion dénote un peu d'obscurité du son en avant, à droite et à gauche par places isolées, et çà et là au contraire une exagération sensible de la sonoréité.

A l'auscultation, nous percevons au sommet droit l'expansion vésiculaire incomplète, une inspiration légèrement soufflante, et plus bas quelques râles sous-crépitants disséminés. A gauche, la respiration est soufflante dans l'inspiration et l'expiration, mais on n'entend aucun râle. En arrière à droite, diminution du murmure vésiculaire dans toute la hauteur du poumon avec râles sous-crépitants à la partie inférieure; à gauche, mêmes râles à la base et faiblesse de la respiration au sommet. Comme en avant, la percussion donne un mélange de sons obscurs et de sons clairs.

La langue est rouge à la pointe et aux bords; elle est blanchâtre au centre; les lèvres sont sèches, croûteuses. Anorexie, soif vive. Il n'y a ni nausées, ni vomissements, ni diarrhée.

L'intelligence est nette; le malade répond parfaitement aux questions qu'on lui adresse; il n'a pas de céphalalgie vive, pas d'épistaxis, pas de bourdonnements d'oreille.

Les urines ne contiennent pas d'albumine. (Pour traitement, ventouses sèches en grand nombre à la base de la poitrine et sur les membres, julep au kermès minéral, vésicatoire en arrière à droite.)

Le lendemain, 23 février, nous sommes frappés de l'apparence typhoïde que présente le malade; il est immobile dans le décubitus dorsal; les lèvres sont sèches, noirâtres; la langue est également sèche et fendillée; les ventouses ont laissé une ecchymose bleuâtre très-prononcée; le pouls est à 90; la peau toujours très-chaude, sudorale; on compte 51 respirations par minute; le ventre est légèrement ballonné; on découvre sur la peau quelques sudamina, mais pas de taches lenticulaires ni de pétéchies. Il n'y a ni douleurs dans la fosse iliaque droite, ni gargouillement. Le malade est constipé.

Les signes locaux sont à peu près les mêmes que la veille. A droite en avant, sous la clavicule, la respiration soufflante se rapproche beaucoup du souffle tubaire. Elle est entremêlée de râles sous-crépitants, fugaces. La percussion dans ce point donne une obscurité relative de son. La toux est toujours très-fréquente et très-douloureuse; les crachats sont comme hier, mousseux, abondants, de couleur jaunâtre et striés de sang (ventouses sèches, julep kermétisé, extrait de quinquina, vin, bouillon).

Nous ne ferons pas jour par jour l'énumération fastidieuse de symptômes qui ont très-peu varié. Qu'il nous suffise de dire que pendant les deux semaines qui se sont écoulées depuis son entrée à l'hôpital jusqu'à sa mort, le malade est resté dans le même état de prostration typhoïde, prostration cependant qui n'était pas telle qu'il ne pût se soulever avec assez de facilité sur son séant et que même la veille de sa mort, il ne pût sortir de son lit pour satisfaire à un pressant besoin. Il n'y eut jamais un véritable délire; toutefois dans les dernières nuits, on remarqua une grande agitation et du trouble dans les idées, trouble qui disparaissait le matin au moment de la visite. Jamais de céphalalgie vive, pas de soubresauts de tendons, pas d'épistaxis. La langue, les gencives et les lèvres présentèrent à un haut degré pendant tout le cours de la maladie un état fuligineux des plus prononcés, aussi prononcé que dans les fièvres adynamiques les plus graves. Ventre légèrement ballonné et constipation opiniâtre. Les sudamina se montrèrent pendant une grande partie de la maladie, mais jamais nous ne pûmes découvrir la moindre tache lenticulaire. Le pouls oscilla entre 90 et 120 pulsations sans dicrotisme. La peau se couvrit souvent de sueurs abondantes.

L'oppression fut toujours le symptôme qui attira le plus l'attention. Jamais nous ne comptâmes moins de 42 respirations par minute et souvent elles atteignirent le chiffre de 55 et même de 60. La toux resta également un des phénomènes les plus marqués et les plus fatigants pour le malade. L'expectoration varia peu et présenta constamment ce caractère singulier d'une sorte de blanc d'œuf battu, de couleur jaune orangé et strié de sang. Ce sang fut plus ou moins abondant, mais il ne manqua pas un seul jour dans l'expectoration.

La percussion ne donna jamais une matité ou submatité franche et étendue, comme on le remarque dans la pneumonie lobaire. Elle révéla en certains points, surtout sous les clavicules, de l'obscurité du son, mais cette obscurité était souvent indécise, irrégulièrement disséminée dans les deux poumons et quelquefois alternant avec l'exagération de la sonorité.

A l'auscultation, pendant la première semaine, nous percevions des râles sibilants et sous-crépitants disséminés, un peu de souffle tubaire irrégulier et fugace, à droite au sommet quelques râles crépitants, puis plus tard une grande faiblesse de respiration dans les mêmes points où précédemment nous avions noté le souffle et les râles.

Malgré un traitement actif qui a consisté surtout en ventouses sèches appliquées en très-grand nombre sur la poitrine et les membres, en vésicatoires répétés, potions kermétisées, toniques (quinquina, eau-de-vie, vin) la maladie n'a cessé d'empirer. Dans les derniers jours, il y eut suppression presque complète de l'expectoration, difficulté de plus en plus marquée de la respiration, râle trachéal.

A l'autopsie, les deux poumons sont très-volumineux, comme insufflés, rougeâtres. Sous la plèvre se remarquent des granulations miliaires et des ecchymoses par plaques et par points, surtout à la partie postérieure. Tous deux présentent de l'emphysème localisé au bord antérieur, à la circonférence de la base du lobe inférieur, et çà et là à la surface. Le parenchyme pulmonaire est criblé de granulations miliaires, grisâtres, semi-transparentes, ayant toutes à peu près le même volume et la même coloration. Elles sont un peu plus confluentes au poumon droit qu'au poumon gauche. Autour de ces granulations, le tissu du poumon est diversement altéré. Dans certains points on remarque une congestion simple, dans d'autres une congestion œdémateuse, dans d'autres enfin, surtout à droite, des noyaux nombreux et disséminés de pneumonie lobulaire. Tout à fait au sommet du poumon droit, une masse caséeuse et crétacée est logée dans une coque fibreuse ardoisée, grosse comme une noisette. En outre de ces lésions, on constate quelques petits noyaux d'apoplexie pulmonaire. La plèvre pariétale du côté droit est fortement adhérente au sommet; elle jette quelques brides cellulo-fibreuses dans différents points du reste de la surface pulmonaire. Les lobes sont également réunis par places par des filaments cellulo-fibreux. Les adhérences au sommet gauche sont beaucoup moins étendues.

Au niveau de la bifurcation de la trachée se trouvent des deux côtés de gros ganglions renfermant une multitude de granulations et de noyaux caséeux très-marqués. L'épiglotte, le larynx, la trachée et les bronches présentent une injection très-prononcée sans ulcérations.

Le foie est cirrhotique, on remarque sous la séreuse de petites granulations blanchâtres qui paraissent être des granulations miliaires tuberculeuses.

La rate, un peu augmentée de volume, présente à l'intérieur comme à l'extérieur un grand nombre de granulations miliaires. La partie du péritoine qui est en rapport avec cet organe est fortement injectée et couverte d'une multitude de granulations. On en trouve également sur la séreuse péritonéale qui recouvre le diaphragme, à la surface et à l'intérieur des reins d'ailleurs sains.

Le tissu musculaire du cœur est très-mou, graisseux.

L'estomac présente des ecchymoses vers la grande courbure.

Rien à l'intestin, ni granulations, ni ulcérations tuberculeuses. Plaques de Peyer saines.

L'observation qu'on vient de lire est un bel exemple de phthisie granuleuse généralisée avec pneumonie lobulaire et à forme typhoïde. L'autopsie est venue démontrer l'exactitude du diagnostic qui avait été porté pendant la vie, en même temps qu'elle nous a rendu un compte satisfaisant des principaux symptômes que nous avions observés. Ce fait nous semble devoir rentrer dans la catégorie des phthisies granuleuses primitives, quoique très-probablement il existât depuis assez longtemps au sommet un certain nombre de granulations qui n'avaient signalé leur présence par aucun phénomène appréciable. Ce qui nous le fait supposer c'est l'existence d'adhérences très-anciennes dans cette région, et de cette petite masse caséeuse qui a été le dernier terme d'un noyau pneumonique développé autour des granulations.

Quoi qu'il en soit, c'est vers le 15 janvier seulement que la toux et l'oppression apparaissent. Il est vraisemblable que c'est à cette époque que les granulations commencent à se développer dans les deux poumons. La fièvre est nulle. Le malade peut se lever, sortir même; les crachats ne présentent aucun caractère particulier. La phthisie granuleuse généralisée est simple; la pneumonie n'existe pas encore. Ce n'est qu'au bout d'un mois qu'elle se déclare; alors la fièvre s'allume, les crachats deviennent visqueux et sanguinolents, l'oppression et la toux augmentent, l'état typhoïde apparaît.

Cette pneumonie était lobulaire, avons-nous dit, et les noyaux en étaient disséminés çà et là dans les deux poumons, entremêlés de soulèvements lobulaires emphysémateux. Cette différence anatomique nous rend compte des différences curieuses observées dans la sonoréité des parties voisines les unes des autres; elle nous explique la mobilité des signes, le peu de netteté des râles crépitants, et du souffle tubaire. De plus, si l'on considère le nombre et la gravité des lésions pulmonaires, cette multitude de granulations miliaires qui parsemaient les deux parenchymes, cette congestion généralisée, ces noyaux disséminés de pneumonie lobulaire, ces emphysèmes partiels, on comprendra la gêne extrême de la respiration qui devait en résulter et l'importance de ce signe au point de vue du diagnostic.

Enfin nous appellerons l'attention sur l'aspect typhoïde que présentait le malade, et sur les hémorrhagies qui ont été constatées dans divers organes. Nous insisterons dans l'étude générale des symptômes sur ce phénomène important qui a été rencontré par plusieurs observateurs et nous aurons à en rechercher la valeur diagnostique et pronostique.

Observation. — *Phthisie granuleuse avec pneumonie lobaire du côté gauche.*

Un jeune homme de vingt-cinq ans, d'une bonne santé habituelle et n'étant pas sujet à s'enrhumer, fut pris de toux vers le milieu de l'année 1864, après une brusque suppression de transpirations abondantes et habituelles des pieds. Cette toux résista à tous les moyens employés et fut accompagnée au bout de deux mois d'une forte hémoptysie. Il en résulta une notable altération de la santé pendant quelque temps, le malade perdit ses forces et maigrit considérablement, puis peu à peu il se rétablit; l'embonpoint reparut. La toux seule persista.

Au mois de janvier 1865, six mois environ après le commencement de la toux, sans cause appréciable, il survint un nouveau crachement de sang, plus considérable encore que le premier. Au moment de l'accident, le malade perdit connaissance et tout aussitôt la fièvre se déclara. On le transporta à l'hôpital deux jours après, dans l'état suivant :

Il avait alors un mouvement fébrile intense, le pouls battait 120 fois par minute, la peau était chaude, la face injectée. Il n'éprouvait pas de point de côté, mais se plaignait d'une gêne notable à la partie antérieure de la poitrine. La toux était vive, l'oppression très-marquée. Le malade expectorait des crachats jaune-verdâtres, opaques, mélangés de sang pur, ne présentant nullement le caractère des crachats pneumoniques.

La percussion faisait reconnaître un son obscur au-dessous de la clavicule gauche. En arrière, de ce côté, existait une submatité très-évidente dans la moitié supérieure. A l'auscultation, on percevait des râles sous-crépitants sous la clavicule gauche; ils existaient également mais plus fins en arrière dans la moitié supérieure. La voix et la toux retentissaient dans ces points. Du côté droit la respiration était rude, soufflante dans toute l'étendue du poumon en avant et en arrière, mais on ne distinguait aucun bruit anormal.

Les jours suivants, l'état du malade parut visiblement s'aggraver. Les symptômes consistaient toujours en une fièvre vive, continue, une oppression très-marquée, de la toux, une expectoration peu abondante de crachats épais, jaunâtres, mélangés de sang pur ; la matité était de plus en plus prononcée en arrière à gauche ; les râles sous-crépitants s'étaient étendus au lobe inférieur. En outre, nous constations quelques phénomènes nouveaux : du souffle tubaire très-net dans la moitié supérieure et postérieure gauche, avec bronchophonie et augmentation des vibrations thoraciques, une épistaxis et un peu de délire nocturne.

Le troisième jour de son entrée à l'hôpital, le malade mourut subitement, sans que rien annonçât une terminaison aussi brusque.

L'autopsie fit reconnaître une multitude de granulations dans les deux poumons. Seulement à droite le poumon était resté sain ou à peine congestionné autour des granulations, tandis qu'à gauche il était fortement engoué dans la moitié inférieure, et complétement hépatisé dans la moitié supérieure. Les plèvres étaient adhérentes dans une grande partie de leur étendue.

On suit parfaitement dans cette observation les deux phases de la maladie. La première, qui correspond à la tuberculose granuleuse simple, commence au moment où les transpirations sont supprimées et où la toux apparaît.

L'hémoptysie qui survient deux mois plus tard est la conséquence de l'appel fluxionnaire produit par les granulations. Il en résulte un trouble notable dans la santé générale; le malade maigrit, perd ses forces, puis cependant tout rentre à peu près dans l'ordre, sauf la toux qui persiste. L'économie s'habitue en quelque sorte à une lésion qui n'altère pas profondément la trame de l'organe. C'est alors que se déclare la pneumonie. La physionomie de la maladie change tout aussitôt. La fièvre se déclare; en même temps une nouvelle hémorrhagie a lieu, et bientôt on constate la plupart des signes d'une inflammation franche, dont la gravité s'explique par l'état antérieur des poumons. Il nous serait difficile de rencontrer une observation dans laquelle l'enchaînement des symptômes et des lésions fût plus évident.

OBSERVATION. — *Phthisie granuleuse généralisée avec broncho-pneumonie.*

S..., Joseph, âgé de cinquante ans, n'a jamais été sérieusement malade. Il n'est pas sujet à s'enrhumer; il n'a été atteint ni de scrofule, ni de rhumatismes. Son père est mort d'accident, et sa mère vit encore.

Au mois de novembre 1864, sans cause appréciable, cet homme fut pris d'une toux vive et continue, fréquente surtout la nuit, avec expectoration au bout de quelques jours de crachats blanchâtres. Il n'y eut au début ni frissons, ni fièvre, ni point de côté. Cet état dura sans changement notable pendant environ un mois; puis vers le milieu de décembre, le mal parut s'aggraver; les forces et l'appétit diminuèrent; l'oppression devint plus vive, l'expectoration changea d'aspect; elle fut opaque et contint du sang pur. Le malade fut alors obligé de garder le lit à cause de la faiblesse croissante, et il ne le quitta plus jusqu'à son entrée à l'hôpital Lariboisière, le 28 février 1865 ; il avait, pendant cette dernière période, considérablement maigri et la fièvre s'était déclarée depuis quelques jours.

Lorsque nous vîmes le malade pour la première fois, nous fûmes frappés de son air d'abattement et de l'altération profonde de ses traits. Le visage était pâle, légèrement cyanosé, et cette teinte particulière dénotait une gêne notable de l'hématose. La chaleur de la peau était modérée ; le pouls battait 92 fois par minute ; la langue était recouverte d'un enduit blanchâtre et sur ses bords plus rouges on remarquait de petites plaques de muguet. Les lèvres étaient légèrement violacées, non fuligineuses. Il n'y avait ni vomissements, ni diarrhée, mais inappétence absolue. Le ventre n'était pas ballonné et ne présentait aucune éruption spéciale ; il n'était pas douloureux et la pression ne déterminait pas de gargouillement dans la fosse iliaque droite.

La toux était vive et fréquente ; l'oppression très-marquée. Les crachats étaient visqueux, abondants, blanchâtres, striés de sang pur. A la percussion, nous constations un peu d'obscurité du son en avant sous les clavicules des deux côtés. A l'auscultation à droite en avant, râles ronflants disséminés et diminution de la respiration vers la partie moyenne ; à gauche en avant, respiration soufflante et râles sous-crépitants au sommet. En arrière, son à peu près normal ; respiration faible aux deux sommets, rude et soufflante à la base, surtout dans l'inspiration (julep avec extrait de quinquina, vin de quinquina, kermès minéral, application de teinture d'iode, bouillons, vin de Bordeaux).

Les jours suivants, la matité se prononce au-dessous des clavicules, surtout à droite, dans l'espace de deux à trois travers de doigt. Le murmure vésiculaire dans ces points est accompagné de sifflements et de ronflements ; plus bas il est affaibli et couvert par des râles vibrants et bullaires; en arrière, le son est devenu obscur dans la moitié supérieure, clair au contraire dans la moitié inférieure. L'auscultation dénote une absence presque complète de la respiration dans une grande étendue du poumon droit, surtout au sommet. A gauche, à peu près mêmes phénomènes; seulement moins de différence de son et moins d'affaiblissement du murmure vésiculaire qu'à droite ; quelques râles ronflants disséminés ; les crachats sont toujours striés de sang pur, visqueux, abondants, quelques-uns blanchâtres comme dans la bronchite, d'autres légèrement sanguinolents comme dans la pneumonie; l'oppression est de plus en plus prononcée ; la langue est rouge, sèche à son centre; le muguet a envahi un plus grand nombre de points de la muqueuse buccale et linguale ; inappétence toujours complète, constipation. 105 pulsations, peau sans chaleur, prostration, pas de céphalalgie, pas de délire, intelligence nette; pas d'épistaxis; pas d'hémorrhagies à la peau et aux muqueuses.

4, 5, 6 mars. L'état va toujours s'aggravant. Pouls à 120, petit ; refroidissement des extrémités; teinte cyanique de la face de plus en plus marquée ; décubitus dorsal, mais point d'apparence typhoïde ; à l'auscultation, affaiblissement considérable du murmure vésiculaire dans une grande partie des poumons, principalement à droite et en avant; quelques râles sous-crépitants, et surtout ronflants disséminés; crachats d'un rouge brun beaucoup moins abondants; oppression extrême. Mort le 8 mars.

A l'examen nécroscopique, les poumons sont volumineux, rougeâtres; les plèvres adhérentes dans la plus grande partie de leur étendue; les adhérences sont très-épaisses, et à gauche en avant, elles sont comme cartilagineuses. On remarque de l'emphysème, surtout à droite, à la face antérieure, au bord intérieur, et à la circonférence de la base des deux lobes inférieurs; les deux poumons sont farcis de granulations miliaires, grisâtres, semi-transparentes; quelques-unes au poumon gauche sont plus grosses, en même temps qu'elles sont jaunâtres, opaques; tout le tissu pulmonaire intermédiaire aux granulations est fortement congestionné; par places, il est induré et friable, ne crépite plus, s'enfonce sous l'eau, et dans ces points il est manifestement en état de pneumonie lobulaire. Ces noyaux sont plus nombreux à droite qu'à gauche; aux deux sommets, le tissu est plus dur, plus résistant, de couleur grisâtre, comme fibreux (pneumonie interstitielle); en outre, au sommet gauche, on remarque une petite cavité pouvant contenir environ un gros pois; les parois en sont encore formées par une mince couche de matière caséeuse; sous les plèvres s'aperçoivent un assez grand nombre de granulations miliaires, et à la partie postérieure du poumon droit quelques suffusions sanguines. La muqueuse des bronches est injectée, épaissie, manifestement enflammée; aux environs des bronches existent quelques ganglions très-hypertrophiés et en grande partie caséeux.

Le foie, d'un volume à peu près normal, présente un commencement de cirrhose, mais pas de granulations tuberculeuses.

On trouve des granulations à la surface et dans l'intérieur des deux reins; on en rencontre également sur la rate, qui est adhérente au péritoine dans une grande partie de son étendue, et présente ses dimensions normales.

L'intestin et le cerveau sont exempts de lésions.

Nous nous bornerons à de courtes réflexions, cette observation présentant de grandes analogies avec les précédentes. Ici encore nous trouvons deux phases bien tranchées dans la maladie. La première, non fébrile, est caractérisée par la toux et correspond à la présence des granulations, sans lésions prononcées du parenchyme pulmonaire ; la deuxième coïncide avec le mouvement fébrile, les crachats visqueux, les râles ronflants et sous-crépitants, tous phénomènes dénotant l'existence d'une broncho-pneumonie prouvée par l'autopsie; dans ce fait, l'opacité de certaines granulations et l'état semi-cartilagineux de quelques adhérences semblent indiquer qu'il s'était fait des dépôts successifs dans l'intérieur des poumons.

Symptômes. — Le début des accidents dans cette forme de phthisie aiguë est variable. Dans quelques cas, avant l'apparition des symptômes fébriles, le malade est languissant depuis un certain nombre de semaines ou de mois; il tousse, il maigrit, il perd ses forces, il a quelques sueurs nocturnes, il est oppressé quand il marche ou monte un escalier. Si l'on examine la poitrine, on ne constate rien. Déjà très-probablement, comme nous l'avons vu en parlant de la phthisie granuleuse généralisée simple, les granulations sont déposées dans la trame pulmonaire. C'est alors que sans cause appréciable, quelquefois à la suite d'un refroidissement, la fièvre s'allume, la maladie aiguë est déclarée.

Dans d'autres cas, le malade est atteint depuis un temps plus ou moins long de phthisie pulmonaire chronique. On perçoit au sommet d'un ou des deux poumons des râles sous-crépitants, du gargouillement, du souffle caverneux, etc., puis tout à coup, au milieu de la marche lente de la tuberculisation classique, les accidents aigus de la phthisie granuleuse fébrile apparaissent et précipitent le dénoûment.

Enfin dans quelques cas le début est brusque, la maladie éclate au milieu de la santé, en apparence la plus parfaite, à l'instar d'une affection franchement aiguë. C'est dans ces cas que l'on peut constater un frisson initial, intense, surtout si cette pneumonie revêt la forme lobaire. Plus souvent le frisson manque, ou est peu prononcé, ainsi que cela s'observe fréquemment dans les pneumonies catarrhales lobulaires, et nous avons déjà dit que cette forme de pneumonie est la plus commune dans la phthisie granuleuse généralisée.

Quelquefois enfin, comme dans une de nos observations, c'est une hémoptysie plus ou moins abondante qui ouvre la scène pathologique.

Quoi qu'il en soit, et quelque différent qu'ait été le début, une fois la maladie déclarée, voici les symptômes que l'on constate le plus ordinairement.

Il existe un mouvement fébrile intense, la peau est

chaude, la face injectée, le pouls bat de 90 à 120 fois par minute; il est développé, mais un peu mou, sans dicrotisme marqué.

Quelques malades accusent un point de côté; mais le plus souvent, la douleur manque comme le frisson.

La toux se manifeste promptement ou continue si elle existait déjà. Elle est fréquente, quinteuse, quelquefois incessante et généralement très-pénible pour le malade; elle est accompagnée souvent alors d'une sensation de déchirement dans la poitrine; dans quelques cas, cette toux est peu prononcée, ou se développe tardivement; c'est une exception fort rare.

L'expectoration est variable; elle peut être nulle, quelquefois elle est formée de crachats complétement opaques, jaunes, verdâtres, comme dans la bronchite ou la phthisie chronique; plus souvent elle est visqueuse, légèrement sanguinolente, mais rarement cependant caractéristique comme dans la pneumonie franche; presque toujours elle est mélangée de crachats blanchâtres, aérés, mousseux ou opaques et de sang pur qui apparaît très-distinctement sous forme de stries ou d'îlots. Nous appelons particulièrement l'attention sur la présence du sang pur dans l'expectoration. C'est un phénomène que nous avons constamment rencontré chez nos malades et qui a été signalé par un grand nombre d'observateurs. Nous verrons un peu plus loin, quand nous nous occuperons du diagnostic, toute l'importance que l'on doit accorder à ce signe.

Un des symptômes les plus saillants, c'est la fréquence de la respiration. Cette fréquence s'explique facilement par le trouble considérable survenu dans l'hématose. Nous avons vu précédemment que dans la phthisie granuleuse généralisée simple, quoique le parenchyme pulmonaire fût demeuré sain, l'oppression était déjà un phénomène dominant. On comprend que dans la phthisie compliquée de congestion généralisée et de pneumonies lobulaires ou lobaires, cette oppression soit portée à un très-haut degré. C'est en effet ce qui arrive presque constamment, et il n'y a pas lieu d'être surpris en pareil cas de voir les respirations monter jusqu'au chiffre de 60-70 par minute, ainsi que nous l'avons noté chez plusieurs de nos malades.

La percussion permet de reconnaître quelquefois une matité prononcée dans un des côtés de la poitrine et dans une partie plus ou moins étendue du thorax, correspondante au lobe hépatisé. Le plus ordinairement la modification du son consiste en une submatité vague et irrégulière ; il y a, à droite et à gauche, en avant et en arrière, des régions obscures donnant au doigt qui percute un certain degré de résistance, et à côté de ces parties, inégalement distribuées, en rapport de siége avec les indurations pneumoniques partielles, on constate une sonoréité exagérée, comme tympanique, qui s'explique par les soulèvements emphysémateux de certains lobules. Ces différences de son que donne la percussion peuvent être perçues dans les divers points de la poitrine, mais sont en général plus accentuées aux sommets.

L'auscultation fournit des signes différents suivant la forme de pneumonie qui vient compliquer la phthisie granuleuse généralisée. Lorsque la pneumonie est lobaire, on perçoit le râle crépitant ou sous-crépitant fin et le souffle tubaire ; mais si l'inflammation pulmonaire revêt, comme c'est le cas le plus ordinaire, la forme catarrhale, ce sont les râles sous-crépitants ou sibilants qui dominent, et ces râles, au lieu d'être bornés à un lobe du poumon, sont en général disséminés dans toute la poitrine, comme les broncho-pneumonies qui les déterminent. Il s'y joint quelquefois du souffle tubaire, mais ce souffle est fugace, limité et se rapproche plutôt de l'expiration soufflante que d'un véritable souffle. A une période plus avancée de la lésion, l'auscultation dénote un grand affaiblissement du murmure vésiculaire, avec persistance de quelques râles vibrants et bullaires.

Ce qui constitue un des caractères les plus importants de ces signes, c'est leur variété, leur extrême mobilité. Ainsi, dans un point la respiration est faible, dans un autre elle est rude, soufflante; plus loin c'est un véritable souffle. A côté des ronchus sibilants et sous-crépitants, on perçoit quelques bouffées de râle crépitant. Un jour ces râles existent dans une région, le lendemain ils ont disparu et ce sont d'autres phénomènes qui les remplacent. Cette fugacité et le peu d'intensité des symptômes fournis par l'auscultation expliquent comment beaucoup d'auteurs ont méconnu la pneumonie par cela seul qu'ils recherchaient les signes classiques d'une inflammation pulmonaire franche; or, nous avons eu déjà souvent l'occasion de le répéter, cette forme de pneumonie est rare dans la phthisie granuleuse généralisée fébrile, non-seulement chez l'enfant, ce qui ne doit pas surprendre à cet âge où la pneumonie lobulaire s'observe fréquemment, mais encore chez le vieillard et chez l'adulte.

Nous n'avons pas besoin de dire que lorsque la phthisie

granuleuse est secondaire et succède à la tuberculisation chronique, on perçoit au sommet de l'un des deux poumons, et quelquefois aux deux sommets, les signes qui dénotent l'existence du ramollissement de la pneumonie caséeuse et des cavernes pulmonaires, tels par exemple que les râles sous-crépitants humides, le gargouillement, le souffle caverneux, la pectoriloquie, etc., dans les mêmes points où la percussion révèle une matité plus ou moins prononcée.

La céphalalgie existe assez fréquemment, mais elle est variable d'intensité, quelquefois très-vive, d'autres fois à peine marquée. Suivant M. Louis, elle serait constante. Elle nous a paru peu accusée dans les cas que nous avons eus sous les yeux; nous ne parlons pas, bien entendu, des phthisies compliquées de méningite tuberculeuse dans lesquelles le mal de tête revêt une intensité tout à fait exceptionnelle.

Le délire a été signalé par presque tous les observateurs. Le plus ordinairement c'est un délire ultime et qui n'apparaît que dans les dernières vingt-quatre ou quarante-huit heures; rarement il se montre au début ou dans le cours de la maladie. En ce cas il a souvent ceci de particulier et de caractéristique d'être, comme l'a parfaitement indiqué M. Colin (1), surtout nocturne et de se dissiper le matin pour reparaître la nuit suivante. Il est quelquefois accompagné de vertiges, de bourdonnements d'oreilles, de soubresauts dans les tendons.

Du côté du tube digestif, on rencontre en général peu de signes, et au point de vue du diagnostic quelquefois si

(1) **Colin**, *Études cliniques de médecine militaire*, p. 67.

difficile des phthisies granuleuses fébriles, ce caractère négatif a une haute importance. L'anorexie est un phénomène à peu près constant. La soif est vive, la langue recouverte d'un enduit blanc jaunâtre au début, quelquefois sèche, fuligineuse, d'autres fois conservant son humidité, mais présentant une teinte violacée et se couvrant dans les derniers jours d'une plaque de muguet. Il y a rarement des vomissements. La diarrhée a été notée comme très-fréquente par quelques observateurs et particulièrement par M. Louis. Nous croyons que dans ces cas la diarrhée a dû être occasionnée par une complication intestinale; car nos faits, d'accord sur ce point avec ceux de la plupart des auteurs qui se sont occupés de la phthisie aiguë, indiquent au contraire la constipation comme la règle la plus ordinaire.

L'abdomen est normal ou légèrement ballonné, non douloureux à la pression, sauf le cas, il est vrai assez fréquent, de développement inflammatoire des ganglions mésentériques, ou de péritonite granuleuse dans lesquels on constate une sensibilité vive, superficielle et une augmentation de volume du ventre.

Il existe fréquemment des sudamina, et ces sudamina paraissent dans quelques cas en rapport avec l'abondance des transpirations signalées par un grand nombre d'auteurs. Ces transpirations peuvent être générales ou partielles, quelquefois limitées à la tête. Quoique moins accusées que dans la phthisie chronique, elles constituent un signe d'autant plus précieux qu'on les rencontre plus rarement dans les autres affections aiguës.

Quelques auteurs, en petit nombre, ont noté l'existence

de véritables taches lenticulaires rosées. Nous les avons cherchées avec un grand soin chez tous nos malades, mais jamais nous n'avons pu constater leur présence; elles n'existaient pas davantage dans les faits de MM. Louis, Andral, Leudet, Despine (1), Gull (2), Johnston (3), Empis, etc.; nous sommes dès lors fondés à les croire excessivement rares, si tant est qu'elles n'aient pas été confondues dans ces cas exceptionnels avec des rougeurs pointillées de la peau. Waller est un des auteurs qui semblent les avoir rencontrées le plus souvent. Toutefois lorsqu'on lit avec attention les observations du savant médecin de Prague, on s'aperçoit que dans les trois cas où ces taches lenticulaires étaient évidentes, l'un (obs. III) était un cas de fièvre typhoïde entée sur une phthisie granuleuse généralisée, ainsi que le démontra l'autopsie; quant aux deux autres (obs. II et IV), suivies de guérison, le nom de fièvre typhoïde paraît beaucoup plutôt leur convenir que celui de phthisie aiguë.

La rate conserve ses dimensions normales ou est légèrement augmentée de volume. Ce n'est que rarement qu'on la trouve dépassant le rebord des fausses côtes.

Les urines sont foncées de couleur, sédimenteuses et ne contiennent pas d'albumine, à moins qu'il ne se développe une néphrite par infiltration granuleuse dans le parenchyme rénal.

Un symptôme qui mérite une mention toute spéciale, c'est la sensation d'extrême faiblesse dont se plaignent la

(1) Despine, *Archives de médecine*, 1837. *De la phthisie aiguë.*

(2) Gull (cité par M. Leudet).

(3) Johnston, idem.

plupart des malades. Sans doute ils peuvent encore se redresser sur leur séant, se lever même, mais ils recherchent avec empressement la position horizontale, et le décubitus dorsal. Chez quelques-uns c'est un véritable état adynamique qui présente les plus grandes analogies avec l'adynamie de la fièvre typhoïde ; la ressemblance est d'autant plus frappante que souvent en même temps la langue, les lèvres, les dents sont fuligineuses et qu'on voit survenir des hémorrhagies dans diverses parties du corps.

Ces hémorrhagies signalées par plusieurs auteurs (Rokitansky, Rayer, Rilliet et Barthez, Charcot, (1) etc.) ont été surtout bien étudiées par M. Leudet dans un intéressant travail publié dans les *Mémoires de la Société de biologie* (2). Sur 244 cas de phthisie, cet observateur distingué a rencontré neuf fois des hémorrhagies se manifestant par une autre voie que le poumon, le plus souvent par l'intestin, la peau, la muqueuse nasale, plus rarement par le cerveau, et les organes urinaires. Deux fois l'épanchement de sang a été constaté dans les muscles de la paroi abdominale. M. Leudet fait remarquer à cette occasion qu'il a été prouvé que dans les cachexies, à côté de l'aglobulie, il existait d'autres altérations proportionnelles des éléments du sang, la leucémie, la mélanémie. Il se demande si chez les phthisiques il n'y aurait pas quelque modification du liquide sanguin analogue ou comparable à la leucémie ou à la mélanémie, et il paraît disposé à admettre une sorte de dyscrasie, se traduisant par des hémorrhagies dans divers organes.

(1) *Comptes rendus de la Société de biologie*, année 1857, p. 126.

(2) Leudet, *Remarques sur la diathèse hémorrhagique*, etc. (*Mémoires de la Société de biologie*, année 1859, p. 179.)

Ce qui nous empêche de nous ranger complétement à la manière de voir du savant professeur de Rouen, c'est que d'après ses recherches mêmes, et d'après les nôtres, ces hémorrhagies sont extrêmement rares dans la forme chronique de la tuberculisation ; car nous ne saurions accepter l'opinion de quelques auteurs qui considèrent l'hémoptysie comme un phénomène de cause générale ; elles ne se rencontrent pas plus souvent dans la tuberculisation chronique que dans beaucoup d'autres affections de longue durée (néphrite albumineuse (1), pleurésie chronique, etc.) ; au contraire, ces hémorrhagies sont relativement communes dans la phthisie aiguë, de l'avis de MM. Leudet, Waller, Charcot et de la plupart des observateurs. Pourquoi cette différence ? Faut-il admettre dans cette forme de la tuberculisation une altération spéciale du sang, préexistant au dépôt des granulations, et à la production de l'hémorrhagie? Nous aurons à discuter un peu plus loin cette hypothèse lorsque nous examinerons les principales opinions des auteurs sur la nature de la phthisie aiguë. Dès à présent, nous ferons remarquer que ces hémorrhagies ne sont pas particulières à cette affection, qu'elles ont été notées dans d'autres maladies aiguës, non-seulement dans les pyrexies où elles sont assez communes, mais encore dans la phlegmasie de certains organes et en particulier dans celle du poumon. M. Leudet rapporte lui-même dans son mémoire des cas d'hémorrhagies par l'intestin et la peau chez des malades atteints de pneumonies lobaires ou lobulaires. Dans certaines formes de pneumonies, spécialement dans les

(1) Voyez une thèse intéressante de M. Lévi (*Études sur quelques hémorrhagies liées à la néphrite albumineuse*, 1864).

pneumonies typhoïdes, on sait qu'il n'est pas rare de rencontrer des hémorrhagies nasales, buccales ou autres. Cela étant admis, nous nous demandons s'il n'est pas naturel de voir dans ces hémorrhagies un résultat de l'inflammation pulmonaire concomitante, modifiée si l'on veut par la tuberculisation, plutôt qu'un effet direct de cette tuberculisation qui est si rarement accompagnée de perte de sang lorsqu'elle existe seule, dégagée de toute complication inflammatoire. Ce qui nous confirme dans notre manière de voir, c'est que dans les autres variétés de phthisies granuleuses généralisées fébriles qu'il nous reste à étudier, ces hémorrhagies ne se rencontrent plus, ou sont infiniment rares.

§ 2. — Phthisie granuleuse généralisée compliquée de bronchite capillaire.

Les granulations miliaires ne sont pas toujours le point de départ d'une inflammation du tissu pulmonaire, d'une pneumonie lobaire ou lobulaire ; quelquefois elles n'occasionnent qu'une bronchite, mais cette bronchite, par son siége et son étendue, n'en constitue pas moins une complication fort grave, presque toujours mortelle. Si l'on réfléchit que le plus souvent la bronchite est accompagnée d'une forte congestion pulmonaire, si l'on considère d'un autre côté que la bronchite capillaire est bien voisine de la pneumonie lobulaire, on comprendra que les symptômes de cette forme de phthisie granuleuse généralisée doivent présenter beaucoup d'analogie avec ceux de la forme pneumonique que nous venons d'étudier, et c'est en effet ce que l'observation démontre ; toutefois, il existe entre elles quelques différences plus ou moins accusées, sur lesquelles nous devons insister.

Symptômes. — Le début est généralement moins brusque, beaucoup plus rarement encore marqué par un frisson et un point de côté. La douleur est le plus souvent remplacée par une gêne derrière le sternum, avec un sentiment de constriction à la base du thorax. La toux est ordinairement le premier phénomène qui se présente ; elle est remarquable par sa fréquence et son intensité ; les crachats sont abondants, mousseux, blancs, aérés ou jaunes, verdâtres, opaques, quelquefois nummulaires, souvent striés de sang pur ; ils ne sont ni visqueux ni sanguinolents ; l'oppression est vive et continue ; la gêne de la respiration est quelquefois si prononcée que les malades ne peuvent rester dans le décubitus dorsal et qu'ils sont obligés, comme dans l'asthme, de garder la position assise, le corps incliné en avant.

Le pouls est accéléré. La peau, chaude au début, est souvent inondée de sueurs ; la face, en général plutôt pâle qu'injectée, prend, vers la fin de la maladie, une teinte légèrement violacée au niveau des joues et des lèvres.

La percussion donne un son normal ; toutefois il n'est pas rare de trouver un peu de submatité dans certains points de la poitrine, le plus souvent aux sommets, submatité en rapport avec la condensation du poumon qui résulte de la tuberculose miliaire et de la congestion plus ou moins prononcée du parenchyme, qui accompagne la bronchite ; quelquefois la sonorité paraît exagérée, comme tympanique, et cette modification du son s'observe par places irrégulières qui correspondent aux soulèvements emphysémateux de la surface pulmonaire.

L'auscultation permet de constater une respiration rude et de nombreux râles ronflants, sibilants et sous-crépitants plus ou moins fins. Ces râles, dont la nature varie suivant l'étroitesse des ramifications bronchiques enflammées, peuvent être très-étendus, occuper tous les points du thorax, ou bien être limités à une région, aux deux sommets, par exemple, rarement à un seul poumon; ils présentent une grande mobilité de siége et alternent fréquemment les uns avec les autres; le murmure vésiculaire est souvent en même temps affaibli dans une étendue variable, et ce phénomène s'explique, soit par l'emphysème concomitant, soit par l'intensité de la congestion, soit par l'obstruction de quelques ramifications bronchiques.

Les forces sont abattues, et ce symptôme est quelquefois extrêmement prononcé et caractéristique de la maladie; toutefois on n'observe pas en général à un degré aussi marqué cette prostration, cet état typhoïde que nous avons signalé dans la forme pneumonique.

Le délire est un phénomène rare et qui n'apparaît que passagèrement à la fin de la période asphyxique. Il n'y a pas de sommeil, ou un sommeil agité par des rêves pénibles.

Les symptômes digestifs sont nuls ou peu accusés. A part une anorexie persistante et l'hypertrophie de la rate constatée dans quelques cas, on n'observe aucun trouble important. Il n'y a ni vomissements, ni diarrhée, ni douleurs de ventre, ni météorisme, ni hémorrhagies. On remarque quelques sudamina sur l'abdomen, mais jamais de taches lenticulaires ni de pétéchies.

En un mot, on le voit, les symptômes que nous venons

d'énumérer sont les symptômes qui appartiennent à la bronchite et souvent à cette forme grave que l'on désigne sous le nom de *bronchite capillaire*. Il n'y a de différence que dans l'intensité des phénomènes généraux, et dans l'aggravation continue de la maladie.

L'observation suivante peut être considérée comme résumant les principaux traits de la phthisie granuleuse généralisée, compliquée de bronchite.

Joseph G..., âgé de quarante deux ans, marchand des quatre saisons, a toujours joui d'une excellente santé. Doué d'une constitution vigoureuse, il a eu trois enfants qui se portent bien. Son logement est salubre et sa nourriture convenable. Sa mère vit encore; il a perdu son père étant encore enfant et ne saurait préciser l'affection à laquelle il a succombé.

Le 1er mai 1865, Joseph commença à tousser et presque en même temps éprouva une sensation de grande faiblesse qui l'obligea à cesser immédiatement son travail et au bout de quelques jours à prendre le lit. Du reste point d'autre phénomène important au début, ni frisson, ni point de côté. Fièvre modérée. Inappétence sans diarrhée, sans vomissements.

Pendant plusieurs semaines l'état resta à peu près le même. Le symptôme dominant était la toux, toux très-fréquente et très-pénible pour le malade, revenant par accès aussi bien la nuit que le jour, accompagnée d'une vive oppression et d'une expectoration muco-purulente assez abondante. Jamais les crachats ne furent visqueux ni sanguinolents. La faiblesse augmentait chaque jour ainsi que l'amaigrissement. La peau était chaude, couverte de sueurs qui se montraient assez régulièrement tous les matins. L'anorexie avait persisté. Le malade entra à l'hôpital Lariboisière, salle Saint-Landry n° 3, le 26 mai 1865.

C'est un homme qui, quoique ayant, dit-il, considérablement maigri, conserve encore toutes les apparences de la force. La peau est moite, sans chaleur vive; le pouls peu développé, dépressible, bat 120 fois par minute. L'oppression est grande (40 respirations), la toux forte, quoique un peu moins fréquente qu'au début de la maladie. L'expectoration est composée de parties opaques, jaunes verdâtres et de parties blanchâtres, aérées, non visqueuses, non sanguinolentes. On aperçoit au milieu de ces crachats quelques petites stries de sang pur. Transpirations abondantes la nuit et le matin. Inappétence absolue, langue blanchâtre, humide, sans rougeur vive des bords ni de la pointe, sans fuliginosités, pas de nausées, pas de vomissements, pas de diarrhée; pas de ballonnement du ventre ni de sensibilité dans les fosses iliaques; pas de taches lenticulaires ni de pétéchies. Céphalalgie sans agitation, sans délire, sans trouble des sens. Pas d'épistaxis.

A la percussion, son normal dans toute la poitrine, des deux côtés en avant, excepté sous les clavicules où l'on constate une légère obscurité du son. En arrière, au sommet droit, un peu de submatité; dans le reste de l'étendue des poumons son à peu près normal, tympanique par places.

A l'auscultation, à droite et en avant, râles ronflants et sibilants dans l'inspiration et l'expiration, mélangés à certains moments de quelques bulles de râles sous-crépitants, diminution du murmure vésiculaire. A gauche, mêmes phénomènes. Râles ronflants et sibilants un peu moins abondants; inspiration soufflante sous la clavicule; légère diminution du bruit respiratoire dans la moitié inférieure. En arrière, à droite et à gauche, râles sibilants et ronflants dans toute la hauteur; râles sous-crépitants aux deux bases. Un peu d'affaiblissement du murmure respiratoire dans la moitié supérieure droite.

Rien à noter du côté des autres fonctions. L'urine ne contient ni sucre ni albumine.

Nous diagnostiquons une phthisie granuleuse généralisée compliquée de bronchite (quinquina, vin de Bordeaux, ventouses sèches en grand nombre, vésicatoires volants, julep kermétisé).

Depuis le 26 mai, jour de l'entrée, jusqu'au 11 juin, époque de la mort, les symptômes ont été constamment s'aggravant tout en conservant la même physionomie. L'affaissement a été de jour en jour plus prononcé à ce point que le malade pouvait à peine être ausculté quelques minutes dans la position assise sans presque se trouver mal; cette sensation de faiblesse était d'autant plus remarquable que tout en maigrissant chaque jour, il avait encore l'apparence musculaire d'un athlète. L'oppression a été également un des phénomènes dominants (40 à 60 respirations par minute), la toux toujours difficile et quinteuse, mais de moins en moins fréquente, provoquait l'expulsion des mêmes crachats; ces crachats contenaient à peu près régulièrement chaque matin une petite quantité de sang pur en caillots arrondis ou en stries effilées. Le pouls oscilla constamment entre 120 et 130 sans chaleur vive mais avec une moiteur très-prononcée de la peau, inondée à certains moments de sueurs profuses. Le visage resta toujours plutôt pâle qu'injecté. L'anorexie résista à tous les moyens mis en usage pour réveiller l'appétit. La langue conserva son humidité et son enduit blanchâtre, excepté dans la dernière semaine où elle devint sèche, sans présenter de fuliginosités. Du reste aucun phénomène important ne put être constaté vers le tube digestif. Il n'y eut jamais de diarrhée. Sur la peau du ventre nous aperçûmes quelques sudamina, mais jamais de taches lenticulaires, ni de pétéchies. L'abdomen resta souple et indolent.

Les phénomènes stéthoscopiques ont peu varié. Ils ont toujours consisté en quelques râles ronflants et sibilants dans les deux côtés de la poitrine, alternativement plus prononcés d'un côté que de l'autre. Ces râles s'entendaient généralement dans les deux temps de la respiration, ils étaient accompagnés de râles sous-crépitants, surtout marqués à la partie postérieure et inférieure des deux poumons. Le murmure vésiculaire présentait un affaiblissement notable dans certains points de la poitrine, surtout dans les régions supérieures.

La percussion a constamment offert un mélange de sonorité exagérée, comme tympanique, de submatité et de son normal.

Le 7 juin, le malade a eu, pour la première fois, un peu de délire ; il a voulu sortir de son lit et il a prononcé quelques paroles incohérentes ; la face était plus pâle que de coutume ; la langue sèche, couverte d'un enduit assez épais ; la toux et l'expectoration avaient beaucoup diminué, mais l'oppression était plus vive que jamais. Ce jour-là nous comptâmes 70 respirations par minute et

132 pulsations. Les jours suivants, l'état s'aggrave encore; persistance du délire dont on peut cependant tirer le malade; quelques soubresauts de tendons. Asphyxie commençante. L'état de la poitrine est le même, mais les râles sibilants et ronflants sont dominés par le râle trachéal. Mort le 11.

Autopsie. — Les deux poumons présentent des lésions à peu près identiques.

Le poumon droit n'a contracté aucune adhérence avec la plèvre; il est uniformément violacé en arrière; en avant, des lobules emphysémateux disséminés çà et là tranchent par leur couleur blanchâtre, avec la teinte brunâtre d'autres lobules congestionnés. Sous la plèvre viscérale, on distingue une multitude de granulations miliaires tuberculeuses et sur une coupe faite à la partie antérieure et à la partie postérieure, on reconnaît que le parenchyme pulmonaire, dans toute son étendue, est criblé de ces mêmes granulations dont quelques-unes un peu plus grosses ont déjà subi une légère opacité jaunâtre par transformation caséeuse. Le tissu pulmonaire qui environne ces granulations est congestionné mais surnage lorsqu'on le plonge dans l'eau. Au sommet, cette congestion est un peu plus prononcée que dans les autres parties de l'organe, sans jamais cependant atteindre les proportions d'une pneumonie catarrhale. On ne constate non plus aucun noyau de pneumonie caséeuse. La muqueuse bronchique est injectée, épaissie, manifestement enflammée; elle contient un liquide mucoso-purulent analogue à celui qui avait été expulsé pendant la vie.

Le poumon gauche est adhérent avec la plèvre pariétale dans presque toute son étendue. Ces adhérences épaisses, résistantes et évidemment anciennes, empêchent d'apercevoir les granulations tuberculeuses qui existent sous la séreuse. Sur une coupe faite à la partie antérieure, on remarque une multitude de granulations disséminées dans toute l'étendue du parenchyme. Les granulations sont, comme à droite, différentes de volume et de couleur; quelques-unes petites comme un grain de mil, grisâtres, demi-transparentes; d'autres ayant la grosseur d'une tête d'épingle, blanc jaunâtre, commençant à subir l'état caséeux. Le tissu pulmonaire est tout autour assez fortement congestionné, et les bronches présentent la même injection et le même épaississement que du côté droit.

La rate est grosse. Son volume est à peu près doublé.

Le foie est en dégénérescence graisseuse.

Les reins présentent quelques granulations à leur surface et à l'intérieur.

Le cerveau et l'intestin sont sains.

Dans l'observation qui précède, le lecteur retrouvera tous les caractères que nous avons dit appartenir à la phthisie granuleuse généralisée compliquée de bronchite. On remarquera l'intensité de certains phénomènes généraux, l'amaigrissement, les sueurs profuses, l'anorexie et en particulier cette sensation d'extrême faiblesse si peu en harmonie avec la structure athlétique du sujet. Ces symptômes ont été si prononcés et si tenaces qu'ils nous ont permis de juger avec certitude que derrière la bronchite capillaire révélée par les signes stéthoscopiques propres à cette maladie (râles ronflants, sibilants, sous-crépitants, disséminés), se cachait une autre lésion pulmonaire, cause et principe de l'inflammation des bronches, la granulation tuberculeuse. L'autopsie a montré la justesse du diagnostic qui avait été porté pendant la vie, et, en même temps, elle a confirmé une fois de plus nos idées sur la question importante du rapport des lésions et de leur ordre d'apparition. Alors même qu'on supposerait, ce que nous admettons, qu'un certain nombre de granulations fussent d'origine récente, en quelque sorte contemporaines de la bronchite, il est incontestable que les plus volumineuses, celles qui avaient déjà subi la transformation caséeuse, remontaient à une époque antérieure, ce qui est, du reste, démontré par l'épaisseur et l'aspect particulier des adhérences de la plèvre gauche. Il faut donc admettre que ces granulations ont pu exister dans le parenchyme pulmonaire sans trahir leur existence par des signes bien importants, fait que nous avons eu déjà l'occasion de signaler plusieurs fois dans le cours de ce travail. Nous ferons remarquer en passant l'état de congestion du poumon qui accompagnait chez notre malade l'inflammation des bronches. Cet état du tissu pulmonaire n'est pas propre à la phthisie granuleuse, il se rencontre dans toutes les bronchites capillaires un peu intenses. Enfin nous appellerons l'attention sur la dégénérescence graisseuse du foie qui commençait à se produire et sur le développement énorme de la rate. Nous ferons observer que cette augmentation de volume de l'organe splénique s'est rencontré dans un cas qui n'offrait nullement l'aspect typhoïde de certaines phthisies aiguës.

Nous ne croyons pas nécessaire de reproduire toutes les observations de phthisies granuleuses compliquées de bronchite, qu'il nous a été donné de recueillir ; elles ne seraient guère que la répétition de celle que l'on vient de lire. Nous ferons toutefois une exception pour une d'entre elles qui établit la possibilité de l'enrayement, au moins momentané, des phénomènes de la bronchite et de la guérison temporaire d'une phthisie granuleuse généralisée fébrile.

Ce fait est relatif à un homme âgé de 33 ans, le nommé R...., d'une forte constitution et d'une excellente santé jusqu'à ces dernières années. Son père vit encore, sa mère est morte phthisique peu de temps après l'avoir mis au monde.

Il y a environ deux ans, pendant l'hiver, à la suite d'un refroidissement marqué, il contracta un rhume qui dura trois mois sans cependant le forcer à s'aliter : il se rétablit complétement, puis, il y a onze mois, il fut atteint d'une pleuro-pneumonie du côté droit qui se prolongea également pendant plusieurs mois. La convalescence fut très-lente : longtemps il conserva un état de faiblesse tel qu'il fut obligé de résigner ses fonctions de sergent de ville, trop fatigantes pour lui.

Au mois de novembre 1861, il entra à l'hôpital Saint-Louis, dans les salles de M. Cazenave, pour s'y faire traiter d'une névralgie sciatique fort douloureuse du côté gauche. Voici les renseignements qui nous ont été transmis sur cette phase de la maladie par M. le docteur Ranvier, alors interne du service.

Une quinzaine de jours après son entrée, le malade éprouvait une grande amélioration et se disposait à quitter l'hôpital, lorsque tout à coup il fut pris d'une bronchite fébrile avec embarras gastrique : la toux était fréquente, surtout la nuit, elle était accompagnée d'une expectoration abondante de crachats blancs, jaunâtres, opaques. La respiration était très-accélérée ; la percussion ne dénotait aucune différence de son appréciable dans les deux côtés de la poitrine. On percevait, à l'auscultation, des râles ronflants et sibilants disséminés dans les deux poumons. Malgré un vomitif et des préparations opiacées, l'état général et l'état local allèrent en s'aggravant ; le malade perdit ses forces, maigrit considérablement pendant que la fièvre, la toux et l'oppression persistaient avec la même intensité. Aux râles sibilants et ronflants s'étaient joints des râles sous-crépitants. Ces râles existaient dans toute la poitrine, en avant et en arrière, puis petit à petit ils avaient fini par se concentrer vers les deux sommets, et cette circonstance, ajoutée au dépérissement si prononcé et si rapide du malade, avait fait admettre le diagnostic de phthisie aiguë et porter un pronostic excessivement grave.

Contrairement aux prévisions, une amélioration notable se produisit vers la fin de décembre ; la fièvre diminua insensiblement ainsi que la toux, l'oppression et les autres signes locaux ; l'appétit reparut, et de tous ces symptômes alarmants il ne resta plus qu'un peu de faiblesse, si bien que le malade put se lever et quitter l'hôpital, à peu près complétement rétabli. Il était rentré chez lui depuis quelques jours lorsque la fièvre se montra de nouveau accompagnée de céphalalgie intense, de vomissements, de délire, de difficulté de la parole. On l'amena à l'hôpital Lariboisière (salle Saint-Landry, n° 11) le 12 janvier 1865, et nous constatâmes tous les signes d'une affection grave des méninges et du cerveau (méningite granuleuse avec encéphalite).

Le malade, notablement amaigri, se plaignait de douleurs de tête vives, surtout en arrière, vers la nuque, sans roideur du cou ; la face était injectée, le regard fixe et inquiet ; l'intelligence était conservée ; quelques rares vomissements ; constipation ; la percussion et l'auscultation ne fournissaient aucun signe positif de tuberculisation. On ne percevait aucun râle, ni sibilant ni sous-crépitant, pas plus au sommet que dans les autres régions de la poitrine. Le malade toussait à peine et ne crachait pas.

Pendant les premiers jours qui suivirent l'entrée à l'hôpital, sous l'influence d'un traitement actif, de ventouses et de vésicatoires volants, nous notâmes une légère amélioration ; le délire avait presque cessé ; l'intelligence paraissait plus éveillée ; le pouls s'était un peu ralenti. Cette amélioration ne fut que passagère.

Le 19 janvier, dans la nuit, le malade fut pris de perte de connaissance et de délire violent. Le lendemain, à la visite, il avait complétement perdu l'usage de la parole, il comprenait nos questions sans pouvoir y répondre. Le pouls était à 110. On constatait une paralysie incomplète du mouvement du côté droit du corps et une diminution dans la sensibilité de la jambe droite. Les jours suivants, à l'agitation succéda le coma. La mort eut lieu le 22. Pendant tout ce temps nous examinâmes à plusieurs reprises la poitrine et nous ne trouvâmes que fort peu de signes. Sous les clavicules, la respiration nous parut rude, légèrement soufflante ; en arrière à gauche, elle était affaiblie, mais nulle part nous ne constatâmes ni râles sonores ni râles sous-crépitants ; la toux était rare, sans expectoration.

L'autopsie démontra l'existence de granulations miliaires

dans la plupart des principaux viscères de l'abdomen, dans le foie et à la surface de cet organe, à l'intérieur et à l'extérieur des deux reins, sur le péritoine qui recouvre la rate, sur l'épiploon gastro-hépatique. L'intestin était sain.

Les méninges étaient couvertes de granulations semblables, surtout à gauche et le long de la scissure de Sylvius; à la base au niveau du chiasma des nerfs optiques existait une exsudation purulente et pseudo-membraneuse qui se prolongeait sur l'hémisphère gauche le long des vaisseaux jusque vers la partie convexe. Les méninges étaient très-adhérentes au lobe antérieur de ce côté, dans les points qui correspondent à la troisième circonvolution, et en cherchant à les détacher on entraîna une portion de pulpe cérébrale ramollie.

Le poumon gauche était adhérent à la plèvre costale dans presque toute son étendue. La séreuse était tapissée de granulations miliaires ; le poumon lui-même en était comme farci ; il présentait en même temps une assez forte congestion, mais pas de pneumonie lobaire ni lobulaire.

Du côté droit les adhérences étaient moins étendues. L'infiltration granuleuse dans l'intérieur du poumon était moins confluente ; la congestion était également moins prononcée ; seulement, tout à fait à la base, on trouvait les traces d'une pleurésie limitée avec exsudation pseudo-membraneuse de formation récente. La muqueuse bronchique offrait une coloration violette, sans épaississement marqué.

Cette observation est remarquable à plus d'un titre ; elle nous montre une phthisie granuleuse généralisée d'abord à l'état de simplicité, puis plus tard compliquée de bronchite capillaire aiguë. Quelle que soit en effet l'époque précise à laquelle on fasse remonter le début de la tuberculose miliaire généralisée, que ce soit au moment du rhume contracté pendant l'hiver ou à partir de la pleuro-pneumonie survenue un an plus tard, il est un fait qui paraît certain, c'est que lorsque le malade affaibli, toussant, considérablement amaigri, fut obligé de quitter sa profession, il était manifestement déjà sous le coup de la maladie. La nature des adhérences de la plèvre costale avec la plèvre pulmonaire ne peut laisser aucun doute à cet égard. C'est alors qu'une inflammation catarrhale est venue compliquer sérieusement un état déjà grave, et cependant, malgré ces déplorables conditions, la bronchite a suivi, au bout d'un certain temps, une marche décroissante et a disparu même entièrement, à ce point que le malade a pu quitter l'hôpital ne toussant plus et dans un état satisfaisant. Combien de temps aurait duré ce retour à la santé si la méningite granuleuse ne se fût déclarée? C'est un point assez difficile à déterminer, et sous ce point de vue l'observation n'est pas aussi complète qu'il eût été désirable; telle qu'elle est néanmoins, elle nous a paru intéressante et digne de figurer au nombre de ces faits rares, mais incontestables de phthisies aiguës arrêtées dans leur marche.

Diagnostic. — Le diagnostic de la phthisie granuleuse fébrile présente en général de grandes difficultés. La raison en est aisée à concevoir. Comme nous ne possédons aucun signe local qui puisse nous indiquer d'une manière certaine s'il existe ou non des granulations miliaires, il en résulte que, dans les cas où la phthisie granuleuse vient à se compliquer de pneumonie ou de bronchite capillaire, le médecin est naturellement amené à laisser de côté une lésion problématique et d'ailleurs relativement très-rare pour ne voir que la complication qui se traduit par des caractéres positifs, palpables ; c'est ce qui arrive en effet le plus souvent.

La difficulté est moins sérieuse et les chances d'erreur notablement diminuées lorsque la phthisie granuleuse est secondaire ; en pareil cas, l'idée de la tuberculose s'impose d'elle-même lorsque l'on constate les signes antérieurs ou actuels de la diathèse scrofuleuse ou tuberculeuse, tels, par exemple, que l'engorgement des glandes cervicales ou des cicatrices au cou, l'amaigrissement depuis un certain temps, la diminution des forces, les sueurs nocturnes, la toux et surtout des modifications importantes du murmure respiratoire au sommet d'un ou des deux poumons.

Mais si la maladie est primitive, si elle s'est développée brusquement au milieu des apparences d'une santé parfaite, comme cela se voit assez fréquemment, l'embarras du praticien sera réel, et la méprise souvent difficile à éviter. Voici cependant un ensemble de caractères dont la connaissance aidera puissamment à la découverte de la vérité et qui nous a permis le plus ordinairement de poser avec confiance pendant la vie un diagnostic qui s'est trouvé vérifié par l'autopsie.

S'il s'agit de la phthisie granuleuse généralisée *pneumonique*, le début est en général moins brusque, le frisson moins intense, le point de côté moins fréquent et moins accusé que dans la pneumonie franche. Nous avons dit que dans beaucoup de cas ce frisson et ce point de côté manquaient absolument. On rencontre même des malades chez lesquels le passage de la phthisie granuleuse généralisée simple à la phthisie granuleuse pneumonique se fait insensiblement ; ces malades peuvent se lever, sortir sans trop de fatigue, comme si dans ces cas la pneumonie n'était qu'un degré un peu plus avancé de la congestion qui se développe lentement autour des granulations.

La dyspnée est excessive et souvent peu en rapport avec les symptômes locaux observés. Ce désaccord apparent s'explique, ainsi que nous l'avons vu, par l'existence de lésions nombreuses et variées, dont plusieurs ne se révèlent qu'incomplétement. Ces lésions, granulations, emphysème, noyaux de pneumonie lobulaires, étendues aux deux poumons, entraînent nécessairement une gêne de la respiration beaucoup plus forte qu'une pneumonie franche bornée à un seul lobe.

L'expectoration nous paraît surtout fournir des caractères différentiels importants. Il est bien rare que les crachats de la pneumonie qui complique la phthisie granuleuse généralisée répondent à la description classique ; même dans les cas où ils sont, comme dans la pneumonie franche, visqueux, transparents, aérés et sanguinolents, ils se trouvent ordinairement mélangés de crachats blanchâtres ou jaune verdâtre comme dans la bronchite ; souvent ces derniers crachats existent seuls, mais ce qui leur donne surtout un caractère particulier, bien propre à mettre sur la voie du diagnostic, c'est la présence de sang pur et parfaitement distinct par plaques et par stries. Nous avons rencontré ce phénomène chez tous nos malades et nous l'avons vu signalé par plusieurs autres observateurs. Lorsque la quantité de sang est assez abondante ou que le sang même à petite dose se retrouve fréquemment dans l'expectoration, c'est un signe de premier ordre.

Dans quelques cas, le phénomène, qui a marqué le début de la pneumonie, a été une véritable hémoptysie. Nous en avons cité un exemple remarquable dans un cas de pneumonie lobaire avec phthisie granuleuse et nous n'avons pas besoin d'insister sur la valeur diagnostique d'un symptôme si exceptionnel dans les maladies aiguës en dehors de la tuberculisation.

L'auscultation et la percussion fournissent de leur côté des renseignements qui ne sont pas à négliger. Si quelquefois le son obtenu est franchement mat dans l'étendue d'un ou de plusieurs lobes, si dans ces mêmes points le souffle tubaire est nettement caractérisé, le plus souvent la matité est faible, indécise, irrégulièrement distribuée dans les poumons comme les noyaux pneumoniques ; à côté des points obscurs, on constate des parties sonores, tympaniques même ; les râles sont plutôt sous-crépitants que crépitants, la respiration plutôt soufflante que véritablement tubaire, quelquefois au contraire affaiblie ; il s'y joint souvent çà et là quelques ronchus sonores ; la mobilité est un de leurs caractères, et il arrive souvent que les signes stéthoscopiques perçus la veille ont disparu ou se sont modifiés le lendemain. A ce tableau, on reconnaît la pneumonie lobulaire, et comme cette forme de pneumonie se développe rarement d'emblée chez l'adulte, on comprend quelles lumières peut fournir l'examen de la poitrine, si cet examen est pratiqué avec la sévérité nécessaire.

Nous signalerons encore, mais comme signes différentiels de moindre valeur, l'abondance des sueurs dans la phthisie granuleuse généralisée pneumonique, le gonflement de la rate et le développement du foie qui se rencontrent dans un certain nombre de cas.

Nous ne pensons pas que le délire, les épistaxis, la prostration, l'état typhoïde en un mot, puisse peser d'un très-grand poids dans la balance, puisque d'après ce que nous avons dit plus haut, les mêmes symptômes s'observent dans certaines formes de pneumonies, les *pneumonies typhoïdes*. Toutefois, la fréquence plus grande des phénomènes adynamiques dans la phthisie granuleuse pneumonique constituera, dans le cas de doute, une présomption en faveur de cette dernière maladie.

Le diagnostic de la phthisie granuleuse compliquée de bronchite, offre peut-être encore plus de difficultés que celui de la phthisie granuleuse pneumonique. Dans ce dernier cas, nous l'avons vu, la nature même de l'inflammation pulmonaire constituait une probabilité en faveur d'une tuberculisation concomitante, mais ici, la bronchite capillaire qui accompagne les granulations ne présente aucun caractère spécial qui puisse la faire distinguer de la bronchite généralisée simple. Aussi, dans la pratique, les exemples ne sont pas rares de phthisies granuleuses avec bronchite qui ont été prises pour des bronchites capillaires, et inversement des bronchites capillaires qui ont été considérées comme des phthisies aiguës.

En pareille circonstance, c'est moins l'état local en lui-même que l'ensemble des phénomènes généraux, l'étude de la constitution du sujet, des antécédents héréditaires, des affections antérieures qui peuvent fournir des motifs pour se décider en faveur de l'une ou de l'autre de ces maladies. Toutefois, lorsque le médecin est appelé au début des accidents, il pourra déjà constater un signe précieux, c'est le défaut de concordance entre l'anxiété respiratoire et les symptômes locaux perçus par l'oreille. Quelques râles sibilants limités à une partie peu étendue des poumons expliquent difficilement la gêne extrême de la respiration qui se conçoit au contraire très-bien dans la supposition d'une lésion préexistante, les granulations miliaires, déjà cause par elle-même d'oppression. Plus tard, les râles deviennent abondants, ils se généralisent, des râles sous-crépitants se joignent aux ronchus sonores; à ce moment, le diagnostic est plus obscur, car souvent la dyspnée, qui résulte de l'envahissement général des petites bronches ne le cède en rien à celle qui est la conséquence de la phthisie granuleuse avec bronchite.

C'est alors qu'il est indispensable d'étudier chacun des signes isolément et comparativement, d'interroger avec soin les crachats pour y découvrir quelques stries sanglantes, de noter l'état de la peau fréquemment inondée de sueurs, le mouvement fébrile avec frissons plus ou moins réguliers, enfin de tenir grand compte de l'anéantissement des forces et de l'amaigrissement continus qui constituent les deux caractères les plus importants de la bronchite tuberculeuse.

Il est une autre maladie avec laquelle a été souvent confondue la phthisie granuleuse fébrile, surtout pneumonique; cette maladie, c'est la *fièvre typhoïde*.

Il est certain qu'entre ces deux affections il existe beaucoup de points communs : un mouvement fébrile intense, une sensation de fatigue et d'abattement allant jusqu'à la prostration la plus absolue, la stupeur du visage, des épistaxis fréquentes, du délire, le développement de la rate, un état fuligineux de la langue et des lèvres, de la toux, des sudamina, des pétéchies, quelquefois même des taches lenticulaires rosées.

Toutefois, en y regardant d'un peu près, en étudiant minutieusement chacun de ces symptômes communs, en faisant intervenir dans le jugement quelques autres phénomènes particuliers à ces deux maladies, on arrive le plus souvent à pouvoir établir un diagnostic positif.

Et d'abord les symptômes cérébraux sont loin de présenter la même importance. Le délire dans la phthisie granuleuse est peu prononcé; on le voit survenir dans la période ultime de la maladie, ou s'il se montre par exception de bonne heure, il est fugace, se manifeste surtout la nuit, et disparaît complétement le matin; dans les intervalles, l'intelligence reste saine. On ne constate ni la céphalalgie vive dès le début, ni l'insomnie persistante, ni les étourdissements, ni les bourdonnements d'oreille, ni les soubresauts de tendons, tous phénomènes si caractéristiques de la fièvre typhoïde. Nous supposons, bien entendu, qu'il n'existe pas de complication cérébrale, pas de méningite granuleuse, et qu'il ne s'agit que de la phthisie aiguë simple. Or, en pareil cas, le cerveau n'est que sympathiquement affecté, et on comprend que les symptômes soient beaucoup moins accusés que dans la fièvre typhoïde qui présente souvent des lésions encéphaliques appréciables.

La prostration est moins prononcée dans la phthisie granuleuse que dans la fièvre typhoïde, ou du moins cette prostration est plus apparente que réelle ; les malades peuvent se redresser assez facilement sur leur séant, se lever même, alors qu'ils paraissent plongés dans une adynamie profonde. C'est sans doute aussi parce que les forces sont moins gravement atteintes, que l'on ne voit pas survenir d'eschares au sacrum, comme dans la fièvre typhoïde, même lorsque l'affection s'est prolongée un certain temps.

En parlant des symptômes, nous nous sommes expliqués sur les taches lenticulaires rosées. Nous avons dit que les observations de Waller, l'un des auteurs qui ont le plus insisté sur ces taches dans la phthisie aiguë, étaient loin d'avoir la valeur qu'on s'était plu généralement à leur accorder. Nous avons dit que si ces taches se rencontrent dans la phthisie granuleuse généralisée, et on ne saurait en douter du moment où le fait est affirmé par des observateurs aussi sévères que MM. Barthez et Rilliet, Colin, etc., ce n'est que dans des cas exceptionnels; qu'elles sont alors peu nombreuses, petites, mal dessinées, de courte durée et à ce point de vue fort différentes de l'éruption papuleuse si caractéristique de la fièvre typhoïde. D'après cela, l'apparition de taches rosées évidentes et en assez grand nombre lèvera immédiatement tous les doutes.

Du côté du tube digestif, la diarrhée est beaucoup plus rare dans la phthisie granuleuse que dans la fièvre typhoïde. On ne constate ni gargouillement dans la fosse iliaque droite, ni douleur dans cette région, ni ballonnement du ventre. La rate ne présente pas une augmentation aussi constante de son volume; par contre, la matité hépatique paraît assez souvent accrue par suite de la dégénérescence graisseuse du foie, et quoique cette altération de la glande soit plus rare que dans la phthisie chronique, elle n'en a pas moins, quand elle s'observe, une valeur diagnostique réelle.

Nous ne ferons que mentionner un caractère signalé par Wunderlich (*Archiv der Heilkunde*, 1860), et fondé sur la température du corps qui serait beaucoup moins élevée dans la tuberculose miliaire aiguë que dans le typhus et nullement en rapport avec la fréquence du pouls. Le célèbre pathologiste allemand a raison s'il veut parler de la forme catarrhale de la phthisie aiguë qui présente du reste fort peu de ressemblance avec la fièvre typhoïde, mais il n'est plus dans le vrai lorsqu'il s'agit de la forme pneumonique, dans laquelle la chaleur de la peau est constante et très-élevée.

Les signes différentiels les plus importants sont fournis par les organes respiratoires, et c'est pour ne leur avoir pas accordé une attention suffisante que dans bien des cas des erreurs graves ont été commises.

L'oppression dans la fièvre typhoïde est souvent peu marquée, même dans les cas où des râles sibilants et sous-crépitants existent en grand nombre dans toute l'étendue de la poitrine. Elle ne survient généralement qu'au bout de quelques jours, plus souvent de quelques semaines; dans la phthisie granuleuse fébrile, la dyspnée est intense; c'est le premier symptôme qui apparaît, c'est lui qui, pendant tout le cours de la maladie, domine la scène pathologique, et cela se comprend aisément, puisque c'est dans le poumon que se trouve le siége primitif et presque exclusif des lésions.

La toux est rare, peu douloureuse dans la fièvre typhoïde; elle est fréquente, quinteuse, très-pénible dans la phthisie granuleuse.

L'expectoration est presque nulle dans la fièvre typhoïde; les crachats n'ont pas de caractères particuliers, ils sont ceux de la bronchite. Dans la phthisie granuleuse, au contraire, ils sont abondants, quelquefois visqueux, sanguinolents, presque toujours striés d'un sang pur, provenant des bronches et fort différent du sang noirâtre exhalé des fosses nasales.

La percussion donne quelquefois de la matité à la base d'un ou des deux poumons dans la fièvre typhoïde, mais jamais, comme dans la phthisie, ces matités limitées, irrégulièrement distribuées dans diverses parties de la poitrine, plus souvent aux sommets qu'à la base, et alternant avec des points plus sonores qu'à l'état normal.

Les râles dans la fièvre typhoïde consistent surtout en râles ronflants et sous-crépitants, mais on ne perçoit pas ce mélange de râles crépitants fugaces, de souffle tubaire, d'expiration soufflante, d'affaiblissement du murmure vésiculaire, tous phénomènes en rapport avec les lésions pulmonaires si nombreuses et si variées de la phthisie granuleuse pneumonique.

On voit, d'après ce qui précède, qu'il est possible, dans un certain nombre de cas, d'affirmer l'existence de la phthisie granuleuse fébrile et que nous possédons, dans les symptômes, des éléments suffisants pour la distinguer des autres maladies qui présentent avec elle des analogies, particulièrement de la fièvre typhoïde. Nous pensons que Waller a été beaucoup trop absolu lorsqu'il a énoncé cette opinion qu'il ne croyait, dans la majorité des cas, qu'à la possibilité d'un diagnostic probable, mais jamais d'un jugement certain sur la nature et le siége de la lésion.

Nous n'en sommes pas moins les premiers à reconnaître qu'il est des cas dans lesquels le diagnostic est d'une extrême difficulté et l'erreur presque inévitable. Il n'est pas de médecin qui n'ait rencontré des cas semblables. Tantôt ce sont des fièvres typhoïdes qui ont été prises pour des phthisies aiguës, tantôt, au contraire, ce sont des phthisies aiguës qui ont simulé la fièvre typhoïde.

La première erreur se commettra surtout s'il s'agit de ces fièvres typhoïdes *à forme pectorale*, dans lesquelles les symptômes thoraciques sont tellement prédominants, soit par le fait d'une constitution médicale particulière (la grippe, par exemple), soit par le fait de prédispositions morbides antérieures (constitution lymphatique, diathèse scrofuleuse, tuberculeuse, etc.), qu'ils absorbent tous les autres phénomènes et détournent l'attention des signes souvent très-caractéristiques. La plupart de ces fièvres typhoïdes à forme pectorale appartiennent à de jeunes sujets, et la difficulté est d'autant plus sérieuse que, chez les enfants, les phénomènes abdominaux de la fièvre typhoïde sont généralement plus obscurs et plus tardifs. Nous trouvons plusieurs exemples saisissants de ces difficultés dans un mémoire remarquable de notre distingué et regretté confrère, le docteur Thirial (1).

L'erreur inverse, celle qui consiste à prendre une phthisie granuleuse fébrile pour une fièvre typhoïde, est beaucoup plus commune. On ne saurait se dissimuler, en effet, que l'idée de la phthisie aiguë ne s'offre que rarement à l'esprit de beaucoup de médecins qui n'ont pas une notion

(1) Thirial, *Sur quelques difficultés de diagnostic dans certaines formes de fièvre typhoïde, et notamment dans la forme dite pectorale* (*Union médicale*, 1851-1852, et *Bulletins de la Société médicale des hôpitaux*, 1854).

suffisante de cette forme de tuberculisation, et qui, ignorant la cause des phénomènes fébriles, comprennent difficilement une analogie de symptômes entre deux maladies, au premier abord si différentes.

Il est d'ailleurs, il faut le reconnaître, des cas d'une difficulté particulière. Ce sont ceux dans lesquels la phthisie granuleuse est accompagnée de tuberculisation abdominale ou encéphalique, et surtout lorsque les trois grandes cavités sont envahies par les granulations. Alors, en effet, le médecin se trouve en face d'une affection fébrile, qui, comme la fièvre typhoïde, présente des symptômes thoraciques (toux, dyspnée, râles sibilants et sous-crépitants), des symptômes abdominaux (douleur, ballonnement du ventre, diarrhée, etc.), des symptômes cérébraux (céphalalgie, délire, bourdonnements d'oreilles, etc.).

On ne saurait trop avoir présents à l'esprit ces faits qui sont toujours pour le praticien un sujet de pénible étonnement lorsque l'autopsie ou la marche ultérieure de la maladie viennent lui démontrer qu'il s'agissait de toute autre affection que de la fièvre typhoïde. On consultera avec un vif intérêt sous ce rapport le livre de Walshe (1), le traité des maladies de l'enfance de MM. Rilliet et Barthez (2), un premier mémoire de Thirial (3), la thèse de M. Gosset, les études cliniques de M. Colin, et surtout l'ouvrage de M. Empis, sur la granulie, qui renferme de nombreuses et instructives observations.

(1) Walshe, *A practical treatise on the diseases of the lungs and heart*, 1851, p. 409.

(2) Barthez et Rilliet, t. III, p. 157.

(3) *Considérations sur quelques points particuliers de la diathèse tuberculeuse* (*Journal de médecine* de Trousseau, 1844, p. 129).

On verra que souvent pour éviter l'erreur, il suffit de savoir qu'elle est possible et qu'elle a été fréquemment commise. L'esprit averti se tient sur ses gardes, et devient ainsi plus apte à discerner des caractères différentiels, de faibles nuances même, qui échapperaient à un observateur non prévenu.

Alors, en effet, en interrogeant avec soin les symptômes abdominaux, on s'aperçoit que la douleur de ventre, quelquefois très-superficielle, n'est pas bornée à la fosse iliaque droite, comme dans la fièvre typhoïde, mais qu'elle est diffuse, et qu'elle s'étend vers l'épigastre et les hypochondres. On remarque que le ballonnement, résultat fréquent de la distension de l'intestin par les gaz, dépend d'autres fois d'un épanchement séreux qui se produit dans l'intérieur de la cavité abdominale et se révèle par de la matité avec timbre hydro-aérique dans les points les plus déclives.

Les symptômes cérébraux seront souvent caractéristiques. La céphalalgie est accompagnée d'un état grimaçant de la face, de plaintes, quelquefois même de cris particuliers dits hydrencéphaliques, de vomissements fréquents. Il existe quelquefois une légère roideur du cou, du strabisme, de la photophobie avec dilatation de la pupille.

En outre, on remarque un phénomène sur lequel M. Empis a insisté avec beaucoup de soin, c'est un état d'hyperesthésie générale de la peau et des muscles. Le moindre attouchement, la pression des masses musculaires, les mouvements communiqués au malade sont extrêmement douloureux et donnent à la physionomie une expression de souffrance tout à fait caractéristique.

Dans d'autres cas, surtout chez les enfants, les symptômes cérébraux seront tellement prédominants qu'ils masqueront complétement les phénomènes thoraciques. Le médecin méconnaîtra la phthisie granuleuse pour ne voir que la méningite. Sans doute, la toux et l'oppression pourront attirer son attention vers la poitrine, mais, le plus souvent, surtout si les signes stéthoscopiques sont peu accusés, il sera porté à mettre les troubles respiratoires sous la dépendance de l'affection cérébrale.

Quoique plus rare que dans l'enfance, la tuberculisation méningée peut chez l'adulte se manifester également au début de la phthisie granuleuse. Quelques auteurs ont fait de ces accidents cérébraux une forme de la phthisie aiguë. C'est à tort, selon nous ; ils constituent une des expressions locales de la tuberculisation aiguë, mais non une forme de la phthisie granuleuse. Nous ne saurions, en conséquence, admettre la forme de *delirium tremens* proposée par Waller, et nous ne voyons dans la physionomie particulière que prend en pareil cas la phthisie aiguë, qu'une conséquence d'une complication cérébrale ou d'habitudes alcooliques.

Dans les considérations qui précèdent, nous avons eu surtout en vue la phthisie granuleuse fébrile chez l'enfant et chez l'adulte. Il ne faudrait cependant pas croire que ce genre de phthisie ne se rencontre pas à un âge avancé. Sans doute, d'une manière générale, on peut dire que les granulations ont de la tendance à se généraliser dans tous les organes chez l'enfant, à se concentrer dans les poumons chez l'adulte, et à n'affecter qu'une certaine partie de ces mêmes poumons chez le vieillard, comme si la diathèse allait s'atténuant avec les progrès de l'âge. Toutefois, cette proposition n'est pas absolue. Des recherches récentes ont démontré que la phthisie aiguë n'est pas aussi rare dans la vieillesse que l'avaient prétendu quelques auteurs qui fixaient l'âge de soixante ans comme la limite extrême. M. Moureton, dans l'intéressant travail dont nous avons déjà parlé, cite quatorze observations pour la plupart empruntées au service de MM. Vulpian et Charcot, médecins de l'hospice de la Salpêtrière et recueillies chez des malades âgées de soixante-dix, soixante-quinze, quatre-vingts et même quatre-vingt-six ans. Un fait important à noter au point de vue du diagnostic, c'est la rareté chez ces vieilles femmes d'une tuberculisation chronique antérieure. Sous ce point de vue, comme le fait remarquer M. Moureton, la phthisie aiguë des vieillards paraît se rapprocher de celle des enfants, chez lesquels la maladie, se produisant d'emblée, n'est pas rare, contrairement à ce qui se rencontre chez l'adulte, souvent déjà tuberculeux avant le développement des accidents aigus.

La phthisie aiguë chez le vieillard présente des difficultés de diagnostic non moins grandes que chez l'enfant et l'adulte, mais ces difficultés ne sont pas tout à fait du même ordre. Quoique la fièvre typhoïde ait été observée au-dessus de soixante ans, cependant, il faut le reconnaître, elle est infiniment rare à un âge avancé. C'est donc une maladie de moins à laquelle le praticien doit songer et une maladie avec laquelle, nous l'avons vu précédemment, la phthisie granuleuse est souvent confondue dans les autres périodes de la vie.

Il n'en est pas de même de la pneumonie. C'est la

maladie aiguë la plus commune de la vieillesse, c'est celle aussi qui simulera le plus ordinairement la phthisie granuleuse fébrile. Par le fait, la méprise ne constituera qu'une demi-erreur, puisque l'inflammation pulmonaire est, d'après ce que nous avons dit plus haut, la complication la plus commune de la tuberculose miliaire généralisée. Il nous paraît difficile d'aller beaucoup plus loin dans le diagnostic. Le médecin en effet ne peut se baser, pour admettre la phthisie granuleuse pneumonique, sur la gravité et la marche rapide des accidents, puisque la pneumonie est par elle-même une des maladies les plus sérieuses de la vieillesse. D'un autre côté, la forme spéciale de l'inflammation de poumon, l'irrégularité des signes stéthoscopiques, les variétés de l'expectoration, etc., ne sont que d'un faible secours pour le diagnostic, puisque la pneumonie simple des vieillards présente elle-même toutes ces anomalies, et comme d'ailleurs on est privé le plus souvent des signes qui annoncent une tuberculisation antérieure, on comprend que la phthisie granuleuse soit presque toujours méconnue. C'est ce qui a lieu en effet.

S'il s'agissait d'une bronchite capillaire au lieu de pneumonie, la durée même de la bronchite, sans coïncidence d'affection cardiaque, sans emphysème prononcé, avec amaigrissement et dépérissement continus, devrait faire songer, comme chez l'adulte, à l'existence d'une phthisie granuleuse généralisée.

§ 3. — **Phthisie granuleuse pleurale.**

Nous venons d'examiner les symptômes qui révèlent l'existence de granulations miliaires disséminées en grandnombre dans l'intérieur des deux poumons. Il peut se faire que ces granulations se portent de préférence vers les plèvres; quelquefois même on ne les rencontre que sur la membrane séreuse; il en résulte une forme particulière de phthisie granuleuse, la *phthisie granuleuse pleurale*, le plus souvent accompagnée de *tuberculose séreuse généralisée;* dans ces cas, c'est vers la plèvre et non plus dans le poumon que se détermine le processus inflammatoire.

Symptômes. — La conséquence de ce travail morbide est une *pleurésie.* Cette pleurésie pourra se manifester en même temps que la pneumonie et la bronchite dans les cas où les granulations sont répandues à la surface et dans l'intérieur des poumons. Mais si les granulations n'existent que sur les plèvres, elle se développera seule sans complication pulmonaire et pourra revêtir des formes différentes.

Elle sera *sèche* et consistera anatomiquement dans la présence de fausses membranes plus ou moins étendues et épaisses à la surface des poumons, fausses membranes dans lesquelles à la longue pourront se déposer des granulations comme celles qui se voient sur la séreuse. Cette pleurésie ne présentera pas en général l'appareil fébrile que nous avons signalé dans la phthisie granuleuse pneumonique; elle se manifestera par des douleurs plus ou moins vives dans différents points de la poitrine, par des bruits de frottement, quelquefois parfaitement perceptibles à l'oreille, plus tard, si les fausses membranes acquièrent une épaisseur notable, par une matité prononcée et par la diminution du murmure respiratoire.

Quelques auteurs ont prétendu que dans ces cas les granulations constatées sur la plèvre étaient consécutives à la pleurésie, nous croyons que c'est une erreur; la pleurésie est la conséquence des granulations pleurales, comme la méningite et la péritonite sont la conséquence des granulations arachnoïdiennes et péritonéales; on voit souvent en effet sur un point de la plèvre des granulations fines et récentes sans pleurésie, tandis qu'en d'autres points de la même séreuse, des granulations plus grosses et plus abondantes sont situées au milieu de produits inflammatoires. L'argument que les malades avaient été surpris en pleine santé n'a pas grande valeur. N'avons-nous pas vu ces mêmes granulations séjourner pendant un certain temps dans la trame pulmonaire sans trahir leur présence par des signes bien évidents? à plus forte raison doit-il en être de même pour les granulations situées sur la plèvre en dehors du poumon.

D'autres fois, au lieu d'être sèche, la pleurésie est accompagnée d'un *épanchement*. Cet épanchement est simple ou double. Dans ce dernier cas, le plus fréquemment observé, les plèvres peuvent être simultanément ou successivement envahies. La circonstance d'un épanchement double a, comme nous le verrons plus loin, une grande valeur diagnostique. M. Louis a noté en effet (1) que sur cent cinquante malades atteints de pleurésie, il n'y avait eu de pleurésies doubles avec épanchement bien constaté que celles qui étaient compliquées de gangrène et surtout de tubercules. Tous les auteurs ont vérifié le fait annoncé par M. Louis, et s'il y a eu quelques exceptions à la règle, elles ont été infiniment rares et même souvent

(1) Louis, *Clinique médicale de la Pitié*, janvier 1836.

contestables puisque dans ces cas l'autopsie n'a pas été pratiquée et que l'expérience démontre tous les jours la possibilité de la résorption d'un épanchement produit par des granulations de la plèvre; nous n'avons pas besoin de dire qu'il ne s'agit ici ni de ces hydrothorax doubles que l'on perçoit dans les affections du cœur ou dans les cas de cancer généralisé, ni de ces épanchements pleurétiques doubles que l'on rencontre dans quelques maladies aiguës, particulièrement dans le rhumatisme où les séreuses ont tant de tendance à être simultanément envahies.

Dans quelques cas, le dépôt des granulations se fera non-seulement sur les plèvres, mais encore sur les autres séreuses, plus particulièrement sur la séreuse péritonéale qui recouvre les intestins et les autres viscères abdominaux. Si quelquefois aucun symptôme bien tranché ne vient révéler la présence de ces granulations, il en résultera d'autres fois une maladie fébrile excessivement grave (*périsplanchnite tuberculeuse* de quelques auteurs) dont la gravité paraît dépendre de l'étendue des inflammations séreuses consécutives, et dont l'expression phénoménale varie suivant la prédominance des lésions dans le péritoine, aux méninges cérébrales ou vers la séreuse pulmonaire.

Autant qu'il est possible d'en donner une description générale, la maladie est ordinairement précédée de quelques prodromes; on remarque pendant un certain temps du malaise, de la courbature, de l'inappétence; puis la fièvre s'établit, la peau est chaude, le pouls fréquent sans dicrotisme; il y a de l'agitation, de l'anxiété, un peu de délire nocturne, quelquefois un délire violent accompagné de céphalalgie et de convulsions; la langue reste humide, sans rougeur vive ni enduit prononcé ; on remarque des vomissements, de la constipation, rarement de la diarrhée ; le ventre est ballonné, uniformément sensible à la pression. On ne trouve ni gargouillement dans la fosse iliaque droite, ni taches lenticulaires rosées, mais assez fréquemment des sudamina. La percussion donne, dans les parties les plus déclives de l'abdomen, un son mat et hydro-aérique qui s'explique par la présence d'une quantité plus ou moins considérable de liquide dans la cavité péritonéale. Souvent en même temps on note, en arrière, dans un des côtés de la poitrine ou dans les deux à la fois de la matité avec retentissement égophonique de la voix, respiration soufflante ou affaiblie, bruits de frottement, etc., indices de la pleurésie concomitante.

A l'autopsie, on trouve des granulations tuberculeuses disséminées en plus ou moins grand nombre à la surface des plèvres et sur le péritoine. Les séreuses sont tapissées de fausses membranes granulées ou en plaques, et contiennent quelquefois une quantité variable de liquide ; dans quelques cas, les granulations sont tellement confluentes que leur véritable nature a été méconnue. Elles se présentent alors sous la forme d'un semis qui donne à la membrane péritonéale sur laquelle elles sont déposées, l'aspect de chair d'oiseau. Du côté du cerveau, on constate un peu d'épanchement dans les ventricules avec injection des méninges, d'autres fois, une véritable méningite avec granulations. Ces granulations sont souvent cachées au milieu des produits exsudés. Chez quelques malades, leur petitesse est telle qu'il faut l'aide de la loupe pour les découvrir.

Comme on en peut juger, cette forme de tuberculisation séreuse généralisée présente de grandes analogies avec la forme que nous avons étudiée dans le paragraphe précédent, et ce fait n'a rien qui doive surprendre, puisqu'en définitive les lésions anatomiques sont à peu près les mêmes. La seule différence, c'est que dans un cas les granulations tuberculeuses existent sur la plèvre, tandis que dans l'autre elles sont répandues au milieu du parenchyme. Il en résulte cette conséquence symptomatique que dans le premier cas on constate les signes d'une inflammation pleurale et dans le second ceux d'une bronchite ou d'une pneumonie. Les symptômes abdominaux sont à peu près identiques, à l'exception toutefois de la diarrhée, qui lorsqu'elle est persistante se lie ordinairement à des ulcérations intestinales. Or, ces ulcérations sont infiniment plus rares dans la tuberculose séreuse, où les granulations se limitent à la surface des membranes, que dans la phthisie granuleuse généralisée qui se complique fréquemment de lésions de la muqueuse intestinale.

Diagnostic. — Le diagnostic de la tuberculisation séreuse généralisée présente souvent de grandes difficultés. Ces difficultés se rencontrent surtout dans le cas où plusieurs séreuses sont simultanément envahies, et où un mouvement fébrile existe. Alors la maladie peut être facilement confondue avec la fièvre typhoïde. Un examen attentif de la poitrine et de l'abdomen pourrra, il est vrai, faire éviter l'erreur en permettant de constater la présence d'un épanchement péritonéal et pleurétique qui ne se rencontre qu'exceptionnellement dans la fièvre typhoïde, mais si l'ascite est peu considérable et dissimulée derrière le ballonnement, si surtout la tuberculisation pleurale est peu prononcée, alors l'embarras du praticien est sérieux et l'erreur facile à commettre. Toutefois, même encore dans ces cas extrêmement obscurs, l'absence des taches lenticulaires, les caractères du délire, la diffusion et la superficialité de la douleur abdominale, l'état de la langue, la physionomie du malade, etc., pourront éclairer le diagnostic et conduire à la découverte de la vérité.

Lorsque les granulations sont limitées à la plèvre (phthisie granuleuse pleurale), la pleurésie qui en est une conséquence fréquente, se distingue de la pleurésie simple, inflammatoire par certains caractères. Son début est ordinairement insidieux ; il n'y a pas de frisson ; le point de côté est nul ou peu marqué ; on remarque un léger mouvement fébrile, accompagné de céphalalgie, de courbature générale, d'inappétence ; l'épanchement se fait sourdement et sans la percussion et l'auscultation, on croirait avoir affaire à une fièvre synoque, à un embarras gastrique, à une fièvre typhoïde. Traité convenablement dès le début, l'épanchement se résorbe assez facilement. Abandonné à lui-même, il tend à s'accroître et envahit quelquefois la plèvre dans toute son étendue avec une grande rapidité. Souvent les deux côtés sont atteints, soit simultanément, soit successivement. Le liquide exsudé est le plus souvent séreux comme dans l'hydrothorax ; on n'y rencontre pas les fausses membranes abondantes et épaisses de la pleurésie franchement inflammatoire ; quelquefois il contient du sang, et ce phénomène, plus commun encore dans le cancer de la plèvre, est le résultat des néomembranes vasculaires qui se développent sur la séreuse enflammée. Indépendamment de ces signes locaux, on observe, dans quelques cas, de l'amaigrissement, des sueurs, de la diarrhée, des accès de fièvre irréguliers, mais ces symptômes généraux sont peu prononcés dans la phthisie granuleuse pleurale simple; ils annoncent presque toujours la purulence de l'épanchement ou la coexistence de granulations intra-pulmonaires et de pneumonie consécutive.

Parmi les maladies qui pourraient être confondues avec la tuberculose miliaire séreuse, il faut mentionner la *carcinose miliaire aiguë séreuse.* On sait que le cancer affecte le plus ordinairement une marche lente, chronique, et que, dans ce cas, il est limité à un organe ou à un petit nombre d'organes. C'est le cancer chronique, l'analogue de la tuberculisation chronique. Mais d'autres fois il prend, comme le tubercule, des allures rapides, aiguës, soit primitivement, soit consécutivement à la forme chronique. Il se présente alors sous forme de granulations tantôt d'un gris fauve, tantôt blanches, tantôt rougeâtres, quelquefois demi-transparentes. Ces granulations discrètes ou confluentes varient du volume d'un grain de mil à celui d'une noisette. Elles peuvent, comme nous l'avons vu pour la tuberculose, se montrer à la fois dans le poumon et dans un grand nombre d'organes de l'économie, intestin, foie, rate, reins, pancréas, etc. (1) Nous les avons rencontrées, fait plus rare, à la surface de la peau et représentant d'une manière assez frappante une variole commençante. On les voit quelquefois exister sur la plèvre et sur le péritoine et constituer la carcinose miliaire aiguë séreuse; dans ce

(1) On consultera sur ce sujet l'intéressante thèse de M. Laporte, *De la carcinose miliaire aiguë*. Paris, 1864.

cas, les symptômes qu'elles déterminent sont très-analogues aux symptômes produits par la tuberculose miliaire aiguë séreuse.

La similitude sera d'autant plus grande que souvent il existe simultanément quelques noyaux cancéreux dans les poumons, auquel cas on peut constater de la toux, des hémoptysies, des râles de diverse nature et des symptômes de consomption.

L'observation suivante, que l'un de nous a eu l'occasion de recueillir à l'Hôtel-Dieu pendant qu'il suppléait M. le professeur Rostan, fournit un bel exemple de carcinose miliaire surtout pleurale, en même temps qu'il montre toutes les difficultés que présente quelquefois le diagnostic.

B..., âgé de quarante-huit ans, est entré à l'Hôtel-Dieu, salle Sainte-Jeanne, n° 18, le 3 juillet 1864; d'une bonne santé habituelle, il n'a commencé, dit-il, à être malade que depuis trois mois. A cette époque, il est devenu très-pâle et a maigri d'une façon notable; en même temps, il a perdu l'appétit et a toussé.

Au bout de trois semaines, la toux persistant, il fit appeler M. le docteur Lancereaux, alors chef de clinique, qui, après avoir examiné avec soin la poitrine et n'avoir rien constaté au sommet des poumons, diagnostiqua une bronchite.

Les jours suivants, le malade se plaignit d'une douleur vive au côté gauche du thorax, la fièvre s'alluma, et, par la percussion et l'auscultation, M. Lancereaux reconnut l'existence d'une pleurésie avec épanchement et engagea le malade à entrer à l'hôpital,

Nous constatons le 4 juillet l'état suivant : physionomie altérée, figure pâle et décolorée, pouls fréquent à 110 pulsations. Toux fréquente, douloureuse, expectoration muqueuse, peu abondante, non mélangée de sang. Oppression. Douleur de côté à peu près disparue. Matité absolue dans toute l'étendue du thorax en avant et en arrière. Cependant, à la partie externe et immédiatement au-dessous de l'aisselle, il existe, à la percussion, un son tympanique ; à l'auscultation, absence du murmure vésiculaire, avec souffle légèrement amphorique sous l'aisselle. Du côté droit, son normal et respiration rude supplémentaire. Agitation. Langue blanche, anorexie, ni vomissements ni diarrhée, urines rouges sans albumine.

Du 4 au 8, même état. La fièvre persiste ainsi que les autres symptômes. L'augmentation de la dyspnée nécessite la thoracocentèse. Le 8, l'opération est pratiquée et donne issue à environ un litre de sérosité rougeâtre. Soumis à l'examen microscopique, le liquide présente des globules sanguins, et M. Lancereaux croit y découvrir des cellules et des noyaux cancéreux. Le malade éprouva, dans le premier moment, un mieux sensible ; la toux diminua et la respiration fut plus libre. Mais l'amélioration ne fut que passagère ; l'affaiblissement alla en augmentant ; les traits s'altérèrent de plus en plus ; la diarrhée se manifesta ; la langue devint sèche, les lèvres et les gencives se couvrirent de fuliginosités, et le malade succomba dans un délire calme le 14 juillet.

Autopsie. — On constate dans la plèvre gauche des fausses membranes assez épaisses, d'origine récente, et unissant le poumon à la paroi thoracique. Dans le point où le son tympanique avait existé pendant la vie, on trouve une lame de poumon adhérente au thorax. Point d'épanchement pleurétique à droite. Sous les deux plèvres, on remarque une multitude de petites tumeurs du volume d'une lentille ou d'un pois, d'une coloration blanc rosé et à peu près également disséminées dans les différents points de l'organe. Ces petites tumeurs offraient tous les degrés d'évolution du cancer, depuis l'état cru jusqu'au ramollissement et à l'ulcération. Autour de ces tumeurs existait une riche vascularisation. Dans l'épaisseur du parenchyme pulmonaire, on trouve quelques-unes de ces tumeurs, mais en plus petit nombre. Dans le poumon gauche, une partie indurée et friable contenait d'abondantes granulations cancéreuses, du volume d'un grain de millet. Les sommets étaient intacts et nulle part n'existaient de productions tuberculeuses. La muqueuse des bronches était injectée.

Le cœur avait son volume ordinaire et sa consistance normale. Cependant à la base du ventricule gauche et dans l'épaisseur de la paroi nous découvrîmes une production cancéreuse assez ferme et grosse comme une cerise. Une tumeur, également cancéreuse, mais plus grosse et plus saillante, se rencontrait dans l'épaisseur de l'auricule, du même côté.

Les reins d'un volume ordinaire sont en apparence sains; mais à la coupe on aperçoit deux tumeurs semblables aux tumeurs cardiaques, avec cette différence qu'elles ont de plus grandes dimensions. A l'examen microscopique on trouve dans ces tumeurs des cellules de grandeur variable avec des noyaux et des nucléoles.

Les autres organes étaient sains. La rate toutefois présentait une hypertrophie notable.

L'observation qui précède nous offre un cas bien tranché de carcinose miliaire aiguë disséminée, mais surtout développée sous les deux plèvres. Les symptômes généraux graves qui avaient accompagné l'épanchement thoracique nous avaient convaincu que la pleurésie était symptomatique, et nécessairement l'idée de la tuberculisation avait dû se présenter la première à notre esprit. Toutefois l'absence de signes au sommet des deux poumons et plus encore la nature sanguinolente du liquide épanché nous avaient en dernier lieu fait songer à la possibilité d'un cancer du poumon et de la plèvre. La présence du sang dans le liquide épanché, comme l'a indiqué M. le professeur Trousseau et comme nous avons pu en faire nous-même plus d'une fois la remarque, est un indice précieux du développement de tumeurs cancéreuses à la plèvre; toutefois il ne faut pas exagérer la valeur de ce signe. Il peut manquer dans des cas de cancer pleural, et par contre on l'observe dans d'autres productions qui amènent une riche vascularisation et en particulier dans les granulations tuberculeuses. La découverte des éléments constitutifs du cancer dans le liquide extrait de la poitrine en cas de thoracocentèse lèverait tous les doutes.

Nous venons de décrire les symptômes par lesquels se révèle à l'observateur la première forme de tuberculisation que nous avons admise, et nous avons cherché à la différencier de quelques autres états morbides avec lesquels elle est souvent confondue. Si l'on a accordé quelque attention aux développements dans lesquels nous sommes entrés, on a pu se convaincre que l'expression symptomatique de la phthisie granuleuse généralisée est loin d'être toujours identique ; qu'il existe : 1° une forme *apyrétique*, dans laquelle les symptômes sont peu prononcés et consistent surtout en une dyspnée plus ou moins vive ; c'est la forme dans laquelle les granulations miliaires existent indépendamment de toute lésion du parenchyme pulmonaire ; 2° une forme *fébrile* dans laquelle la fièvre et les symptômes généraux plus ou moins graves et variables doivent être rapportés aux réactions inflammatoires du poumon (pneumonie, bronchite capillaire, pleurésie) ou des principaux organes de l'économie (péritonite, mésentérite, méningite, etc.), suivant le siége spécial occupé par les granulations.

Cette manière si simple d'interpréter les faits s'éloigne notablement, nous le savons, des idées généralement reçues sur la phthisie dite *aiguë ;* c'est donc un devoir pour nous d'examiner avec toute l'attention qu'elles méritent les opinions des principaux auteurs sur ce sujet controversé et de rechercher en quoi elles diffèrent de la nôtre, en quoi elles s'en rapprochent.

Il est une première question, souvent agitée et diversement résolue, c'est celle de savoir si les granulations miliaires que nous avons dit parsemer les poumons rentrent dans les lésions tuberculeuses ou bien si ces granulations ne sont pas de nature différente, si la phthisie granuleuse, en un mot, ne doit pas être séparée de la phthisie tuberculeuse.

On sait que M. le professeur Trousseau (1) se fondant

(1) Trousseau, *Clinique médicale*, t. I, p. 569.

d'une part sur les caractères anatomiques de la granulation, d'une autre part, sur les symptômes de la phthisie granuleuse généralisée (*aiguë* des auteurs, pour lui *galopante*), qu'il oppose à ceux de la phthisie rapide et de la phthisie chronique, n'hésite pas à proclamer la séparation absolue de ces deux états morbides.

Beau, de si regrettable mémoire, partage cette manière de voir : « Pour moi, dit-il (1), je n'admets pas la phthisie » granuleuse et mon opinion se fonde sur plusieurs raisons. » Pour beaucoup de personnes, M. Robin entre autres, la » granulation est différente du tubercule ; la granulation » est formée de matière demi-transparente, le tubercule est » jaune. Le tubercule se développe dans le sommet du » poumon, se ramollit et se transforme en caverne ; la gra- » nulation envahit toute l'étendue de l'organe et ne se » ramollit pas. La granulation demi-transparente est due, » pour moi, à quelque chose voisin du tubercule ; la lésion » granuleuse du poumon est, si l'on veut, une lésion an- » nexe de la phthisie pulmonaire, mais ce n'est pas la » phthisie proprement dite. »

M. Empis n'est pas moins explicite. Dans plusieurs passages de son livre sur la granulie, après avoir comparé les granulations aux tubercules proprement dits, il s'exprime ainsi (p. 47) : « Du parallèle précédent, on doit nécessaire- » ment conclure que les granulations et les tubercules sont » des produits pathologiques considérablement différents, » non-seulement par leurs caractères extérieurs, mais » encore et surtout par leurs caractères histologiques. » Et

(1) Beau, *Leçons cliniques sur la phthisie pulmonaire* (*Gazette des hôpitaux*, 9 juillet 1861).

plus loin (p. 357) : « Prenant donc en considération :
» 1° Les effets différents qu'exercent sur l'organisme la
» granulie et la tuberculisation ; 2° les lésions si différentes
» qui constituent anatomiquement ces deux maladies ;
» 3° l'inconstance de l'une avant, pendant ou après l'évolu-
» tion de l'autre ; 4° la transmissibilité si avérée de la tuber-
» culisation par voie d'hérédité, tandis qu'il n'y a peut-être
» pas dans la science un seul fait authentique de transmis-
» sion héréditaire de la granulie, je me crois autorisé à
» conclure que la granulie ne relève pas de la diathèse
» tuberculeuse au même titre que la tuberculisation. »

Quant à nous, nous nous sommes assez étendus sur ce sujet dans la partie consacrée à l'anatomie pathologique, pour être dispensés d'y revenir en ce moment.

La cause principale de l'erreur dans laquelle nous paraissent être tombés les auteurs éminents que nous venons de citer, provient de ce qu'ils ont considéré le tubercule jaune comme le type anatomique de la tuberculisation et qu'ils ont voulu comparer des choses très-dissemblables. Si, aussi bien, pénétrés de cette idée que nous cherchons à faire prévaloir que ce prétendu tubercule est une pneumonie de nature particulière, ils avaient comparé la granulation dans la phthisie aiguë et dans la phthisie chronique, ils auraient remarqué qu'il y a dans les deux cas identité parfaite ; que ces granulations subissent les mêmes transformations ; que si les transformations caséeuses sont plus rares dans la phthisie aiguë, c'est que dans cette dernière maladie la marche plus rapide, la terminaison plus promptement funeste empêchent la complète évolution du produit ; qu'il n'y a d'autres différences réelles que dans le nombre de ces granulations confluentes et disséminées dans la phthisie granuleuse généralisée, rares et circonscrites dans la phthisie proprement dite.

Quant aux symptômes qui seraient différents dans la phthisie aiguë, dans la phthisie rapide et dans la phthisie chronique, il n'y a pas lieu d'en être surpris, puisque les lésions ne sont pas identiquement les mêmes : dans la phthisie granuleuse généralisée, développement de granulations dans toute l'étendue des poumons avec ou sans pneumonies lobulaires et bronchites; dans la phthisie chronique, développement partiel de granulations avec ou sans pneumonies lobulaires ; dans la phthisie rapide (galopante des auteurs), extension successive des lésions granuleuse et pneumonique à une grande partie des poumons, et évolution rapide de ces mêmes lésions. Ajoutons qu'au point de vue des symptômes, surtout des symptômes généraux, il y a moins de différence entre la phthisie aiguë et la phthisie rapide qu'entre la phthisie rapide et la phthisie chronique, et cependant on n'hésite pas à faire rentrer cette phthisie rapide dans la tuberculisation ; les mêmes motifs existent pour y admettre également la phthisie aiguë. Nous renvoyons du reste le lecteur au chapitre où nous comparons entre elles les diverses formes de la tuberculisation.

Hâtons-nous de reconnaître, qu'à part quelques exceptions de plus en plus rares, la majorité des médecins ont de la tendance à considérer la granulation miliaire comme une lésion de la diathèse tuberculeuse, et la phthisie granuleuse généralisée, comme une des variétés de la tuberculisation ; mais là où l'hésitation commence et où les opinions s'accordent peu entre elles et avec la nôtre, c'est lorsqu'il s'agit d'assigner une cause aux accidents aigus qui surviennent le plus ordinairement.

Laennec (1) ne consacre qu'une page à la phthisie aiguë. Pour lui, cette phthisie est le produit d'une affection tuberculeuse qui, après être demeurée latente pendant un temps plus ou moins long se démasque tout à coup et conduit très-rapidement à une issue funeste. Quant aux causes mêmes de ce changement prononcé dans la physionomie de la maladie, il semble disposé à admettre le ramollissement des tubercules, mais il ne fait jouer aucun rôle à la granulation miliaire.

Il existe, selon lui, deux variétés de la phthisie aiguë : dans l'une, on voit survenir une fièvre très-aiguë, l'amaigrissement, et en général des symptômes tellement graves que le malade est emporté au bout de six semaines, un mois et même quelquefois moins. A l'autopsie, on trouve qu'un grand nombre de masses tuberculeuses ou de tubercules isolés se sont ramollis à la fois, ou qu'il existe des éruptions secondaires très-abondantes et déjà avancées dans leur développement.

Dans l'autre variété, les malades succombent à l'intensité de la fièvre et d'une affection qui n'a d'autres symptômes que ceux d'un catarrhe muqueux très-aigu, et la mort arrive avant que l'amaigrissement ait donné l'éveil sur la nature de la maladie. On trouve ordinairement alors un grand nombre de tubercules jaunes, crus, plus ou moins ramollis et assez volumineux, et rarement une éruption secondaire, en sorte qu'il est évident dans ces cas d'exception que

(1) Laennec, *loc. cit.*, t. II, p. 255.

l'éruption primitive a été très-nombreuse et qu'elle est restée latente jusqu'au moment où le ramollissement des tubercules a déterminé un violent catarrhe.

Laennec rapporte, à cette occasion, l'observation d'une jeune fille qu'il avait vu mourir à l'hôpital Cochin. Elle succombait en apparence à un catarrhe aigu et accompagné d'une fièvre violente dont la durée n'avait pas été de plus d'un mois. L'amaigrissement avait été si peu sensible au moment de la mort, que le sujet n'avait encore rien perdu de la perfection de ses formes ; on trouva dans les poumons des tubercules nombreux, ramollis, de la grosseur d'une amande ou d'une aveline.

Nous avons cité avec quelques détails l'opinion de Laennec parce qu'elle est d'un grand poids dans toutes les questions relatives à la phthisie pulmonaire, et qu'elle a été adoptée en partie par plusieurs auteurs qui se sont occupés de la phthisie aiguë, notamment par Thirial (1), M. Woillez (2), etc.

On a pu remarquer que Laennec ne parle en aucune façon des granulations miliaires comme cause déterminante de la phthisie aiguë, et cependant il connaissait parfaitement cette variété du produit tuberculeux, puisque, le premier, il les avait rattachées à la tuberculisation, contrairement à l'opinion de Bayle.

Au point de vue des symptômes, la description un peu obscure de Laennec se rapporte bien à une phthisie aiguë, seulement nous verrons plus loin qu'elle se rapproche beaucoup plus de la phthisie dite rapide ou galopante que de la

(1) Thirial, mémoires cités.

(2) Woillez, *Gazette des hôpitaux*, 1864, nos 66 et 67.

phthisie granuleuse généralisée fébrile, que nous étudions en ce moment, quoique au fond, ainsi que nous le verrons plus loin, les différences qui séparent ces formes diverses de la tuberculisation ne soient pas aussi profondes qu'on paraît le penser généralement.

M. Louis (1) reconnaît que la phthisie peut offrir de grandes différences dans sa marche, qu'elle peut être chronique ou aiguë, et que dans cette dernière forme les poumons sont souvent infiltrés de granulations miliaires semi-transparentes. Toutefois, il ne se prononce pas nettement sur les causes de la lenteur ou de la rapidité de la maladie. Il pense, avec raison, que la tendance du tubercule à se généraliser dans les divers organes de l'économie est une cause puissante de ces différences symptomatiques, mais il néglige la plus importante de toutes, à notre avis, l'état du parenchyme pulmonaire autour de ce même tubercule, et, cependant, aucun auteur n'a mieux que M. Louis démontré la fréquence de la pneumonie concomitante dans la phthisie aiguë, puisque, ainsi que nous l'avons déjà vu, sur treize cas il a rencontré neuf fois cette complication. On a lieu, dès lors, de s'étonner que ce médecin éminent n'ait pas rapporté à leur vraie cause les phénomènes aigus qu'il décrit avec tant de soin dans ses observations. Sans doute, les symptômes de ces pneumonies, le plus souvent lobulaires, sont au début obscurs, fugaces; on ne perçoit ni le souffle tubaire, ni le râle crépitant des pneumonies franches; quelquefois les signes ne deviennent apparents qu'à une époque avancée de la maladie; mais ce

(1) Louis, *Recherches sur la phthis. pulm.*, p. 428 et suiv., 2e édit.

n'est pas une raison pour admettre que ces pneumonies ne se sont développées que tardivement, et il est infiniment plus probable qu'elles ont commencé à exister en même temps que se manifestaient le frisson et le point de côté, c'est-à-dire tout à fait au début. Pour ces motifs, il nous est difficile d'interpréter, comme l'a fait M. Louis, certaines observations de phthisie aiguë dans lesquelles la pneumonie est primitive et rend compte de tous les phénomènes inflammatoires, au lieu de constituer un épiphénomène secondaire, ultime, ainsi que semble disposé à l'admettre l'illustre auteur des *Recherches sur la phthisie pulmonaire*. Nous croyons utile de reproduire ici une de ces observations (l'observation 38). Le lecteur sera ainsi plus à même de se prononcer sur la question en litige.

« Un maître de piano, âgé de quarante-six ans, d'une » taille moyenne, d'une constitution forte, ayant la poitrine » large et un embonpoint assez prononcé, fut admis à l'hô- » pital de la Charité le 6 octobre 1823, alors malade depuis » trois semaines. L'affection avait *débuté*, sans cause connue, » au sortir d'un repas modéré, par un *tremblement* bientôt » suivi de *chaleur*, et depuis, celle-ci avait toujours été plus » ou moins considérable. Après les premières vingt-quatre » heures, la respiration était difficile, la *dyspnée* avait fait » de continuels progrès, il s'y était joint par intervalles un » peu de *toux* dans les derniers huit jours. La soif avait été » extrêmement vive, et l'anorexie complète. D'ailleurs, » point de sensation pénible à l'épigastre, de nausées et de » vomissements, selles rares.

» Le 7 octobre, expression de malaise, mêlée à un air » d'apathie, lenteur dans les réponses, céphalalgie, mouve-

» ments respiratoires bornés et fréquents, oppression forte, » toux rare, quelques crachats muqueux et médiocrement » aérés, bruit respiratoire faible et sans râle sous la clavi- » cule droite, naturel dans le reste de la poitrine, chaleur » médiocre, pouls à 80 pulsations par minute, langue jau- » nâtre au centre, naturelle au pourtour, anorexie, soif » peu considérable, constipation ; les *crachats* étant légère- » ment *visqueux*, on ordonna une saignée de 300 grammes » le lendemain.

» Le 9, l'expectoration était un peu plus facile, l'oppres- » sion à peu près au même degré que le premier jour ; le » résultat de la percussion et de l'auscultation n'avait » pas changé ; la langue était un peu rouge au pourtour, la » soif médiocre, la chaleur forte, le pouls plus fréquent que » d'ordinaire (104 pulsations par minute), le sang tiré la » veille était couvert d'une *couenne* légèrement grisâtre de » 2 millimètres d'épaisseur.

» Le 11, crachats légèrement visqueux, blancs, aérés, » respiration dans le même état apparent que le 9. On » n'entendait de crépitation dans aucun point et la poitrine » rendait un son clair dans toute son étendue ; le pouls était » un peu faible, médiocrement accéléré (96 pulsations), » y avait eu deux selles liquides.

» Pas de changement appréciable les jours suivants.

» Le 14, on entendait un *bruit* de *soufflet* dans une bonne » partie de la poitrine ; les crachats étaient visqueux, blancs » et grisâtres ; le pouls très-accéléré, la langue dure et » sèche ; le malaise et l'anxiété croissaient ; la figure était » uniformément rouge ; il y eut un peu de délire la nuit et » le lendemain le malade mourut. Il y avait eu tous les

» jours deux selles liquides ; toutes les nuits sa tête était
» inondée de sueurs; son ventre était devenu indolent.

» *Autopsie.* — Poumons *volumineux* plus ou moins vio-
» lacés ; le gauche était libre, le droit adhérent d'une ma-
» nière faible dans quelques points. Le *tissu* était *rouge*,
» *grenu* dans la plus grande partie de leur étendue, *friable*
» du côté droit surtout, plus ferme au sommet qu'à la base
» et cédait par la pression un liquide épais, couleur lie de
» vin, un peu aéré inférieurement ; ils offraient l'un et
» l'autre une infinité de granulations demi-transparentes
» dont le volume décroissait des parties supérieures aux
» inférieures, opaques, jaunâtres à leur centre, de la gros-
» seur d'un grain de chènevis dans le premier sens, de
» celle d'un grain de millet et d'une demi-transparence
» complète dans le second ; les bronches étaient minces et
» leur membrane muqueuse parfaitement saine, sauf cette
» légère couleur violacée qu'on trouve si ordinairement
» chez les sujets dont la respiration a été gênée longtemps
» avant la mort. »

L'auteur accompagne cette observation des réflexions suivantes :

» Quel que soit le jour auquel on doive faire remonter le
» début de la péripneumonie, le malade a succombé à cette
» affection et non à la phthisie, mais il me semble qu'à une
» certaine époque les tubercules étaient la lésion unique du
» poumon, qu'ils ont donné lieu aux premiers symptômes
» fébriles, se sont développés d'une manière aiguë ; que la
» péripneumonie peut être considérée comme le résultat de
» leur développement rapide, qu'ils en ont été la cause occa-
» sionnelle ; et en effet, du 7 au 11 inclusivement, c'est-à-

» dire jusqu'au quatrième jour qui précède la mort du sujet, » la respiration était naturelle du côté gauche de la poitrine, » un peu faible à droite et nulle part il n'y avait de râle » crépitant ou d'une autre espèce. Qu'il eût existé à cette » époque un noyau péripneumonique assez profondément » placé pour qu'on n'entendît pas la crépitation, la force du » bruit respiratoire aurait plutôt augmenté que diminué à la » superficie des poumons ; d'ailleurs, une inflammation aussi » bornée que je la suppose ne rendrait pas un compte satisfai- » sant de la violence des symptômes et surtout de la dyspnée ; » la poitrine était sonore dans toute son étendue le lende- » main de l'entrée du malade à l'hôpital, et le 11 octobre » l'hépatisation avait le même caractère, était au même » degré de développement dans toute l'épaisseur des pou- » mons, semblait avoir eu lieu simultanément et non d'une » manière successive; et par toutes ces raisons il me semble » qu'on ne saurait faire remonter le début de la péripneu- » monie au delà du quatrième jour qui a précédé la mort ; » que dès lors la fièvre, l'oppression, la toux, antérieures à » cette époque, doivent être attribuées au développement » très-rapide des tubercules.

» On ne saurait non plus imaginer qu'à l'époque à la- » quelle l'oppression et la fièvre se sont manifestées, les tu- » bercules existassent depuis un certain temps, car avant » le début des accidents qui ont eu lieu du côté de la poi- » trine, le malade se portait parfaitement bien et l'on ne » concevrait pas qu'un si grand nombre de granulations pût » exister sans produire un trouble quelconque dans l'exer- » cice des fonctions. »

S'il nous était permis d'interpréter à notre tour l'observation qui précède, nous dirions qu'à notre avis les granulations tuberculeuses, au moins celles qui étaient opaques, existaient depuis longtemps ; elles n'avaient provoqué aucun accident, ainsi que nous l'avons constaté si souvent, tant que le parenchyme pulmonaire était resté sain ; la fièvre avait paru le jour où ce parenchyme s'était enflammé autour des granulations, et ce jour avait été nettement indiqué par le frisson et les crachats visqueux constatés tout à fait au début de la maladie. N'est-il pas, en effet, naturel de penser que les accidents fébriles étaient liés à cette pneumonie qui, d'abord profonde et silencieuse, est devenue plus tard superficielle et appréciable pour l'oreille de l'observateur plutôt que de supposer que la fièvre était produite par la granulation miliaire dans la première moitié de la maladie, et par la pneumonie dans la seconde. M. Louis s'étonne qu'une inflammation aussi bornée puisse rendre compte de la violence des symptômes et surtout de l'intensité de la dyspnée, mais il ne faut pas oublier que les granulations suffisent déjà par elles-mêmes, comme nous l'avons vu précédemment, pour amener une gêne considérable de la respiration ; cette gêne se trouve portée à son maximum d'intensité s'il s'y joint une autre cause d'oppression, même légère, quelques noyaux de pneumonie lobulaire, par exemple, et à plus forte raison une pneumonie lobulaire généralisée ou une pneumonie d'un ou plusieurs lobes.

M. Leudet, cherchant à son tour à se rendre compte des phénomènes aigus de la phthisie, s'exprime ainsi dans sa remarquable thèse (1) : « Ce que nos observations nous

(1) Leudet, thèse déjà citée, p. 46.

» apprennent, c'est que chez les malades qui ont présenté » l'ensemble des phénomènes qui forment la phthisie » aiguë, les tubercules existaient en nombre plus ou moins » considérable dans les poumons; ces tubercules ont été le » plus souvent miliaires, mais le tubercule jaune et même » ramolli peut également exister dans la phthisie aiguë. » Rien ne rend compte, par conséquent, d'une manière » certaine de cette apparition des phénomènes aigus de la » phthisie (1). Nous ne pouvons que signaler des relations » de coïncidence plus ou moins nombreuses; mais dire » que telle forme de tubercules cause la phthisie aiguë, » serait une erreur.

» L'anatomie pathologique est également insuffisante » pour rendre compte, dans tous les cas, de la forme et de » la marche de la maladie ; la dyspnée, l'oppression ne dé- » pendent pas uniquement de l'engouement, de l'hépatisa- » tion du tissu pulmonaire, puisqu'elles existent également » lorsque ces dernières lésions font défaut. La rapide mul- » tiplication des tubercules peut seule rendre compte de

(1) Comme M. Louis, comme M. Leudet, un grand nombre d'auteurs n'ont pas d'opinion arrêtée sur la cause des accidents aigus. On lit dans l'ouvrage d'un des médecins les plus distingués de l'hôpital de Brompton à Londres, Richard-Payne Cotton, la phrase suivante : « Lorsqu'on » recherche les causes de cette forme remarquable et fatale de la tuber- » culisation, on trouve le sujet enveloppé d'obscurité. Il est impossible » d'expliquer pourquoi la phthisie, dans un cas, prend une marche » rapide, et, dans un autre, parcourt lentement ses périodes. Une diathèse » scrofuleuse fortement accentuée est probablement nécessaire au déve- » loppement de la forme aiguë, mais n'est pas suffisante à elle seule pour » lui donner naissance, puisque beaucoup de personnes affectées de scro- » fule héréditaire à un haut degré présentent la forme la plus chronique » de la tuberculisation. Dans les quelques cas qu'il m'a été permis d'ob- » server, je n'ai remarqué aucune particularité qui pût faire prévoir une » terminaison aussi soudaine de la maladie (*On consumption*, p. 163). »

» ces symptômes. Un seul fait domine tous ces cas de » phthisie aiguë, c'est l'existence de tubercules dans les » poumons; c'est donc bien une même maladie. Cette grande » différence de phénomènes produits par une même cause » est sans doute très-difficile à expliquer, mais c'est là en » quelque sorte un fait primitif que nous retrouvons sans » cesse dans l'étude des maladies, et d'où nous déduirons » un des principes les plus importants de la pathologie, sur » lequel repose véritablement le diagnostic, à savoir que » d'une même lésion peuvent résulter, suivant les indivi- » dus, les symptômes les plus différents, toutes choses » étant égales d'ailleurs; cette inconstance de rapports » entre la cause et l'effet, nous ne pouvons l'expliquer » qu'en invoquant la cause individuelle, l'*idiosyncrasie* » (Andral, *Clin. méd.*). »

Nous croyons avec MM. Andral et Leudet que l'idiosyncrasie doit occuper en clinique une place importante; nous n'ignorons pas qu'une même impression morbide détermine des réactions très-diverses chez les individus qui la reçoivent. Toutefois, nous pensons aussi que le mot idiosyncrasie est un de ces mots commodes derrière lesquels s'abrite trop souvent notre ignorance ou notre paresse, et qu'une connaissance plus approfondie des conditions des phénomènes démontre que si l'effet est différent dans des circonstances qui paraissent identiques, c'est que le plus souvent les causes ne sont plus les mêmes. Or, dans le cas particulier, ce qui peut être considéré comme identique, ce sont les granulations miliaires; mais ce qui varie, ce sont les complications, et M. Leudet est le premier à le reconnaître, lui qui, dans son étude si complète de la phthisie aiguë, a insisté avec un soin extrême sur les diverses lésions concomitantes du poumon et des autres organes. La rapide multiplication des granulations à elle seule n'est pas suffisante, comme sembleraient disposés à le croire MM. Louis, Leudet, Moureton (1) et plusieurs autres auteurs, pour expliquer les phénomènes aigus de la tuberculisation, puisque nous avons rapporté des faits dans lesquels les granulations miliaires s'étaient développées rapidement et en très-grand nombre dans les deux poumons, sans provoquer le moindre mouvement de fièvre et sans amener d'autre symptôme qu'une vive oppression.

Au lieu de placer les accidents aigus sous la dépendance d'un état local du poumon plus ou moins bien déterminé, d'autres auteurs ont considéré la phthisie aiguë comme une sorte de maladie générale, de *fièvre essentielle*, de *pyrexie*, de *dyscrasie*, etc., dans laquelle les granulations ne constitueraient plus qu'une lésion secondaire et consécutive. C'est, à quelques variantes près, l'opinion de MM. Fournet, Waller, Clémens (2), Stokes (3), Wunderlich, Colin, Empis, etc.

M. Fournet admet que la forme anatomique de la véritable phthisie aiguë primitive est exclusivement la tubercu-

(1) Moureton, thèse citée, p. 24.

(2) Clemens, *Vier Falle von Tuberculosis acuta. Deutsche Klinik*, t. XI, p. 428, 1850.

(3) Stokes, *Clinical lectures on fever* (*Med. Times and Gaz.*, 1854). Stokes va même jusqu'à considérer cette fièvre comme contagieuse et il base son opinion sur l'observation qu'il a faite de phthisies aiguës typhoïdes sur quatre ou cinq enfants de la même famille. Nous ne saurions en aucune façon adopter l'opinion du célèbre professeur de Dublin. Le fait qu'il signale nous paraît dénoter, non pas la transmission de la maladie

lisation miliaire, et que le dépôt tuberculeux a ceci de caractéristique qu'il se fait en une seule éruption très-considérable, ou tout au plus en deux ou trois éruptions produites, selon toute apparence, à fort peu de distance les unes des autres. Il reconnaît que cette phthisie s'accompagne de phénomènes fébriles prononcés qu'il désigne sous le nom de *fièvre hectique aiguë*. Seulement, pour lui, cette fièvre précède le dépôt granuleux. La phthisie aiguë primitive accumule tout à coup, en très-peu de temps, une grande quantité de granulations tuberculeuses dans le tissu pulmonaire. Celui-ci, envahi dans toute son étendue, devient en peu de jours tout à fait insuffisant à la respiration. Aussi, le malade, en proie d'une part à la fièvre excessivement vive qui précède et accompagne cette infiltration tuberculeuse, placé de l'autre dans des conditions toujours croissantes d'asphyxie, succombe-t-il avant que les corps étrangers déposés dans les poumons aient pu y manifester leur existence propre et parcourir leurs périodes ordinaires. La marche aiguë est caractérisée par la prédominance des phénomènes généraux sur les phénomènes locaux, même à la première période de la maladie ; c'est dans les cas de ce genre que l'on voit le plus manifestement les premiers symptômes généraux précéder les premiers symptômes

d'enfant à enfant, mais, simplement une influence diathésique exercée sur un grand nombre de membres d'une même famille dans un court espace de temps.

Nous ne pouvons pas davantage reconnaître à la phthisie granuleuse généralisée un caractère épidémique, ainsi que semblent disposés à l'admettre MM. Leudet et Colin. Si la maladie a paru plus fréquente à certains moments qu'à d'autres, c'est, nous le croyons, un pur effet du hasard, peut-être aussi la conséquence d'une recherche plus minutieuse des faits particuliers.

locaux, ou au moins marcher de pair avec eux. Ailleurs, cherchant à préciser la cause de la fièvre, il s'exprime ainsi : « Tout porte à croire, au moins chez un certain nombre de malades, que les phénomènes généraux préexistent à l'infiltration tuberculeuse pulmonaire et sont l'expression des mouvements morbides excités dans l'organisme par la cachexie tuberculeuse. »

On le voit, M. Fournet ne cherche pas la cause de la fièvre dans les conditions anatomiques du poumon, et l'on a d'autant plus lieu d'en être surpris que dans l'observation suivante qu'il rapporte comme type de la phthisie aiguë, les lésions pulmonaires sont très-évidentes.

Faucherand, âgé de vingt-quatre ans, entra le 2 mai 1837 à l'hôpital de la Charité (service de M. Andral) ; sa constitution était extrêmement robuste, sa force presque athlétique ; membres volumineux ; poitrine large, saillante, régulière ; formes anguleuses ; système pileux noir ; intelligence pesante, mais jugement très-sain. Son père, âgé de quatre-vingts ans, d'une constitution semblable à la sienne, avait toujours joui et jouissait encore d'une très-bonne santé, ainsi que sa mère, femme très-robuste, qui était âgée de soixante-six ans. Ses deux frères et sa sœur étaient de même, très-fortement constitués et d'une santé parfaite.

Jamais Faucherand n'avait eu ni rhumes, ni toux, ni hémoptysies. Sa santé avait toujours été fort bonne, lorsque quinze jours avant son entrée à l'hôpital, sans cause bien appréciable, il fut pris d'un *rhume* assez violent, suivi de *toux*, de *fièvre*, de *malaise général* très-prononcé. Malgré cela, il eut l'imprudence de vouloir continuer pendant huit jours encore son travail accoutumé ; mais pendant ce temps son rhume, sa faiblesse, sa fièvre, s'accrurent beaucoup, et au bout de huit jours il fut obligé de garder le lit. A partir de cette époque, des symptômes très-aigus de fièvre hectique se manifestèrent, et leur intensité s'accrut rapidement.

Du 2 au 12 mai, le malade tomba dans un tel état d'anéantissement des forces et d'amaigrissement, que bientôt il fut presque méconnaissable. La peau devenait de jour en jour plus sèche et plus brûlante ; la face exprimait surtout un sentiment d'*oppression,* de gêne intérieure, d'angoisse respiratoire, très-marquée pour l'observateur, quoique peu sensible pour le malade qui disait tout simplement être un peu oppressé. En proie à une fièvre violente, Faucherand, en quelque sorte étranger au monde extérieur, semblait tout absorbé en lui-même, ne répondait que par phrases brèves et entrecoupées, et n'accusait que de l'oppression. Le pouls, extrêmement fréquent, comme sautillant, était à la fois petit et mou.

Le 12, au soir, nous constatâmes, dans toute l'étendue de la région antérieure de la poitrine, les signes suivants : inspiration diminuée de durée ; *expiration* augmentée de beaucoup d'intensité et de durée ; caractère *bronchique* dans quelques points du sommet de la poitrine, dans le côté gauche surtout ; à mesure qu'on s'éloignait du sommet du thorax, les bruits respiratoires reprenaient leur timbre naturel, mêlé çà et là de timbre clair ou *soufflant* pendant l'expiration ; mais, ce qui était surtout remarquable, c'est que ces caractères morbides, tout en occupant plus particulièrement le sommet de la poitrine du côté gauche surtout, se faisaient entendre aussi, mais irréguliers et par place seulement dans le reste de l'étendue de la partie antérieure de la poitrine; la *voix* était évidemment *bronchophonique* sous la clavicule gauche; son retentissement était moindre sous la clavicule droite, et inégal et presque nul dans le reste de la partie antérieure de la poitrine. A l'exception de la région sous-claviculaire gauche, où le son était un peu obscur, la percussion ne fournissait rien d'anormal; la vibration vocale était un peu moindre sous la clavicule gauche que sous la droite; l'inspection ne faisait reconnaître aucune déformation appréciable du thorax; le malade ne sentait aucune différence entre les deux côtés de la poitrine, soit pour la respiration, soit pour la sensibilité à la percussion; la voix auscultée à distance offrait pour seul caractère normal d'avoir un ton grave particulier. Jusque-là, le traitement avait consisté dans de simples adoucissants. Le 12, au soir, on lui pratiqua une saignée de 5 palettes et on lui fit mettre des sinapismes aux jambes. Il mourut le 16 mai avec un peu de délire au milieu des symptômes ordinaires de l'asphyxie.

A l'autopsie, nous trouvâmes les poumons adhérents à la plèvre costale par toute l'étendue de leur surface, au moyen d'une couche celluleuse fort épaisse, de très-ancienne formation, mais non infiltrée de granulations tuberculeuses. Les deux poumons étaient infiltrés par une innombrable quantité de tubercules, de forme exclusivement miliaire, tous à l'état cru; les uns isolés, les autres réunis en groupes; très-confluents dans le sommet du poumon gauche; beaucoup moins dans le sommet du poumon droit; dispersés irrégulièrement sur le reste de la partie antérieure des deux poumons, ces tubercules occupaient surtout la périphérie de ces organes. Dans le poumon droit, le tissu pulmonaire intermédiaire aux tubercules était assez perméable; dans le poumon gauche, au contraire, il était le siége d'un *engouement* sanguin très-considérable, qui, dans plusieurs points, était porté jusqu'à l'*hépatisation rouge* et *grise*. Une dissection attentive des canaux bronchiques faisait voir, dans certaines parties du poumon, au sommet surtout, là où l'infiltration tuberculeuse était la plus confluente, les canaux bronchiques capillaires occupés par de la matière tuberculeuse un peu ramollie. Les ganglions bronchiques étaient le siége d'un engorgement assez considérable.

Dans toute l'étendue de la moitié supérieure de l'abdomen, une couche cellulaire épaisse, absolument semblable à celle qui recouvrait la surface des poumons faisait adhérer la paroi abdominale antérieure avec la surface des viscères abdominaux correspondants; quelques petits gâteaux de matière tuberculeuse amorphe ramollie se remarquaient çà et là dans l'épaisseur de la couche celluleuse péritonéale. Quelques granulations miliaires, placées entre la fausse membrane et la surface séreuse des circonvolutions intestinales donnaient un toucher et un aspect granuleux à ces circonvolutions. Du reste aucune trace de tuberculisation ne se remarquait dans aucun des viscères abdominaux qui tous étaient parfaitement sains.

Cette observation en dit plus que tous les raisonnements. Que montre-t-elle en effet? Un malade atteint, au milieu des apparences de la bonne santé, d'un rhume avec toux, oppression, abattement, fièvre, etc.; pendant la vie, on reconnaît les signes d'une pneumonie à forme lobulaire; après la mort on constate les caractères anatomiques de cette inflammation, c'est-à-dire l'engouement et l'hépatisation rouge et grise. Quoi de plus naturel dès lors de penser que la fièvre et les symptômes généraux sont sous la dépendance de l'état phlegmasique du poumon! Cette explication est tellement plausible que l'on ne comprend même pas qu'une autre hypothèse puisse se présenter à l'esprit. Les granulations miliaires seules ne peuvent être accusées du mouvement fébrile; car, très-certainement, à l'épaisseur des fausses membranes de la plèvre, on peut estimer que ces granulations existaient déjà depuis un certain temps. D'un autre côté on ne peut supposer que les phénomènes généraux avaient précédé les phénomènes locaux du côté du poumon, puisque les granulations étaient anciennes et qu'en tout cas, en admettant que ces granulations fussent d'origine récente, on avait vu apparaître les premiers symptômes pulmonaires (toux, oppression, etc.) en même temps et même avant que la fièvre ne se fût déclarée.

Waller est, de tous les auteurs, celui qui a le plus insisté sur cette idée, que la tuberculose aiguë est une maladie primitivement générale. Il la compare à la fièvre typhoïde et trouve entre ces deux affections l'analogie la plus frappante. La tuberculose aiguë est pour lui une dyscrasie spéciale, *dyscrasie albumineuse*, caractérisée par un état marqué de fluidité du sang et par la tendance aux exsudations albumineuses.

Toutefois lorsqu'on analyse les observations contenues dans le mémoire de l'honorable médecin de Prague, on est tout surpris de voir que ces observations ne démontrent nullement les propositions avancées par l'auteur. On cherche vainement les preuves de l'existence d'une pyrexie dans laquelle les déterminations pulmonaires seraient secondaires et consécutives, comme par exemple les altérations des plaques de Peyer dans la fièvre typhoïde. Loin de là, on constate des lésions qui se développent dans le poumon dès le début de la maladie et suffisent parfaitement à expliquer tous les symptômes observés, sans qu'il soit nécessaire de recourir à l'hypothèse d'un état général préexistant.

Comme le travail de Waller a eu un grand retentissement, nous croyons nécessaire d'en reproduire ici une observation (obs. IX, *loc. cit.*) qui servira de spécimen et permettra au lecteur de juger si notre critique est fondée.

Le 21 avril 1843 on apporta à l'hôpital un menuisier âgé de cinquante ans, adonné aux boissons alcooliques, atteint à diverses reprises de catarrhe pulmonaire, et plus récemment de diarrhée.

Je le trouvai debout dans son lit avec l'air très-gai, et dans un délire continuel qui avait surtout pour objet les chevaux et les charretiers. Ses réponses étaient incohérentes. Il avait des hallucinations de l'ouïe et de la vue. Le sommeil était très-agité, nul depuis deux jours. La langue était blanche et humide, affectée de tremblement comme les extrémités. Pulsations des carotides violentes. 40 respirations ; toux rare, accompagnée de crachats muqueux ou puriformes. Décubitus latéral. A la percussion, en avant rien d'anormal ; en arrière, au niveau de l'omoplate gauche, *son diminué*, partout ailleurs son conservé. A l'auscultation, dans le point où existait la matité, *inspiration faible*, *expiration bronchique*; dans les autres parties de la poitrine, *bruit de catarrhe*. Météorisme du ventre, pas de diarrhée, peau chaude, sans sueurs; 92 pulsations, pouls plein, dur.

Le 27, après un délire furieux, sommeil, offrant d'abord tous les caractères du sommeil physiologique, mais accompagné au bout de six heures de râle; peau couverte d'une sueur froide, visqueuse. Pouls petit, dépressible. Mort le 28 dans le coma.

Autopsie. — Le tissu pulmonaire du lobe gauche supérieur et de la moitié supérieure du lobe inférieur était induré dans quelques parties, *hépatisé*, et parsemé de tubercules grisâtres, jaunâtres, de la grosseur d'un grain de millet. Dans le poumon droit on trouva aussi des tubercules innombrables, de la grosseur d'un grain de millet. La muqueuse des bronches montra un *catarrhe aigu*. Le sang de toutes les veines était tantôt liquide, tantôt coagulé et foncé de couleur. Arachnoïde injectée. Substance du cerveau ramollie. Rate augmentée de volume, mais de consistance normale. Dans l'intestin grêle, au voisinage de la valvule iléo-cæcale, on trouva quatre ulcères tuberculeux. Le gros intestin en offrit également un. La muqueuse du fond de l'estomac était brunâtre et ramollie.

Rien de plus simple, ce nous semble, à interpréter que cette observation. Il s'agit d'un individu sujet à s'enrhumer, dont la toux antérieure s'expliquait probablement par des granulations pulmonaires existant déjà depuis quelque temps, et dont la diarrhée récente reconnaissait pour cause les ulcérations tuberculeuses constatées à l'autopsie. Une broncho-pneumonie se déclare autour des granulations et cette pneumonie, reconnue pendant la vie, et vérifiée après la mort, s'est accompagnée, comme cela est si commun chez les ivrognes, de delirium tremens. C'est donc une phthisie granuleuse généralisée compliquée de pneumonie avec délire, et en présence d'une explication aussi naturelle, on ne comprend pas comment Waller peut admettre qu'il s'agit d'une dyscrasie alcoolique, combinée avec une *dyscrasie albumineuse*, que rien ne justifie dans l'observation en question.

Un des principaux arguments qu'a surtout fait valoir M. Empis en faveur de l'hypothèse d'une dyscrasie albumineuse, c'est que l'on ne remarque pas toujours une proportionnalité exacte entre le dépôt des granulations et l'exsudation pseudo-membraneuse, que quelquefois même on a trouvé des produits albumineux sur des membranes qui ne contenaient aucune granulation, que conséquemment les deux lésions sont indépendantes l'une de l'autre, et doivent être considérées toutes deux comme l'expression locale d'une même cause générale, d'une *diathèse inflammatoire*, différente de la diathèse tuberculeuse.

Il nous paraît facile de répondre que les cas auxquels fait allusion le savant médecin de la Pitié sont excessivement rares; qu'il n'est pas étonnant que les granulations échappent quelquefois à l'examen le plus minutieux, perdues qu'elles sont au milieu des exsudats plus ou moins épais qui recouvrent les membranes, alors surtout que, de l'aveu même de M. Empis, ces granulations peuvent être microscopiques au début.

Nous allons plus loin : nous ne voyons pas pourquoi la

diathèse tuberculeuse, semblable en cela à d'autres diathèses et maladies chroniques, n'aurait pas le pouvoir de produire la phlegmasie d'une ou plusieurs séreuses, comme elle produit l'inflammation souvent ulcérative du larynx, de l'intestin, etc., indépendamment de toute action locale des granulations tuberculeuses.

Maintenant, ces réserves faites, nous tenons à déclarer, nous fondant sur de très-nombreuses observations, que les cas que nous venons de supposer sont tout à fait exceptionnels, et que presque toujours par une recherche attentive à l'œil nu, ou armé du microscope, on découvre des granulations au-dessous ou dans le voisinage des fausses membranes elles-mêmes.

La plus grave erreur de M. Empis, à notre avis, c'est d'avoir voulu séparer la granulie de la tuberculisation. Aussi bien, si au lieu d'admettre que : « Le plus » grand nombre des individus qui meurent de tuber- » culisation soit chronique, soit aiguë, succombent sans » avoir été atteints de granulie à aucune époque de leur » vie ou de leur maladie » (*loc. cit.*, p. 355), notre honorable confrère était bien convaincu de ce fait, pour nous démontré, que la granulation se rencontre dans toutes les formes de la tuberculose, il n'aurait pas attribué les exsudats albumineux à une cause générale, surtout à une diathèse inflammatoire distincte de la diathèse tuberculeuse. Car la logique l'eût conduit alors à donner la même origine aux pleurésies avec fausses membranes et adhérences plus ou moins épaisses qui se remarquent si souvent aux sommets des poumons dans la phthisie chronique. Or, s'il est un fait unanimement accepté, c'est que ces pleurésies sont provoquées par l'état local du poumon, et que si elles sont plus communes dans le lobe supérieur, c'est parce qu'aussi les lésions sont plus fréquentes et plus avancées dans ces parties que dans les régions inférieures. Les choses ne se passent pas autrement dans les formes aiguës de la tuberculisation. Il n'y a de différence que dans le nombre plus considérable des granulations, et l'étendue plus grande des phlegmasies consécutives.

Nous terminons ici cet examen critique auquel, eu égard à la difficulté et à l'obscurité du sujet, nous avons cru devoir consacrer d'assez longs développements. Nous espérons avoir réussi à établir que ce n'est ni dans la présence des granulations seules, ni dans le ramollissement des tubercules jaunes, ni dans une pyrexie, dyscrasie, diathèse spéciale, etc., mais bien dans un état inflammatoire du poumon ou d'autres organes affectés de granulations, qu'il faut chercher la cause véritable des accidents aigus de la phthisie granuleuse généralisée.

Nous avons bien soin de dire, et nous ne saurions trop insister sur ce point, que la cause de ces accidents réside quelquefois hors du poumon ; car sans cette restriction, on pourrait nous objecter des faits de phthisie granuleuse fébrile dans lesquels la phlegmasie du tissu pulmonaire ou des bronches faisait complétement défaut.

Mais dans ces cas, en examinant attentivement les lésions, on reconnaît qu'il a existé quelque part une inflammation plus ou moins grave qui rend compte des symptômes observés. Tantôt c'est une vive inflammation des ganglions mésentériques, qui peuvent acquérir un volume énorme, comme cela est noté dans les observations I et II du travail de M. Colin; tantôt ce sera une méningite granuleuse à marche rapide ou traînante; d'autres fois une inflammation plus ou moins étendue, quelquefois générale, de la membrane péritonéale, ainsi que nous en avons observé quelques cas, ainsi que MM. Colin et Empis en ont rapporté de remarquables exemples.

Dans plusieurs de ces faits la rate a été trouvée augmentée de volume, et cette circonstance a été invoquée en faveur de l'hypothèse d'une pyrexie, d'une fébri-phlegmasie. Nous nous bornerons à faire remarquer que cette lésion manque dans un assez grand nombre de cas, ce qui n'a pas lieu pour la fièvre typhoïde, à laquelle la tuberculose miliaire aiguë a été si fréquemment comparée; qu'on la rencontre également dans les formes subaiguës et même chroniques, ce qui lui ôte beaucoup de sa valeur, et qu'enfin elle a été signalée dans une maladie analogue, la carcinose miliaire aiguë, qui n'a jamais, que nous sachions, été assimilée à une pyrexie.

Nous n'agiterons pas la question de savoir quelle est la meilleure dénomination à donner à la maladie; ou celle de *phthisie aiguë*, généralement adoptée, ou celle de *phthisie galopante*, que voudrait faire prévaloir M. le professeur Trousseau, et que semble accepter le savant traducteur de Graves, M. Jaccoud : l'une et l'autre de ces dénominations sont mauvaises, ainsi qu'on a pu en juger par les développements dans lesquels nous sommes entrés. D'une part, en effet, il y a des phthisies granuleuses généralisées qui ne sont accompagnées d'aucun symptôme fébrile, qui ne sont ni aiguës ni galopantes. Ce sont celles qui constituent notre première variété (variété apyrétique); ce sont encore beaucoup de phthisies granuleuses pleurales. D'une autre part, nous montrerons plus loin qu'il existe des phthisies aiguës en dehors de la tuberculose granuleuse généralisée. Conséquemment une division fondée sur le seul symptôme, fièvre, ne peut conduire qu'à des résultats incomplets ou erronés.

Quant à nous, prenant pour base de notre classification l'étude des lésions, nous admettons les divisions et les dénominations suivantes :

A. Phthisie granuleuse généralisée,	simple,	apyrétique	avec ou sans granulations dans les principaux organes de l'économie.
B. Phthisie granuleuse généralisée, compliquée de......	pneumonie bronchite pleurésie	le plus souvent fébrile	

DEUXIÈME SECTION.

PHTHISIE GRANULEUSE PARTIELLE

(PHTHISIE CHRONIQUE).

Dans la phthisie granuleuse partielle que nous allons maintenant étudier, les granulations miliaires, au lieu d'envahir comme précédemment les deux poumons dans toute leur étendue, se développent dans une portion limitée de ces organes. Ainsi que nous avons déjà eu l'occasion de le dire en traitant de l'anatomie pathologique, c'est le sommet et la partie la plus élevée du sommet qui, dans l'immense majorité des cas, est primitivement atteinte; d'où le précepte de rechercher en arrière dans la fosse sus-épineuse ou en avant, au-dessus de la clavicule (1), et non, comme cela se pratique trop souvent, dans la région sous-claviculaire, les signes locaux du début de la tuberculisation pulmonaire chronique.

(1) Il y a plus de trente-cinq ans qu'un auteur dont le nom est resté honorablement attaché à l'histoire de la percussion, surtout appliquée aux épanchements abdominaux, M. le docteur Tarral, a, dans un intéressant travail (*Recherches pour éclairer le diagnostic de diverses maladies. — Journal hebdomadaire de médecine,* avril 1830) montré toute l'importance de l'auscultation sus-claviculaire dans la phthisie pulmonaire. Pour cette exploration, le stéthoscope, légèrement modifié dans sa forme, est nécessaire.

Les granulations, une fois développées dans la trame organique, peuvent y séjourner un temps plus ou moins long sans réagir sur le tissu qui les entoure : c'est un fait démontré par l'observation d'individus qui n'ont présenté, pendant la vie, aucun symptôme d'affection thoracique et chez lesquels, à l'autopsie, on découvre comme par hasard au sommet d'un ou des deux poumons des granulations éparses au milieu du parenchyme demeuré sain, ou présentant à peine quelques noyaux de pneumonie caséeuse.

Dans d'autres cas, moins favorables et malheureusement très-fréquents, le tissu pulmonaire, participant lui-même à l'activité morbide, subit cette série de transformations pathologiques que nous avons précédemment décrites, en même temps que la diathèse crée incessamment de nouveaux produits qui finissent par envahir une grande étendue des organes respiratoires. Alors, pendant que les noyaux de pneumonie caséeuse se ramollissent et que les excavations se forment aux sommets des poumons, on voit les parties plus inférieures s'infiltrer à leur tour de granulations, le parenchyme passer par les mêmes phases de congestion et d'inflammation, et ainsi de suite, de telle sorte qu'il n'est pas rare de rencontrer plusieurs étages comme superposés d'altérations identiques, seulement d'un âge différent, et d'autant plus avancées que l'on considère une région plus élevée : au sommet, des cavernes entourées d'un tissu plus ou moins induré et contenant encore quelques vestiges des granulations miliaires ; à la partie moyenne, des granulations plus distinctes entremêlées de noyaux plus ou moins volumineux de pneumonie catarrhale et caséeuse avec ou sans ramollissement ; enfin, à la base, des granulations disséminées au milieu du tissu pulmonaire normal ou simplement congestionné.

On comprend, d'après cela, que les divisions classiques de la tuberculisation chronique en 1er, 2e et 3e degré ne peuvent s'appliquer qu'à un point déterminé du poumon et non à l'organe tout entier, puisque, ainsi que nous venons de le voir, le poumon d'un phthisique, à une période un peu avancée de la maladie, présente le plus souvent les trois degrés réunis.

Il en résulte encore cet autre fait, d'une haute importance pratique, que ces différents degrés correspondent à des éruptions successives de granulations, véritables poussées morbides, séparées quelquefois par de longs intervalles, pendant lesquelles la maladie éprouve comme un temps d'arrêt. C'est à cette circonstance, relativement favorable, que la tuberculisation chronique doit sa physionomie spéciale, la lenteur habituelle de sa marche et ses guérisons, désormais incontestables.

Dans l'étude symptomatique de la phthisie granuleuse partielle, nous suivrons les divisions que nous avons adoptées pour l'histoire de la phthisie granuleuse généralisée. Au fond les lésions sont identiques, leur ordre de succession est le même ; c'est toujours la granulation miliaire plus ou moins reconnaissable et accompagnée au bout d'un temps variable d'altérations pulmonaires, qui rentrent dans le groupe anatomique auquel on donne le nom de *pneumonie ;* il n'y a de différence que dans l'étendue de ces altérations, et dans la terminaison plus rapide de la phthisie granuleuse généralisée qui ne permet pas aux pneumonies concomitantes de parcourir leur entier développement et de parvenir à la métamorphose caséeuse si commune au contraire dans la phthisie chronique.

Nous étudierons successivement les symptômes correspondants aux lésions suivantes qui résument les phases anatomiques diverses de la tuberculisation chronique.

1° Tuberculose miliaire partielle simple, sans lésion du tissu pulmonaire environnant.

2° Tuberculose miliaire partielle, compliquée de lésions du tissu pulmonaire :
- *a.* Congestion, pneumonie catarrhale, pneumonie caséeuse.
- *b.* Pneumonie caséeuse en voie de ramollissement.
- *c.* Excavations résultant de la fonte caséeuse, avec ou sans pneumonie interstitielle autour des cavernes.

On voit, par le tableau qui précède, combien nos divisions diffèrent des divisions classiques, la plupart des auteurs ne faisant commencer la maladie qu'à partir du moment où la pneumonie a passé à l'état caséeux (pour eux, tubercule jaune, cru, infiltration jaune) et négligeant complétement toutes les périodes qui précèdent, les plus intéressantes cependant à connaître, puisque ce sont surtout celles dans lesquelles la thérapeutique peut avoir quelque efficacité.

CHAPITRE PREMIER.

PHTHISIE GRANULEUSE PARTIELLE, SIMPLE.

Si l'on veut bien se rappeler ce que nous avons dit de la phthisie granuleuse généralisée simple : qu'à part un peu de toux et une oppression plus ou moins vive, on ne constate en général dans cette forme de la tuberculisation aucun symptôme bien tranché, on n'aura pas de peine à comprendre qu'*à fortiori*, lorsque les granulations sont limitées à une partie très-circonscrite d'un ou des deux poumons, les signes qui en révèlent l'existence doivent être encore moins appréciables. C'est en effet ce qui a lieu le plus ordinairement.

La fièvre est nulle.

L'oppression, qui était le phénomène dominant dans la phthisie granuleuse généralisée et qui s'expliquait si naturellement par ces myriades de petits nodules dont la présence au sein de la trame organique est un obstacle aux fonctions de l'hématose, l'oppression, disons-nous, n'existe plus et n'a pas de raison d'être dans la phthisie granuleuse partielle qui laisse indemne au début la majeure partie du parenchyme pulmonaire.

La toux, déjà rare dans la phthisie granuleuse généralisée, manque ici le plus souvent, sauf dans le cas où les granulations miliaires succèdent à une irritation bronchique, auquel cas elle persiste pendant la période de formation granuleuse, sans dépendre nécessairement de ces granulations.

De même que la toux, et plus souvent encore que la toux, l'expectoration est nulle, à moins que la bronchite, comme dans le cas que nous venons de supposer, n'ait été antérieure au développement des granulations.

Quant aux signes fournis par la percussion et l'auscultation, ils sont aussi peu prononcés que dans la phthisie granuleuse généralisée. Nous avons vu que la sonoréité n'était pas et ne pouvait pas être modifiée par des corps aussi ténus que le sont les granulations, toutes les fois que le tissu pulmonaire environnant reste sain. Il en est de même pour la phthisie granuleuse partielle, quoiqu'à la rigueur on comprenne que dans ce dernier cas le doigt puisse arriver, par la comparaison des deux côtés de la poitrine, à percevoir des nuances même légères qui s'expliqueraient par l'état différent des deux poumons. Toutefois cette supposition ne se réaliserait guère que si les granulations étaient confluentes ou agglomérées sous forme de petites masses ; autrement, lorsqu'elles sont isolées, éparses, au milieu d'un tissu sain, les différences de son sont imperceptibles et d'autant plus difficiles à constater que la percussion doit être pratiquée surtout en arrière dans des points où les sommets des poumons sont recouverts de couches épaisses d'os et de muscles, qui sont par elles-mêmes une cause d'obscurité du son.

L'auscultation ne fait entendre aucun râle particulier : seulement le murmure vésiculaire, au lieu d'être doux et moelleux comme dans l'état normal, revêt un caractère plus ou moins marqué de rudesse qui semble annoncer un frottement exagéré de la colonne d'air inspirée. Nous avons pu bien souvent constater ces phénomènes pendant la vie, et en contrôler la valeur après la mort chez des malades qui présentaient d'un côté les lésions avancées de la phthisie, et, du côté opposé, ces mêmes lésions tout à fait à leur début, autrement dit, à l'état de simples granulations. Toutefois, quoique ce caractère de la respiration acquière une certaine importance par ce fait qu'il n'existe que d'un côté, nous croyons qu'il ne faut pas en exagérer la portée, et qu'à lui seul il est insuffisant pour révéler la présence des granulations au sommet du poumon, surtout s'il se présente à droite, où le murmure respiratoire est naturellement un peu rude et soufflant.

Si la respiration rude et râpeuse n'a pas et ne peut avoir une valeur bien grande, isolée des autres symptômes, au point de vue du diagnostic des granulations pulmonaires, il n'en est pas de même d'un phénomène souvent méconnu quoique fort important; nous voulons parler de la respiration dite *saccadée*.

Respiration saccadée. — Indiquée pour la première fois par M. Raciborski (1), bien étudiée depuis lors par un grand nombre d'auteurs français et étrangers parmi lesquels nous citerons surtout Zehetmayer, de Lemberg (2), MM. Imbert-Gourbeyre (3), Bourgade (4), Colin (5), Roger (6), Alison (7), etc., la respiration saccadée mérite d'autant plus de fixer notre attention, qu'elle constitue généralement un signe de début, et nous avons vu combien ces signes sont rares et conséquemment précieux à cette période peu avancée de la maladie.

En quoi consiste la respiration saccadée ?

C'est un mode de respiration dans lequel l'inspiration, car c'est surtout au moment de la dilatation de la poitrine que le phénomène est observé, au lieu de se faire en une

(1) Raciborski, *Précis pratique et raisonné du diagnostic*, 1837.

(2) Zehetmayer, *Traité d'auscultation*.

(3) Imbert-Gourbeyre, *Moniteur des hôpitaux*, juillet 1855.

(4) Bourgade, *Recherches pour servir au diagnostic du premier degré de la phthisie pulmonaire* (*Arch. de méd.*, nov. 1858).

(5) Colin, *Bulletins de la Société médicale des hôpitaux*, 1861.

(6) Roger, *ibid.*

(7) Alison, *The physical examination of the chest*, p. 14.

seule fois, s'accomplit en plusieurs temps séparés les uns des autres par un court intervalle de repos. Dans un degré qu'on pourrait considérer comme moins prononcé, il n'y a pas, à proprement parler, d'interruptions dans le bruit inspiratoire; ce bruit est continu, mais avec une sorte de renforcement plusieurs fois répété; les médecins anglais l'ont comparé à un mouvement de vagues (*wavy inspiration*) distinct pour eux de la respiration divisée, saccadée, qu'ils nomment *jerking*. D'après ces mêmes médecins, cette variété de la respiration saccadée aurait été signalée pour la première fois en Angleterre par le docteur Théophile Thompson (1), jadis attaché à l'hôpital Brompton de Londres.

Quoi qu'il en soit, la respiration saccadée est composée, comme nous le disions, de petites saccades séparées par un léger silence; ces saccades sont généralement au nombre de deux à trois, mais elles peuvent être plus nombreuses; nous en avons compté jusqu'à cinq et même six. On les entend surtout dans l'inspiration, mais on peut les observer également dans l'expiration; quelquefois elles existent dans les deux temps. Une forte respiration a généralement pour résultat de rendre le phénomène moins apparent. C'est ordinairement sous la clavicule qu'il se montre, dans le principe du moins; plus tard, lorsque les lésions du sommet sont avancées, c'est dans un point plus inférieur qu'est perçue la respiration saccadée; alors souvent elle commence à pouvoir être distinguée au sommet opposé. Elle nous a paru moins facile à reconnaître dans

(1) *Clinical lectures on pulmonary consumption*, p. 129.

la fosse sus-épineuse, mais quelquefois nous l'avons notée en arrière, à la partie moyenne et inférieure du poumon.

Les auteurs ne sont pas d'accord sur sa fréquence : tandis que M. Colin la considère comme rare, M. Roger comme très-rare, MM. Raciborski, Zehetmayer, Bourgade, Cotton, Alison, etc., la regardent comme un signe fréquent de la première période de la phthisie. Notre observation est tout à fait d'accord avec celle de ces derniers auteurs. Depuis que nous avons recherché avec soin la respiration saccadée, nous l'avons constatée chez plus de la moitié de nos phthisiques, et il est infiniment probable que nous l'eussions rencontrée plus souvent encore si nous avions pu suivre les malades pendant toute la durée de leur affection.

Quant à l'époque à laquelle la respiration saccadée commence à apparaître, nous ne saurions admettre avec M. Colin que ce symptôme ne se montre qu'à une période tardive de la tuberculisation. Sans doute on peut la rencontrer à cette époque lorsque des excavations se sont formées au sein du parenchyme pulmonaire, mais ce n'est pas au niveau de ces excavations qu'il faut la chercher et qu'elle existe, c'est vers le milieu de la poitrine, à la base du thorax, ou bien au sommet du côté opposé dans des points en un mot qui ne présentent, comme lésion, que des granulations ou quelques noyaux de pneumonie catarrhale.

Sur le siége et le mode de production du phénomène les opinions des auteurs sont encore plus divergentes. Les uns le placent en dehors du poumon, les autres le localisent dans le poumon lui-même, mais ils diffèrent entre eux sur la cause véritable. M. Colin a surtout adopté la première manière de voir : « Il m'a toujours semblé, dit-il, que la respiration saccadée n'était qu'une variété très-atténuée du frottement pleural, dont le caractère dominant est en somme un rhythme saccadé à timbre plus ou moins rude. » Nous ne reprocherons qu'une chose à notre honorable confrère, c'est d'avoir voulu généraliser un fait que nous croyons au contraire tout à fait exceptionnel. Néanmoins nous reconnaissons que dans quelques cas aucune autre cause ne saurait être invoquée. Elle est on ne peut plus manifeste dans l'observation suivante, recueillie dans le service de M. Colin par M. le docteur Leblanc, médecin stagiaire au Val-de-Grâce (1).

M..., fusilier au 10ᵉ de ligne, âgé de vingt ans, d'une faible constitution, est fréquemment indisposé depuis un an, date de son arrivée à Paris. Ces indispositions consistent surtout en diarrhées et bronchites, qu'il attribue à l'insalubrité du logement qui lui est assigné.

A la suite d'un refroidissement éprouvé au commencement du mois de janvier, il ressentit vers le mamelon droit un violent point de côté avec dyspnée et recrudescence d'un rhume contracté quelques jours auparavant et qui lui causa dès lors des secousses très-douloureuses. Il voulut continuer son travail, mais après plusieurs alternatives d'améliorations et de rechutes, il dut enfin entrer à l'hôpital et fut placé au Val-de-Grâce dans le service de M. Colin.

A la visite du 2 mars, on constate : un état de faiblesse générale, d'amaigrissement assez prononcé ; apyrexie complète, pas de sueurs nocturnes ; l'expectoration muqueuse et peu abondante n'a jamais, au dire du malade, renfermé

(1) *Gazette des hôpitaux*, 1862, nº 43.

trace de sang; les secousses de toux sont moins douloureuses qu'au début et l'examen physique du thorax fait reconnaître une sonorité normale dans toute la partie antérieure des deux côtés. En arrière, matité complète de la base jusqu'à l'angle de l'omoplate du côté droit. L'éloignement du bruit respiratoire à ce niveau, l'absence de vibrations thoraciques achèvent de confirmer l'existence d'un épanchement pleurétique à droite; les deux sommets sont auscultés avec d'autant plus d'attention qu'il y avait lieu de soupçonner une affection organique; la respiration y est normale; absence de tout râle, de tout caractère morbide. Mais dans la suite de l'exploration, au moment où l'oreille arrive à la quatrième côte, en avant, elle y reconnaît la division bien nette en trois temps du mouvement inspiratoire, bien qu'on puisse s'assurer par la vue et le toucher que l'expansion thoracique s'accomplit extérieurement avec sa régularité et sa continuité normales; les saccades sont parfaitement dégagées de tout bruit autre que le murmure vésiculaire le plus moelleux; c'est en un mot une inspiration type comme caractère, mais exécutée, scindée en trois temps par deux pauses insonores très-appréciables. L'expiration est complétement normale.

Pendant les trois jours suivants, les phénomènes acoustiques furent les mêmes. Cette respiration saccadée annonçait-elle donc le début de la tuberculisation pulmonaire, prenant ainsi une haute valeur, puisqu'elle en eût été le seul signe physique, ou bien, ne se rattachait-elle pas tout simplement à la pleurésie, pouvant alors d'un jour à l'autre revêtir la forme d'un bruit congénère, le frottement pleurétique? Cette seconde hypothèse parut la plus probable à M. Colin dès la première exploration du malade.

Le 6 mars le phénomène est moins net, l'inspiration semble presque continue, surtout dans l'exagération des mouvements respiratoires.

Le 7, les saccades ont reparu ; elles offrent pour la première fois un caractère de sécheresse qui les rapproche déjà du frottement pleurétique.

Les jours suivants, exagération de cette transformation du bruit anormal ; finalement, le 12, c'était un frottement pleurétique très-net qui occupait toute la région antéro-latérale droite, et l'expiration elle-même était envahie par ce bruit morbide.

Le 12, un vésicatoire est appliqué en ce point; à cette époque l'état général s'était amélioré et l'on constatait, en arrière, l'abaissement du niveau du liquide.

Le 15, tout bruit anormal avait disparu ; la persistance de cette disposition put être constatée pendant une dizaine de jours que le malade passa encore à l'hôpital.

Dans cette observation si précise, quoique la preuve anatomique n'ait pas été fournie, il nous paraît difficile de ne pas accepter que la respiration saccadée se soit manifestée comme premier degré de frottement pleurétique. L'étroite connexité de ces deux phénomènes semble bien démontrée par les trois considérations suivantes, qui ont frappé avec raison nos honorables confrères :

1° C'est dans le cours de la pleurésie que l'on a perçu la respiration saccadée.

2° Ce symptôme s'est transformé sur place en frottement pleurétique.

3° L'application d'un vésicatoire a fait disparaître sans retour l'un et l'autre phénomène.

Maintenant toute la question est de savoir si le cas rencontré par M. Colin constitue la règle. MM. Colin et Roger penchent vers l'affirmative, tandis que nous serions disposés à le ranger dans l'exception, et en cela nous nous basons sur nos propres recherches et sur celles d'un certain nombre d'auteurs. Nous avons eu l'occasion de pratiquer cinq à six fois l'autopsie de malades qui nous avaient présenté la respiration saccadée très-nettement accusée pendant la vie et chez lesquels n'existait aucune trace de pleurésie récente. M. Bourgade a cité des faits analogues.

D'ailleurs nous ferons remarquer que si dans l'observation de M. Colin la respiration s'est insensiblement transformée, sous l'oreille, en frottement rude parfaitement reconnaissable, chez nos malades rien de semblable ne s'est produit. La respiration saccadée a conservé son caractère de douceur pendant des mois entiers sans se modifier, et la comparaison que nous pouvions établir entre les deux phénomènes chez ces mêmes malades ou chez d'autres nous montrait toute la différence qui sépare stéthoscopiquement la respiration saccadée du frottement pleurétique.

Mais si nous n'avons pas, dans les autopsies que nous avons faites, constaté les fausses membranes d'une pleurésie récente, nous avons trouvé souvent quelques brides cellulo-fibreuses anciennes et organisées, d'une minceur extrême, unissant les deux plèvres dans les points mêmes où nous percevions les saccades. Nous nous sommes demandé si ces brides, en empêchant l'expansion ou le retrait du poumon ne seraient pas la cause de l'arrêt brusque qui se produit dans la respiration. Il est vrai que dans ces mêmes points existaient des granulations miliaires, et nous croyons qu'on est en droit de rapporter le phénomène à leur présence, d'autant plus que dans deux ou trois cas nous avons rencontré ces granulations seules ou des noyaux de pneumonie lobulaire, sans le moindre vestige de fausses membranes récentes ou de brides cellulo-fibreuses anciennes.

M. Bourgade (1) cite de son côté l'observation d'une jeune fille phthisique de dix-neuf ans, chez laquelle on avait perçu la respiration saccadée bornée à la région sous-claviculaire droite et à la fosse sus-épineuse. Au-dessous et au niveau du mamelon la respiration était assez normale. Cette jeune fille succomba aux progrès de la maladie, et à l'autopsie on constata que le tiers supérieur du poumon droit contenait un très-grand nombre de tubercules crus; le parenchyme crépitait encore sous le doigt, et quand on le coupait, on expulsait par la pression sous l'eau une grande quantité de bulles d'air. Dans la partie moyenne de l'organe on trouvait aussi des tubercules crus, mais en petit nombre et disséminés. La partie inférieure était saine. Du reste, *aucune trace d'adhérences* vers le sommet de la partie correspondante à la région sous-claviculaire, ni à la partie moyenne. Il en existait quelques-unes à la partie inférieure; elles paraissaient anciennes et offraient une grande résistance.

Les fausses membranes et les brides cellulo-fibreuses étant écartées, ou du moins réduites à leur juste valeur, c'est très-probablement dans les conditions nouvelles des

(1) Bourgade, mémoire cité, p. 546.

poumons qu'il faut chercher la cause de la respiration saccadée; mais quelle est exactement cette cause? Nous ne saurions nous ranger à l'opinion de M. Raciborski, qui attribue cette altération du rhythme de la respiration à un spasme passager des extrémités bronchiques, spasme consécutif à l'irritation des filets nerveux par des tubercules.

Nous ne pouvons pas davantage adopter l'hypothèse d'Alison qui rapporte la résistance que semble éprouver la colonne d'air inspirée à l'épaississement inflammatoire de la muqueuse des ramifications bronchiques et à l'adhésion de leurs parois. S'il en était ainsi, ne devrait-on pas entendre dans ces points de nombreux râles sibilants et sous-crépitants, et la respiration saccadée ne devrait-elle pas être notée dans les différentes espèces de bronchite?

Nous croyons, avec MM. Andry (1), Bourgade et quelques autres auteurs, que par suite des modifications apportées dans sa texture, le poumon a perdu de sa souplesse ordinaire, et que dans certains points la dilatation éprouve une gêne, un retard. Il y a défaut de synchronisme dans l'expansion vésiculaire des différentes parties du poumon, comme il y a défaut de synchronisme dans les contractions du cœur et dédoublement des bruits lorsqu'un obstacle s'oppose au jeu régulier des valvules. Si ce n'est pas la cause unique de la respiration saccadée, c'est au moins, nous le pensons, la cause la plus commune, et dès lors on s'explique la fréquence du signe que nous étudions.

On ne confondra pas la respiration saccadée avec la respiration irrégulière, entrecoupée de certaines femmes

(1) Andry, *Manuel de percussion et d'auscultation*, 1844, p. 146.

nerveuses ou d'individus qui ne savent pas respirer. Il suffira d'un peu d'attention pour reconnaître l'origine d'un phénomène qui d'ailleurs dans ce cas sera général, au lieu d'être localisé à une région du thorax.

Douleurs thoraciques. — Il est un autre symptôme local que nous croyons devoir rapporter à cette première période de la tuberculisation, symptôme qui du reste, comme la respiration saccadée, peut se montrer également à des époques plus avancées. Nous voulons parler de ces *douleurs thoraciques*, spontanées ou provoquées, que ressentent les malades en différents points de la poitrine, particulièrement aux sommets, douleurs qui peuvent être de nature névralgique ou rhumatismale, mais qui le plus souvent se lient à de petites pleurésies partielles, déterminées par les granulations de la membrane séreuse; ces pleurésies sont ordinairement sèches et suivies d'adhérences, plus rarement elles donnent lieu à un épanchement de sérosité.

Pour beaucoup d'auteurs ces épanchements, quand ils existent, précèdent les granulations miliaires et auraient même une influence sur leur production : les tubercules, dans ce cas, dit M. le professeur Trousseau, se montrent comme appelés par l'épanchement. Nous croyons que l'on peut donner de ce fait une interprétation différente et plus conforme à la rigoureuse observation. Ce qui a pu faire supposer que les tubercules se sont manifestés après l'épanchement, c'est qu'aucun signe de tuberculisation n'existait avant le moment où la collection liquide a été reconnue dans la poitrine, et que ce n'est que plus tard que ces signes ont apparu. Mais il ne faut pas oublier, ainsi que nous venons de le démontrer, que cette première période de la phthisie pulmonaire qui est caractérisée anatomiquement par les granulations est le plus ordinairement silencieuse, et que si des granulations sont très-rapprochées de la plèvre ou existent sur la membrane séreuse en nombre suffisant, elles l'irritent et produisent une pleurésie sèche ou bien un épanchement qui pourra être suivi, au bout d'un temps plus ou moins long, des autres manifestations de la tuberculisation chronique. Cet épanchement, loin de hâter la marche de cette maladie, comme semblent le croire quelques observateurs, nous paraît au contraire de nature à enrayer son développement par suite de la compression à laquelle est soumis le poumon et de la moindre vascularité de l'organe qui en est la conséquence.

Quelques auteurs, et en particulier notre savant et si regretté confrère Aran, avaient supposé que la pleurésie droite était plus particulièrement liée à la tuberculisation et qu'un épanchement de ce côté était une menace pour l'avenir, alors qu'aucun signe n'annonçait encore l'existence de lésions tuberculeuses. Nous ne savons sur quelles preuves Aran basait son opinion; ce que nous pouvons affirmer, c'est que nous n'avons rien observé de semblable. Nous avons vu beaucoup de pleurésies droites avec épanchement qui ont parfaitement guéri, et par contre nous avons rencontré un certain nombre d'épanchements du côté gauche qui étaient symptomatiques de granulations pleurales. Nous avions, au début de ces recherches, un moment pensé que le poumon droit était plus souvent atteint de tuberculisation que le gauche, et que c'était là peut-être la cause de la différence signalée; mais nous avons dû renoncer à cette explication depuis qu'une statistique plus étendue nous a démontré que les deux poumons étaient à peu près également affectés. Nous croyons donc que la gravité plus grande de la pleurésie droite est une assertion qui ne doit être acceptée qu'avec une extrême réserve et que dans cette circonstance, comme dans tant d'autres, on se sera hâté de généraliser quelques faits qui ont pu se présenter à un moment donné avec une fréquence inaccoutumée.

Nous avons dit précédemment qu'il était impossible de préciser exactement la durée de la période pendant laquelle les lésions tuberculeuses sont bornées aux granulations miliaires. Nous croyons cette durée très-variable. Nous sommes portés à penser qu'il est même des cas dans lesquels le poumon ne subit pas pendant toute la vie d'autres altérations. Aucun symptôme ne révèle l'existence de ces granulations; la maladie est latente, ou, s'il y a quelques troubles de la santé, ils sont peu prononcés, consistant en une toux légère, quelquefois de petits crachements de sang, un peu d'amaigrissement. Nous avons observé de semblables malades qui n'avaient présenté pendant de longues années aucun signe bien caractérisé d'une affection de poitrine et chez lesquels, à l'autopsie, on constatait des granulations miliaires plus ou moins nombreuses au milieu d'un parenchyme à peine congestionné ou même resté sain. Ces cas sont rares; le plus ordinairement les phénomènes congestifs et inflammatoires ne tardent pas à se manifester autour des granulations, et alors apparaissent les signes positifs et nombreux de la tuberculisation chronique que nous allons maintenant étudier.

CHAPITRE II.

PHTHISIE GRANULEUSE PARTIELLE, AVEC LÉSIONS INFLAMMATOIRES DU TISSU PULMONAIRE.

Nous examinerons séparément les symptômes qui correspondent aux phases principales de l'inflammation tuberculeuse du poumon (induration, ramollissement, cavernes) qui accompagne les granulations.

§ 1. — Pneumonie catarrhale et caséeuse.

Nous diviserons les symptômes de cette première période de la pneumonie tuberculeuse en généraux et locaux.

SYMPTÔMES GÉNÉRAUX.

Fièvre. — Au premier rang de ces symptômes nous trouvons la fièvre. Comme dans la phthisie granuleuse généralisée, la fièvre marque le moment où le tissu pulmonaire commence à être sérieusement affecté, seulement elle se présente ici avec des caractères particuliers que nous indiquerons plus loin et qui sont en rapport avec la nature et l'étendue de la lésion. Nous ne saurions accepter l'opinion des auteurs qui soutiennent que les phénomènes fébriles précèdent le développement des altérations locales et qu'ils dépendent des mouvements morbides excités dans tout l'organisme par le fait même de la diathèse tuberculeuse. C'est la même opinion qui s'était produite et que nous avons combattue lorsqu'il s'agissait de la phthisie aiguë, nous n'y reviendrons pas.

Nous ne pouvons davantage admettre que ces phénomènes sont sous la dépendance des granulations. Tout le temps que la lésion ne consiste qu'en ces seules granulations, la maladie est apyrétiqne et elle reste telle jusqu'au moment où le tissu pulmonaire commence à s'enflammer. Alors seulement la fièvre apparaît.

La nature des pneumonies, leur peu d'étendue, leur développement successif, expliquent d'une façon satisfaisante le caractère particulier de cette fièvre. Ce n'est plus ce mouvement fébrile intense, avec injection de la face et des téguments, qui se remarque, comme nous l'avons vu, dans la phthisie granuleuse généralisée, compliquée de pneumonie diffuse. C'est une petite fièvre qui souvent ne retient pas le malade au lit, qui quelquefois même ne l'empêche pas de vaquer à ses occupations habituelles. Cette fièvre peut être continue; ordinairement elle offre des exacerbations précédées ou non de frissons, exacerbations qui, dans le principe, n'ont rien de fixe et reviennent plusieurs fois par jour à des heures irrégulières, qui, d'autres fois, présentent une périodicité marquée; ces paroxysmes fébriles, que l'on pourrait jusqu'à un certain point comparer aux frissons de l'infection purulente qui, elle aussi, détermine des pneumonies lobulaires, se montrent le plus ordinairement le soir, plus rarement le matin; quelquefois il y a deux accès par jour, et dans ces cas, il semble qu'à mesure que la maladie fait des progrès, l'accès du matin tend à se rapprocher de la fin de la journée.

Dans quelques cas la fièvre est franchement intermittente et caractérisée, comme dans l'intoxication palustre, par les trois stades : frisson, chaleur et sueur. Nous avons donné des soins à une jeune malade qui, pendant plus d'un mois a offert, chaque matin, un accès durant plusieurs heures et suivi d'apyrexie. Aucun signe de tuberculisation n'existait encore, mais quelques antécédents de famille, et l'inefficacité absolue des moyens employés contre cette fièvre, tels que sulfate de quinine, quinquina, arsenic, nous faisaient craindre qu'elle ne fût symptomatique. L'événement prouva que nos appréhensions étaient fondées; bientôt la toux apparut et avec elle tout le cortége de symptômes de la phthisie pulmonaire. C'est un fait assurément dans lequel on pourrait se demander si la fièvre n'a pas précédé les altérations pulmonaires. Nous ne le pensons pas; pour nous déjà les granulations existaient et le travail inflammatoire avait commencé à se faire sans avoir encore provoqué de phénomènes locaux appréciables. Tous les auteurs, Laennec, MM. Louis, Andral, Fournet, etc., citent des faits semblables et même plus extraordinaires de malades atteints de lésions pulmonaires tuberculeuses avancées et cependant ne se traduisant pas par la toux.

Les sueurs constituent souvent le dernier stade de la fièvre; d'autres fois elles apparaissent sans avoir été précédées par la chaleur fébrile. C'est un des phénomènes les plus constants, les plus caractéristiques et, on peut le dire, les plus pénibles pour les malades; à cette période de la tuberculisation elles sont ordinairement peu prononcées, souvent partielles, et bornées dans ce cas à la tête ou à la poitrine; chez quelques phthisiques elles sont déjà très-abondantes; le sommeil les augmente en général, ce qui leur a fait donner le nom de *sueurs nocturnes*.

En même temps que se montrent la fièvre et les sueurs, on voit survenir des troubles plus ou moins graves dans les grandes fonctions et particulièrement dans la nutrition.

Troubles nutritifs. — L'appétit se perd plus ou moins complétement; quelquefois l'inappétence est absolue et résiste opiniâtrement à tous les moyens employés pour la combattre. Cette inappétence peut être accompagnée de nausées et de vomissements.

Les vomissements, comme nous le verrons plus loin, sont fréquemment provoqués par les efforts de toux; mais dans d'autres circonstances ils paraissent indépendants des secousses imprimées au thorax. On les voit même quelquefois survenir avant les signes locaux de la phthisie pulmonaire et simuler, dans ces cas, une affection grave d'estomac, tandis que le plus souvent il ne s'agit que d'un trouble dynamique. M. le docteur Bourdon, dans un très-intéressant mémoire publié dans les *Bulletins de la Société médicale des hôpitaux* (1), a particulièrement insisté sur la valeur diagnostique de ce symptôme au début de la tuberculisation, et a cité des observations très-concluantes de malades qui avaient présenté des vomissements répétés plusieurs mois avant l'apparition des signes caractéristiques de la maladie. Ces faits ont été vérifiés par beaucoup d'observateurs; ils sont importants à connaître et démontrent la nécessité de surveiller la poitrine des individus qui sont pris d'amaigrissement et de vomissements que l'état de l'estomac n'explique pas suffisamment. M. Andral avait déjà fait la remarque que des phénomènes morbides qu'il rapportait à la gastrite aiguë, tels que nausées, vomissements, soif vive, inappétence, langue rouge et sèche, se déve-

(1) 2e fascicule, 1852, p. 5.

loppaient quelquefois au milieu de la santé la plus parfaite et étaient suivis, au bout d'un temps plus ou moins long, des symptômes caractéristiques de la tuberculisation. On sait toute l'importance que Beau attachait à la dyspepsie comme signe précurseur de la phthisie pulmonaire. Il cite, entre autres faits, l'histoire d'une jeune fille qui devint phthisique après avoir souffert pendant cinq mois de troubles gastriques avec névralgie intercostale. En pareil cas, quand un aussi long intervalle s'écoule entre la dyspepsie et la maladie de poitrine, on doit se demander si les vomissements et les désordres de la nutrition générale qui en sont la conséquence ne sont pas plutôt la cause de la phthisie pulmonaire qu'ils n'en sont un effet. Nous serions, quant à nous, portés à le penser, connaissant toute l'influence des causes débilitantes sur la production de la tuberculisation.

Au début de la maladie, il est rare que la diarrhée existe, ou si elle se manifeste, elle n'a ni l'intensité ni l'opiniâtreté de celle qui se développera plus tard, à l'époque de la formation des ulcérations intestinales. Quelques auteurs ont cru remarquer entre les sueurs et la diarrhée une sorte d'alternance qu'expliquerait à la rigueur l'analogie de structure et de fonctions depuis longtemps signalée entre la peau et la muqueuse de l'intestin. Graves est de cet avis, et il pense qu'au commencement de la maladie, la diarrhée provient très-souvent de ce qu'il appelle les *sueurs intestinales*.

A cette époque de la phthisie, deux symptômes importants se manifestent, l'amaigrissement et la perte des forces. Le malade s'aperçoit que ses chairs n'ont plus la même fermeté ; l'embonpoint diminue plus ou moins rapidement, quelquefois dans l'espace de deux à trois semaines ; les téguments se décolorent et la pâleur du visage contraste souvent avec une légère coloration des pommettes. Un affaiblissement général se remarque en même temps; le moindre mouvement provoque des palpitations et une transpiration abondante; le travail intellectuel est suivi de fatigue et de malaise. Le sang des règles devient un peu plus pâle et moins abondant. L'organisme, en un mot, tout entier se trouve atteint par le retentissement de la lésion pulmonaire et par la diathèse elle-même d'où procède la granulation tuberculeuse.

Nous avons prononcé le nom de diathèse, et effectivement la phthisie pulmonaire ne peut être comprise autrement que comme une maladie générale constitutionnelle, avec manifestations locales au poumon. Or, ici se présente la question de savoir si les symptômes généraux que nous venons d'énumérer dépendent de l'état général de l'organisme qui précède le développement du produit morbide et des lésions pulmonaires concomitantes ou bien si ces symptômes sont sous la dépendance de la lésion locale. Nous nous sommes déjà expliqués à cet égard en ce qui concerne la fièvre, et nous avons dit que pour nous elle marquait le moment précis où les complications pulmonaires inflammatoires se manifestaient. Comme les autres symptômes généraux, troubles gastriques, amaigrissement, perte des forces, etc., se déclarent généralement en même temps, nous sommes conduits à admettre que tous ces phénomènes doivent être également rapportés à la lésion du poumon. Seulement cette lésion aura une influence d'autant plus grande sur l'organisme que cet organisme sera lui-même déjà plus profondément atteint dans sa constitution intime par le fait même de la diathèse. On voit dès lors en quoi notre opinion diffère de celle d'un certain nombre d'auteurs, Cotton par exemple, qui pensent que la consomption tuberculeuse peut se manifester avant le développement des lésions pulmonaires. Nous croyons qu'en pareil cas, lorsque les troubles nutritifs sont aussi prononcés, il existe nécessairement des altérations pulmonaires qui peuvent exceptionnellement ne pas se révéler par des signes locaux appréciables.

La comparaison de la phthisie granuleuse généralisée avec la phthisie granuleuse partielle nous fournit un argument favorable à la thèse que nous défendons. On remarque que la plupart des malades qui sont atteints de la première forme de tuberculisation ont conservé un embonpoint très-notable, qui même, à cause de la rapidité de la maladie, se maintient en grande partie jusqu'à la mort. Et cependant l'étendue de l'altération pulmonaire, la coexistence de lésions identiques dans d'autres viscères, donnent lieu de supposer que la diathèse existe chez ces malades à un très-haut degré de puissance. Dans la tuberculose partielle, *à fortiori* est-il naturel de supposer que les troubles nutritifs ne précèdent pas les désordres pulmonaires, mais qu'ils en sont la conséquence, aussi bien que les symptômes locaux, dont nous allons maintenant aborder l'étude (1).

(1) Si cette proposition paraissait trop absolue, nous ferions remarquer que la fièvre n'existe pas ou presque pas dans la tuberculisation de certains organes. Nous rappellerions que la diathèse scrofuleuse qui a tant d'analogie avec la diathèse tuberculeuse, au point que plusieurs auteurs les confondent, ne détermine des symptômes généraux un peu graves qu'autant qu'elle se traduit par des lésions inflammatoires de quelque importance (adénites suppurées, ostéites, etc.).

SYMPTÔMES LOCAUX.

Le plus fréquent de tous ces symptômes, celui qui généralement se montre le premier, c'est la toux.

Toux. — Lorsque l'on étudie les causes de la phthisie pulmonaire, on voit que deux ordres de causes contribuent puissamment à son développement, d'une part, toutes les influences qui ont pour effet de débiliter profondément l'économie, d'une autre part, toutes les excitation morbides portées sur la muqueuse bronchique, en particulier l'inflammation catarrhale provoquée par un refroidissement.

Dans ce dernier cas la toux est, dans le principe, occasionnée par la bronchite, et il est difficile de préciser le moment où elle est sous la dépendance des lésions tuberculeuses proprement dites.

Lorsque la phthisie est le résultat de causes délibitantes en dehors de toute inflammation primitive des bronches, la toux est bien évidemment le résultat des lésions pulmonaires qui se développent dans le voisinage des granulations, et elle se présente avec les caractères suivants : Elle est généralement sèche au début et elle reste telle pendant un temps variable, le plus ordinairement pendant plusieurs mois. Elle est plus ou moins fréquente et pénible pour le malade, souvent accompagnée de vomissements; ce dernier caractère est d'autant plus important à signaler qu'il est, pour ainsi dire, propre à la phthisie et nous ajouterons à la phthisie commençante.

Ce fait avait déjà été indiqué par Morton, mais il a été surtout bien étudié par M. le docteur Bourdon (1).

(1) Bourdon, mémoire cité.

Cherchant à déterminer sur un très-grand nombre de malades la fréquence relative des vomissements dans les affections ordinaires des bronches et dans la tuberculisation, notre savant confrère a pu s'assurer que tandis que ces vomissements étaient très-fréquents dans la phthisie pulmonaire, ils étaient exceptionnellement rares dans les diverses sortes de bronchite (la coqueluche exceptée, bien entendu) alors cependant que la toux provoquait des quintes et des secousses thoraciques violentes. A quoi attribuer une différence aussi prononcée ? Nous ne pensons pas qu'on puisse en rapporter la cause à l'existence dans la phthisie d'un état morbide particulier de l'estomac, l'état mamelonné, décrit par M. Louis dans ses recherches anatomo-pathologiques. Si cet état mamelonné a été rencontré quelquefois à cette période peu avancée de la maladie, dans un plus grand nombre de cas, ainsi que l'a constaté M. Bourdon, ainsi que nous l'avons vérifié nous-mêmes, la muqueuse stomacale est dans un état d'intégrité parfaite. Le vomissement est très-probablement ici un phénomène d'ordre purement réflexe. On connaît les relations nerveuses qui existent entre le poumon et l'estomac; on sait qu'un même nerf, le pneumogastrique, se distribue aux deux organes, et l'on comprend dès lors comment une impression anormale ressentie par les rameaux bronchiques de ce nerf et transmise jusqu'aux centres nerveux peut retentir sur les rameaux gastriques du même nerf ou sur le nerf phrénique et provoquer les contractions musculaires, d'où résulte le vomissement. En sens inverse, ne voyons-nous pas certaines affections de l'estomac, les dyspepsies, par exemple, produire une toux habituellement sèche que l'on désigne sous le nom de *toux gastrique*, et dont le mode de production est identique ?

La toux avec vomissements peut s'observer à toutes les époques de la phthisie pulmonaire; mais son importance diagnostique est surtout grande alors que la maladie est à son début, et que les signes qui en révèlent l'existence sont peu nombreux et peu tranchés. Sous ce rapport, elle mérite toute l'attention du médecin.

Hémoptysie. — Après la toux, nous signalerons comme symptôme initial important l'hémoptysie, qui semble plus particulièrement annoncer la congestion active que nous avons dit exister dans le poumon autour des granulations miliaires. Chez un certain nombre de malades, ces deux phénomènes, toux et hémoptysie, se manifestent simultanément ou à un léger intervalle de distance; dans d'autres circonstances, le crachement de sang précède tous les autres symptômes et apparaît au milieu de la santé la plus parfaite. C'est dans des cas pareils que l'on a pu croire qu'il avait été la cause de la tuberculisation; erreur grave, que Morton a contribué plus qu'aucun autre auteur à accréditer par son chapitre si souvent cité de *phthisis ab hemoptoe.* Une interprétation plus rigoureuse des phénomènes démontre qu'à part un petit nombre de cas, et nous en rapporterons nous-mêmes quelques exemples remarquables, dans lesquels une congestion pulmonaire suivie ou non d'hémoptysie a été la cause déterminante de la tuberculose, cette hémoptysie et cette congestion sont sous la dépendance immédiate de l'épine tuberculeuse implantée dans le parenchyme du poumon.

Un long intervalle peut s'écouler entre les crachements

de sang et les signes de la phthisie, sans que pour cela les rapports et la subordination de ces deux phénomènes soient en aucune façon modifiés. Cela ne prouve qu'une chose, c'est que les lésions pulmonaires sont restées longtemps bornées à la période purement congestionnelle ; et ce fait n'a rien de surprenant quand nous savons qu'il est des individus chez lesquels la maladie demeure pour ainsi dire stationnaire, quoique la vie se prolonge jusqu'à un âge très-avancé. Tous les auteurs en citent des exemples ; l'un des plus remarquables a été consigné par M. Andral, dans ses annotations à l'ouvrage de Laennec. Dans cette observation, il s'agit d'un vieillard qui, après avoir eu depuis l'âge de vingt ans jusqu'à celui de quatre-vingts des hémoptysies qui se répétaient sans cesse, succomba peu de temps après avoir atteint ce dernier âge à une maladie étrangère à l'appareil respiratoire ; il avait toujours eu ce qu'on appelle dans le monde une santé délicate ; peu d'hivers s'étaient passés depuis bien des années sans qu'il contractât un rhume ; sa respiration avait toujours été un peu courte, et cependant il avait pu ainsi remplir une longue carrière, ne suspendant pas même souvent ses occupations habituelles, lorsqu'il venait à être repris d'un nouveau crachement de sang. Ce vieillard avait eu plusieurs enfants qui étaient tous morts de la poitrine à un âge peu avancé, ayant tous aussi des hémoptysies. On trouva, à l'ouverture de son corps, un assez grand nombre de tubercules crétacés qu'entouraient des portions de tissu pulmonaire noires et indurées. Il n'y avait nulle part de traces de cavernes, ni anciennes, ni récentes.

Nous avons dit que l'hémoptysie était un symptôme de

début; cela est vrai, le plus habituellement; toutefois, il n'est pas rare de rencontrer des malades qui crachent le sang à plusieurs reprises pendant le cours de la phthisie. On peut supposer, en pareil cas, que le sang provient de quelque déchirure vasculaire qui s'est produite dans une caverne tapissée par un lacis de capillaires disposés sous forme de petits bourgeons charnus. Mais dans les cavernes anciennes, le tissu conjonctif dense, qui se trouve à leur surface, s'oppose à la rupture des vaisseaux. On a trop souvent eu d'ailleurs l'occasion de vérifier ce fait signalé par M. le professeur Guillot (*loc. cit.*) à savoir que les vaisseaux sont généralement oblitérés dans l'intérieur et au pourtour des excavations, et qu'ils ne peuvent fournir le sang rejeté. Nous sommes bien plus disposés à croire que le crachement de sang se rattache à de nouvelles poussées tuberculeuses, qui passent par des transformations identiques avec celles qu'ont subies les parties du poumon primitivement atteintes. Cela est si vrai, que l'on voit très-souvent les symptômes s'aggraver à la suite d'une nouvelle hémoptysie, souvent peu importante par elle-même, mais redoutable en ce sens qu'elle marque un progrès dans la maladie, une extension des lésions anatomiques à des parties jusque-là respectées. Ce n'est pas, comme quelques auteurs l'ont prétendu, parce que cette hémoptysie provoque de nouvelles formations tuberculeuses qu'elle est à craindre, c'est parce qu'elle est l'indice de ces nouvelles formations.

Du reste, dans l'étude générale de l'hémoptysie, il est juste de tenir compte de l'état de l'organe central de la circulation et aussi de certaines dispositions individuelles ou héréditaires qui expliquent la plus ou moins grande fréquence de cet important symptôme. On voit des individus qui parcourent toutes les périodes de la phthisie sans expectorer la plus petite goutte de sang, et d'autres qui, avec des lésions semblables en apparence, sont pris d'hémoptysies abondantes et réitérées dans le cours de la maladie.

Rien n'est plus variable que la quantité du sang rendue par les phthisiques ; quelquefois cette quantité est tellement considérable, que le sang est rejeté comme par un vomissement et s'échappe à flots par les fosses nasales aussi bien que par la bouche. Elle peut, au contraire, se borner à quelques filets. Entre les deux extrêmes, tous les intermédiaires se rencontrent. Le sang est pur, écumeux et de couleur vermeille, ou plus ou moins mélangé aux crachats qui en reçoivent des teintes diverses; quelquefois la coloration est foncée, noirâtre même, ce qui prouve que le sang a séjourné un certain temps dans les bronches. La connaissance de ces différents modes d'expulsion et de ces variétés de couleur est importante dans les cas encore assez nombreux où le médecin éprouve quelque difficulté à découvrir l'origine du sang évacué.

Dyspnée. — La dypsnée est généralement peu marquée à cette période de la maladie où les lésions du poumon n'occupent qu'une partie limitée de l'organe. Elle est pour ainsi dire proportionnelle à l'étendue de ces altérations, et on la voit augmenter à mesure que le champ de l'hématose se trouve de plus en plus restreint par le développement progressif des granulations miliaires et des pneumonies consécutives. Si, dans le plus grand nombre des cas, l'auscultation et la percussion permettent d'expliquer l'augmentation de la dyspnée par l'accroissement des désordres locaux, dans d'autres, une sorte de désaccord existe entre les lésions et le symptôme, désaccord plus apparent que réel, car il dépend de la présence dans une grande étendue des poumons de granulations miliaires disséminées au milieu d'un parenchyme resté sain, granulations qui, comme nous l'avons déjà dit, ne se révèlent à l'observateur par aucun signe physique. Nous avons été souvent frappés de l'état d'oppression de certains malades chez lesquels l'auscultation ne faisait découvrir que des lésions peu étendues. Plusieurs d'entre eux succombaient brusquement à la suite d'un effort ou après une marche précipitée. A l'autopsie, nous reconnaissions qu'indépendamment des altérations constatées, le poumon était parsemé, dans un ou plusieurs lobes, de granulations miliaires qui pouvaient être soupçonnées pendant la vie à l'intensité de la dyspnée, mais non diagnostiquées d'une manière certaine.

Altération de la voix. — Il n'est pas rare de rencontrer déjà dans le timbre et dans le volume de la voix quelques changements qui ne sont pas sans importance. Le premier qui se manifeste généralement, c'est un certain degré de faiblesse ; le malade éprouve en parlant une fatigue inaccoutumée, et il est obligé de faire des efforts pour arriver à émettre un son. En même temps, le timbre se modifie ; la voix est discordante, enrouée ; quelquefois la raucité dure pendant plusieurs jours consécutifs, puis la voix naturelle reparaît pour se modifier de nouveau. Dans certains cas, c'est pendant le chant que le malade s'aperçoit des changements qui se sont opérés dans l'organe vocal ;

il ne peut plus tenir un son aussi longtemps et avec la même force qu'autrefois; il a perdu quelques notes dans le registre élevé. Enfin l'altération peut être portée jusqu'à l'abolition de la voix, jusqu'à l'aphonie. Quoique constituant un phénomène plus grave, l'aphonie, néanmoins, à cette période de la maladie, est généralement temporaire, et elle indique souvent alors plutôt un trouble fonctionnel qu'une lésion matérielle et profonde du larynx.

Conformation et mouvements du thorax. — Le thorax ne présente généralement encore aucune modification appréciable dans sa conformation extérieure et dans ses divers mouvements. Quelques auteurs ont signalé une légère voussure dans le côté affecté, voussure qu'ils ont rapportée, soit à la congestion pulmonaire, soit à un emphysème temporaire de la partie supérieure du poumon. Nous n'avons rien observé de semblable, et serions disposés à croire que dans plusieurs de ces cas la voussure indiquée était antérieure au développement de la maladie dont l'effet sur le thorax serait plutôt, au contraire, de déterminer de bonne heure une dépression sous-claviculaire, qui peut s'expliquer par l'obstacle qu'apportent à l'arrivée de l'air les granulations tuberculeuses. Quelquefois, en effet, en examinant avec attention le thorax du malade qu'on invite à respirer profondément, il est déjà possible de reconnaître, soit à la simple vue, soit par l'application de la main, une diminution dans l'ampliation du thorax au niveau de la partie affectée, mais le plus généralement ce phénomène se produit à une époque plus avancée, alors que les adhérences pulmonaires empêchent l'expansion pulmonaire ou que l'affaissement de l'organe, résultant de la formation des cavernes, est suivi d'une notable dépression de la paroi thoracique supérieure.

Le changement le plus important que présente la poitrine des malades à cette période de congestion et de pneumonie, c'est un amaigrissement plus ou moins prononcé; seulement, cet amaigrissement est un fait général occasionné par le trouble nutritif, et il n'affecte pas plus le côté lésé que le côté sain.

Percussion. — Tout en reconnaissant que la percussion n'est pas, au début, d'un aussi grand secours qu'elle le deviendra plus tard, cependant nous croyons qu'appliquée méthodiquement et dans des parties du thorax exactement déterminées, ce moyen permet d'apprécier les différences de son en rapport avec la formation des noyaux de pneumonie catarrhale. S'il ne s'agit encore que de la congestion périgranuleuse, la sonoréité ne sera pas ou sera à peine modifiée; mais si la lésion a passé la période congestive et est parvenue à l'induration pneumonique, on constatera une diminution du son d'autant plus manifeste et importante, qu'elle sera le plus souvent limitée à un côté du thorax, et fera ainsi contraste avec la sonoréité normale du côté opposé. Les résultats fournis par la percussion seront surtout appréciables si la lésion est assez étendue dans le principe pour dépasser le bord inférieur de la clavicule, et se trouver en rapport avec une région de la poitrine dont les parois sont minces. Mais si, comme c'est le cas le plus fréquent, cette lésion est d'abord circonscrite à la partie tout à fait supérieure du poumon, la percussion fournira des résultats moins nets, par suite de l'épaisseur de la couche musculo-osseuse au niveau de la fosse sus-épineuse.

En pareil cas, nous conseillons de suivre l'utile précepte donné par M. le professeur Piorry, précepte trop souvent négligé, de percuter sur la clavicule et au-dessus de la clavicule. Nous avons pu, dans bien des circonstances, obtenir par la comparaison des deux espaces sus-claviculaires, une différence de son qui ne s'était traduite, ni en arrière, ni en avant au-dessous de la clavicule.

Dans l'appréciation de ces différences souvent peu accusées au début de la maladie, le médecin doit être prévenu de plusieurs causes d'erreur. Des pleurésies, qu'elles soient ou non sous la dépendance de la diathèse tuberculeuse, peuvent avoir existé à une époque antérieure et avoir déterminé des adhérences plus ou moins épaisses et résistantes. En pareil cas, le son est très-sensiblement modifié et la pensée d'une induration pulmonaire profonde pourrait se présenter à l'esprit. — Dans d'autres circonstances où il existe de l'emphysème au sommet des poumons, cet emphysème peut être plus prononcé d'un côté que de l'autre et il en résulte une différence de son. Si le médecin se bornait à un seul signe au lieu de les interroger tous, il serait exposé à considérer comme lésé le côté où se remarque la diminution de la sonoréité, tandis que l'exagération du son constatée du côté opposé constitue le phénomène pathologique. — L'état de rigidité et de contraction des muscles est une cause qui influence notablement les résultats de la percussion. Aussi est-il très-important de mettre les muscles dans le plus grand relâchement possible, et les membres dans une position identique. — Enfin le médecin doit s'être assuré qu'il n'existe aucune lésion intra-thoracique (engorgement ganglionnaire, anévrysme, tumeur du médiastin, etc.), capable d'apporter de profondes modifications dans la sonoréité normale de la poitrine.

Dans tout ce qui précède, nous n'avons eu en vue que la percussion, telle qu'elle est généralement comprise, et fournissant des renseignements sur l'intensité relative de la sonoréité thoracique qui peut être augmentée ou diminuée. Mais on sait que certains auteurs, parmi lesquels nous citerons surtout un médecin distingué de Louisville (États-Unis) Austin Flint (1), ont cherché à établir qu'indépendamment de l'intensité on doit tenir compte d'un autre phénomène, de l'acuité ou de la gravité des sons, de ce qu'on a proposé d'appeler la *tonalité*. Adoptant cette manière de voir, quelques observateurs ont prétendu que l'acuité du son pouvait être, dans certains cas, un signe précieux du début de la phthisie. « Depuis que mon attention est dirigée sur la tonalité des bruits, dit M. Woillez (2), j'ai rencontré des faits avec simple acuité du son, sans diminution de son intensité sous la clavicule où existaient précisément les premiers signes perçus à l'auscultation, et j'ai dû en conclure que la simple modification de la tonalité pouvait précéder la matité, et indiquait, par conséquent, une condensation pulmonaire moins considérable que cette dernière ».

Tout en rendant justice aux intéressantes recherches des deux auteurs que nous venons de citer, nous pensons que cette distinction entre le ton et le son, difficile à saisir pour beaucoup de médecins, n'a pas une utilité pratique réelle. Il nous a paru, en effet, que les deux phé-

(1) A. Flint, *Physical exploration of the chest*, 1856.

(2) Woillez, *Dict. de diagnostic médical. — Phthisie pulmonaire.*

nomènes qu'on cherche à opposer l'un à l'autre marchent parallèlement : avec la sonoréité, ton grave; avec le son obscur, ton aigu; avec la matité, ton très-aigu. Sans doute, avant la matité, on doit percevoir une différence dans la tonalité; mais cette différence existe également dans le son qui présente alors un caractère particulier désigné par les noms de *submatité, obscurité.* Nous n'avons, pour notre part, jamais observé ces cas dont parle M. Woillez de diminution d'intensité du son avec tonalité grave. Dans cette expérience qu'il cite, et que nous avons souvent répétée, de l'estomac distendu par une quantité excessive d'air, nous avons toujours trouvé que le son devenait sourd, obscur, en même temps que sa tonalité devenait sensiblement aiguë. Les expressions de matité, submatité, sont tellement entrées dans notre science et si facilement comprises, que nous croyons utile de les conserver, tout en convenant volontiers qu'elles se rapportent à un changement dans la tonalité, à une acuité du ton, bien plus souvent qu'à une diminution dans l'intensité du son.

Auscultation. — Les signes fournis par l'auscultation sont nombreux et importants. Ils sont la traduction satisfaisante des lésions pulmonaires, telles que nous les comprenons, et cet accord parfait entre l'anatomie pathologique et la clinique, accord qui est loin d'exister dans l'interprétation ancienne, est un argument de plus en faveur des idées que nous soutenons ici.

Nous étudierons successivement les râles crépitant, sous-crépitant sec ou humide, ronflant et sibilant; l'expiration prolongée, soufflante, le souffle tubaire; l'affaiblissement et l'abolition du murmure vésiculaire; la bronchophonie, le retentissement des bruits du cœur; le souffle artériel.

Râle crépitant. — Ce râle appartient à la période congestive et inflammatoire qui commence la série des altérations pulmonaires consécutives aux granulations tuberculeuses. On l'observe rarement, surtout si on le compare avec le râle sous-crépitant; ce qui ne doit pas surprendre quand on réfléchit que la pneumonie est le plus ordinairement catarrhale, et que, dans cette forme, le râle crépitant est exceptionnellement perçu. Nous le croyons, toutefois, moins rare que ne le pensent la plupart des auteurs; mais pour le découvrir, il faut le chercher avec soin et ausculter régulièrement chaque jour les malades. Il se présente, en effet, avec des caractères particuliers. On ne l'entend généralement que dans une petite étendue du thorax; il est limité comme le sont les noyaux de pneumonie qui envahissent graduellement et successivement des lobules sains du poumon; il est très-mobile, très-fugace, surtout au début, paraissant et disparaissant dans un point avant de s'y fixer définitivement. Ce caractère a été reconnu et signalé par quelques auteurs, Stokes (1), M. Gueneau de Mussy (2), etc. Nous l'avons observé chez plusieurs de nos malades, particulièrement chez un phthisique couché au n° 6 de la salle Saint-Landry, et chez lequel nous avons pu surprendre les altérations pulmonaires à leur début du côté resté longtemps sain, et en suivre le développement lent et progressif. A un certain moment, sous la clavicule gauche, nous entendîmes une petite bouffée de râle crépitant

(1) Stokes, *Diseases of the chest*, 1837, p. 394.

(2) Gueneau de Mussy, *Leçons cliniques sur les causes et le traitement de la tuberculisation pulmonaire*, p. 45.

dans l'étendue d'une pièce de 2 francs. Ce râle était manifestement un râle crépitant; il en avait la finesse, la sécheresse; il n'était perçu qu'à l'inspiration; le jour suivant il n'existait plus, et si nous ne l'avions pas entendu très-distinctement, nous aurions pu croire nous être trompés. Mais le surlendemain, il parut au même point avec les caractères précédemment indiqués. Pendant deux mois, nous pûmes ainsi étudier ce râle, nous notâmes son envahissement graduel des parties sous-jacentes et circonvoisines, ses alternatives fréquentes d'apparition et de disparition, ses transformations ultérieures en râles humides dans les points primitivement atteints; à l'autopsie, nous trouvâmes le sommet de ce même poumon induré par des noyaux de pneumonie caséeuse et de pneumonie catarrhale, dont plusieurs noyaux peu avancés correspondaient à la partie du thorax où nous percevions encore le râle crépitant au moment même de la mort.

Râle sous-crépitant. — Si le râle crépitant est rare dans la tuberculisation chronique, il n'en est pas de même du râle sous-crépitant. C'est le signe stéthoscopique le plus habituel de la pneumonie tuberculeuse, comme il est l'expression la plus ordinaire des pneumonies lobulaires et catarrhales. Ce râle est généralement circonscrit au début à la partie tout à fait supérieure du poumon, puis il s'étend insensensiblement aux régions sous-jacentes, et devient perceptible plus ou moins rapidement au-dessous de la clavicule. Il a souvent dans le principe un caractère de sécheresse très-prononcé. Fréquemment alors, il ne s'entend que dans l'inspiration et se rapproche du râle crépitant; mais, dans ce dernier râle, les bulles sont plus fines et éclatent en plus grand nombre à la fois. A mesure que la maladie progresse, le râle sous-crépitant tend de plus en plus à empiéter sur l'expiration, et il arrive un moment où il s'entend à peu près également dans les deux temps de la respiration. En même temps, les bulles deviennent plus abondantes et plus humides.

La signification de ce râle est importante à bien connaître. Il nous paraît avoir été mal interprété par la plupart des auteurs qui le considèrent comme l'indice du ramollissement tuberculeux. Or, c'est là, il faut bien le dire, une des plus graves erreurs qui puissent se commettre, une des plus préjuciables au malade que l'on suppose parvenu à une période de la tuberculisation beaucoup plus avancée qu'elle ne l'est en réalité. Ce râle est le signe de la congestion et surtout de la pneumonie catarrhale, autrement dit, d'états anatomiques du poumon susceptibles d'être avantageusement modifiés et même guéris. Plus d'une fois en effet, nous avons noté le râle sous-crépitant au moment de l'entrée des malades à l'hôpital, et au bout de quelque temps, sous l'influence du repos et d'un traitement approprié, ce râle n'existait plus. Dans d'autres circonstances plus probantes encore, nous avons pu constater à l'autopsie l'existence d'une induration pneumonique sans ramollissement caséeux, dans des points où nous avions perçu pendant la vie un râle sous-crépitant persistant. N'est-ce pas, du reste, ce que nous avons également observé dans la phthisie granuleuse généralisée fébrile, dans laquelle les râles sous-crépitants ne peuvent s'expliquer que par des noyaux de pneumonie lobulaire disséminés au milieu du tissu pulmonaire fortement congestionné. Ainsi donc, c'est un fait incontestable, que le râle sous-crépitant est très-souvent l'indice d'un état congestionnel et inflammatoire du poumon et des petites bronches; plus ce râle est sec, plus il annonce avec certitude cette lésion. Lorsqu'il devient humide, il peut encore avoir la même signification et indiquer l'existence d'une bronchite avec sécrétion de mucosités, mais ces cas sont plus difficiles à distinguer du ramollissement tuberculeux.

Nous avons dit que généralement le râle sous-crépitant était considéré comme un signe d'une période déjà avancée de la tuberculisation, de la période de ramollissement. Nous devons faire une exception pour quelques auteurs qui ont rapporté ce râle, soit à la bronchite, soit à la congestion qui se développe autour du tubercule. Ainsi, M. Fournet a longuement insisté sur un râle bulleux humide vésiculaire qui serait le signe, en quelque sorte pathognomonique, de la congestion active des poumons. Ce râle serait un peu plus gros que le râle crépitant primitif de la pneumonie et moins que le râle muqueux ordinaire; il aurait pour caractère essentiel de s'entendre exclusivement à la fin de l'inspiration.

M. Woillez, de son côté, a parfaitement reconnu que des râles humides peuvent exister à la première période de la phthisie pulmonaire, et dépendent de la congestion pulmonaire provoquée par la présence des tubercules. Notre observation concorde parfaitement, comme on le voit, avec celle de ces deux cliniciens distingués, à la condition de remplacer le mot tubercule par le mot granulation. Nous croyons, en outre, que la lésion pulmonaire qui produit le râle sous-crépitant est un peu plus avancée que ne le pensent MM. Fournet et Woillez, et que si la congestion simple peut quelquefois être invoquée seule pour sa production, le plus ordinairement la lésion a dépassé la période congestive et est parvenue à l'état de pneumonie catarrhale.

Au râle sous-crépitant nous croyons devoir rapporter un râle particulier auquel un grand nombre de médecins semblent accorder une valeur considérable, qu'ils considèrent presque comme le signe pathognomonique de la tuberculose, nous voulons parler du râle de *craquement sec.*

Qu'est-ce que le râle de craquement sec? Nous ne pouvons pas en donner une meilleure idée qu'en citant textuellement l'opinion d'un des auteurs qui l'ont étudié avec le plus de soin. « Le râle de craquement sec, dit M. le docteur Fournet, se présente sous deux formes bien distinctes dont chacune marque une période de sa durée. Dans le moment où il apparaît, et pendant un certain temps, il donne à l'oreille la sensation du sec et il mérite alors le nom de craquement sec, puis au bout d'un temps plus ou moins long, il passe insensiblement à l'humide. Ce râle n'est pas composé d'un bruit homogène et unique. Il est formé par une série de petits bruits, chacun de ces petits bruits est un craquement, et c'est la somme de ces bruits pendant les deux mouvements de la respiration qui constitue le râle de craquement. Ces petits bruits successifs ne dépassent pas le nombre de deux ou trois. Ces caractères s'appliquent essentiellement au râle du craquement sec. Quant au craquement humide, il est aussi composé de plusieurs bruits successifs en même nombre à peu près. Mais ces bruits prennent un peu plus chaque jour la forme de bulles, et dès lors ils rentrent dans la description des râles bulleux. Le râle de craquement, considéré en général, est un râle constant de sa nature; toutefois, sa constance et sa régularité augmentent avec la durée de son existence. Un fait à peu près invariable est le suivant : le râle de craquement correspond d'autant plus exclusivement à l'inspiration, qu'il se rapproche davantage de son moment d'origine et de sa période du sec, et il tend d'autant plus à envahir aussi l'expiration, tout en restant plus prononcé à l'inspiration, qu'il s'éloigne davantage de son moment d'origine pour entrer dans la période d'humide. Cette transformation du râle sec en râle humide s'opère dans un temps variable entre huit et vingt jours pour la phthisie aiguë; entre vingt jours et deux mois et demi ou trois mois pour la phthisie chronique. Le râle du craquement sec correspond à cette phase de la première période de la phthisie pulmonaire qui est représentée par une simple infiltration de tubercules crus dans le parenchyme pulmonaire. Le degré de perméabilité de la portion du parenchyme pulmonaire intermédiaire à l'infiltration tuberculeuse est une des conditions de la production du râle de craquement sec ou de ses diverses transformations. En effet, sans pouvoir préjuger le mécanisme de formation de ces râles, on conçoit que le degré de force avec lequel une colonne d'air ou une multitude de petites colonnes d'air sont poussées dans le voisinage des corps étrangers que renferme le tissu pulmonaire doit influer beaucoup sur le degré d'intensité du râle de craquement et de ses diverses transformations. »

Les idées de M. Fournet, relativement au râle de craquement sec, ont été adoptées par un grand nombre d'auteurs, avec quelques variantes toutefois. C'est ainsi que MM. Barth et Roger, dans leur excellent *Traité d'auscultation*, considèrent les craquements secs comme le signe le plus positif et le plus constant de la présence des tubercules arrivés à leur période de ramollissement. « Il est à croire qu'ils éclatent au moment où les tubercules pulmonaires, arrivés à leur maturité, commencent à perforer les radicules des bronches voisines et leur transformation en craquements humides paraît dépendre de la fonte des tubercules dont la matière puriforme, se mêlant aux sécrétions morbides de la membrane muqueuse des bronches enflammées, donne lieu graduellement à la production de bulles visqueuses (1). »

L'opinion d'un des médecins les plus distingués de l'hôpital de Consomption de Londres, Payne Cotton, se rapproche beaucoup de celle de M. Fournet. Voici comment il s'exprime à ce sujet dans son dernier ouvrage (2) : « Le plus important de tous les râles perçus dans la première période de la phthisie pulmonaire, c'est le râle de craquement sec. C'est un bruit sec, court, aigu, entendu surtout mais non exclusivement dans l'inspiration. Son mécanisme n'est pas facile à expliquer, mais le craquement sec a été observé si généralement et si exclusivement en même temps que les tubercules, qu'on ne peut douter qu'il existe entre eux un rapport de cause à cet effet. Le nombre de ces craquements varie. Quelquefois il n'y en a qu'un à chaque inspiration. D'autres fois, ils sont deux, trois, ou même

(1) Barth et Roger, *Traité d'auscultation*, 6e édit., p. 183.
(2) Cotton, *Phthisis and the stethoscope*, p. 42.

quatre. Une fois développés, ils sont persistants; on les entend à chaque examen ultérieur, sinon dans une respiration calme, du moins dans une respiration forte et exagérée, jusqu'à ce qu'insensiblement ils passent au craquement humide. La durée de ce râle est variable; chez quelques malades, il se transforme très-rapidement; chez d'autres, il reste stationnaire pendant quelque temps, rarement cependant plus de quelques semaines. Plus il persiste, plus il est intense et plus il est perçu pendant l'expiration. C'est dans quelques circonstances un signe défavorable qui annonce le passage du tubercule de l'état latent à une période d'activité plus ou moins grande; le craquement sec diffère si essentiellement des autres râles, qu'il suffit de l'entendre une fois pour le reconnaître à l'avenir. Le râle sous-crépitant est le seul avec lequel on puisse le confondre; la distinction en est cependant aisée : l'un est petit, sec, clair, craquant; l'autre est plus gros, plus humide, et donne la sensation de nombreuses bulles (*Bubbling*).

Il est un premier fait qui nous paraît ressortir des citations qui précèdent, c'est la difficulté où se sont trouvés les auteurs pour donner une explication satisfaisante du râle de craquement sec dans les idées généralement reçues sur le tubercule. Aussi bien les explications ont-elles notablement varié. Payne Cotton confesse que son mode de production est difficile à concevoir, et il se borne à admettre que ce râle indique le passage de l'état latent à une période d'activité, ce qui n'avance guère la question. D'un autre côté, M. Fournet pense qu'il est le signe expressif des tubercules crus, quoiqu'on cherche vainement ce qui, dans cette circonstance, pourrait donner lieu à la crépitation particulière qui constitue le craquement; MM. Barth et Roger estiment, au contraire, qu'il dénote le ramollissement des tubercules, bien que la présence d'un râle fin et sec ne soit guère admissible dans l'hypothèse d'un ramollissement. Toutes les difficultés s'aplanissent, si l'on veut bien admettre qu'à l'époque où apparaît ce râle de craquement sec, il n'existe au sommet des poumons que quelques noyaux de pneumonie catarrhale. Ce râle, perçu surtout pendant l'inspiration, n'est rien autre chose que le râle sous-crépitant fin, sec, que nous avons dit exister au début pendant l'inspiration. Si les bulles sont peu nombreuses, c'est que les points pneumoniques sont dans le principe très-limités. Plus tard il se transforme en bulles humides comme le fait le râle sous-crépitant, ce qui dépend, soit de la bronchite concomitante, soit du ramollissement de la pneumonie caséeuse. Les auteurs reconnaissent eux-mêmes que ce râle a les plus grandes analogies avec le râle sous-crépitant. S'ils trouvent quelques caractères différentiels, c'est qu'ils comparent le craquement sec avec le râle sous-crépitant humide. En étudiant parallèlement le craquement sec et le sous-crépitant sec, le craquement humide et le sous-crépitant humide, on reste convaincu de la parfaite identité de ces râles.

Il n'y a donc aucune nécessité de conserver le mot de râle de craquement qui ne tend qu'à jeter la confusion dans un sujet déjà si obscur. L'expression de râle sous-crépitant avec ses subdivisions en râle sous-crépitant fin et sec, gros et humide, suffit amplement aux besoins de la science pour représenter la pneumonie catarrhale à ses diverses périodes.

Dans les considérations qui précèdent, nous avons supposé qu'il s'agissait d'un râle intra-pulmonaire; mais il est infiniment probable que plus d'une fois on a rangé dans cette catégorie des bruits extérieurs qui appartenaient à la grande classe des frottements, si fréquemment observés dans la phthisie pulmonaire à la suite de pleurésies circonscrites d'abord au sommet des poumons. C'est un point qu'a parfaitement fait ressortir un médecin distingué, professeur agrégé au Val-de-Grâce, M. le docteur Jules Arnould, dans un intéressant mémoire publié dans les *Bulletins de la Société médicale d'observation* (1864). Comme lui, nous croyons que le bruit de *froissement* pulmonaire décrit par M. Fournet est un frottement pleural; comme lui, nous pensons que souvent le craquement appartient également à la catégorie des bruits extra-pulmonaires; mais nous ne saurions le suivre plus loin, et admettre que tous les craquements sont des frottements. Cela peut être vrai pour certains craquements qui restent secs pendant toute la durée de la maladie; mais, lorsque notant jour par jour les phénomènes stéthoscopiques, nous constatons que le râle, de sec qu'il était, devient un peu humide, puis plus humide, et enfin cavernuleux, il nous est impossible de ne pas supposer que ce râle est intra-pulmonaire et primitivement bullaire. D'ailleurs, cette supposition est devenue pour nous une certitude dans plusieurs cas, où nous avons pu vérifier à l'autopsie l'absence complète de fausses membranes pleurétiques.

Râles sonores. — Les râles sonores sont beaucoup moins communs au début de la phthisie que les râles sous-crépitants précédemment décrits, et cela se conçoit quand on réfléchit que l'inflammation qui dérive de la granulation atteint plutôt les lobules pulmonaires que les bronches elles-mêmes. Toutefois, dans un certain nombre de cas, cette inflammation ne reste pas bornée au seul lobule, elle envahit également les ramifications bronchiques et particulièrement les ramifications les plus ténues et les plus rapprochées du lobule auquel elles font suite. C'est pour cela qu'on observe plus fréquemment en pareil cas le râle sibilant que le râle ronflant, le timbre aigu du premier étant en rapport avec l'étroitesse plus grande des tubes enflammés.

Le râle sibilant est surtout perçu au sommet dans la région sus-épineuse et sus-claviculaire. Il n'a même de valeur diagnostique que lorsqu'il est circonscrit à cette région et qu'il ne s'étend pas aux autres parties du poumon. Il peut exister dans les deux temps de la respiration ; quelquefois, on ne l'entend qu'à la fin d'une inspiration forcée ou dans l'effort de la toux. Il a rarement l'intensité et la continuité du râle sibilant des bronchites ordinaires ; il se montre pendant quelques respirations, puis cesse, pour reparaître peu d'heures après, quelquefois même au bout de plusieurs jours. Il existe seul, ou bien il est mélangé avec d'autres râles et particulièrement avec le râle sous-crépitant ; toutefois, cette association n'est pas très-commune ; elle l'est surtout beaucoup moins que dans la phthisie granuleuse généralisée fébrile, et dans la phthisie galopante, qui présentent ordinairement un mélange de râles sibilants et sous-crépitants dans une grande étendue de la poitrine.

Souffle tubaire. Expiration soufflante, prolongée. — Nous n'avons perçu que très-rarement le souffle tubaire des pneumonies franches; ce souffle ne se manifeste guère que si l'hépatisation pulmonaire occupe une certaine étendue du poumon. Mais si, comme on le rencontre habituellement dans la phthisie au début, ce sont les lobules qui s'enflamment isolément, si la forme de la pneumonie est catarrhale, le souffle est moins nettement accusé et ne consiste plus que dans le phénomène auquel on a donné le nom d'*expiration soufflante*, *expiration prolongée*.

On sait qu'à l'état normal le bruit inspiratoire a une durée beaucoup plus longue que le bruit expiratoire. La différence est évaluée d'une manière approximative par le rapport de **5** à **1**. Or, petit à petit, dans la tuberculose on voit l'expiration se rapprocher de l'inspiration, l'égaler, la surpasser même, et le phénomène est d'autant plus apparent qu'en même temps l'inspiration devient de moins en moins appréciable, et finit même par n'être plus perçue à l'auscultation. A mesure que l'expiration se prolonge ainsi, elle acquiert une intensité plus grande, elle prend un caractère soufflant, bronchique, souvent très-prononcé.

Tous les médecins accordent une grande importance à la constatation de ce signe découvert par le médecin américain Jackson (1), et si bien étudié par MM. Andral, Louis, Barth et Roger, Fournet, etc. Mais il leur est difficile, avec les idées régnantes sur le tubercule, de se rendre un compte exact de ce phénomène; aussi l'interprétation qu'ils en donnent est-elle divergente.

Dans l'état naturel, dit M. Jackson, quand le tissu pulmonaire conserve sa souplesse et sa perméabilité normales,

(1) Jackson, *Mémoires de la Société médicale d'observation*. 1833, t. I, p. XV.

le bruit respiratoire se compose à la fois de celui qui est causé par le passage de l'air dans les bronches et par son entrée dans les vésicules pulmonaires, et comme ce dernier prédomine, il est seul entendu. Mais du moment où l'infiltration tuberculeuse commence, les vésicules deviennent chaque jour plus rares, l'expansion vésiculaire diminue, et le bruit de l'air qui traverse les bronches restant le même, il domine tous les jours davantage et finit par être seul perçu.

MM. Barth et Roger proposent une autre explication : « Dans l'état physiologique, disent-ils, l'air sort du poumon pendant l'expiration, facilement, sans obstacle, et il ne produit, en conséquence, qu'un bruit court et faible; mais quand des productions morbides, telles que des tubercules, sont infiltrées dans le parenchyme pulmonaire, ces corps forment des saillies à l'intérieur des dernières ramifications bronchiques, et l'air rencontre en sortant des obstacles qui augmentent le frottement, d'où résulte une augmentation dans la force et dans la durée du bruit expiratoire (1). » Mais dans cette hypothèse, on ne comprendrait pas pourquoi l'air inspiré ne produirait pas le même bruit, puisqu'il rencontre les mêmes obstacles, et nous avons vu que souvent, au contraire, l'inspiration est diminuée, annulée même. D'ailleurs, nous sommes obligés de répéter que ces productions morbides, qui sont censées former des saillies à l'intérieur des dernières ramifications bronchiques, sont tout simplement des cellules infiltrées de granulations graisseuses dans les vésicules enflammées, et que

(1) Barth et Roger, *Traité d'auscultation*, p. 83, 6e édit.

ces prétendus tubercules n'existent pas encore à une époque où déjà l'expiration prolongée s'est manifestée.

Avec M. le professeur Monneret (1), nous pensons que l'expiration prolongée est le signe de toutes les altérations qui rendent le tissu pulmonaire meilleur conducteur du son. Dans le cas particulier, cette expiration prolongée reconnaît les mêmes causes que le souffle tubaire de la pneumonie. On sait que ce souffle commence le plus ordinairement pendant l'expiration et reste quelquefois borné à ce temps de la respiration, surtout dans certaines formes de pneumonie, la pneumonie lobulaire par exemple, ainsi que cela se rencontre si fréquemment chez les enfants (voy. Barthez et Rilliet, t. III, p. 271). Or, nous avons démontré que c'était la forme la plus habituelle de l'inflammation du poumon consécutive aux granulations; cette inflammation n'envahissant que quelques lobules à la fois, on comprend que le souffle doit être peu intense et limité. Dans cette manière de voir, nous nous rendrons également très-bien compte de la faiblesse et de l'absence de l'inspiration qui accompagne souvent le souffle de l'expiration.

Nous ne pensons pas que les granulations seules soient capables de produire le phénomène que nous étudions en ce moment. Nous avons vu qu'en pareil cas, le murmure respiratoire, au lieu d'être doux et moelleux, revêtait dans les deux temps un caractère particulier de rudesse. Toutefois, si les granulations étaient agglomérées comme cela se voit quelquefois en une masse un peu volumineuse, il pourrait en résulter des conditions anatomiques assez ana-

(1) Monneret, *Traité de pathologie générale*, t. III, p. 464.

logues à celles que présente une pneunomie lobulaire, et susceptibles d'entraîner la faiblesse de l'inspiration et le prolongement de l'expiration.

Il est bon de ne pas oublier qu'à l'état normal l'expiration peut être prolongée au sommet du poumon droit chez un grand nombre d'individus. C'est un fait parfaitement établi par les recherches de M. Louis, et vérifié par tous les observateurs. Le souffle expiratoire aura donc une valeur plus grande quand on le rencontrera au sommet gauche.

Affaiblissement du murmure respiratoire. — Les auteurs ne nous paraissent pas, en général, attacher assez d'importance à l'affaiblissement du murmure respiratoire, et cependant c'est un symptôme que l'on a fréquemment l'occasion d'observer dans la tuberculisation, et dont la valeur est grande, surtout lorsqu'il coïncide avec la diminution de la sonorité normale. Il peut présenter tous les degrés, depuis la simple faiblesse relative jusqu'à l'absence absolue du murmure vésiculaire. Dans ce dernier cas, l'oreille est frappée du contraste qui existe entre l'effort du thorax, qui se soulève pour l'introduction de l'air dans la poitrine et le silence qui indique la non-pénétration de cet air dans les vésicules pulmonaires. L'affaiblissement du murmure respiratoire peut porter sur les deux temps de la respiration ; il est généralement plus marqué ou du moins plus appréciable pendant l'inspiration, dont la durée relative est, dans l'état normal, beaucoup plus longue que celle de l'expiration ; quelquefois, l'expansion vésiculaire commence à s'entendre, puis le murmure s'arrête brusquement ; l'inspiration est *incomplète, écourtée.* Enfin dans quelques cas, pendant que l'inspiration est diminuée ou même totalement absente, l'expiration acquiert une longueur et une intensité plus grandes; elle devient, comme nous l'avons vu plus haut, prolongée, soufflante.

Quelle est la cause de cet affaiblissement du murmure respiratoire?

Le plus grand nombre des auteurs l'attribuent à la présence des tubercules qui, disséminés dans le parenchyme pulmonaire, diminuent le nombre des vésicules perméables.

Si par tubercules, on entend les granulations miliaires, elles sont incapables de produire ce résultat, étant situées en dehors de ces vésicules. Elles donnent, comme nous l'avons dit précédemment, au murmure vésiculaire un caractère de rudesse, mais à moins d'une circonstance toute particulière, l'agglomération de ces granulations en masses volumineuses, elles n'amènent point l'affaiblissement des bruits respiratoires.

Si par tubercules, on veut désigner les petits points caséeux développés au milieu des noyaux de pneumonie catarrhale, assurément les auteurs ont raison de penser qu'ils déterminent la diminution du murmure vésiculaire, seulement le phénomène existait déjà d'une manière très-prononcée avant que la pneumonie eût subi la transformation caséeuse, il n'a fait que se continuer pendant cette période anatomique de la tuberculisation.

Une autre opinion, émise notamment par M. le docteur Jaccoud dans ses annotations à la clinique de Graves (1), rapporte l'affaiblissement du murmure respiratoire et le

(1) Graves, *loc. cit.*, t. II, p. 17.

prolongement de l'expiration à l'emphysème qui entoure les tubercules. Nous ne saurions adopter cette manière de voir pour plusieurs raisons. D'abord, à cette période de la tuberculisation, l'emphysème pulmonaire n'est ni aussi commun, ni aussi marqué qu'on l'a prétendu; quelquefois, au milieu de nombreux noyaux d'induration pulmonaire, on aperçoit quelques soulèvements emphysémateux, mais la dilatation vésiculaire est ici un phénomène très-secondaire et perdu pour ainsi dire au milieu d'altérations beaucoup plus importantes. Ensuite, cet affaiblissement de la respiration n'est pas un signe de l'emphysème particulier qui se rattache à la tuberculisation. Que de fois, au contraire, nous avons pu constater sur les parties des poumons échappées à la maladie, mais devenues emphysémateuses, au lieu de l'affaiblissement respiratoire, l'exagération et la rudesse du murmure. Une preuve enfin que l'emphysème n'est pour rien dans le symptôme, c'est que la percussion devrait, si l'hypothèse était vraie, donner une exagération du son, et que, au contraire, le son est presque toujours diminué en même temps que la respiration est affaiblie.

Il nous semble évident que la cause qui amène l'affaiblissement du murmure vésiculaire est la même que celle qui a déterminé la plupart des phénomènes précédemment étudiés : c'est la pneumonie catarrhale. Déjà signalée comme un symptôme fréquent dans la congestion pulmonaire, par MM. Grisolle, Monneret, Woillez, etc., la diminution de la respiration s'accentue davantage encore quand l'inflammation des vésicules pulmonaires a succédé à la période purement congestive, autrement dit, quand les vésicules sont devenues inaccessibles à l'air par suite de l'accumulation pathologique des produits épithéliaux dans leur intérieur. C'est un fait que nous avons pu vérifier par l'autopsie dans un grand nombre de cas de phthisies aiguës ou chroniques.

Nous venons d'indiquer la cause, pour nous la plus fréquente, de l'affaiblissement du murmure respiratoire qui constitue un signe précieux de la tuberculisation. Nous nous hâtons d'ajouter que ce phénomène peut être produit par des altérations de nature différente. Ainsi, le sommet du poumon peut être coiffé et comme emprisonné par des fausses membranes épaisses qui ont pour résultat d'empêcher la dilatation pulmonaire et l'introduction de l'air dans les vésicules ; il en résulte une diminution notable du murmure respiratoire. Toutefois, c'est généralement à une époque plus avancée de la maladie, à l'époque où des excavations se sont formées au milieu du parenchyme pulmonaire, que les fausses membranes pleurétiques ont pris une épaisseur aussi considérable et capable de gêner les mouvements d'expansion de l'organe.

Dans d'autres circonstances, ce sont des ganglions qui rétrécissent, par suite de l'augmentation de leur volume, le calibre des canaux bronchiques. Entre autres faits remarquables de ce genre, on peut lire dans le *Traité pratique d'auscultation* de MM. Barth et Roger (1), l'observation d'un jeune phthisique de dix-sept ans qui présentait une matité des régions sus-claviculaires et sus-épineuses gauches, en même temps qu'une absence presque complète du murmure respiratoire. Ce malade mourut d'une hémo-

(1) Barth et Roger, *Traité d'auscultation*, p. 64, 6e édit.

ptysie foudroyante, et à l'autopsie on trouva la bronche qui se distribue au sommet du poumon gauche comprimée par de gros ganglions tuberculeux. Les parois étaient froncées au point que son orifice avait à peine le diamètre d'une plume à écrire.

Vibration thoracique et bronchophonie. — Ces deux phénomènes marchent en général parallèlement, ce qui fait que nous les réunissons dans une même description. On sait que si l'on applique la main sur la poitrine d'un individu bien portant qui parle à haute voix, on éprouve la sensation d'une sorte de frémissement, auquel on donne le nom de *frémissement vocal*, *vibration thoracique*, *vibration pectorale*. En même temps, l'oreille qui ausculte perçoit un bourdonnement plus ou moins distinct. Si, par une cause quelconque, la densité du poumon se trouve augmentée, les conditions de conductibilité du son deviennent plus favorables; dès lors, le retentissement de la voix et les vibrations thoraciques s'accroissent. Or, dans la tuberculisation, l'induration pulmonaire résulte du dépôt des granulations miliaires et de la pneumonie qui les accompagne. Ces deux phénomènes s'observeront le plus souvent, mais ils seront, en général, peu prononcés à la période de la maladie que nous supposons en ce moment. D'une part, en effet, le poumon n'a pas encore la densité qu'il acquerra plus tard, lorsque tout le sommet sera converti en pneumonie catarrhale et caséeuse; d'une autre part, les altérations ne dépassant guère en avant la clavicule, la bronchophonie et les vibrations sont plus difficilement perçues en arrière au niveau de la fosse sus-épineuse, à cause de l'épaisseur des couches musculo-osseuses. C'est donc un signe qui n'aura surtout de valeur que lorsque la maladie sera plus avancée et les lésions plus étendues.

Il sera d'ailleurs nécessaire de se rappeler que le retentissement de la voix et la vibration thoracique sont sujets à de nombreuses variations dans l'état physiologique, variations en rapport avec le ton naturel de la voix, l'état de maigreur ou d'embonpoint des parois thoraciques, le point de la poitrine examiné, etc. Ainsi, la voix est beaucoup plus retentissante au niveau du sternum et entre les deux épaules, que dans les autres régions moins voisines de la trachée et des bronches ; elle est plus forte dans les parties supérieures que dans les parties inférieures, en avant qu'en arrière, à droite qu'à gauche. Dans l'appréciation du phénomène, surtout à une époque où il n'est pas très-prononcé, toutes ces circonstances devront être prises en sérieuse considération.

Propagation des bruits du cœur. — La propagation des bruits du cœur à des parties de la poitrine distantes de cet organe est un corollaire des faits qui précèdent. Dans l'état physiologique, ces bruits sont à peine distincts sous la clavicule gauche et ils ne sont nullement perçus sous la clavicule droite. Si une cause quelconque vient augmenter la densité du poumon, les bruits pourront être transmis à l'oreille dans ce point, en vertu de la conductibilité plus grande du son à travers un corps solide qu'à travers un corps gazeux. C'est ce qui arrive fréquemment dans la phthisie. La perception des battements du cœur sous la clavicule gauche et surtout sous la clavicule droite constitue un signe qui, par lui-même, ne peut pas avoir une signification bien grande, mais qui doit fortement éveiller les soupçons, lorsqu'à lui se joignent quelques autres symptômes, tels que la toux, l'amaigrissement, les sueurs nocturnes, etc. Ce phénomène pour se produire n'a pas besoin que l'induration pulmonaire soit très-forte et très-étendue, et même d'après quelques auteurs, Alison en particulier, un poids trop considérable du poumon peut être une circonstance défavorable en arrêtant les vibrations sonores du cœur, surtout si cet organe est flasque et si ses contractions sont peu énergiques. Une condensation modérée présente les conditions les plus avantageuses. La connaissance de ce fait qui repose sur des expériences nombreuses à l'aide de rondelles de bois placées sur une boîte à musique, expliquerait, d'après l'auteur anglais, les différences des résultats obtenus par les observateurs.

On tiendra compte dans la recherche de ce symptôme de l'état antérieur du cœur, et il n'aura évidemment de valeur que s'il est constaté qu'il n'existe aucune cause de battements énergiques (hypertrophie du cœur, palpitations nerveuses) capable de transmettre ces battements aux différents points de la poitrine.

Murmure sous-claviculaire. Souffle artériel. — Nous ne ferons que mentionner un bruit de souffle vasculaire auquel plusieurs médecins anglais attachent une importance qui nous paraît avoir été exagérée. Ce bruit, désigné sous le nom de souffle artériel, a été considéré par Latham (1), Kirkes (2), Hope (3), Alison, Cotton, etc., comme un

(1) Latham, *Clinical lectures on diseases of the heart*, vol. I, p. 66.

(2) Kirkes, *On arterial murmur in incipient phthisis* (*Med. Times and Gaz.*, 1862).

(3) Hope, *Diseases of the heart.*

résultat de la compression des dépôts tuberculeux sur les vaisseaux artériels, et dès lors comme un signe du début de la phthisie pulmonaire.

D'après ces observateurs distingués, le souffle artériel existerait à la partie supérieure du thorax, à gauche et à droite sous les clavicules, plus souvent à gauche qu'à droite. Son siége serait l'artère sous-clavière gauche, le tronc innominé à droite, et l'artère pulmonaire. D'après Alison, c'est au niveau de cette dernière artère qu'on l'entendrait le plus souvent. Il serait systolique, variable en intensité, quelquefois doux et à peine sensible, disparaissant pendant quelques heures, quelques jours; d'autres fois son timbre serait éclatant, râpeux, si prononcé même, qu'il aurait, dit-on, simulé un anévrysme. Une inspiration forte et retenue quelques secondes augmenterait singulièrement ce souffle qui, dans des cas plus rares, ne se montrerait qu'à l'expiration. Selon un médecin anglais, le docteur Palmer (1), le souffle artériel serait un bruit d'ordre physiologique, complétement étranger à la tuberculisation : recherchant ce phénomène sur cent vingt-neuf ouvriers de toute profession, il est arrivé à ce résultat que dix-sept fois le souffle existait à gauche, sept fois à droite et treize fois des deux côtés. D'après Palmer, il ne faudrait pas chercher l'origine de ce souffle ailleurs que dans la compression de l'artère, soit par le muscle sous-claviculaire, soit par la première côte dans l'élévation des bras. S'il s'entend plus souvent à gauche qu'à droite, c'est une conséquence de la disposition anatomique spéciale de l'artère sous-clavière du côté gauche.

(1) Palmer, *Lancet*, 1864, p. 379.

Chez un petit nombre de phthisiques nous avons perçu, à la fin de l'inspiration ou au commencement de l'expiration, un souffle vasculaire qui nous a paru pouvoir se rapporter au murmure sous-claviculaire précédemment décrit. Ce souffle était-il dû à une compression momentanée des gros vaisseaux de la poitrine par le poumon induré, ou dépendait-il d'une autre cause? nous l'ignorons. En tout cas, si ce phénomène doit être rattaché à la tuberculisation, il constitue un signe infidèle et qui ne nous semble pas avoir l'importance que lui ont accordée beaucoup d'auteurs anglais.

Tels sont les signes généraux et locaux qui correspondent à une période peu avancée de la phthisie pulmonaire, à la prétendue période de *crudité* des tubercules, signes qui, pour nous, traduisent cet état morbide du poumon, développé autour des granulations, auquel nous avons donné le nom de *pneumonie catarrhale*. Il nous resterait une question à discuter, celle de savoir si chacune des trois phases anatomiques que comprend cette pneumonie a ses signes particuliers, et s'il est possible de reconnaître pendant la vie, le moment où la lésion n'est encore parvenue qu'à la période de congestion ou a déjà atteint la transformation caséeuse.

Tout en convenant que cette précision dans le diagnostic est très-difficile à obtenir, et que ces trois degrés d'altération se trouvent promptement mélangés et confondus, il est permis de penser, d'après l'étude attentive du rapport des symptômes aux lésions, qu'à la période congestive correspond surtout l'hémoptysie, mais que cette période ne se révèle que par des signes stéthoscopiques encore peu accusés, par une diminution presque inappréciable du son fourni par la percussion, et que ce n'est qu'à partir du moment où l'induration phlegmasique du poumon se caractérise, que l'on voit se développer la plupart des symptômes précédemment énumérés, tels que fièvre, toux fréquente, râles sous-crépitants, matité, etc.

D'un autre côté, lorsque la pneumonie catarrhale a subi la transformation caséeuse en tout ou en partie, et que les masses caséeuses lobulaires persistent dans cet état un temps plus ou moins long avant de se ramollir, on conçoit que de cette impénétrabilité à l'air des vésicules pulmonaires oblitérées par les cellules épithéliales granulo-graisseuses, doit résulter une modification considérable dans le murmure respiratoire ; c'est, en effet, ce qui a lieu. Déjà nous avons vu qu'à mesure que la pneumonie catarrhale se prononçait, l'expansion pulmonaire devenait de plus en plus incomplète ; lorsque la transformation caséeuse est opérée, c'est plus que de la faiblesse, c'est l'absence de la respiration que perçoit l'oreille. Nous avons pu constater le fait bien des fois avec vérification anatomique, et la démonstration sera complète lorsque nous étudierons un peu plus loin la forme de la tuberculisation que nous avons désignée du nom de pneumonie caséeuse généralisée. Nous verrons alors que l'absence du murmure respiratoire et la matité sont aussi prononcées que dans un épanchement pleurétique. Ici ces deux symptômes, au lieu de se remarquer dans tout un côté de la poitrine, sont limités à la région supérieure ; quelquefois, l'affaiblissement de la respiration est masqué par les râles sous-crépitants produits par les noyaux avoisinants de pneumonie catarrhale qui n'ont pas encore subi la métamorphose caséeuse.

§ 2. — Pneumonie caséeuse partielle en voie de ramollissement.

Le passage de l'induration caséeuse au ramollissement s'opère d'une manière insensible, et au bout d'un temps dont on ne saurait fixer exactement la durée. Ce que l'on peut dire, c'est qu'en général, une fois la pneumonie arrivée à l'état caséeux, le ramollissement s'en empare tôt ou tard. Ce n'est que bien rarement qu'un travail de résorption s'exerce sur les principaux éléments de la matière caséeuse qui ne retient plus que les substances salines et subit alors la transformation crétacée.

L'effort réparateur peut-il aller plus loin et la pneumonie caséeuse est-elle susceptible d'une complète résolution? C'est là, on le comprend, une des plus graves, mais en même temps une des plus difficiles questions que le médecin ait à juger. Sans doute, lorsque l'on considère ce qui se passe dans une pneumonie franche, quand on voit avec quelle facilité l'organisme vient à bout des produits exsudés, produits qui, au fond, diffèrent assez peu de ceux de la pneumonie caséeuse, on est en droit de se demander pourquoi la résorption ne se ferait pas également dans cette dernière espèce de pneumonie. On peut, il est vrai, répondre que précisément c'est le propre de certaines diathèses, la diathèse tuberculeuse, la diathèse scrofuleuse, de donner naissance à des inflammations de difficile résolution.

Aussi, la seule question qu'on puisse agiter, est celle de

savoir si la résolution de ces produits inflammatoires, tout en étant très-rare, est possible. Le fait n'est pas douteux pour certains organes qui, comme le poumon, ont subi la métamorphose caséeuse, les ganglions lymphatiques par exemple. On sait (1) que dès que ces ganglions ont acquis un volume un peu considérable sous l'influence de la diathèse scrofuleuse, ils deviennent caséeux ou, pour nous servir de l'expression vicieuse des auteurs, tuberculeux. Or, par des traitements convenablement dirigés, les glandes engorgées peuvent reprendre leur volume à peu près normal ; il faut donc de toute nécessité, en pareil cas, que les éléments granulo-graisseux de ces glandes aient été résorbés.

Maintenant, la structure plus délicate du poumon, l'oblitération des vaisseaux autour des masses caséeuses, s'opposent-elles à un retour aussi complet à l'état physiologique? Cela est probable, mais non suffisamment démontré, et il est permis, dès lors, de ne pas rejeter absolument l'hypothèse de la résolution possible de la pneumonie caséeuse. Ce qui est malheureusement trop bien démontré, c'est que si le ramollissement n'est pas fatal, il est du moins très-fréquemment observé.

Cette période de la maladie n'est annoncée par aucune modification appréciable dans les symptômes généraux. Sans doute, ces symptômes vont chaque jour s'aggravant, mais l'envahissement progressif des parties du poumon restées saines jusque-là, y contribue tout autant et

(1) Consultez, à ce sujet, l'ouvrage de Lebert sur les maladies scrofuleuses et tuberculeuses, ainsi que le mémoire publié par l'un de nous dans les *Archives de médecine* (*Recherches sur la maladie scrofuleuse, spécialement chez les enfants*, 1849).

même, nous le croyons, beaucoup plus que le ramollissement et la destruction des parties primitivement atteintes ; en tout cas, le moment précis où commence la fonte caséeuse n'est marqué par aucun phénomène nettement accusé. Les petits frissons irréguliers que l'on constate si fréquemment dans la phthisie, pourraient peut-être être rattachés, comme certains auteurs l'ont prétendu, à cette période de ramollissement, mais rien ne prouve que ce symptôme soit plus spécialement en rapport avec cette phase de la tuberculisation ; nous avons déjà vu qu'elle se montre au début de la maladie à un moment où la matière caséeuse n'existe pas encore, et il est infiniment probable que la cause des frissons reste la même à toutes les époques où on les observe. Si donc la fièvre et les frissons continuent à cette période de la maladie, ce n'est pas tant parce que la matière caséeuse qui infiltre les alvéoles pulmonaires se ramollit, que parce que d'autres lobules, jusque-là épargnés, sont atteints à leur tour des lésions précédemment décrites.

Cette marche envahissante et progressive des granulations et des pneumonies catarrhales est un des points les plus remarquables et les mieux démontrés de l'histoire anatomique de la tuberculisation. Pendant que l'on constate les signes locaux qui annoncent le ramollissement des pneumonies caséeuses du sommet primitivement atteint, les parties moyennes du poumon subissent les lésions correspondantes à ce que l'on est convenu d'appeler le premier degré, autrement dit, passent par les phases successives de congestion, de pneumonie catarrhale, caséeuse, révélées par les signes physiques que nous avons mentionnés plus haut. La partie inférieure du poumon est saine ou n'en est encore qu'à la période de congestion, avec ou sans granulations miliaires. Quant au poumon opposé, il est le plus ordinairement respecté, ou si des altérations tuberculeuses se sont déjà montrées, elles sont beaucoup moins avancées qu'au sommet qui a été le premier atteint, et consistent uniquement en granulations avec ou sans pneumonies lobulaires disséminées. C'est là la règle la plus ordinaire, l'évolution la plus habituelle des lésions. Maintenant, il faut savoir que cette règle comporte d'assez nombreuses exceptions. Ainsi, les deux sommets peuvent être envahis en même temps et les altérations marcher pour ainsi dire parallèlement; quelquefois, les deux lobes supérieurs sont affectés simultanément, mais les désordres sont plus rapides dans l'un que dans l'autre; d'autres fois, dans un même poumon, toutes les parties, sommet, région moyenne, base, sont frappées à la fois et au même degré; ce cas est rare, mais ce qui est plus rare encore, quoique les auteurs en citent quelques exemples, c'est que la partie moyenne et la base soient parvenues à la période de ramollissement, quand le sommet n'a pas encore dépassé l'induration du premier degré. Ces cas sont tellement exceptionnels, que, lorsqu'ils se présentent par hasard, ils apportent une grande obscurité dans le diagnostic qui, au contraire, emprunte une si lumineuse clarté à cette loi générale formulée par M. Louis : les altérations tuberculeuses se développent dans les poumons du sommet à la base.

Y a-t-il quelques signes qui révèlent l'existence du ramollissement? Nous n'en connaissons qu'un, appartenant aux signes locaux, c'est un râle humide sous-crépitant, craquement humide, râle cavernuleux qui, sans être pathognomonique, comme quelques auteurs l'ont prétendu, permet cependant le plus souvent de reconnaître le moment où la pneumonie caséeuse passe à la période de ramollissement. Tous les autres signes généraux et locaux n'ont qu'une importance secondaire pour ce diagnostic de la lésion locale ; ils autorisent seulement des suppositions basées plutôt sur la durée de la maladie que sur les symptômes en eux-mêmes.

SYMPTÔMES GÉNÉRAUX.

Ces symptômes sont les mêmes que ceux que nous avons précédemment étudiés ; seulement ils ont acquis une intensité croissante avec des alternatives d'amélioration et d'aggravation en rapport avec le traitement institué, les complications survenues, etc. L'amaigrissement et la perte des forces sont plus prononcés, les sueurs plus abondantes. Au lieu d'être bornées à une partie du corps, elles sont générales, et quelquefois tellement profuses, que les draps du lit en sont littéralement inondés. C'est une des causes qui contribuent le plus puissamment à l'affaiblissement et à l'émaciation du malade. La diarrhée commence à se manifester avec un peu plus de fréquence et sa durée est plus longue. Lorsqu'elle résiste aux médications variées que l'on emploie avec succès contre la diarrhée simple, elle annonce, en général, une lésion matérielle de l'intestin, la présence de quelque ulcération. Un certain nombre de malades conservent leur appétit et continuent à manger alors qu'ils sont tourmentés par un dévoiement abondant. Mais, le plus souvent, on remarque l'anorexie, et ce symptôme persiste, à moins que quelques conditions favorables, un changement d'air par exemple, ne viennent stimuler toutes les fonctions organiques et ramener momentanément l'appétit.

À cette époque, les menstrues, après avoir subi de nombreuses irrégularités, se suppriment tout à fait ; cette suppression est une cause de très-grande préoccupation pour les malades, qui n'entrevoient la guérison possible qu'avec le rétablissement de la fonction.

SYMPTÔMES LOCAUX.

La voix continue à être altérée dans son timbre et dans son volume. L'enrouement est plus prononcé. Toutefois, ainsi que nous le dirons en parlant du traitement, la thérapeutique a prise contre les lésions laryngées, si souvent indépendantes des granulations tuberculeuses, et l'on voit un certain nombre de malades recouvrer en tout ou en partie la voix qui avait subi une modification plus ou moins profonde.

Chez d'autres malades, la voix qui, jusque-là, était restée pure, commence à éprouver les changements que nous avons décrits précédemment. Enfin, dans un assez grand nombre de cas, on ne remarque aucune altération appréciable de l'organe phonateur.

La toux, presque toujours fréquente, mais variable dans sa forme et son intensité, a perdu le caractère de sécheresse que nous avons signalé au début de la maladie. Les crachats, d'abord blancs, aérés, muqueux, présentent bientôt des stries jaunâtres plus ou moins nombreuses, constituées par du muco-pus. Ces stries augmentent chaque jour, et tendent de plus en plus à se substituer aux parties blanchâtres de l'expectoration ; il arrive un moment où les crachats sont d'un jaune verdâtre, opaques, dépourvus d'air, homogènes, à forme arrondie ou lacérés au pourtour, réunis entre eux ou nageant dans une sérosité plus ou moins claire. Ces divers caractères de l'expectoration se remarquent surtout à des périodes avancées de la phthisie. Nous y reviendrons un peu plus loin et nous compléterons cette étude par l'examen microscopique. Dès à présent, nous pouvons dire que ces crachats, quelles que soient leur forme et leur couleur, n'ont par eux-mêmes aucune signification ; qu'ils peuvent se rencontrer identiquement les mêmes dans les bronchites aiguës et chroniques, ce qui ne doit pas surprendre, puisqu'en définitive, ils sont le résultat d'une sécrétion exagérée de la muqueuse des grosses et des petites ramifications bronchiques.

Nous passerons rapidement sur les autres signes locaux constatés à cette période du ramollissement de la pneumonie caséeuse. Ce sont les mêmes que ceux que nous avons déjà décrits, seulement un peu plus accusés. Nous retrouvons, comme précédemment, la matité plus prononcée et plus étendue dans les régions sus- et sous-claviculaires, sus- et sous-épineuses, la dépression sous-claviculaire et la moindre mobilité du thorax à la partie supérieure de la poitrine, le retentissement de la voix et de la toux, en même temps que l'augmentation croissante des vibrations thoraciques.

Nous ne nous arrêterons que sur un phénomène en quelque sorte caractéristique de cette période de la maladie. Nous voulons parler du *râle sous-crépitant humide.*

Râle sous-crépitant humide. — Le râle qui annonce le ramollissement caséeux est un râle sous-crépitant, par conséquent un râle bullaire, à timbre éclatant, quelquefois un peu métallique et, caractère plus important, humide. En le percevant, l'oreille a la sensation d'un liquide que traverse l'air en formant des bulles. Sous ce rapport, le mécanisme de production de ce râle est le même, que le liquide soit constitué par des mucosités, du sang, du pus, de la bouillie caséeuse. Seulement, on peut comprendre que le plus ou moins de densité et de viscosité des liquides puisse et doive amener quelques différences appréçiables à une oreille exercée. Nous avons peine à croire toutefois que dans la tuberculisation, ce râle ait des caractères assez tranchés pour permettre, en l'absence de tout autre signe, d'affirmer, comme quelques auteurs le prétendent, la nature de la maladie. Nous croyons que Cotton (1) a deviné juste lorsque, percevant chez un malade le râle sous-crépitant humide à la base du poumon, il annonçait le développement prochain de la tuberculisation au sommet; mais nous croyons aussi que ce diagnostic ne reposait sur aucune donnée certaine, et que le râle sous-crépitant n'a de valeur sémiologique que par son siége dans les parties supérieures de la poitrine et surtout par les symptômes qui l'accompagnent.

Lorsqu'il se lie au ramollissement de la pneumonie caséeuse, le râle sous-crépitant humide commence généralement dans un point circonscrit, presque toujours le sommet; l'oreille ne perçoit d'abord qu'un petit nombre de

(1) Cotton, *Phthisis and the stethoscope*, p. 59.

bulles à la fois, inégales, irrégulières; elles éclatent dans l'inspiration et l'expiration. Après quelques semaines, quelques mois, les bulles deviennent plus grosses, plus humides, le râle prend alors le nom de *râle cavernuleux*, et il se produit dans les petites excavations qui succèdent à la fonte de la matière caséeuse par points isolés.

D'après M. Hirtz (1), à qui l'on doit de très-intéressantes recherches sur la phthisie, le râle cavernuleux serait le signe par excellence du ramollissement tuberculeux. Analogue dans le principe au râle de la pneumonie, il serait caractérisé à cette époque par une crépitation particulière, à timbre clair, éclatant, comme métallique, et donnerait une sensation comparable à celle produite par du sel qui décrépite au fond d'un verre ou d'un vase métallique. A mesure que la fonte tuberculeuse avance, le râle devient plus gros, plus bruyant, jusqu'à ce qu'enfin il forme le gargouillement.

D'accord avec notre savant confrère sur la succession et le caractère des râles que renferme sa description, nous regrettons de ne pouvoir accepter l'interprétation qu'il leur donne. Nous croyons que M. Hirtz a confondu sous le nom de râle cavernuleux des râles fort différents, et qui traduisent des états morbides du poumon également très-distincts. Ce râle crépitant sec qui précède le râle humide, c'est le râle crépitant, sous-crépitant de la pneumonie catarrhale. A cette époque, la pneumonie caséeuse n'existe pas encore et, à plus forte raison, il n'y a rien qui ressemble à du ramollissement. Comment concilier

(1) Hirtz, thèse inaugurale. Strasbourg, 1836.

d'ailleurs cette sécheresse du râle avec l'idée de matière ramollie. Évidemment il y a désaccord entre le symptôme et la lésion, et c'est en cela que l'opinion que nous soutenons sur la nature du prétendu tubercule nous paraît séduisante ; car dans cette manière de voir, tout s'explique naturellement, tout se tient, tout s'enchaîne. Que de fois nous avons pu suivre cette filiation des phénomènes stéthoscopiques chez les malades atteints des formes aiguës de la tuberculisation ! Que de fois aussi nous avons eu par l'autopsie la démonstration que là où s'entendaient les râles crépitants secs, la lésion n'en était encore qu'à la période inflammatoire du début, et que le râle gros et humide correspondait à des parties arrivées à la pneumonie caséeuse en voie de ramollissement et de formation de cavernules. Ainsi donc le râle cavernuleux doit avoir un sens précis et invariable. C'est un râle nécessairement humide, à bulles un peu grosses, produit dans de très-petites excavations isolées les unes des autres, et passant insensiblement par la réunion de ces excavations au râle dit *caverneux*.

§ 3. — **Pneumonie caséeuse terminée par la destruction du tissu pulmonaire et la formation des cavernes.**

Il n'y a pas de ligne de démarcation bien tranchée entre la période de ramollissement de la pneumonie caséeuse et le moment où les excavations se forment. Ces deux périodes de la maladie se succèdent insensiblement, seulement, ici encore, les phénomènes locaux priment les phénomènes généraux dans la détermination exacte de la lésion pulmonaire. C'est par eux que nous commencerons.

Symptômes locaux.

Il est bien rare qu'à cette époque avancée de la maladie, la percussion ne fournisse pas dans une assez grande étendue, en arrière et en avant sous la clavicule, un son mat d'une grande intensité. L'épaisseur de la fausse membrane qui coiffe généralement le sommet du poumon, et qui est, en quelque sorte, en rapport avec l'ancienneté de la maladie et aussi l'induration noirâtre (pneumonie chronique interstitielle) qui, très-souvent, se montre autour de l'excavation, constituent les deux grandes causes de la profonde modification du son, avec résistance au doigt, que l'on constate en pareil cas, matité que les médecins anglais ont comparée au son fourni par la percussion d'un morceau de bois (*wooden percussion-sound*). Cette matité paraît d'autant plus prononcée qu'elle contraste avec d'autres régions, la base du poumon, le côté opposé, par exemple, rendus souvent plus sonores par l'emphysème qui atteint un grand nombre de lobules sains.

Il peut se faire que, par suite des dimensions de l'excavation et du peu d'épaisseur des parois, le son soit à peine modifié. Dans un cas même où ces parois n'avaient pas plus de quelques millimètres d'épaisseur et où la cavité était spacieuse, nous perçûmes un son tympanique, qui pouvait d'autant plus faire croire à un hydro-pneumothorax qu'à l'auscultation on entendait le tintement métallique et la respiration amphorique. L'autopsie nous démontra qu'il s'agissait là uniquement d'une grande cavité creusée dans le lobe supérieur du poumon, avec minces adhérences, sans perforation. Toutefois, ces cas sont très-rares, comme les conditions exceptionnelles qui les font naître ; presque toujours la matité est prononcée et elle frappe les oreilles les moins exercées.

Il arrive assez fréquemment, lorsque le son se rapproche du timbre clair, que la percussion de la région sous-claviculaire détermine un bruit semblable à celui que rendrait sous le choc du doigt un vase vide et fêlé; c'est ce que Laennec a désigné du nom de *bruit de pot fêlé*. On peut en donner une idée assez exacte en frappant sur le genou les deux mains concaves et rapprochées (Reynaud et Piorry). Pour que ce bruit se manifeste, plusieurs conditions sont nécessaires; il faut que la cavité soit grande, qu'elle soit vide et assez sèche, que ses parois soient indurées, enfin qu'elle communique librement avec les bronches. Le phénomène est surtout prononcé lorsque la bouche du malade est largement ouverte pendant la percussion, et que son visage est tourné du côté de l'observateur. Lorsque plusieurs de ces conditions font défaut, le phénomène manque ou est peu marqué; c'est ce qui arrive, par exemple, lorsque la cavité a été vidée d'une partie de l'air qu'elle contient, et que la tension de cet air a notablement diminué; ou bien encore, lorsque les orifices des bronches sont momentanément obstrués par une cause quelconque. Il n'est pas rare, en effet, d'observer des intermittences dans la production de ce bruit qui reparaît, soit naturellement, soit après une forte inspiration, dont l'effet est de rétablir la communication entre la caverne et l'air extérieur. Le lieu où l'on perçoit le bruit de pot fêlé est la région sous-claviculaire, plus particulièrement le premier et le second espace intercostal. Quelquefois, on ne l'entend que dans un point très-circonscrit. Il est rare que les deux côtés de la poitrine le présentent, parce qu'il est rare que les lésions soient également avancées dans les deux poumons, et qu'elles remplissent exactement toutes les conditions voulues. Suivant Alison, le bruit de pot fêlé s'observerait plus souvent à gauche qu'à droite.

On comprend, d'après ce qui précède, toute l'importance de ce bruit, puisqu'il annonce d'une manière à peu près certaine l'existence d'une cavité; nous disons d'une manière à peu près certaine, parce que quelques auteurs prétendent l'avoir rencontré chez les enfants dont la poitrine était saine ou qui étaient atteints de bronchite simple et d'emphysème. Mais, chez les adultes, il conserve toute sa signification diagnostique et pronostique. Sous ce dernier rapport, nous croyons que c'est un phénomène grave, en ce sens qu'il se lie à la présence d'une excavation, mais nous ne croyons nullement, ainsi que Cotton est disposé à l'admettre, qu'il annonce une fin prochaine, qu'il sonne le glas funèbre (*death-knell*), pour nous servir de l'expression du savant médecin de Brompton. Tout dépend, en effet, de l'état des autres parties des poumons, et si ces parties ne sont pas ou sont faiblement envahies par la tuberculisation, le malade peut vivre des mois et des années, tout en conservant une caverne dans l'un des sommets.

Respiration caverneuse. Souffle caverneux. Souffle amphorique. — La respiration caverneuse, lorsqu'elle est bien prononcée, indique la présence d'une excavation creusée dans le parenchyme pulmonaire. La circonstance du siége et les autres phénomènes qu'il ne faut jamais séparer des signes fournis par l'auscultation éclairent ensuite sur la nature de l'excavation. Cette respiration est généralement très-facile à reconnaître. On l'imite parfaitement en soufflant avec force dans ses deux mains réunies en cavité. Toutefois, il est des cas dans lesquels l'oreille reste indécise entre une respiration très-soufflante et le souffle caverneux. C'est particulièrement à droite et en arrière, vers la racine des bronches, que cette difficulté se présente ; la transmission dans ce point de la respiration bronchique naturelle, quelquefois un peu creuse, à travers la partie indurée du poumon avoisinant, est souvent la cause de l'hésitation ou de l'erreur commise. D'autres fois, la respiration caverneuse se rapproche davantage de la respiration tubaire ; il est bien des circonstances dans lesquelles l'observateur ne peut pas se prononcer complétement et est obligé d'accepter provisoirement l'expression de respiration *tubo-caverneuse*. C'est surtout lorsque la caverne est vide que le doute peut exister, car dès qu'apparaît le râle caverneux, la difficulté s'évanouit. Dans les cas obscurs, il sera bon de faire respirer fortement le malade, de l'engager à tousser, seul moyen quelquefois d'exagérer le timbre creux et un peu métallique qui est le caractère essentiel de la respiration caverneuse. La percussion fournira de son côté un utile renseignement, en dénotant dans plus d'un cas l'existence du bruit de pot fêlé.

Au surplus, nous avons bien souvent fait la remarque que les lésions sont presque toujours plus avancées que l'oreille ne le suppose. Par conséquent, l'observateur sera moins exposé à se tromper en supposant, dans les cas douteux, l'existence d'un souffle caverneux plutôt que d'un souffle tubaire. Dans quelques circonstances, le phénomène disparaît momentanément; c'est le plus ordinairement à la suite de l'obstruction par des mucosités épaisses des bronches qui s'ouvrent dans la cavité. Une forte respiration ou un violent effort de toux suffiront généralement pour faire réapparaître le souffle caverneux primitif.

Lorsque la caverne a des dimensions considérables et que les parois, d'anfractueuses qu'elles étaient d'abord, sont devenues unies et lisses, le souffle caverneux prend un timbre amphorique, quelquefois extrêmement prononcé, et qui, n'étaient le siége et les résultats fournis par la percussion et la succussion, pourrait faire supposer une perforation pulmonaire. Le souffle amphorique n'a rien qui doive étonner en pareille circonstance, puisque les conditions de production de ce timbre se trouvent réunies.

Râle caverneux. Gargouillement. Râle amphorique. — Le râle caverneux, ou gargouillement, accompagne très-souvent la respiration caverneuse. C'est un râle humide, à grosses bulles plus ou moins nombreuses et inégales, à timbre légèrement métallique, s'entendant dans les deux temps, surtout dans l'inspiration. Son intensité est variable et telle, quelquefois, qu'il a pu être perçu à distance par le médecin ou le malade lui-même. Les principales circonstances d'où dépendent ces variations sont l'étendue de l'excavation, la grosseur des tuyaux bronchiques qui aboutissent à la cavité, la nature du liquide agité par l'air, la réplétion plus ou moins grande de la cavité, etc. Si l'excavation est étroite et les tubes bronchiques fins, les bulles qui éclateront à la surface du liquide seront petites et ne dépasseront guère le volume d'un grain de chènevis; tandis qu'elles pourront acquérir les dimensions d'un pois, si la cavité est spacieuse et si les ouvertures bronchiques sont larges. D'un autre côté, le plus ou moins de densité du liquide à travers lequel passe l'air, change le caractère du bruit qui en résulte en même temps que l'égalité et le nombre des bulles qui éclatent à chaque inspiration. Si la cavité est presque complétement remplie par le liquide muco-purulent que sécrètent ses parois, l'explosion bullaire sera moins éclatante que si elle est à moitié vide; dans ce dernier cas, le souffle caverneux sera également beaucoup plus prononcé, et cette association des deux phénomènes qui indique que des tuyaux bronchiques existent au-dessus et au-dessous du liquide, est tout à fait caractéristique.

Nous devons encore signaler une circonstance qui a été notée par plusieurs auteurs comme pouvant modifier le râle caverneux. Nous voulons parler d'une forte impulsion du cœur; dans ce cas, ainsi que nous avons pu nous-même le vérifier souvent, le râle acquiert à chaque contraction une sorte de redoublement d'intensité qui est surtout marqué lorsque la cavité siége à gauche et qu'elle est peu distante du cœur.

Dans quelques cas rares, en même temps qu'existe le souffle amphorique, on perçoit un tintement argentin, métallique, dont le mécanisme est le même que celui du tintement métallique produit par la perforation pulmonaire. C'est un râle dont les bulles éclatent dans une bronche à l'entrée de l'excavation, et y empruntent ce timbre particulier que l'on désigne sous le nom de *timbre amphorique*. Plus la cavité sera spacieuse et lisse à l'intérieur, autrement dit, plus elle se rapprochera des conditions anatomiques de la plèvre, plus le tintement métallique aura de chances de se produire. On conçoit que ces cas constituent l'exception et, en effet, le tintement métallique, nié à tort par quelques auteurs, est un symptôme très-rare de l'excavation tuberculeuse. Nous avons dit que la bulle qui éclate et produit le tintement se trouve située à l'extrémité du tuyau bronchique qui s'ouvre dans la cavité ; mais on conçoit que des bulles qui se formeraient dans l'intérieur de l'excavation elle-même, pourraient déterminer également le phénomène, si cette excavation présentait la disposition ci-dessus mentionnée.

Indépendamment des râles caverneux et amphorique que nous venons d'étudier, on perçoit encore un grand nombre de bruits variés qui n'ont pas reçu de noms particuliers, mais qui s'expliquent très-naturellement par l'état de la caverne pulmonaire et des parties environnantes. Tantôt, c'est une sorte de craquement sec ou humide ; tantôt, un bruit donnant la sensation d'une soupape qui s'ouvre et se ferme alternativement ; ailleurs, c'est comme un cri sibilant, quelquefois un son musical qui résulte de la vibration d'une partie solide et mobile (tuyau bronchique, vaisseau, morceau de fibrine, partie indurée du poumon sous forme de corde d'instrument, comme dans un cas remarquable rapporté par Alison (1) etc.) ; dans d'autres circonstances enfin, c'est un bruit trachéal que l'on peut percevoir à distance, et qui, par sa persistance, devient très-fatigant pour le malade.

Il est inutile d'ajouter que pendant que ces phénomènes

(1) Alison, *The physical examination of the chest*, p. 148.

variés sont perçus au niveau de la caverne ou des cavernes pulmonaires, les autres parties du poumon présentent de leur côté des signes stéthoscopiques que nous avons dit se rapporter aux périodes moins avancées de la tuberculisation. De tous ces signes, le plus communément observé est le râle sous-crépitant; mais il n'est pas rare de constater, soit simultanément, soit séparément, les râles crépitant, sibilant, la faiblesse ou l'absence du murmure respiratoire, l'expiration soufflante, le souffle tubaire. Ces phénomènes peuvent être limités à une partie des lobes moyen et inférieur. Dans quelques cas, ils occupent un ou plusieurs lobes, et sont en rapport avec des altérations plus ou moins étendues du poumon ou des bronches (broncho-pneumonies). La pleurésie qui accompagne si fréquemment cette période de la maladie, peut donner également lieu à des bruits de frottement qui simulent souvent à s'y méprendre les bruits bullaires, crépitants et sous-crépitants; d'autres fois, elle laisse à sa suite un affaiblissement plus ou moins prononcé du murmure respiratoire dans un côté de la poitrine.

Voix caverneuse. Pectoriloquie. Toux caverneuse. — Lorsque l'on applique l'oreille sur la poitrine d'un malade au niveau d'une excavation et que l'on engage ce malade à parler ou à tousser, on perçoit généralement un retentissement notable qui s'explique par une sorte de répercussion des ondes sonores dans la cavité à parois vibrantes. Ce phénomène vocal, auquel on donne le nom de *voix caverneuse*, est analogue au phénomène décrit précédemment sous le nom de bronchophonie, et très-souvent, en effet, l'observateur éprouve de la difficulté à distinguer le renforcement produit par la caverne de la transmission exagérée du son à travers une masse indurée; en pareil cas, pour établir ce diagnostic, il est nécessaire de faire intervenir d'autres signes tirés du siége des phénomènes, de la présence ou de l'absence du souffle et des râles caverneux, des symptômes généraux, etc., etc.

Dans d'autres circonstances, la voix en résonnant dans l'excavation prend un caractère spécial. Il semble que le malade parle directement et distinctement à l'oreille de l'observateur. C'est un phénomène que Laennec a désigné du nom de *pectoriloquie*. Plusieurs auteurs ont, dans ces dernières années, contesté l'importance de ce signe, prétendant avec M. Hirtz (1) que, dans un grand nombre de cavernes, la pectoriloquie n'a pas lieu et que d'un autre côté elle peut se rencontrer dans d'autres états morbides du poumon. Nous ne saurions accepter complétement cette manière de voir. Pour nous, la pectoriloquie, nous ne parlons que de la pectoriloquie parfaite, est un signe très-important, presque pathognomonique, de la présence des cavernes. Sans doute, il est quelques cas exceptionnels dans lesquels le phénomène a paru se produire en dehors de toute excavation pulmonaire; mais n'en est-il pas de même pour d'autres signes stéthoscopiques, dont on ne récuse pas la valeur sémiologique, le souffle caverneux par exemple?

Pour que la pectoriloquie se manifeste, certaines conditions sont nécessaires. Il faut que la cavité soit de capacité moyenne et que ses parois soient lisses, unies, denses. Il

(1) Hirtz, thèse citée.

faut que la cavité soit vide, et que l'air puisse y pénétrer librement et en grande quantité. Enfin il est important que les parois thoraciques soient peu épaisses, et que l'excavation soit superficiellement placée. Les conditions inverses empêchent la production du phénomène, ou du moins lui enlèvent ce caractère de netteté qui lui donne toute sa valeur.

La pectoriloquie peut s'entendre non-seulement quand le malade parle à haute voix, mais même quand il chuchote à voix basse, et c'est là une particularité remarquable de cette forme de la voix caverneuse. On s'étonnera moins qu'il en soit ainsi, si l'on réfléchit que le larynx, la trachée, les bronches et la caverne, représentent un long tube qui peut être, jusqu'à un certain point, comparé à ces tuyaux acoustiques, lesquels conduisent, comme on le sait, à une grande distance et d'une manière très-distincte les mots prononcés à voix basse. On comprend par la même raison que la pectoriloquie pourra encore être perçue chez un phthisique qui présentera une aphonie déterminée par une ulcération de la muqueuse laryngée ou par toute autre cause. Seulement, dans ce cas, la voix sera plus faiblement transmise à l'oreille de l'observateur, et c'est cette nuance de la pectoriloquie qui a été désignée par les expressions de *pectoriloquie avec aphonie* (Laennec), *voix basse mystérieuse* (Fournet), *voix caverneuse éteinte* (Barth et Roger), *chuchotement* (Skoda), *voix soufflée* (Woillez).

Déformation de la poitrine. Dépression sous-claviculaire. Immobilité de la partie supérieure du thorax. — On peut rencontrer à toutes les époques de la phthisie un grand nombre de déformations de la poitrine situées au niveau des différentes parties osseuses ou cartilagineuses de la cage thoracique (sternum, cartilages costaux, côtes, colonne vertébrale, etc.). Ces déformations ne sont pas particulières à la période de la maladie que nous étudions en ce moment. Il n'en est pas de même de cette altération dans la conformation normale à laquelle on donne le nom de *dépression sous-claviculaire.* C'est un signe important, presque pathognomonique, qui permet le plus souvent à distance et sans autre renseignement fourni par l'auscultation, d'affirmer qu'au niveau de l'enfoncement de la paroi costale existe une excavation pulmonaire. Cette déformation est le résultat de l'aplatissement du sommet du poumon, qui succède lui-même à l'évacuation des masses caséeuses ramollies. Par suite du rapprochement des parois de l'excavation, un espace vide tend à s'établir dans la plèvre, à l'endroit même de l'excavation; l'aplatissement du thorax, en ce point, est la conséquence de la pression exercée par l'atmosphère sur les parties osseuses et cartilagineuses, de la même façon que nous voyons se produire le rétrécissement de la poitrine à la suite de ces pleurésies chroniques, dans lesquelles le poumon, refoulé vers la colonne vertébrale, a perdu son expansibilité normale. La dépression sous-claviculaire sera d'autant plus prononcée que l'excavation sera recouverte de fausses membranes plus épaisses et plus anciennes. Alors, en effet, à l'influence de l'excavation dont les parois se mettent en contact par un défaut de résistance ou par une sorte de contraction, se joint une action directe de ces fausses membranes rétractiles qui attirent plus ou moins fortement à elles les parties solides du thorax vers l'excavation. C'est pour cela que le phénomène que nous étudions est surtout prononcé dans les phthisies qui marchent lentement : dans ce cas, la double action que nous signalons peut s'exercer complétement ; mais on conçoit que si une excavation s'est développée rapidement et que la maladie s'avance à pas précipités vers le terme fatal, la dépression sous-claviculaire n'aura pas pu se produire ou ne se sera produite qu'imparfaitement. Toute excavation n'est donc pas accompagnée de l'enfoncement sous-claviculaire, mais toute dépression est le signe à peu près certain d'une excavation. Nous disons à peu près certain, parce que l'on comprend la possibilité d'une cause morbide amenant l'affaissement de la partie supérieure d'un poumon, une pleurésie circonscrite à cette région, par exemple, ce qui est rare, ou une tumeur qui, comprimant les bronches du lobe supérieur, déterminerait la rétraction de ce lobe et consécutivement l'affaissement de la partie thoracique correspondante. Alison (1) a rencontré trois cas semblables dans lesquels un cancer de la racine du poumon avait amené la compression d'une bronche et l'aplatissement de la partie supérieure de la poitrine d'un côté.

En même temps que la dépression sous-claviculaire, on remarque généralement une diminution notable dans les mouvements du thorax pendant l'acte respiratoire. La première, la seconde et la troisième côte, ainsi que les espaces intercostaux, sont à peine soulevés au moment de l'inspiration. L'immobilité plus ou moins marquée de cette région contraste souvent avec l'étendue et la fré-

(1) Alison, *loc. cit.*, p. 248.

quence des mouvements qui s'observent, au contraire, dans d'autres parties du thorax, principalement à la base de la poitrine. L'intensité de la dyspnée qui se remarque à cette époque avancée de la phthisie, ne dépend pas exclusivement de l'excavation pulmonaire. Cette excavation y participe dans une certaine mesure, puisqu'elle est le résultat de la destruction d'une portion de l'organe chargée de l'hématose; mais à elle seule, même dans la supposition d'un assez grand volume, elle ne produirait qu'une accélération modérée dans les mouvements thoraciques, s'il n'existait pas le plus souvent en même temps des lésions plus ou moins étendues (granulations, congestions, pneumonies, pleurésies, emphysème, etc.) dans le reste des poumons.

Quelquefois, l'intensité de la dyspnée est le résultat de la sensation douloureuse que provoque l'introduction de l'air dans les vésicules pulmonaires. On voit, dans ce cas, les malades oser à peine dilater leur poitrine et compenser l'amplitude par la fréquence excessive des respirations. Nous avons pu compter ainsi jusqu'à 100 et 120 respirations par minute, en même temps que l'oreille appliquée sur le thorax percevait un double bruit de souffle, uniquement produit par le mouvement alternatif et très-rapide d'inspiration et d'expiration.

Vibrations thoraciques. — Comme dans la période d'induration pneumonique, les vibrations thoraciques sont manifestement augmentées au niveau de l'excavation. Ce phénomène est surtout marqué lorsque, autour d'une excavation de moyenne grandeur, le tissu pulmonaire est fortement densifié (pneumonie interstitielle), et que des adhérences épaisses et résistantes unissent le poumon aux parois thoraciques. Nous avons, au contraire, fait la remarque que si les dimensions de la cavité sont considérables, ce qui suppose généralement des parois minces, le frémissement communiqué à la main, non-seulement n'est pas augmenté relativement au côté sain, mais même quelquefois est très-manifestement diminué. Nous avons observé des malades qui présentaient ce fait d'une manière non douteuse.

Toux et expectoration. — La toux augmente de fréquence et ne laisse aucun repos aux malheureux malades. Elle n'est pas toujours proportionnée à l'étendue et à la gravité des lésions pulmonaires. Dans quelques cas exceptionnels, elle manque presque complétement, alors cependant que le parenchyme est creusé de nombreuses et profondes excavations.

La quantité des crachats rendus est variable; elle s'accroît généralement à mesure que les lésions s'étendent, qu'un plus grand nombre de bronches sont enflammées, que les cavernes elles-mêmes sont plus spacieuses et sécrètent plus abondamment. Il est ordinaire de voir l'expectoration diminuer considérablement, se supprimer même dans les jours qui précèdent la mort, comme aussi pendant une maladie aiguë, accidentellement développée.

Le plus souvent, à cette époque de la maladie, les crachats sont opaques, jaunes, verdâtres, arrondis, représentant une masse homogène ou légèrement striée de lignes jaunâtres excessivement fines, qui ne sont autre chose que le muco-pus ayant conservé la forme des dernières ramifications bronchiques. Quelquefois, ces crachats nagent dans un liquide clair sans jamais s'agglomérer. On leur a donné le nom de *nummulaires*. D'autres fois, au lieu d'être arrondis à leur circonférence, ils sont déchiquetés, étoilés. Ces derniers crachats ont été à tort considérés comme caractéristiques de la tuberculose. On ne saurait trop le répéter, il n'y a pas de crachats particuliers à la phthisie pulmonaire. Toutes les variétés de forme et de couleur que nous venons de décrire peuvent se rencontrer dans l'inflammation aiguë ou chronique des bronches. Nous ne faisons pas d'exception pour les crachats nummulaires, arrondis ou déchiquetés, comme le voudrait Niemeyer (1). Ces crachats ne doivent cet aspect particulier qu'à la présence du liquide expectoré ou vomi au milieu duquel nagent, sans se confondre, les grumeaux de matière muco-purulente. Nous avons fait souvent une expérience concluante : Après avoir constaté que les crachats étaient opaques et réunis en une masse homogène, nous recommandions aux malades d'expectorer dans un vase de même forme, seulement à moitié rempli d'eau. Le lendemain, les crachats avaient complétement changé d'aspect; ils étaient isolés, nummulaires, plus ou moins déchiquetés, suivant le temps pendant lequel ils avaient séjourné dans le liquide. Nous avons répété cette expérience avec les crachats de la bronchite, le résultat a été le même. Il y a longtemps, du reste, que Chomel avait fait la remarque que l'expectoration de la rougeole ressemble souvent à celle de la phthisie. Or, cette ressemblance n'a lieu que dans le cas où la sécrétion

(1) Niemeyer, *Éléments de pathologie interne*, trad. franc., p. 224.

bronchique est formée d'une partie solide et d'une partie liquide.

Les caractères chimiques et microscopiques sont aussi insuffisants que les caractères physiques à faire reconnaître les crachats de la phthisie.

On connaît le peu de succès des tentatives de Gueterbock (de Berlin), de M. Donné et d'autres chimistes pour distinguer les globules du pus de ceux du mucus. Ces tentatives devaient nécessairement échouer, puisque la plus légère irritation d'une membrane muqueuse est suivie de production de leucocytes, et que les crachats en renferment des quantités plus ou moins considérables dans toutes les affections des bronches et des poumons.

Les micrographes, de leur côté, avaient espéré un moment retrouver dans l'expectoration certains éléments que l'on donnait comme spécifiques de la tuberculose. Mais il fallut bientôt renoncer à cet espoir. Lebert lui-même n'avait pu parvenir à reconnaître dans les crachats ses corpuscules, et il avait conclu qu'ils se dissolvaient dans le ramollissement de la matière tuberculeuse avant d'être expectorés.

Les seuls résultats auxquels aboutit l'examen microscopique sont les suivants : Comme tous les crachats, ceux des tuberculeux possèdent une certaine quantité de salive et de mucus provenant du pharynx ; aussi y rencontre-t-on presque toujours de grandes cellules pavimenteuses à petit noyau, mélangées à d'autres cellules d'épithélium cylindrique à cils vibratils, plus ou moins altérées et provenant de la muqueuse laryngée. Les crachats muqueux contiennent, comme élément essentiel, des leucocytes plus ou moins granuleux, des cellules à un seul noyau que Virchow appelle globules de mucus, et de grands corps granuleux (voyez fig. 4). On peut trouver aussi une matière granuleuse et fibrillaire qui agglutine entre eux les leucocytes, matière qu'on pourrait, au premier abord, prendre pour de la fibrine, mais qu'à la résistance à l'acide acétique, on reconnaît pour être de la mucine.

Dans les crachats nummulaires et puriformes des phthisiques, on rencontre les mêmes éléments prédominants, corpuscules de pus et de mucus, mais plus ou moins granuleux, et infiltrés de granulations protéiques ou graisseuses. En même temps, ces granulations existent libres dans le liquide, et l'on y découvre de plus une grande quantité de gros corps granuleux. Les granulations fines, isolées ou réunies en petits amas, sont les seuls indices du ramollissement de la pneumonie caséeuse et de la fragmentation des produits épithéliaux qui en est la conséquence. Elles n'ont rien de caractéristique par elles-mêmes, mais on trouve, presque toujours à cette période de la formation des cavernes dans le poumon, des *fibres élastiques* rejetées avec les crachats.

Ces fibres sont, en général, petites, minces, isolées et bien disséquées, reconnaissables à leur double contour parfaitement net, à leur direction sinueuse ou en vrille, et surtout à leur résistance à l'action de l'acide acétique. Lorsqu'elles sont réunies en faisceaux affectant la forme alvéolaire qu'elles présentent dans le poumon, il est encore plus facile de les reconnaître. Lorsqu'il y en a peu, un bon moyen pour les mettre en évidence est de traiter les crachats par l'acide acétique qui dissout le pus et ne les altère en rien. Les fibres élastiques, ainsi constatées dans les crachats, ne peuvent être rapportées qu'à une destruction ulcérative du poumon, des bronches ou de la trachée. Or, le nombre des maladies, autres que la tuberculose, qui produisent de pareilles destructions, est très-restreint; c'est principalement la gangrène, rarement un infarctus hémoptoïque, en sorte qu'on pourra, après l'élimination préalable de ces deux affections, annoncer par le seul examen des crachats qu'il y a formation récente d'excavations tuberculeuses.

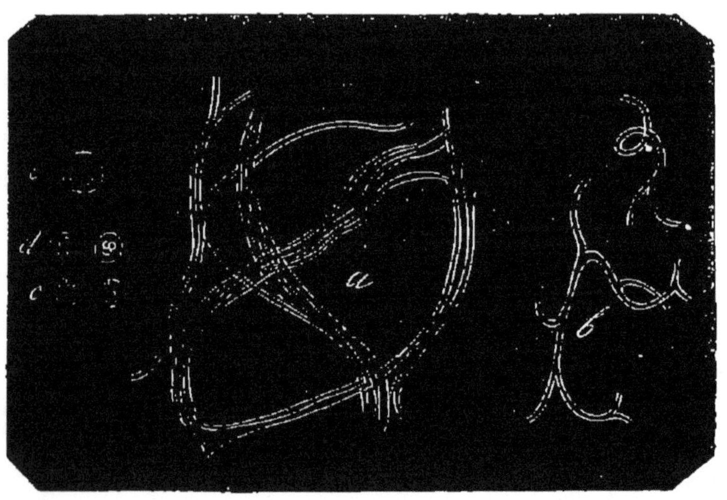

FIG. 27. — Fibres élastiques dans les crachats de phthisiques. (Grossissement de 300 diamètres.)

a. Fibres élastiques ayant conservé la forme et la disposition des alvéoles pulmonaires. — b. Fibres isolées. — c. Corpuscules de pus. — d. Les mêmes après l'action de l'acide acétique. — e. Corpuscule muqueux.

Dans les crachats mélangés de sang, on observe en général de grandes cellules distendues, sphériques et contenant du pigment sanguin en même temps que des globules rouges. C'est dans ces grandes cellules provenant d'hémorrhagies pulmonaires que Virchow (1) et M. Robin (2) ont vu des cristaux d'hématoïdine.

Enfin dans la phthisie chronique, indépendante des causes professionnelles qui produisent l'anthracosis, on pourra rencontrer assez souvent des crachats colorés en brun noirâtre ou grisâtre, qui contiennent les éléments que nous avons figurés (fig. 25 et 26), c'est-à-dire des leucocytes et des cellules vésiculeuses distendues, présentant à leur surface et dans leur intérieur des granulations de pigment noir en grande abondance. Quand on constate ces éléments, on peut penser qu'il y a dans le poumon des parties plus ou moins étendues en pneumonie interstitielle mélanique. Mais avant de se prononcer, il faut être bien sûr que ces particules grises ou ardoisées des crachats ne sont pas du noir de fumée fixé dans le pharynx ou les fosses nasales. Ajoutons aussi que la présence de crachats noirâtres ou d'un brun verdâtre, présentant une grande quantité de pigment noir, devra faire supposer qu'il s'agit d'un cas d'anthracosis.

Aphonie. Dysphagie. — La voix devient bientôt de plus en plus enrouée, à ce point que quelques malades ne peuvent plus émettre le moïndre son. Cette *aphonie*, lorsqu'elle est aussi prononcée et qu'elle est persistante, dénote en général l'ulcération de la muqueuse et la destruction des cordes vocales. Elle ne présente plus ces alternatives d'amélioration et d'aggravation que nous avons dit exister au début de la maladie, alors que les lésions consistaient

(1) Virchow, *Archiv für path. Anat.*, t. I, pl. III, fig. 11.
(2) Robin et Verdeil, *Traité de chimie*, atlas, pl. LXIII, fig. 5.

en une légère irritation de la muqueuse laryngée ou en un simple trouble dynamique.

En même temps que la voix est éteinte, les malades se plaignent souvent d'une douleur plus ou moins vive au niveau du larynx et de difficulté dans l'acte de la déglutition. Cette *dysphagie* est quelquefois portée à un point extrême, et c'est quelque chose de pénible à voir que les efforts douloureux et souvent impuissants de certains malades pour avaler une goutte de liquide ou quelques parcelles d'aliments. S'ils parviennent à leur faire franchir l'isthme du gosier, ils ne peuvent achever les autres temps de la déglutition, et les substances ingérées, surtout les liquides, sont rejetées par les fosses nasales ou tombent dans le larynx en provoquant des quintes de toux très-violentes. Les malheureux phthisiques en arrivent à ne plus oser accepter de nourriture, et la diète volontaire à laquelle ils se condamnent, en ruinant le peu de forces qui leur restent, précipite le dénoûment fatal. Nous avons remarqué qu'en pareil cas l'épiglotte est profondément altérée dans sa structure. Elle est rouge, indurée et rétractée. Elle a perdu toute souplesse, et souvent même elle présente une destruction plus ou moins étendue au bord supérieur et sur les côtés.

Quelquefois enfin on voit survenir des accidents graves de suffocation et tous les signes d'un *œdème de la glotte* provoqué par l'ulcération de la muqueuse laryngée. Nous ne faisons que les signaler, renvoyant pour de plus amples détails aux travaux remarquables de MM. Trousseau et Belloc (1), Barth (2), etc.

(1) Trousseau et Belloc, *Traité pratique de la phthisie laryngée*. 1837.
(2) Barth, *Des ulcérations des voies aériennes* (*Arch. de méd.*, 1839).

SYMPTÔMES GÉNÉRAUX.

Les symptômes généraux vont chaque jour s'aggravant. La fièvre se présente avec les caractères que nous avons précédemment indiqués. C'est une petite fièvre continue (*fièvre hectique*), avec redoublements surtout prononcés le soir. La formation des cavernes pulmonaires n'en modifie pas sensiblement les allures, et cela se conçoit, puisqu'à cette période de la maladie le mouvement fébrile est beaucoup moins produit par l'excavation, lésion de réparation, que par la phlegmasie chronique des autres parties du poumon qui ne sont pas encore arrivées à la période d'ulcération.

A cette phlegmasie chronique viennent s'ajouter de temps en temps des bouffées d'inflammation aiguë du poumon ou de la plèvre. Alors la fièvre augmente, la peau devient chaude, le visage injecté, le pouls est fort et accéléré. Cet état peut se continuer jusqu'à la mort ou bien n'être que temporaire. Dans ce dernier cas, au bout de quelques semaines ou de quelques mois, les accidents fébriles se calment; la peau perd peu à peu sa chaleur brûlante ; à la fièvre aiguë et passagère succède la fièvre chronique ordinaire avec ses redoublements et ses accès irréguliers.

La cause des phénomènes aigus qui se sont développés ainsi brusquement ne doit pas, en général, être cherchée ailleurs que dans une pleurésie ou une pneumonie qui a envahi une portion plus ou moins étendue d'un ou des deux poumons ; non pas cette pneumonie franche avec souffle tubaire et crachats sanguinolents, mais cette pneumonie tuberculeuse dans laquelle les crachats restent jaune verdâtres et qui ne se révèle que par la matité, la faiblesse de la respiration et quelques râles crépitants ou sous-crépitants perçus surtout dans l'inspiration. Ces faits, dont nous avons pu vérifier tant de fois l'exactitude après la mort, sont d'une haute importance pratique; ils établissent en quelque sorte la transition entre la tuberculisation chronique et la tuberculisation aiguë, galopante dans laquelle, ainsi que nous le verrons plus loin, l'inflammation pulmonaire envahit progressivement et rapidement une grande étendue des poumons.

Les troubles nutritifs sont de plus en plus prononcés. L'amaigrissement prend des proportions véritablement effrayantes, le nez s'effile, les pommettes deviennent saillantes, les yeux s'excavent; la face est pâle, anémiée ou légèrement livide, quelquefois comme bouffie; les autres parties du corps ont subi la même altération; le cou paraît s'allonger, les muscles cervicaux et thoraciques s'atrophient; la cage osseuse s'aplatit; les omoplates soulèvent la peau à la manière des ailes d'oiseaux; aux membres, les chairs et les muscles disparaissent; les articulations deviennent saillantes; les doigts de la main sont amaigris, renflés au niveau des jointures, la pulpe de la dernière phalange s'élargit et les ongles se recourbent (*doigts hippocratiques*). La faiblesse va chaque jour en augmentant, mais néanmoins la phthisie n'amène pas cette prostration qui s'observe dans certains états morbides aigus ou chroniques. Quelques malades, même à la veille de leur mort, se lèvent, se promènent, éprouvant une sensation de bien-être inaccoutumé. Il n'est pas rare de voir, à cette période avancée de la maladie, le phthisique se faire encore illusion sur la nature et la gravité de son mal. Autant au début des accidents il était porté à se tourmenter, autant maintenant il paraît rassuré et caresse des projets d'avenir.

Du côté du tube digestif, l'anorexie persiste, mais avec des intermittences fréquentes et quelquefois inespérées de retour d'appétit. La langue reste humide, sans rougeur, sans enduit prononcé ; rarement elle est sèche, excepté dans les derniers jours de la vie, où elle présente, parfois, une coloration rouge et un aspect comme vernissé, avant-coureur du *muguet*.

Nous croyons qu'il ne faut acccorder aucune importance à ce *liséré des gencives* signalé par Théophile Thompson (1), étudié par Dutcher (2) et quelques autres pathologistes anglais et français (3). Ce liséré tantôt rouge, tantôt bleuâtre, manque très-fréquemment dans la phthisie et s'observe dans d'autres maladies cachectiques.

Une lésion de la bouche plus intéressante à connaître, parce qu'elle peut être la source d'erreurs graves de diagnostic, consiste en des ulcérations, à fond sanieux, que l'on voit se développer sur les amygdales, le voile du palais, les parois postérieure et latérale du pharynx, la langue, la face muqueuse des lèvres et des joues. Signalée par Morgagni (4), Baumès (5), J. Franck (6), Bayle (7), cette lésion a été bien étudiée de nos jours par M. Buzenet (8)

(1) Thompson, *Lancet*, *Lectures on consumption*, 1851.
(2) Dutcher, *Med. and surg. Repertory*, Philadelphia, 1860.
(3) Picard, *Gazette des hôpitaux*, 1863.
(4) Morgagni, *De sedibus et causis morborum*, Ep. XIX et XXVIII.
(5) Baumès, *Traité de la phthisie pulmonaire*, t. II, p. 76.
(6) J. Franck, *Traité de pathologie interne*, passim.
(7) Bayle, *Recherches sur la phthisie pulmonaire*, p. 614.
(8) Buzenet, thèse inaugurale, 1858.

et surtout par M. Juillard (1). M. Ricord, dans ses leçons cliniques, avait souvent attiré l'attention des élèves sur ces ulcérations presque toujours considérées à tort comme des manifestations syphilitiques. Il les désignait sous le nom de *phthisie buccale*, et les faisait rentrer, comme les ulcérations de la phthisie laryngée, dans les lésions tuberculeuses.

Lorsque l'appétit est conservé, la digestion stomacale s'accomplit, en général, normalement et sans douleurs vives au creux épigastrique. Les vomissements se montrent, il est vrai, de temps en temps, mais le plus ordinairement, ils sont d'ordre réflexe, provoqués par la toux et très-rarement déterminés par des lésions matérielles de la muqueuse gastrique.

Il n'en est pas de même de la diarrhée; la diarrhée qui s'établit souvent à cette époque de la maladie est en général produite par des ulcérations dont nous avons étudié la nature et le caractère en traitant de l'anatomie pathologique. Lorsqu'elle est très-intense, elle prend le nom de *colliquative*, et constitue une des causes principales du dépérissement si rapide qui se remarque chez certains malades.

Quelques phthisiques se plaignent en outre d'un phénomène dont la fréquence avait été singulièrement exagérée mais dont on a cherché peut-être un peu trop, de nos jours, à diminuer l'importance; nous voulons parler des *fistules à l'anus*. On ne saurait nier, en effet, que la suppuration s'établit avec assez de facilité autour de l'anus chez un certain nombre de phthisiques et qu'il en résulte quelquefois de grands décollements de la

(1) Juillard, thèse inaugurale, 1865.

peau avec ouverture du côté de l'intestin et du côté du tégument externe. La cause n'en est pas facile à déterminer. Il semble, toutefois, que ces fistules sont le plus souvent précédées de phlegmons développés dans le tissu cellulo-graisseux qui entoure l'extrémité inférieure de l'intestin et nous avons pu faire cette remarque que le pus contenu dans quelques-uns de ces abcès avait tous les caractères physiques et microscopiques de la matière caséeuse (tuberculeuse des auteurs).

En même temps, on voit souvent survenir de graves complications du côté des principaux appareils. De toutes, la plus sérieuse est sans contredit la perforation du poumon d'où résulte l'*hydropneumothorax*. Nous nous bornons à mentionner cet accident. Nous ne pourrions rien ajouter à l'étude si complète qui en a été faite par un grand nombre de pathologistes et de cliniciens. Nous croyons, toutefois, devoir rappeler que la perforation est le résultat non du ramollissement des tubercules, comme on le disait autrefois, mais de la fonte d'un noyau de pneumonie caséeuse située près de la plèvre, ou bien encore de l'amincissement progressif et de la rupture des parois d'une caverne. Cette lésion n'entraîne pas nécessairement la mort. Comme MM. Woillez (1), Legendre (2), Biermer (3), Béhier (4), etc., nous avons observé des cas dans lesquels les fausses membranes produites par l'inflammation suraiguë qui succède à

(1) Woillez, *Archives de médecine*, 1853, p. 676.

(2) Legendre, *Bulletins de la Société médicale des hôpitaux*, t. II, p. 339.

(3) Biermer, *Wurtzburger medizinische Zeitschrift*, t. I, 1861.

(4) Béhier, *Conférences de clinique médicale*, 1864, p. 438.

la déchirure de la plèvre ont fini par obturer hermétiquement l'orifice de la fistule et en amener la cicatrisation.

La perforation de l'intestin et la péritonite suraiguë qui en est la conséquence sont des complications très-rares de la tuberculisation intestinale. Il n'en est pas de même de la *péritonite chronique*, expression assez fréquente de la diathèse tuberculeuse.

Cette péritonite peut se présenter sous deux formes différentes : avec ou sans épanchement. Dans le premier cas, la cavité abdominale est remplie par un liquide plus ou moins abondant qui offre les plus grandes analogies avec le liquide de l'ascite. Lorsque la péritonite est sèche, l'abdomen est moins volumineux ; la palpation donne une sensation d'empâtement tout à fait caractéristique. Cet empâtement est diffus, uniforme ou limité à une partie circonscrite du ventre ; il résulte de la soudure des anses intestinales entre elles par les fausses membranes et aussi de l'épaississement inflammatoire, quelquefois considérable, de l'épiploon.

L'*anasarque* et l'*œdème* constituent une autre complication.

L'anasarque, accompagné ou non d'hydropisies dans les cavités séreuses, est la conséquence soit de la profonde cachexie qui s'observe souvent à une époque avancée de la phthisie, soit des lésions rénales que nous avons précédemment étudiées. Quand l'anasarque reconnaît cette dernière cause, elle est accompagnée d'un autre phénomène morbide, l'*albuminurie*.

Au lieu d'être étendue au tissu cellulaire de tout le corps, l'enflure peut être bornée aux membres inférieurs, rarement aux membres supérieurs. Cet œdème annonce un trouble dans la circulation veineuse de la partie qui en est le siége (*thrombose*) ; il est généralement unilatéral et précédé de douleurs plus ou moins vives qui ont été souvent prises au début pour de simples douleurs nerveuses, comme on en rencontre quelquefois chez les phthisiques (*arthralgie des phthisiques*). La thrombose indique en général un grand affaiblissement de l'organisme. Lorsqu'elle se montre dans la tuberculose pulmonaire, elle annonce le plus ordinairement une fin prochaine.

Signalons encore un phénomène plus rare, la *glycosurie*, attribué par quelques auteurs au trouble marqué des fonctions de l'hématose.

Enfin de graves complications peuvent aussi survenir du côté du cerveau et de ses enveloppes. Nous avons déjà parlé de la *méningite granuleuse* et de l'*encéphalite* avec ramollissement qui l'accompagne souvent. Nous ajouterons que les sinus de la dure-mère peuvent être le siége d'une coagulation sanguine comme les veines des membres. Il en résulte dans la cavité arachnoïdienne et les ventricules un épanchement de sérosité qui détermine des phénomènes comateux promptement mortels.

Dans quelques cas, les symptômes cérébraux paraissent devoir être rattachés à la présence de néomembranes développées à la surface interne de la dure-mère (*pachyméningite*). Nous avons recueilli quatre observations de phthisie chronique dans lesquelles les malades présentaient, pendant les derniers jours de leur vie, du délire, des hallucinations, une perte plus ou moins complète de connaissance sans paralysie ni convulsions : à l'autopsie, dans ces quatre faits, il existait à la surface interne de la dure-mère des néo-membranes formant une couche mince, facile à détacher, plus ou moins étendue et dont les vaisseaux très-nombreux se continuaient manifestement avec ceux de la dure-mère.

DIAGNOSTIC.

Le diagnostic de la phthisie pulmonaire chronique ne présente, en général, pas de difficultés sérieuses, lorsque la pneumonie caséeuse est parvenue à la période de ramollissement qui conduit à l'ulcération du poumon. Mais il n'en est plus tout à fait de même au début de l'affection, alors que les lésions consistent uniquement en granulations tuberculeuses, ou que l'inflammation du tissu pulmonaire environnant n'a pas encore dépassé le degré de congestion et d'hépatisation rouge qui précède l'état caséeux. Dans ce cas, le diagnostic peut rester plus ou moins longtemps indécis, et cette incertitude est d'autant plus fâcheuse que c'est à cette époque qu'existent pour le malade les chances les plus nombreuses d'amélioration et de guérison. On ne saurait, d'après cela, apporter un soin trop grand à la recherche des premiers symptômes qui révèlent le développement de la tuberculose.

A ce titre, l'*hémoptysie* nous paraît mériter une attention toute spéciale, quoique nous pensions avec M. le professeur Trousseau que ce phénomène est loin d'avoir une signification aussi absolue que le supposent les gens du monde et même beaucoup de médecins. Bien souvent, en effet, nous avons pu nous convaincre que le crachement de sang se rattache à des conditions morbides variées et fort différentes de la tuberculisation pulmonaire.

Il y a d'abord toute une grande classe d'hémoptysies que l'on a fréquemment l'occasion d'observer à la suite de la suppression d'une évacuation sanguine habituelle, hémorrhoïdes, épistaxis, menstrues, etc... C'est l'hémoptysie dite *supplémentaire*, si commune, en particulier, chez les femmes, dont la fonction cataméniale a été supprimée par une émotion morale vive, un refroidissement, la grossesse, la lactation, etc., hémoptysie qui ne peut, en aucune façon, être considérée comme symptomatique de la présence des tubercules dans les poumons.

A côté de cette catégorie de faits nombreux, nous placerons les cas d'hémoptysie que l'on voit se produire pendant la période menstruelle, disparaître avec elle pour se manifester de nouveau à d'autres époques de règles, comme si l'effort congestif dirigé vers les organes génitaux s'étendait également au poumon. Sans doute, dans ces cas, il est permis de craindre que la fluxion sanguine ne soit appelée spécialement vers le poumon par une cause locale, l'épine tuberculeuse, et c'est sans doute des faits de ce genre que M. le professeur Andral avait en vue, lorsque, dans ses annotations à l'ouvrage de Laennec, il énonçait cette proposition : « Presque toutes les fois que j'ai vu des femmes cracher du sang à chaque époque menstruelle, je me suis assuré qu'elles avaient des tubercules pulmonaires (1). » Les faits qu'il nous a été donné d'observer nous autorisent à porter un jugement moins défavorable. Dans un certain nombre de ces cas, nous avons eu la preuve qu'aucun accident de tuberculisation n'était survenu, et la

(1) Laennec, *Annotations de M. le professeur Andral*, p. 307.

coexistence d'autres hémorhagies, d'épistaxis, par exemple, nous a paru démontrer que l'hémoptysie était sous la dépendance du *molimen hemorrhagicum* et ne se rattachait, en aucune façon, à une lésion préexistante du poumon. Nous n'en reconnaissons pas moins que des congestions pulmonaires aussi répétées constituent un danger sérieux pour l'avenir chez les personnes prédisposées à la tuberculose, et peuvent devenir le point de départ du développement de cette maladie, ainsi, du reste, que cela se rencontre quelquefois à la suite d'hémoptysie par suppression des règles.

Dans d'autres circonstances, la congestion qui prépare l'hémoptysie reconnaît des causes accidentelles, telles que l'exposition brusque à un air très-chaud, la raréfaction subite de l'air atmosphérique, l'ascension sur une haute montagne, etc. Nous l'avons observée à la suite de grandes fatigues, de veilles prolongées, d'excès de travail et de boissons stimulantes (thé, café noir). Nous l'avons, dans ces conditions, rencontrée chez de jeunes médecins au milieu des luttes émouvantes du concours. Plus d'une fois, en pareille circonstance, le mot de phthisie a été prononcé et le séjour dans le Midi conseillé, alors qu'il ne s'agissait, l'événement le démontrait, que d'une surexcitation générale et d'une congestion pulmonaire consécutive.

Au lieu d'être active, comme dans les cas qui précèdent, la congestion peut être en quelque sorte passive et entretenue par une cause persistante, une affection du cœur, par exemple, et spécialement un rétrécissement avec insuffisance de l'orifice mitral. On sait que de la difficulté qu'éprouve le sang à pénétrer dans le cœur gauche par les veines pulmonaires résulte la stase circulatoire dans les poumons, et ultérieurement la broncho-hémorrhagie. Or, cette cause fréquente d'hémoptysie peut donner d'autant plus facilement l'idée de la tuberculisation que le plus ordinairement, en même temps que les crachements de sang, on note de la toux, de l'oppression, des râles dans la poitrine.

Dans quelques cas plus rares, en vertu d'une diathèse particulière, souvent héréditairement transmise, on voit des hémorrhagies s'effectuer par diverses voies, fosses nasales, gencives, poumons, vessie, cerveau, etc. Quand l'action morbide se porte sur le poumon, l'hémoptysie peut en être la conséquence. Nous avons eu l'occasion d'observer plusieurs faits analogues dont quelques-uns, avaient été rapportés à une phthisie commençante.

Le sang peut provenir en outre des parties supérieures du conduit alimentaire, bouche, pharynx, estomac, et telle est l'importance attachée au rejet du sang par la bouche, comme signe de tuberculisation, que même dans ces cas des erreurs graves ont été commises. Nous avons été fréquemment consultés par des individus que la vue du sang ainsi rendu avait vivement impressionnés. Ce sang était mélangé à un liquide filant. En examinant ce liquide, nous découvrions aisément tous les caractères de la salive, dont la teinte sanguinolente s'expliquait par une congestion momentanée ou une ulcération des gencives.

Nous avons vu l'angine glanduleuse être accompagnée d'un léger crachement de sang, et l'affection simuler d'autant mieux un commencement de phthisie qu'il existait une toux continue, pénible, et quelques symptômes généraux (inappétence, amaigrissement, etc.) plutôt occasionnés, il est vrai, par l'appréhension d'une maladie grave des poumons que par l'angine glanduleuse elle-même. L'examen du pharynx permet souvent, en pareil cas, de constater le point d'où suinte le sang, en même temps qu'il démontre quelquefois une sorte de congestion généralisée du pharynx et même la dilatation variqueuse de quelques veines superficielles.

Si le sang vient de l'estomac, il sera facile d'en reconnaître la source à sa couleur noirâtre, tandis que le sang de l'hémoptysie est rouge, écumeux, à la présence de quelques matières alimentaires rejetées en même temps, à la teinte noirâtre des garderobes, à l'existence antérieure des signes d'une affection de l'estomac, à l'absence de râles sous-crépitants perçus dans l'hémoptysie, etc. Malgré tout, on rencontre quelquefois, il faut en convenir, des cas embarrassants. Le sang, dans l'hémoptysie, peut être noir et non écumeux, si, versé abondamment et rapidement dans les bronches, il n'a pu être brassé avec l'air, ou si, rendu en plus petite quantité, il a séjourné quelque temps dans les tuyaux bronchiques ; d'un autre côté, un ulcère de l'estomac peut être le point de départ d'une hémorrhagie abondante survenue sans symptômes gastriques préalables. Le mélæna peut faire défaut dans l'hématémèse et s'observer dans l'hémoptysie par suite du passage du sang des bronches dans l'estomac ; en outre la coloration noire des garderobes peut dépendre de médicaments, tels que le perchlorure de fer, administrés pour arrêter l'hémorrhagie. Dans quelques cas, les râles sous-crépitants ont disparu de la poitrine au moment où l'on examine le malade, et le médecin se trouve privé d'un renseignement précieux lorsque des doutes existent sur la source de l'hémorrhagie.

D'après ce qui précède, on voit que l'hémoptysie, pour ne parler que des cas où le sang vient des bronches, est un symptôme qui se rencontre dans plusieurs états morbides fort différents de la tuberculisation, à tel point que M. le professeur Trousseau a pu émettre sans paradoxe la proposition suivante : « Si l'on veut supputer tous les cas d'hémorrhagies pulmonaires que nous rencontrons, je ne dis pas seulement dans la pratique des hôpitaux, mais même dans celle de la ville, on verra que ces accidents se rattachent aussi souvent à des affections étrangères à la tuberculisation qu'à la tuberculisation elle-même (1). » Il en résulte cette conséquence, au point de vue du diagnostic, que l'hémoptysie n'a pas par elle-même de valeur absolue, et qu'elle ne peut être rapportée à sa vraie cause qu'après une étude sévère et minutieuse de toutes les circonstances concomitantes, âge, sexe, maladies antérieures, conditions étiologiques, etc., et surtout après un examen approfondi de l'état des organes.

Comme l'hémoptysie, la *toux* dans la phthisie se manifeste en général à une époque où il n'existe encore aucun signe local capable d'en déterminer la valeur précise. Les difficultés du diagnostic sont d'autant plus sérieuses que quelquefois la toux peut se montrer avec les mêmes caractères de persistance et les mêmes phénomènes géné-

(1) Trousseau, *Leçons de clinique médicale*, t. I, p. 517.

raux, non-seulement dans des affections pulmonaires qui n'ont rien de commun avec la tuberculose, mais encore dans des maladies étrangères aux organes de la respiration.

L'un de nous a eu occasion de donner des soins à un jeune homme de vingt et un ans, atteint depuis près de six mois d'une toux opiniâtre à laquelle s'était jointe depuis quelque temps une maigreur véritablement squelettique. Le malade avait déjà consulté plusieurs médecins qui n'avaient pas, en présence de ces deux symptômes, hésité à admettre la phthisie et avaient conseillé des moyens propres à combattre cette maladie, tels que huile de foie de morue, vésicatoires sur la poitrine, etc. L'examen de la poitrine, fait avec le plus grand soin, ne dénotait cependant aucun symptôme particulier ; la respiration s'entendait avec une grande pureté sous les clavicules et dans toutes les régions de la cage thoracique. Évidemment, s'il se fût agi de phthisie, une toux aussi ancienne, une maigreur aussi prononcée, n'auraient pu s'expliquer que par des lésions avancées et reconnaissables par les moyens physiques d'exploration. En recherchant si quelque autre cause n'aurait pu déterminer les accidents observés chez ce jeune homme, on apprit qu'il avait rendu à plusieurs reprises par l'anus des fragments de ver solitaire. Un vermifuge fut administré qui provoqua l'expulsion incomplète d'un tænia. Nous perdîmes le malade de vue, mais nul doute que la toux ne fût causée par ce tænia. C'était un exemple frappant de ces actions réflexes par excitation de l'intestin. On connaît bien les effets produits par les entozoaires sur l'encéphale et en particulier les accidents convulsifs signalés par notre excellent et regretté confrère Legendre (*Archives de médecine*, 1850). On connaît moins l'effet réflexe sur le poumon, et à ce titre le fait qui précède nous paraît digne d'intérêt (1).

Signalons encore la *toux gastrique* simulant la phthisie sur laquelle les médecins anglais ont surtout appelé l'attention. Nous ne pouvons en donner une meilleure idée qu'en reproduisant ici la description suivante, empruntée à la

(1) Une observation analogue a été rapportée par Graves dans ses *Leçons cliniques* (t. II, p. 39, trad. française). Une jeune dame, qui demeurait près de Dorset-street, présentait tous les signes d'une bronchite grave. Les accès de toux duraient pendant quatre heures avec une violence extraordinaire; la toux était sèche, sonore, creuse; elle revenait toutes les cinq ou six secondes, le jour aussi bien que la nuit, pendant le sommeil comme pendant la veille. Cette toux était si violente, qu'elle menaçait à chaque instant, selon l'expression vulgaire, de déchirer la poitrine de la malade; ses amis étaient étonnés qu'elle pût supporter des secousses aussi prolongées et aussi terribles. Il est de fait que cette dame ne perdait pas de son embonpoint; elle n'avait pas de fièvre, et l'auscultation ne faisait entendre que les râles ordinaires de la bronchite sèche. Cette jeune lady fut saignée; on lui mit des sangsues, des vésicatoires, on lui fit prendre la solution stibiée, mais on ne put lui procurer le moindre soulagement. Renonçant alors aux antiphlogistiques, nous nous sommes adressé aux antispasmodiques et nous les avons prescrits sous toutes les formes que notre imagination pouvait nous suggérer; même insuccès. Nous avons épuisé la liste des narcotiques, et nous avons successivement essayé de la ciguë, de la jusquiame, de l'opium, de l'acide prussique; nous n'avons rien obtenu. Désarmé alors, nous avons jugé le cas au-dessus des ressources de l'art, et nous avons cessé nos visites. Quelque temps après, je rencontrai le docteur Shekleton et je m'informai de notre malade; je ne fus pas peu surpris d'apprendre qu'elle était en parfaite santé. Elle avait été guérie du premier coup par une vieille femme. Ce praticien d'un nouveau genre, qui était depuis longtemps attaché à la famille, avait conseillé de faire prendre à la malade un mélange d'huile de terébenthine et d'huile de castor, pour la délivrer d'une colique dont elle avait été atteinte subitement; deux ou trois heures après, la jeune dame rendit une masse considérable de ténia : de ce moment tous les symptômes d'irritation pulmonaire avaient disparu.

Clinique médicale de M. Trousseau (1). « L'état cachectique, dit l'éminent professeur, dans lequel tombent quelquefois les individus depuis longtemps affectés de dyspepsie, en impose fréquemment et fait croire à l'existence d'une diathèse de mauvaise nature. L'idée d'une phthisie tuberculeuse se présente à l'esprit, et cette idée prend naissance à d'autant plus juste titre que la toux est un phénomène qui accompagne souvent les troubles gastriques, toux sèche, se produisant par secousses isolées ou par quintes pressées avec sentiment très-pénible de strangulation et d'angoisse, arrivant encore par paroxysmes périodiques, à certaines heures de la journée, principalement le soir. Cette toux gastrique donne des inquiétudes sérieuses sur l'état de la poitrine, que ne parvient pas toujours à dissiper complétement l'assurance que l'on a pu acquérir par des examens répétés qu'il n'y a pas de signes de tuberculisation. Cette préoccupation est d'autant plus légitime en apparence que la toux, l'amaigrissement, l'état de faiblesse qui l'accompagne, coïncident fréquemment avec des douleurs névralgiques, occupant les parois thoraciques, spécialement le dos, d'où elles irradient sur les côtés. Bien que l'absence de diathèse tuberculeuse enlève, dans ces cas, à la gravité du pronostic, il faut être prévenu que cette dyspepsie arrivée à ce dernier degré (*phthisie dyspeptique*) comporte, pour sa part, un danger sérieux. »

Dans d'autres circonstances, la toux est sous la dépendance de l'*hystérie*, et cette toux peut acquérir une intensité telle qu'elle finit par inspirer de vives inquiétudes aux

(1) Trousseau, *Clinique médicale*, t. II, p. 357.

parents et au médecin lui-même, quoique l'examen de la poitrine ne révèle aucun symptôme appréciable ni à l'auscultation ni à la percussion. Nous avons eu occasion de rencontrer quelques-uns de ces cas chez des jeunes filles douées d'une constitution nerveuse, ou ayant présenté antérieurement des accès d'hystérie : l'un des faits les plus remarquables en ce genre qu'il nous a été donné d'observer est relatif à une jeune personne qui nous avait été adressée par l'un des médecins les plus distingués de Chartres, M. le docteur Rocque. Depuis trois mois, mademoiselle X... était atteinte d'une toux qui avait résisté à tous les moyens employés. Cette toux était sèche, sonore, éclatante de timbre; c'était une véritable convulsion laryngée qui se répétait de vingt en vingt secondes, se suspendant pendant quelque temps chaque fois que l'attention de la malade était fortement fixée, et cessant complétement pendant le sommeil. L'examen du thorax permettait de constater l'intégrité parfaite du murmure vésiculaire. La santé générale était, du reste, bonne; la menstruation continuait à se faire régulièrement. Nous pensâmes, comme M. Rocque, que cette toux était purement nerveuse, et nous ordonnâmes, l'hydrothérapie, les préparations ferrugineuses et surtout le changement d'air... L'événement prouva que telle était bien la nature de cette toux, malgré l'opinion de plusieurs médecins qui inclinaient vers l'idée d'une phthisie commençante.

Au mois d'avril 1860, dix mois environ après le début des accidents, sous l'influence d'une vive émotion, survint une attaque hystérique franche, suivie, au bout de cinq semaines, d'une seconde crise parfaitement caractérisée et observée par M. Rocque lui-même. La toux disparut le lendemain de la seconde attaque et ne se manifesta plus depuis lors, mais elle fut remplacée par d'autres phénomènes nerveux passagers, hémiplégie, névralgie intercostale, asphyxie locale des doigts, etc. A partir de ce moment, la santé s'est complétement rétablie et n'a plus été troublée. Jamais M. Rocque n'a constaté le moindre phénomène morbide du côté de la poitrine.

Voilà, certes, un cas de toux hystérique bien caractérisé, dans lequel la toux a précédé les autres phénomènes nerveux. Si cette circonstance a pu rendre le diagnostic un peu plus difficile au début, en revanche la nature même de la toux, qui était sèche, sonore, incessante, sa cessation complète pendant le sommeil, la conservation de la santé générale, l'intégrité absolue et persistante du murmure respiratoire ont permis d'affirmer qu'il ne s'agissait pas d'une affection tuberculeuse.

Les difficultés sont plus grandes lorsqu'à la toux se joignent des symptômes généraux graves, tels que fièvre, vomissements, inappétence, amaigrissement, etc. En pareil cas, les appréhensions sont légitimes, et le diagnostic n'est souvent éclairé que par l'influence heureuse et immédiate du traitement par excellence de la toux hystérique, le déplacement (1).

(1) Dans un mémoire fort intéressant présenté à la Société des hôpitaux par M. Lasègue (*De la toux hystérique*, *Bulletins de la Soc.*, 1855), on lit l'observation suivante : Mademoiselle C....., âgée de dix-sept ans, d'une bonne santé habituelle, quoique d'une apparence délicate, est fille d'une mère sujette à des tics convulsifs de la face ; elle est bien réglée, n'a jamais eu d'attaque d'hystérie proprement dite, mais présente tous les attributs de la prédisposition hystérique. Au mois de mai 1852, elle commence à tousser ; la toux, jugée insignifiante pendant les premiers jours, devient

Nous venons de montrer combien la toux hystérique diffère, en général, de la toux tuberculeuse, et combien son pronostic offre peu de gravité. Nous devons faire, cependant, quelques réserves. Nous avons vu un certain nombre de jeunes filles qui, après avoir présenté, pendant plusieurs années, une toux manifestement hystérique, ont fini par devenir phthisiques. Nous nous rappelons, entre autres, une jeune malade qui présentait, comme symptômes hystériques, une toux opiniâtre alternant avec un éternument incessant (1000 à 1200 fois dans l'espace d'une demi-heure), et chez laquelle nous vîmes plus tard se développer la tuberculisation pulmonaire. Sans doute, dans ce cas et dans les cas analogues, il est permis de penser que la phthisie a été une complication sans lien nécessaire avec l'hystérie; mais n'est-on pas aussi en droit de se

d'une telle fréquence qu'elle inquiète la famille; la malade tousse à peu près sans interruption tout le jour; la nuit, le sommeil procure un calme absolu; la toux est sèche, vive, stridente, aiguë, elle s'entend à d'assez grandes distances, et se répète avec un rhythme presque invariable. Les médications les plus variées, les bains, les affusions froides, les antispasmodiques, sont conseillés, employés avec persistance, sans modifier ni la nature ni la fréquence de la toux. D'ailleurs la respiration s'exécute de manière à ne laisser aucun doute sur l'intégrité des fonctions pulmonaires, la gorge n'est pas rouge ou douloureuse, la voix n'est pas changée. Les choses durent ainsi tout le mois de mai, tout le mois de juin; dans les premiers jours de juillet, il survient de la fièvre; la digestion était déjà laborieuse, l'appétit presque nul; des vomissements se déclarent, et les aliments sont rejetés une demi-heure environ après le dîner; il n'en est pas de même après le premier repas. La santé générale paraît compromise assez gravement pour que M. Trousseau exige le départ immédiat de la malade pour le Midi; son conseil est suivi. Arrivée à Orléans, après trois heures de voyage, la malade, fatiguée, y passe la nuit dans un hôtel. Le jour même, les vomissements cessent; la nuit est bonne, sans fièvre; le lendemain, la toux a disparu. La guérison était complète et depuis lors s'est maintenue. L'absence a d'ailleurs été prolongée plusieurs mois.

demander jusqu'à quel point un trouble prolongé de l'innervation du poumon n'a pas pu conduire au trouble matériel de l'organe ?

Ce n'est pas seulement chez les femmes que l'on peut rencontrer des toux qui simulent la tuberculisation commençante; on voit les mêmes phénomènes se produire chez les hommes à la suite d'émotions morales persistantes. Les médecins militaires ont journellement l'occasion de constater ces toux nerveuses chez des jeunes soldats déprimés par la nostalgie, et l'appréhension d'une maladie organique des poumons est d'autant plus légitime que la toux est souvent accompagnée d'inappétence, d'amaigrissement et d'un grand affaiblissement, jusqu'au jour où, sous l'influence d'une bonne parole, la joie faisant place à la tristesse, les forces et l'appétit renaissent, en même temps que la toux cesse comme par enchantement.

L'*aphonie* est si souvent un symptôme de la phthisie pulmonaire, que, lorsqu'elle se manifeste chez un individu qui présente en même temps de la toux et un amaigrissement marqué, l'idée de la tuberculisation s'impose immédiatement à l'esprit, alors même qu'on ne constate que des phénomènes nuls ou insignifiants du côté de la poitrine.

Nous avons eu l'occasion de voir un malade dont la figure pâle et le corps amaigri dénotaient une profonde souffrance de l'économie ; la voix était complétement éteinte; il y avait de la dyspnée accompagnée d'un peu de toux sans expectoration. Aux sommets des poumons, la respiration était rude et légèrement soufflante. Plusieurs des médecins qui avaient donné des soins à ce malade étaient persuadés qu'il était phthisique, tout en constatant une sorte de désaccord entre les symptômes thoraciques, d'une part, les symptômes vocaux et généraux, d'autre part. Le malade mourut, et à l'autopsie on constata l'absence de tuberculisation. Les poumons étaient seulement congestionnés, mais il existait une petite tumeur cancéreuse en arrière du larynx, du côté gauche, tumeur qui avait sans doute comprimé le récurrent de ce côté ou plutôt repoussé le larynx de manière à rapprocher les deux lames du cartilage thyroïde et à empêcher les vibrations des cordes vocales. Celles-ci étaient pâles, parfaitement saines.

Dans d'autres circonstances, moins rares, l'aphonie est le résultat d'une compression sur le nerf récurrent par une tumeur située, non plus au voisinage du larynx, mais dans l'intérieur de la poitrine, un anévrysme de l'aorte, par exemple. En pareil cas, la toux qui existe fréquemment, l'expectoration souvent abondante et muco-purulente, l'oppression continue, les accès de suffocation qui se montrent de temps en temps, tous ces symptômes sont bien propres à induire le praticien en erreur et à lui suggérer l'idée d'une phthisie laryngée avec œdème de la glotte survenue dans le cours d'une tuberculisation chronique. Plus d'une fois la méprise a été commise même par des médecins expérimentés, et l'on cite des malades chez lesquels l'opération de la trachéotomie a été pratiquée pour remédier aux accidents graves de suffocation que l'on croyait dus à un gonflement des replis aryténo-épiglottiques. Un examen attentif de la poitrine préviendra le plus ordinairement l'erreur que nous signalons. Cet examen permettra souvent de constater les signes d'une tumeur intra-thoracique, en même temps que l'absence des phénomènes de la tuberculisation. Le laryngoscope viendra d'ailleurs puissamment en aide au diagnostic, en démontrant l'intégrité des cordes vocales et des replis aryténo-épiglottiques.

Nous rapprocherons de ces cas les faits de *compression des bronches* par des tumeurs ganglionnaires de nature différente (adénite caséeuse ou phthisie bronchique, hypertrophie généralisée simple ou adénie, hypertrophie mélanique, engorgement cancéreux, etc.). Les symptômes qui résultent de cette compression offrent une grande analogie avec ceux de la tuberculisation pulmonaire, mais néanmoins les deux maladies peuvent être distinguées aux caractères suivants : Dans le cas de compression, dyspnée croissante avec accès de suffocation, toux habituellement sèche ou suivie d'une expectoration spumeuse, hoquets, vomissements, respiration suspirieuse, douleur plus ou moins vive au niveau du sternum, douleur souvent augmentée par l'ingestion des aliments, qui accroît également la gêne respiratoire, ainsi que l'a noté M. Le Roy de Méricourt, dans une intéressante observation (1), exagération de la sonorité thoracique à la percussion, faiblesse du murmure vésiculaire dans l'un des côtés de la poitrine, quelquefois dans les deux, gros râle vibrant, rude, comme métallique, parfaitement décrit par MM. Barthez et Rilliet (2), et observé également par MM. Fonssagrives (3),

(1) Le Roy de Méricourt, *Bulletins de la Soc. méd. des hôpitaux*, septembre 1860.

(2) Barthez et Rilliet, *Traité des maladies des enfants*, t. III, p. 627, 2e édit.

(3) Fonssagrives, *Archives génér. de méd.*, 1861.

Bonfils (1), Woillez (2), Le Roy de Méricourt, etc., qui tous lui accordent une valeur presque pathognomonique.

Parmi les maladies qui pourraient être confondues avec la phthisie au début, nous devons citer la *chlorose*, non pas la chlorose classique dont les caractères sont si tranchés, mais cette chlorose anormale dans laquelle on voit survenir quelques phénomènes thoraciques. Aucun auteur n'a mieux signalé que Rilliet les difficultés que l'on éprouve quelquefois dans la pratique pour différencier ces deux maladies, et c'est à son excellent mémoire que nous emprunterons la plupart des considérations qui suivent :

La chlorose qui simule la phthisie se déclare chez de jeunes filles ou de jeunes femmes naturellement pâles et délicates, déjà sujettes à la chlorose, ou encore chez des personnes habituellement bien portantes, mais qui ont éprouvé de longs chagrins ou de vives émotions morales.

Les premiers symptômes sont ceux de la chlorose ordinaire, insomnie, rêvasseries, palpitations, essoufflement, décoloration du teint, dysménorrhée ou aménorrhée, dyspepsie, etc. Ils persistent pendant plusieurs semaines, puis on ne tarde pas à observer une seconde série de phénomènes qui semblent donner à la maladie une signification toute différente. Le pouls s'accélère, la peau devient chaude, et ce qu'il y a de plus inquiétant, c'est que cette fièvre avec exacerbation plus ou moins régulière est ac-

(1) Bonfils, *Mémoires de la Société médicale d'observation*, 1857-1858.

(2) Woillez, *Bulletins de la Société médicale des hôpitaux*, août 1861, et *Gazette des hôpitaux*, 1864.

compagnée de sueurs profuses. En même temps se montre un amaigrissement rapide ; les forces diminuent, les malades restent au lit une partie de la journée, puis finissent par ne plus le quitter. C'est alors, après un ou deux mois de maladie, rarement auparavant, que survient une toux qui apparaît brusquement, et va très-rapidement en augmentant de fréquence. La congestion pulmonaire ou bronchique sous l'influence de laquelle se produit la toux peut être assez énergique pour se terminer par des hémoptysies, mais le plus souvent ce symptôme manque. Quoi qu'il en soit, la fièvre, les sueurs, l'amaigrissement et la toux sont assez prononcés et assez inquiétants pour faire redouter une tuberculisation pulmonaire, mais l'auscultation et la percussion ne fournissent que des renseignements négatifs. D'un autre côté, l'exploration du cœur et des gros vaisseaux révèle les bruits de souffle particuliers à la chlorose. Ajoutons que les règles manquent, et qu'au moment où elles devraient avoir lieu, il y a le plus souvent un redoublement fébrile et des malaises. Malgré cet état alarmant de marasme avancé, on voit sous l'influence du traitement, et surtout du changement d'air, les symptômes perdre graduellement et successivement de leur acuité, et la convalescence s'établit.

D'après ce qui précède, on voit combien, à un certain moment, il serait facile de confondre cette sorte de chlorose avec une phthisie. Néanmoins des signes différencient l'une de l'autre ces deux affections. D'abord, les symptômes chlorotiques bien avérés précèdent la toux, tandis que dans la grande majorité des cas, chez l'adulte phthisique, la toux apparaît la première et n'est suivie que plus tard des symptômes généraux. La toux des chlorotiques a souvent dans son timbre et dans ses retours quelque chose qui rappelle la toux hystérique; d'autres fois, elle est remarquable par la rapidité avec laquelle elle s'accroît et elle contraste, par son intensité, avec l'absence complète de tout phénomène stéthoscopique.

La fièvre de la chlorose est vive, quelquefois tout autant que celle de la phthisie, mais elle en diffère par cette circonstance qu'elle ne revêt pas, en général, la forme hectique du soir et que les redoublements sont plus souvent diurnes que vespérins : les sueurs sont aussi copieuses que dans la phthisie, mais elles ne se produisent pas avec la régularité que l'on observe dans cette maladie. Elles succèdent, d'ordinaire, aux secousses de la toux et ont lieu aussi souvent de jour que de nuit. La suppression des règles, dans la chlorose, est accompagnée de troubles qui ne se remarquent pas dans la phthisie. Dans ce dernier cas, la suppression passe inaperçue. Malgré l'état fébrile très-apparent de la chlorose, les malades recherchent les aliments de haut goût, qui sont, au contraire, évités par les phthisiques.

Enfin, un des caractères différentiels les plus importants doit être tiré de la marche de la maladie et de l'influence des moyens thérapeutiques. La phthisie se montre trop souvent rebelle à tout traitement; on a prise sur la chlorose avec la médication et l'hygiène. Il faut, dans ce dernier cas, donner le fer sans se préoccuper de la toux, de la fièvre, des sueurs et de l'amaigrissement; mais le fer seul ne suffit pas, il faut y joindre le changement d'air, une excellente hygiène et l'éloignement de toutes les causes qui ont provoqué et entretiennent l'état morbide. Ces causes paraissent être surtout des émotions morales qui ont ébranlé le système nerveux et amené la toux en troublant profondément l'innervation pulmonaire.

Nous avons cru devoir entrer dans quelques développements sur la chlorose simulant la phthisie, quoique les faits signalés par Rilliet nous paraissent tout à fait exceptionnels. Néanmoins, ils méritaient une mention spéciale, comme tout ce qui émane de l'éminent clinicien dont la science déplore la perte prématurée et aussi parce que, étant rarement observés, ils sont plus exposés à être méconnus.

Jusqu'ici, nous venons de passer en revue des états morbides qui ne déterminent aucun symptôme appréciable du côté des poumons et qui peuvent, par conséquent, être confondus avec la tuberculisation commençante, dans laquelle l'auscultation ne fournit également que fort peu de renseignements. Nous allons maintenant chercher à différencier la phthisie pulmonaire chronique d'autres affections qui ont pour siége les organes respirateurs et se traduisent par des signes stéthoscopiques plus nettement accusés.

En première ligne, nous trouvons la *bronchite* et ses diverses variétés.

La bronchite *aiguë* commence bien souvent comme la tuberculisation, et cela doit être, quand on réfléchit que très-souvent c'est un refroidissement qui a occasionné la laryngo-bronchite à laquelle succèdent les symptômes de la phthisie pulmonaire. Il pourra donc être souvent très-difficile, pendant un certain temps, de savoir s'il s'agit d'une bronchite simple passagère, ou bien d'une bronchite tuberculeuse durable. Plus tard la persistance de la toux sera une circonstance qui pourra faire supposer que la bronchite est entretenue par une cause particulière. L'apparition de vomissements après la toux constituera un autre signe de présomption très-important.

Le siége et la nature des râles perçus fourniront de leur côté, de précieux renseignements. On sait que le plus ordinairement, c'est des deux côtés de la poitrine, particulièrement en arrière et à la base, que l'on constate les ronchus divers de la bronchite aiguë, surtout les râles sonores et les râles sous-crépitants. Dans la bronchite tuberculeuse, ces râles se fixent, se concentrent sur les régions supérieures du thorax, et le plus souvent sur un seul côté. Toutes les fois donc, qu'un individu tousse depuis un certain temps, que sa toux est suivie de vomissements et qu'à l'auscultation on perçoit quelques râles vibrants ou bullaires exclusivement aux sommets, la bronchite que révèlent ces râles doit être tenue pour suspecte. Le soupçon se change presque en certitude, si ces phénomènes locaux sont accompagnés de symptômes généraux tels qu'amaigrissement, perte des forces, sueurs nocturnes, inappétence, etc., si quelques antécédents héréditaires peuvent faire craindre le développement de la tuberculisation, si surtout des hémoptysies se sont manifestées à une époque antérieure.

Nous avons eu occasion d'observer un cas de bronchite aiguë, survenue à la suite de l'introduction dans les bronches d'un fragment de noyau de pruneau; cette bronchite, accompagnée de dépérissement, de fièvre, de diarrhée, compliquée, plus tard, de perforation pulmonaire, aurait certainement pu en imposer pour une tuberculisation, si la cause spéciale des accidents ne nous avait été démontrée par l'expulsion du corps étranger à un moment donné de la maladie, et ultérieurement par l'examen nécroscopique qui a révélé l'existence d'une broncho-pneumonie gangréneuse.

Dans ce cas remarquable, les accidents ont marché avec une rapidité qui rappelait celle de la phthisie dite *galopante*, dont nous nous occuperons bientôt; mais il est des observations dans la science de *corps étrangers* introduits dans les voies aériennes, observations dans lesquelles les symptômes, après avoir présenté plus ou moins d'acuité au début, sont devenus chroniques, simulant une phthisie lente, et cela d'autant plus facilement que la toux était accompagnée des principaux phénomènes de la tuberculisation. On lira, sous ce rapport, avec un vif intérêt le fait communiqué à la Société des hôpitaux par M. N. Gueneau de Mussy (1).

Nous venons de voir que la bronchite aiguë ou subaiguë

(1) « Il y a trois mois, dit M. Gueneau de Mussy, on me présentait un garçon de douze ans, pâle, maigre, d'aspect cachectique, ayant une toux fréquente par quintes longues et pénibles, et expectorant des crachats puriformes sanguinolents. Déjà plusieurs hémoptysies légères ont eu lieu. Il y a douleur dans le côté gauche de la poitrine, et par moments de l'oppression. Quoique je n'aie pas noté par écrit les phénomènes d'auscultation, voici ceux que je me rappelle : le murmure respiratoire était notablement diminué et il s'y mêlait quelques bulles comme de craquements humides. Je crus devoir diagnostiquer des tubercules pulmonaires. Je portai, dès lors, un pronostic fâcheux, et je conseillai d'envoyer l'enfant vivre dans le Midi. J'avais d'autant plus foi dans ce diagnostic qu'il y avait dans la famille un oncle tuberculeux. Or, il y a dix jours, l'enfant, dans

est rarement confondue, à moins de circonstances spéciales et en quelque sorte exceptionnelles, avec la phthisie chronique. Et en effet, si le doute peut exister, au début, chez un individu dont les antécédents inspirent quelque appréhension, le temps se charge de trancher la difficulté en effaçant de jour en jour les symptômes, et particulièrement la toux dans la bronchite, et en aggravant au contraire les signes généraux et locaux dans le cas de la tuberculisation.

La bronchite *chronique* peut davantage en imposer pour une phthisie, puisque les deux principaux phénomènes, la toux et l'expectoration, ont une durée fort longue dans la première comme dans la seconde affection. Toutefois, la bronchite simple catarrhale doit être à peu près écartée, par cette raison qu'on l'observe le plus souvent dans la vieillesse, autrement dit, à un âge où la tuberculisation est relativement très-rare. C'est donc presque uniquement lorsque la bronchite chronique se manifeste dans la jeunesse ou dans la période moyenne de la vie, soit en vertu d'une susceptibilité spéciale, soit en vertu de la constitution scrofuleuse, que la question du diagnostic peut se poser et,

une quinte de toux, a senti quelque chose qui le piquait à la gorge et il a rejeté un fragment de noyau de pruneau que je montre à la Société (c'est un fragment de noyau anguleux, cassé par un bout). L'enfant s'est alors souvenu qu'au début de sa maladie, il avait avalé, en jouant, ce noyau de pruneau; c'est depuis lors qu'avaient débuté les symptômes de toux, avec hémoptysie et étouffements, surtout après l'exercice ou une émotion. Comme il n'y avait pas eu suffocation au moment de l'accident, on avait méconnu la relation de la cause à l'effet. Et voilà comment, consulté au bout de trois mois de l'accident, j'ai pu me laisser induire à l'idée d'une phthisie. Aujourd'hui l'enfant est tout à fait rétabli et il n'y a plus le moindre phénomène morbide à l'auscultation. Le tout a duré six mois environ. » (*Bull. de la Soc. des hôpitaux*, avril 1864.)

ajoutons-le, être résolue en général avec assez de facilité. En effet, dans la bronchite chronique il n'y a pas d'hémoptysie, d'hémoptysie un peu abondante du moins, car les quelques stries de sang que l'on rencontre quelquefois dans les crachats chez les personnes atteintes de toux violente n'ont aucune valeur. Les quintes de toux ne sont pas accompagnées d'envies de vomir et de vomissements. Il n'y a pas de consomption, ou si quelquefois on remarque un peu d'affaiblissement et d'amaigrissement (*phthisie catarrhale* de quelques auteurs), ces phénomènes sont peu prononcés, quoique la bronchite existe depuis longtemps, et ne peuvent pas être comparés avec le dépérissement si marqué qu'on observe dans la phthisie. La percussion n'indique aucun changement dans la sonorité de la poitrine. Les râles sibilants et sous-crépitants, quand ils existent, sont surtout perçus à la base et non au sommet comme dans la phthisie. Enfin la durée de la maladie vient chaque jour éloigner les probabilités d'une affection tuberculeuse, relativement rapide dans sa marche.

Il est une variété de bronchite chronique qui est beaucoup plus souvent confondue avec la phthisie chronique; nous voulons parler de la *bronchite chronique avec emphysème*. Entre ces deux affections il existe, en effet, un assez grand nombre de symptômes communs : toux fréquente, quinteuse, pénible; expectoration de crachats jaunâtres, purulents, homogènes, nageant dans une sérosité, déchiquetés sur les bords, etc.; dyspnée; râles sibilants et sous-crépitants, affaiblissement du murmure respiratoire, expiration prolongée, différence de sonorité relative des deux côtés de la poitrine, etc. Un examen attentif de l'état local et général du malade suffit cependant le plus souvent à établir le diagnostic.

Au point de vue des symptômes généraux, la bronchite emphysémateuse est très-rarement accompagnée de troubles nutritifs prononcés, non plus que de cette petite fièvre, avec ou sans frissons, si caractéristique de la phthisie.

On apprendra que la toux et l'oppression remontent à une époque souvent très-éloignée, quelquefois à l'enfance, et que la maladie éprouve une recrudescence marquée dans les saisons froides et humides. Cette longue durée de l'affection sera une première circonstance très-favorable à l'idée de la bronchite emphysémateuse, mais fort peu à l'hypothèse de la tuberculisation, qui marche rarement avec une pareille lenteur dans l'adolescence et l'âge moyen de la vie. La dyspnée présente cette forme particulière d'accès se manifestant spontanément la nuit ou sous l'influence de causes souvent très-appréciables. Rien de semblable ne s'observe dans la phthisie chronique, exempte de complication.

L'hémoptysie ne se rencontre qu'exceptionnellement dans la bronchite emphysémateuse, et dans ces cas elle semble devoir être rattachée, si elle est un peu abondante, à une lésion cardiaque qui complique fréquemment l'emphysème pulmonaire arrivé à un haut degré.

L'expectoration opaque, jaunâtre comme dans la phthisie, change souvent à certains moments de caractère et devient mousseuse, blanchâtre. Ce changement coïncide en général avec l'apparition d'un de ces accès de bronchite aiguë qui sont si communs dans l'emphysème pulmonaire.

Les signes fournis par la percussion et l'auscultation sont décisifs. Il y a souvent une différence de son entre les deux sommets des poumons, comme dans la phthisie. Mais il est facile de reconnaître que la percussion indique moins une diminution du son dans un côté que l'exagération de la sonorité dans le poumon opposé. En effet, les creux sus- et sous-claviculaires sont bombés dans ces mêmes points. D'une autre part, l'auscultation y démontre la faiblesse de la respiration et l'expiration prolongée. Or ces deux phénomènes, qui se rencontrent également dans la phthisie chronique, appartiennent, au contraire, dans cette dernière maladie, au côté de la poitrine qui offre par la percussion de la matité. Ajoutons que les râles sous-crépitants secs ou humides sont assez rares dans la bronchite emphysémateuse, surtout circonscrits aux sommets des poumons, et que les râles sibilants, si communs dans cette maladie, le sont beaucoup moins dans la phthisie chronique.

Il est d'ailleurs un signe stéthoscopique propre à l'emphysème, qui nous a toujours rendu de grands services dans les cas de diagnostic difficile, c'est un souffle rude que nous appelons *souffle aspiratif*, parce qu'il semble résulter d'une forte aspiration de l'air dans des cellules pulmonaires plus ou moins détruites. Ce souffle ne se produit que dans l'inspiration, d'où le nom d'*inspiration soufflante*, sous lequel nous désignons encore cette variété très-remarquable du murmure respiratoire.

Ce souffle n'est pas décrit par les auteurs, et cependant il nous paraît mériter une mention spéciale. Constamment nous le voyons confondre, même par des médecins instruits, avec le souffle tubaire et rapporté à une pneumonie ou à une pleurésie. Il en diffère cependant complétement en ce sens qu'il ne s'entend que dans l'inspiration, tandis que le souffle tubaire est surtout perçu ou, du moins, commence dans l'expiration. Si ce souffle existe au sommet, on se gardera de le rapporter à une induration tuberculeuse, en se rappelant que dans la phthisie, c'est l'expiration et non l'inspiration qui devient soufflante, comme dans la respiration bronchique.

Les seuls cas vraiment embarrassants, ce sont ceux dans lesquels il y a association de la tuberculisation et de l'emphysème. Cette association est, comme on le sait, assez fréquente, et ce qui rend les difficultés plus grandes encore, c'est que, les lésions tuberculeuses étant souvent circonscrites, la phthisie marche assez lentement, en même temps que les symptômes généraux sont moins graves, moins prononcés. En pareil cas, il faudra interroger avec soin chacun de ces symptômes, noter en particulier s'il existe de la fièvre, des hémoptysies, tenir compte des antécédents héréditaires, mais surtout prendre en grande considération les phénomènes locaux, la matité, les râles humides persistants au sommet, le râle et le souffle caverneux qui permettront le plus souvent d'établir un diagnostic que les signes généraux n'autoriseraient pas suffisamment.

La *pneumonie chronique* est certainement la maladie qui présente le plus de ressemblance avec la tuberculisation pulmonaire. Les analogies sont telles que beaucoup de médecins les confondent et n'en font qu'une seule et même affection. Quand nous parlons de pneumonie chronique nous n'avons nullement en vue la phlegmasie chronique du poumon qui succède à l'inflammation aiguë développée le plus ordinairement sous l'influence d'un refroidissement. Cette pneumonie-là, de l'avis de tous les médecins, est excessivement rare. Il n'en est pas de même de la pneumonie primitivement chronique qui survient à la suite de l'inspiration plus ou moins longtemps prolongée de poussières irritantes.

Ces poussières sont très-nombreuses. Celles dont l'action funeste est le mieux démontrée sont constituées par des molécules insolubles et dures. Ainsi il existe une maladie dite *maladie des aiguiseurs* qui est produite par l'introduction continue dans les voies respiratoires de particules de grès projetées par les meules dans l'aiguisage. Les tailleurs de pierre qui vivent dans une poussière minérale sont exposés à une maladie semblable, la *phthisie des tailleurs de pierre*, qui n'est encore rien autre chose qu'une pneumonie chronique. Pareille lésion se remarque chez les *mouleurs en cuivre*. Dans ce cas, ainsi qu'il résulte des recherches si intéressantes de M. le professeur Tardieu (*Annales d'hygiène*, 1856, t. II), ce sont les molécules de charbon qui jouent le rôle de corps étranger (1). C'est la même substance qui chez les houilleurs, chez les mineurs, détermine les accidents qui ont été décrits sous le nom de *phthisie des mineurs*.

Les lésions que l'on constate en pareils cas rentrent dans le groupe des altérations que nous avons étudiées sous le

(1) Quelques auteurs ont attribué l'action principale au silex que contient également le poussier de charbon.

nom de *pneumonie interstitielle*. Ainsi que nous l'avons vu, ces lésions consistent en un épaississement du tissu cononctif des cloisons pulmonaires avec dépôt de pigment noir, épaississement qui peut aller jusqu'à l'oblitération complète des alvéoles souvent remplies de cellules également pigmentées. Ces lésions sont les mêmes que celles qui se rencontrent localisées au sommet des poumons chez les vieillards, autour des cavernes tuberculeuses cicatrisées, des tumeurs, etc.

Ce qu'il importe surtout de bien faire remarquer c'est qu'elles sont complétement indépendantes de la tuberculisation. Sans doute elles peuvent se compliquer de lésions tuberculeuses; plusieurs observations publiées par Kuborn (1) et Villaret (2) en font foi, mais le plus souvent on ne découvre ni granulations ni pneumonies caséeuses. Pour quelques auteurs même, il y aurait une sorte d'incompatibilité entre le tubercule et les affections produites par l'inspiration de poussières irritantes. Cette opinion a été surtout exprimée à propos de la phthisie charbonneuse par plusieurs médecins, en particulier par MM. François (3), Riembault (4), Demarquette (5), etc.

Les symptômes auxquels donne lieu la pneumonie chronique dont il est ici question ont été parfaitement décrits par M. le professeur Tardieu dans son remarquable travail

(1) Kuborn, *Presse médicale*, 1862, n° 27.

(2) Villaret, Thèse de Paris, 1862.

(3) François, *Immunité de la phthisie chez les mineurs occupés à l'extraction de la houille* (*Bulletin de l'Académie belge*, t. XVI).

(4) Riembault, *Hygiène des ouvriers mineurs dans les exploitations houillières*.

(5) Demarquette, *Essai sur les maladies des ouvriers des mines houillières de Courrière, Billy et Henin-Lietard*.

sur la maladie des mouleurs en cuivre. Au début, ils consistent en une fatigue excessive qui n'est pas en rapport avec la dépense très-modérée de forces qu'exigent les opérations du moulage ; plus tard le malade éprouve une sensation pénible d'étouffement. A cette fatigue quotidienne et à ces étouffements passagers succèdent bientôt une gêne habituelle de la respiration et une toux qui revient par quintes fréquentes, accompagnant des attaques subites de dyspnée. Il n'y a pas à cette époque de crachement de sang. La poitrine conserve sa conformation normale ou présente une légère voussure. A l'auscultation, on perçoit une diminution du murmure respiratoire qui peut aller jusqu'à l'absence presque complète de l'expansion pulmonaire.

Bientôt on constate l'altération des traits ; la figure est pâle et prend un air de souffrance marqué ; l'oppression et l'essoufflement continuent, la percussion donne une sonorité exagérée dans certains points de la poitrine, dans d'autres une matité presque absolue avec sensation de résistance au doigt tout à fait remarquable. On reconnaît à l'auscultation que l'air ne pénètre dans le poumon que d'une manière incomplète ; on perçoit, en outre, des râles sibilants et sous-crépitants secs ou humides, des palpitations fréquentes avec ou sans enflure des jambes, de l'anasarque, de l'ascite même causées par la difficulté de l'hématose. L'appétit est complétement aboli. Le malade a des envies de vomir et des vomissements fréquents, quelquefois continuels. Ces vomissements sont souvent provoqués par la toux, mais souvent aussi ils se manifestent spontanément. Les matières expectorées sont noirâtres. Cette coloration particulière des crachats ne se remarque pas constamment. Elle n'a lieu que de loin en loin, surtout le matin, après des quintes de toux répétées.

Dans un troisième degré (période de consomption ou d'ulcération), la gêne de la respiration est de plus en plus marquée, la face est livide et les lèvres bleuâtres. L'amaigrissement est considérable, la toux incessante. On observe à cette époque des crachements de sang. La percussion donne un son complétement mat dans certains points de la poitrine, dans d'autres une exagération de la sonorité. A l'auscultation, on perçoit la faiblesse de la respiration, le souffle bronchique. Dans le cas où la pneumonie est devenue ulcéreuse et où il s'est formé des excavations, l'oreille constate du souffle caverneux et du gargouillement.

D'après ce qui précède, on comprend combien il doit être difficile de différencier la phthisie pulmonaire de la pneumonie chronique, surtout ulcéreuse. Toutes deux présentent à peu près les mêmes symptômes généraux, fièvre hectique, amaigrissement, inappétence, vomissements, sueurs nocturnes, diarrhée. D'un autre côté, les phénomènes locaux ont entre eux la plus grande ressemblance. Ce sont : une dyspnée intense, une toux fréquente, quelquefois des hémoptysies, des douleurs thoraciques, la matité à la percussion, l'exagération des vibrations thoraciques, à l'auscultation la faiblesse de la respiration ou bien une respiration soufflante, quelquefois tubaire; plus tard des râles humides et du souffle caverneux.

Les caractères distinctifs seront tirés de la profession des malades. Quoique un aiguiseur, un tailleur de pierres, un mineur, etc., puissent être atteints de tuberculisation, cependant le fait même d'être exposés constamment à une poussière irritante devra éveiller l'attention du médecin et nécessiter un examen plus minutieux des symptômes observés.

Le siége des lésions fournira souvent un moyen de diagnostic. La pneumonie chronique occupera fréquemment les lobes inférieurs de préférence aux lobes supérieurs. Dans la phthisie le même fait peut assurément se rencontrer, mais on sait combien il est exceptionnel dans cette dernière maladie. Si la pneumonie chronique affecte les lobes supérieurs, la difficulté est beaucoup plus sérieuse. En pareil cas, la couleur noirâtre des crachats constituera un caractère distinctif de la plus haute importance, presque pathognomonique. Il faudra ne pas oublier que l'expectoration ne présente pas constamment ce signe et qu'il y a quelquefois des intervalles de plusieurs jours pendant lesquels elle est jaunâtre, puriforme comme dans la phthisie; mais, et c'est ici un excellent caractère, lorsque des cavernes se sont formées au milieu du tissu noir induré du poumon, le pus qu'elles sécrètent continue à être noirâtre, quelle que soit la durée de l'affection, et bien que le malade soit soustrait depuis longtemps à sa cause productrice.

L'hémoptysie dans la pneumonie chronique est plutôt un symptôme de la dernière période, de la période ulcéreuse, qu'un symptôme de début ; c'est l'inverse qui se remarque dans la phthisie pulmonaire. La diarrhée et les sueurs sont moins prononcées dans la première maladie que dans la seconde. Les lésions laryngées ne se rencontrent jamais. Quant aux signes fournis par l'auscultation, ils consistent plutôt dans la faiblesse de la respiration et la respiration soufflante que dans les râles crépitants et sous-crépitants de la tuberculisation, et quand le souffle caverneux se manifeste, il est généralement moins étendu et moins prononcé que cela ne se rencontre dans la tuberculose.

Indépendamment de la pneumonie chronique, résultant de l'action irritante locale de certaines poussières inspirées, y a-t-il d'autres états inflammatoires des poumons qui seraient susceptibles d'être confondus avec la tuberculisation? Quelques auteurs l'ont prétendu. M. Briau (1), en particulier, a appelé l'attention sur une forme de pneumonie qu'il a nommée *pneumonie vésiculaire chronique*, maladie qui suivant lui présenterait les plus grandes analogies avec la tuberculose, mais qui s'en distinguerait néanmoins par les caractères suivants : elle est remarquable par le contraste qui existe entre l'état général des malades et les désordres locaux que l'auscultation fait découvrir. Presque toutes les fonctions conservent leur intégrité. La respiration elle-même n'est point atteinte au même degré que chez les tuberculeux. L'amaigrissement n'est bien sensible que sur les parois du thorax. C'est presque toujours l'auscultation qui révèle la lésion pulmonaire. Elle est généralement motivée par la toux et l'expectoration. Les crachats sont le plus souvent muqueux; ils deviennent parfois muco-purulents et rarement sanguinolents. On ne rencontre qu'exceptionnellement de véritables hémoptysies. La percussion accuse presque toujours une diminution de la sonorité dans les points malades, mais très-rarement une matité complète. A l'auscultation,

(1) Briau, *Recherches sur une forme particulière de pneumonie chronique* (*Gazette hebdomadaire*, 1862, nos 22 et 24).

on entend toujours le râle sous-crépitant dans toutes ses nuances, depuis le plus fin jusqu'au plus gros, selon le degré de développement de la maladie. Ce bruit est souvent le seul qu'on puisse saisir quand il est gros ; dans d'autres circonstances, il est accompagné de plusieurs autres signes, tels que expiration prolongée, respiration rude, résonnance de la voix et bulles humides. Le plus souvent un seul poumon est malade, l'autre restant à l'état normal, et il l'est dans une étendue plus ou moins grande. Lorsque la maladie marche un peu activement, et qu'elle n'est point enrayée dans son évolution, il peut se former des excavations qui donnent alors les signes particuliers à ce genre de lésions.

Lorsqu'on lit attentivement le mémoire d'ailleurs fort intéressant de M. Briau, on cherche vainement les preuves positives sur lesquelles se fonde notre confrère pour admettre une pneumonie vésiculaire chronique distincte de la tuberculose. M. Briau invoque les recherches anatomo-pathologiques et microscopiques de M. Villemin, mais il n'a pas suffisamment pris garde que sous ce nom de pneumonie vésiculaire chronique, le savant agrégé du Val-de-Grâce comprend les altérations pulmonaires que M. Briau considère avec la majorité des médecins comme manifestement tuberculeuses. Nous l'avons dit, en effet, pour M. Villemin, comme pour Virchow, il n'y a de tuberculeux que la granulation. Toutes les autres lésions du poumon des phthisiques, et en particulier, ces masses jaunâtres (tubercules jaunes de Laennec, pour nous pneumonies caséeuses) qui se ramollissent et en se ramollissant constituent les cavernes, toutes ces lésions n'appartiennent pas à la phthisie; ce sont des pneumonies vésiculaires chroniques, le plus souvent scrofuleuses. Nous nous sommes déjà élevés (*Anatomie pathologique*, page 144) contre une manière de voir qui rompt ainsi l'unité de la phthisie et en sépare les altérations les plus importantes ! Nous n'y reviendrons pas. Ce que nous voulions seulement prouver ici, c'est que M. Briau, pour admettre une entité morbide nouvelle, ne peut en aucune façon s'appuyer sur les recherches anatomiques de M. Villemin, puisque ces recherches s'appliquent par le fait à la tuberculisation.

Il reste donc seulement pour différencier la pneumonie vésiculaire chronique de la tuberculose les caractères symptomatiques suivants : la pneumonie vésiculaire chronique est une maladie qui marche lentement, et qui est susceptible d'amélioration, de guérison même. Les phénomènes généraux qu'elle présente sont peu prononcés et nullement en rapport avec les symptômes locaux, toux, expectoration, dyspnée, râles sous-crépitants, souffle caverneux, matité, etc., qui sont d'ailleurs ceux de la phthisie. Or, nous le demandons, ces caractères sont-ils suffisants pour permettre à M. Briau de créer une entité morbide nouvelle et différente des affections pulmonaires chroniques, admises jusqu'à ce jour ? Quant à nous, nous ne le pensons pas, et l'étiquette à mettre sur les observations de l'auteur ne nous paraît pas un instant douteuse.

Il ne peut s'agir évidemment d'une simple bronchite ; le siége des phénomènes locaux à la partie supérieure d'un seul côté, et surtout la diminution du son à la percussion éloignent complétement cette supposition. Reste donc la tuberculisation. Nous croyons, en effet, que les faits observés par

M. Briau rentrent complétement dans cette maladie, seulement ce sont des phthisies à évolution lente et sans grand retentissement sur l'organisme. Elles en ont la gravité, car plusieurs, M. Briau en convient, se terminent par l'ulcération du poumon et même par la mort. On ne saurait trop le répéter, la phthisie est une maladie très-irrégulière dans sa marche, parcourant en quelques mois toutes les phases de son développement, évoluant d'autres fois d'une manière lente mais continue, quelquefois enfin éprouvant des temps d'arrêt plus ou moins longs, qui peuvent être définitifs si les conditions hygiéniques sont favorables, et le traitement convenablement dirigé.

Au nombre des états morbides du poumon pouvant encore simuler la tuberculisation chronique, quelques auteurs ont placé certaines formes de *congestion pulmonaire*, non pas cette congestion symptomatique qui est elle-même le résultat d'une autre affection, d'une maladie du cœur, par exemple, et qui étant caractérisée par une vive oppression, de la toux, des crachements de sang, des râles sous-crépitants, peut être prise, ainsi que nous en avons été souvent témoins, pour une phthisie pulmonaire; mais une congestion en quelque sorte primitive et fixée dans les lobes supérieurs du poumon. M. Briau (1), qui semble s'être imposé la louable tâche d'étudier les maladies susceptibles d'être confondues avec l'affection tuberculeuse, a rapporté dans les *Annales d'hydrologie médicale* plusieurs faits de diagnostic difficile qu'il avait observés aux Eaux-Bonnes

(1) Briau, *Sur quelques difficultés du diagnostic dans les maladies chroniques des voies respiratoires* (*Annales d'hydrologie*, t. V, p. 316).

et qu'il fait rentrer dans la classe des congestions chroniques du poumon. Ce sujet présente un tel intérêt pratique, que nous croyons utile de reproduire ici une de ces observations, avec les réflexions dont l'auteur la fait suivre.

Mademoiselle M. D... est âgée de dix-huit ans, petite de taille et de constitution délicate. Son père est mort à trente-huit ans d'une affection chronique de la poitrine, sur la nature de laquelle il a été impossible d'avoir des renseignements précis. Sa mère est elle-même atteinte d'une maladie chronique des bronches existant depuis plusieurs années.

Mademoiselle D... a été prise au mois d'avril 1857 d'un rhume qui s'est prolongé jusqu'en septembre de la même année, époque où la toux diminua sensiblement sans pourtant cesser tout à fait. Au mois de février 1858, elle fut atteinte de la grippe, à la suite de laquelle la toux persista avec une certaine intensité, malgré tous les traitements qui furent employés, et au nombre desquels était l'huile de foie de morue. Une saison aux Eaux-Bonnes fut conseillée.

La malade y arriva le 17 juin, présentant les signes suivants : la face était pâle et les traits un peu tirés. L'embonpoint était sensiblement diminué. Il y avait de l'anorexie, une petite toux sèche, fréquente, non quinteuse, sans expectoration. Lorsque la malade montait ou marchait vite, il y avait un peu de dyspnée et d'essoufflement. Du reste, pas d'hémoptysie, menstruation régulière, mais peu abondante, et en général la plupart des fonctions s'accomplissaient normalement. La cage thoracique était bien conformée.

La percussion révélait une matité bien sensible au sommet des deux poumons, et principalement dans la fosse sus-épineuse droite.

L'auscultation faisait entendre dans le même point du retentissement de la voix. La respiration était faible partout, mais d'une manière beaucoup plus marquée au sommet, l'expiration y était prolongée ; on y entendait quelques craquements et des bulles muqueuses disséminées. Le traitement consista en un quart de verre d'eau minérale de Bonnes, matin et soir, avec la recommandation d'augmenter d'un quart de verre tous les quatre jours.

Dès la deuxième semaine on remarqua une notable amélioration. Le 15 juillet, l'appétit était revenu et la pâleur commençait à disparaître. La percussion et l'auscultation ne faisaient plus rien percevoir d'anormal au sommet du côté gauche. Du côté droit, la matité avait un peu diminué ainsi que le retentissement de la voix. Les râles et les craquements avaient disparu, mais la respiration était relativement faible encore. Toutefois la malade toussait beaucoup moins et pouvait faire d'assez longues promenades en montant sans éprouver de dyspnée ni d'essoufflement.

Le 5 août, la percussion et l'auscultation ne présentaient absolument rien d'anormal dans aucun point des deux poumons. L'appétit continuait à être excellent, la toux avait cessé, l'embonpoint laissait toujours beaucoup à désirer. Elle quitta les Eaux-Bonnes le 7.

Quatre mois plus tard la guérison s'était maintenue.

« A quel genre d'altération pulmonaire, se demande M. Briau, doit-on rapporter l'affection dont a été atteinte mademoiselle D... ? C'est ce qu'il est impossible de déterminer d'une manière exacte. Toutefois, si, d'une part on réfléchit à ceci : que la malade n'avait précédemment contracté aucune inflammation aiguë, soit des plèvres, soit des bronches, soit du tissu pulmonaire, qu'aucun symptôme ne révélait une maladie du cœur, et que par conséquent, il n'est possible d'admettre chez elle l'existence d'aucune des altérations qui peuvent se produire consécutivement à ces divers états morbides ; si, d'autre part, les phénomènes observés ici ne semblent point révéler quelqu'une des productions décrites par différents auteurs, telles que granulations grises non tuberculeuses, matière amorphe et albumineuse, etc., on est conduit, par voie d'exclusion, à penser qu'il y avait là une simple congestion pulmonaire établie d'emblée, ou par suite de rhumes que la malade avait précédemment contractés. »

Nous sommes d'accord avec M. Briau sur ce dernier point qu'il s'est agi là d'une congestion pulmonaire, ou mieux, pour expliquer la matité, d'une pneumonie catarrhale des sommets ; seulement, au lieu d'admettre que cette congestion ou cette pneumonie catarrhale était primitive, ce qui se concevrait difficilement, eu égard au siége de l'affection, nous sommes portés à penser que cet état d'induration pulmonaire était sous la dépendance des granulations tuberculeuses, lesquelles, ainsi que nous l'avons démontré, ne se traduisent par aucun signe manifeste (1).

(1) Le mémoire de M. Briau a soulevé au sein de la Société d'hydrologie (*Annales de la Soc. d'hydr.*, t. V, p. 488) une discussion fort intéressante, à laquelle ont surtout pris part MM. Moutard-Martin et de Puisaye. Nous sommes heureux de constater que notre manière de voir est en concordance parfaite avec celle des savants médecins que nous venons de citer.

Le fait de M. Briau et les quelques cas analogues qu'il rapporte, n'en restent pas moins des plus intéressants au point de vue de la guérison de la congestion qui se développe autour des granulations, mais nous croyons devoir les faire rentrer dans la tuberculisation, et en réfléchissant que le père a succombé à une affection de poitrine qui paraît avoir été la phthisie, on peut conserver pour l'avenir de cette jeune personne de graves appréhensions.

Avant d'examiner les maladies qui pourraient être confondues avec la tuberculisation pulmonaire arrivée à la période d'excavation, nous devons faire une remarque que nous croyons importante : On perçoit chez quelques malades, au sommet d'un ou des deux poumons des bruits anormaux qui, à cause de leur siége particulier, sont rapportés à la tuberculose, tandis que ce sont des bruits extra-pulmonaires qui rentrent dans la grande classe des frottements pleurétiques. On sait combien ces frottements offrent de variétés et combien souvent ils simulent les râles crépitants et sous-crépitants. Il pourra donc arriver ceci, c'est que le médecin croie avoir affaire à une tuberculisation avancée, alors qu'il s'agira simplement d'un *frottement pleurétique.* Sans doute le siége spécial du bruit perçu devra éveiller quelques soupçons et faire craindre que le poumon lui-même ne soit pas dans un état d'intégrité parfaite, mais cette pleurésie peut ne se rattacher qu'à une lésion pulmonaire peu importante, quelques granulations, par exemple, tandis que si l'on admet un râle sous-crépitant produit dans le poumon, il y a lieu de redouter déjà une pneumonie tuberculeuse, peut-être même un commencement de ramollissement caséeux. Le caractère superficiel et sec du bruit anormal, sa mobilité, la sensation particulière fournie par l'application de la main sur le thorax, la gravité moindre des symptômes généraux, etc., contribueront à établir la véritable nature de l'affection et à la différencier de la phthisie chronique confirmée.

Au premier rang des maladies qui sont fréquemment confondues avec la phthisie pulmonaire à la période d'excavation, nous devons placer la *dilatation des bronches.* Quelques signes cependant permettront de distinguer ces deux affections l'une de l'autre.

Un des caractères différentiels les plus importants sera fourni par le siége de l'excavation. Quoique la science possède des exemples de cavernes tuberculeuses exclusivement situées à la base des poumons, on ne saurait méconnaître que ces cas sont tout à fait exceptionnels. La dilatation des bronches, au contraire, existe plus souvent à la base ou à la partie moyenne du poumon qu'au sommet. Toutefois il ne faudrait pas croire que la dilatation bronchique est aussi rare au sommet que la caverne tuberculeuse l'est à la base. Si l'on consulte, en effet, la statistique donnée par l'auteur d'un des meilleurs travaux qui aient paru sur ce sujet, M. le docteur Barth, on voit que sur 17 cas, la lésion occupait cinq fois le lobe supérieur, sept fois le lobe inférieur, et que dans 5 cas, elle était étendue aux divers lobes, tout en étant plus prononcée dans le lobe inférieur.

Un autre signe distinctif également tiré du siége anatomique est le suivant : Dans la phthisie, lorsque la maladie a duré un assez long temps, on voit généralement les deux poumons être envahis par les lésions tuberculeuses. Sans doute ces lésions ne sont pas aussi avancées dans le côté qui a été atteint le dernier, mais néanmoins elles sont aisément reconnaissables, surtout à la partie supérieure. Quelquefois même des cavernes existent aux deux sommets. Il n'en est plus de même dans la dilatation des bronches. La bronchectasie ne se rencontre ordinairement que d'un seul côté, et on peut s'expliquer le fait lorsque l'on réfléchit que bien souvent cette dilatation est consécutive à des affections des poumons qui généralement n'ont atteint qu'un côté, la pneumonie, par exemple, et surtout la pleurésie.

Un caractère de premier ordre est fourni par la nature des matières expectorées et leur mode d'expulsion. Le malade atteint de dilatation rend à chaque fois, et sans violents efforts de toux, un flot de liquide puriforme, homogène, d'une odeur fade et quelquefois très-fétide. Ce mode d'expulsion est la conséquence de l'abondance et de la fluidité des matières expectorées, qui proviennent presque uniquement de l'excavation, et y contractent cette odeur toute spéciale que quelques auteurs expliquent par une gangrène superficielle des parois de l'excavation. Dans la phthisie, les crachats moins liquides sont rejetés un à un et restent le plus souvent isolés dans le vase qui les reçoit ; ils sont verdâtres, opaques, pelotonnés, quelquefois nageant au milieu d'une sérosité plus ou moins claire, et n'ont généralement aucune odeur, surtout aucune odeur rappelant la gangrène ; leurs caractères physiques et leur mode d'expulsion indiquent qu'ils viennent en grande partie des bronches enflammées.

L'hémoptysie est un phénomène aussi fréquent dans la phthisie pulmonaire, qu'il est rare dans la dilatation des bronches, et même quand on l'observe dans cette dernière maladie, il est permis de supposer qu'il se rattache à quelque complication, une affection cardiaque, par exemple, ou encore la tuberculose qui se complique assez fréquemment de bronchectasie, ainsi que nous l'avons indiqué à propos de l'anatomie pathologique.

Un autre symptôme qui se rencontre souvent dans la phthisie et qui manque absolument dans la dilatation bronchique, c'est l'aphonie ou même simplement la raucité persistante de la voix. On a dans ce fait la preuve que les altérations laryngées de la tuberculose ne sont pas la conséquence de l'irritation déterminée par les matières expectorées, comme l'ont prétendu quelques auteurs, mais bien qu'elles constituent une expression anatomique de la diathèse tuberculeuse, au même titre que les ulcérations intestinales.

L'étude comparée des symptômes généraux fournit des signes distinctifs non moins importants. Quoiqu'il ne soit pas rare de rencontrer des phthisies parcourant leurs périodes lentement et avec des intermittences quelquefois fort longues, il faut reconnaître que cette maladie, surtout quand elle est héréditaire, suit une marche le plus souvent continue, plus ou moins rapide, et qu'elle se termine généralement par la mort dans le terme moyen de un à deux ans. La dilatation bronchique est une lésion purement locale, sans retentissement marqué sur l'économie, lésion qui reste fréquemment stationnaire ou s'accroît très-lentement, et qui peut durer ainsi toute la vie si aucune complication ne vient à se manifester.

La santé générale paraît peu troublée. On ne remarque pas cet air de souffrance et d'abattement, cette altération profonde des traits, cet amaigrissement prononcé qui dénotent l'existence d'une lésion profonde de l'organisme. Les vomissements, la diarrhée, les sueurs sont loin d'être aussi fréquents que dans la phthisie pulmonaire. La fièvre fait le plus ordinairement défaut, tandis qu'il est rare de ne pas l'observer pendant toute la durée ou à certaines époques de la tuberculisation.

Quand la plupart des signes qui précèdent sont nettement accusés, la dilatation des bronches est aisée à reconnaître. Mais il est des malades chez lesquels se manifestent des hémoptysies plus ou moins abondantes, d'autres qui présentent des symptômes généraux prononcés; dans ces cas, le diagnostic peut offrir des difficultés sérieuses. Nous avons récemment observé un fait de ce genre. C'était chez un malade qui présentait toutes les apparences d'un phthisique. La matité, les râles et le souffle caverneux, et surtout les symptômes généraux (fièvre continue, sueurs nocturnes, amaigrissement, inappétence, diarrhée, etc.) étaient assurément bien propres à induire en erreur sur la véritable nature de l'affection. Nous avons cru néanmoins pouvoir rejeter l'idée de la tuberculose pour nous arrêter à celle de la dilatation des bronches en tenant compte des pneumonies antérieures, de l'emphysème concomitant, du siége principal des lésions (à la partie moyenne du poumon gauche), et par dessus tout de l'aspect puriforme, de l'odeur fétide et du mode d'expulsion des crachats, phénomènes qui nous paraissent constituer des signes presque pathognomoniques de la bronchectasie.

La dilatation bronchique n'est pas la seule maladie dans laquelle se forment des excavations au sein du parenchyme pulmonaire avec production de râles et de souffle caverneux. Sans parler des pneumonies, des gangrènes, des apoplexies terminées par ulcération du poumon et reconnaissables à certains signes particuliers, on voit quelquefois les *acéphalocystes* et la *syphilis* donner lieu à des accidents qui peuvent être facilement confondus avec ceux que détermine la tuberculisation.

En ce qui concerne les *acéphalocystes*, on constate de la toux avec ou sans expectoration muco-purulente, de la dyspnée, des douleurs thoraciques, des hémoptysies, de la fièvre, de l'amaigrissement et comme phénomène local un souffle caverneux, avec matité plus ou moins prononcée. Si la cavité anormale existe au lobe supérieur du poumon, l'erreur est presque inévitable.

Le seul signe qui puisse véritablement faire reconnaître la maladie, c'est la présence au milieu des matières expectorées de débris d'hydatides. Ce signe est pathognomonique. Nous avons été à même d'observer à l'hôpital Lariboisière deux malades qui présentaient depuis plusieurs mois de la toux, de l'oppression, quelques crachements de sang, du souffle caverneux au sommet du poumon droit, un peu d'amaigrissement et chez lesquels l'expulsion des membranes acéphalocystiques dissipa immédiatement les graves appréhensions qu'avaient fait naître des symptômes si semblables à ceux de la tuberculisation. La guérison ne tarda pas à se manifester et s'est maintenue au moins pour un des malades que nous avons pu revoir quelques années plus tard.

On trouve dans les auteurs des faits analogues qui ont été soigneusement rassemblés par M. Davaine, dans son important traité des Entozooaires (1).

En ce moment même (janvier 1866) se trouve dans notre service une malade qui nous a présenté un fort bel exemple d'hydatide du poumon. Nous croyons devoir rapporter ici cette observation intéressante à plus d'un titre.

C... Jeanne, trente-sept ans, d'une bonne santé antérieure, quoique sujette à s'enrhumer les hivers, née de parents bien portants, est entrée à l'hôpital Lariboisière (salle Sainte-Mathilde, n° 28).

L'affection qui l'amène dans nos salles remonte maintenant à plus d'un an. Étant enceinte de quatre mois, elle a pour la première fois éprouvé de vives douleurs dans le côté droit de la poitrine avec dyspnée, fièvre, frissons irréguliers, etc. On lui appliqua huit sangsues au point douloureux; très-faible, oppressée, toussant le soir surtout, elle garda le lit trois semaines; elle commençait à se lever lorsque brusquement réveillée une nuit par un violent accès de toux, elle expectora du sang pur, dont elle évalue la quantité au contenu d'un grand verre. Quelques jours après, elle éprouva un mieux sensible, et depuis lors put vaquer à ses occupations. Mais chaque mois, à l'époque des règles, qui n'avaient pas reparu, elle était reprise d'accès d'oppression, de toux et de crachements de sang

(1) Davaine, *Traité des entozoaires*, 1860, p. 409 et suiv.

peu abondants, survenant ordinairement la nuit au milieu d'une quinte de toux.

Après une notable amélioration pendant l'été, elle éprouva de nouveaux accidents, surtout depuis six semaines; la toux augmenta, accompagnée d'expectoration abondante, de crachats muqueux verdâtres, souvent sanguinolents. La faiblesse était très-prononcée; la malade ressentait des douleurs dans le côté droit, maigrissait, perdait l'appétit. Incapable de travailler, elle gardait le lit une grande partie de la journée. Il y a trois jours, dans une quinte de toux, elle rejeta une grande quantité de matières liquides, de mauvaise odeur, sanguinolentes, avec détritus et flocons blanchâtres, enfin une fausse membrane qu'elle apporte à la consultation.

L'examen de la malade fournit les résultats suivants : Poitrine amaigrie sans dépression sous-claviculaire notable...

En avant, à la percussion, sonorité normale des deux côtés, excepté à la partie inférieure droite, où le son est légèrement obscur et se confond insensiblement par en bas avec la matité hépatique.

A l'auscultation, à gauche et en avant, inspiration un peu incomplète au sommet avec expiration légèrement soufflante, plus bas respiration à peu près normale. A droite, tout à fait au sommet, respiration affaiblie, plus bas un peu soufflante, très-affaiblie à la partie inférieure où existent quelques râles sous-crépitants.

Les battements du cœur sont perçus dans tout ce côté.

En arrière, à la percussion, obscurité du son à droite au sommet, comparativement au côté gauche, mais surtout prononcée à la partie inférieure.

A l'auscultation, au sommet droit, faiblesse de la respiration; au niveau de l'omoplate, respiration soufflante légèrement creuse avec retentissement léger de la voix. Latéralement à droite, dans l'aisselle, respiration soufflante dans la moitié inférieure, avec quelques râles sous-crépitants. A gauche en arrière, respiration un peu faible au sommet.

L'examen du foie ne présente rien d'anormal, pas d'augmentation de volume, pas de douleurs vives.

Appétit très-diminué, amaigrissement, faiblesse générale, frissons le soir, toux fréquente, expectoration abondante d'un liquide dans lequel nagent des crachats arrondis, les uns muco-purulents verdâtres, d'autres blanchâtres, rosés couleur chair, quelques-uns striés de sang, d'une odeur presque gangréneuse.

La fausse membrane rendue a tous les caractères d'une vésicule hydatique. Elle a la largeur de 4 à 5 centimètres carrés, elle est enroulée sur elle-même, molle, un peu élastique, blanchâtre ou translucide suivant les points, gélatiniforme, ou rappelant l'albumine cuite et se décomposant facilement en plusieurs feuillets.

Dans les jours qui suivent son entrée à l'hôpital, les symptômes ressentis par la malade s'exaspèrent, les douleurs dans le côté droit sont plus vives, l'oppression augmente, l'expectoration est très-abondante, l'appétit nul, la fièvre se prononce surtout le soir, les nuits sont très-agitées, il y a de la diarrhée.

Enfin le 19 janvier dans la soirée, la malade éprouve un violent accès de toux suivi d'un vomissement de liquide séro-purulent, mélangé de débris floconneux, et au milieu desquels se trouvent plusieurs lambeaux de pseudo-membrane blanchâtre, enroulés sur eux-mêmes, qui présentent des caractères entièrement semblables à ceux qui viennent d'être décrits...

Une amélioration rapide suit cet accès, l'expectoration perd son odeur gangréneuse, devient moins abondante, et dès les premiers jours de février est presque nulle. La toux a également presque cessé vers cette époque. La fièvre se calme, la malade reprend des forces et se lève.

Le 3 février, on constate à l'examen de la poitrine les changements suivants : la submatité qui existait à droite a été remplacée par une sonorité normale ; toutefois, à la partie inférieure, la respiration reste légèrement affaiblie, et l'on perçoit à ce niveau quelques râles sous-crépitants surtout après des efforts de toux.

La malade sort de l'hôpital, le 6 février, se considérant comme guérie.

Le rejet des membranes acéphalocystiques nous a permis de ne pas hésiter sur la nature de l'affection. Sans cette circonstance, nous aurions probablement, comme beaucoup de médecins qui avaient vu la malade, conclu à la phthisie pulmonaire. Le siége principal des lésions à la partie moyenne et inférieure du poumon aurait pu seul nous inspirer quelques doutes sur l'existence d'une tuberculose, mais n'aurait pas suffi, en présence des autres symptômes, pour éloigner complétement cette pensée de notre esprit. On comprend, d'après ce qui précède, toutes les difficultés du diagnostic lorsque les malades n'attirent pas l'attention du médecin sur les caractères tout spéciaux des membranes rejetées, ou bien lorsque l'hydatide n'a pas encore été expulsée du kyste qui la contient et l'isole du poumon. En pareil cas, un diagnostic précis est véritablement impossible.

Il est un fait aujourd'hui reconnu, c'est que la *syphilis* peut porter son action délétère sur la plupart des organes de l'économie. Lorsque le poumon est atteint, on voit survenir des accidents plus ou moins graves, qui présentent souvent une grande analogie avec ceux que détermine la tuberculisation. On trouve dans la thèse de M. Lagneau fils (1) et dans l'ouvrage de M. Yvaren (2) un recueil fort instructif d'observations de phthisies vénériennes, *à lue venerea*, et on peut se convaincre que la syphilis pulmonaire donne lieu plus souvent qu'on ne le pense à des erreurs regrettables, qu'il s'agisse de l'inflammation spécifique de la muqueuse bronchique (*bronchite syphilitique*, Graves), du tissu pulmonaire lui-même (*pneumonie chronique*, Virchow), ou de *gommes* ramollies et suivies d'ulcération.

Cette dernière lésion est la plus commune ; c'est elle qui détermine la plupart des symptômes que l'on observe dans la tuberculisation avancée, tels que toux, expectoration, hémoptysie, dyspnée, fièvre, amaigrissement, sueurs nocturnes, diarrhée, souffle caverneux, gargouillement, etc. Déjà en 1844, l'auteur d'une excellente thèse *sur le diagnostic et l'enchaînement des symptômes syphilitiques*, M. le docteur Mac-Carthy, s'exprimait ainsi : « Que

(1) Lagneau, *Des maladies pulmonaires causées ou influencées par la syphilis*, 1851.
(2) Yvaren, *Des metamorphoses de la syphilis*, 1854.

ces tumeurs du tissu cellulaire siégent dans le poumon comme j'en ai vu un exemple fatal, le ramollissement et l'élimination du tubercule syphilitique donneront lieu aux signes stéthoscopiques de la phthisie pulmonaire, et les symptômes fonctionnels seront ceux que produit la respiration insuffisante. Or, les admirables résultats thérapeutiques de l'iodure de potassium dans le traitement du tubercule du tissu cellulaire sous-cutané portent à penser que cette forme de *phthisie syphilitique*, s'il est permis de lui donner ce nom, serait également curable. »

M. Ricord a souvent insisté dans ses leçons sur cet intéressant sujet. « Un des endroits de l'économie, dit l'éminent syphilographe, où les tumeurs gommeuses se développent plus fréquemment que l'on ne pense, et dont la connaissance est extrêmement importante, c'est le tissu pulmonaire. Depuis plusieurs années, nous avons eu un nombre d'autopsies assez considérable pour nous croire fondé à admettre qu'il y a des lésions pulmonaires qu'il faut de toute nécessité rattacher au tubercule syphilitique. Dans le parenchyme de cet organe, le tubercule syphilitique suit la même marche que dans toute autre partie du corps. C'est la même forme, la même évolution, la même terminaison fatale par la fonte purulente. Les malades crachent du pus comme dans la période la plus avancée des tubercules pulmonaires. Les sujets maigrissent, s'affaiblissent et bientôt arrive la mort, suite des troubles survenus dans les fonctions respiratoires (1). »

Le diagnostic, en pareil cas, doit reposer essentiellement

(1) *Gazette des hôpitaux*, *leçons cliniques*, 1845.

sur l'appréciation rigoureuse des antécédents morbides, et sur un examen minutieux des fonctions et des organes. Si l'on apprend que le malade a été atteint à une époque antérieure d'un chancre induré suivi ou non d'accidents secondaires, si l'on constate les traces d'anciennes ulcérations, des cicatrices sur les amygdales ou sur le tégument externe, la destruction de la luette, des pertes de substance dans les os de la voûte palatine, etc., si surtout les phénomènes observés du côté de la poitrine sont associés à d'autres accidents dont la nature syphilitique est incontestable, tels que exostoses, periostites, ulcérations de la peau, etc., on est en droit de conclure que l'affection du poumon est, comme les autres manifestations, sous la dépendance de la diathèse syphilitique. Nous ajouterons qu'alors même que le médecin conserverait quelques doutes sur l'origine des lésions anciennes ou concomitantes, il doit se comporter comme si les affections étaient manifestement syphilitiques, et administrer les médicaments spécifiques, en particulier l'iodure de potassium, qui n'a aucun inconvénient dans l'hypothèse d'une erreur, et qui dans le cas contraire fait disparaître, comme par enchantement, des accidents de la plus haute gravité (1).

Nous ne terminerons pas ce qui a rapport au diagnostic de la phthisie chronique sans faire remarquer que dans

(1) Le *Bulletin de thérapeutique* publiait encore récemment une observation empruntée au *Journal de médecine de Bordeaux*, observation qui met bien en relief les désordres pulmonaires occasionnés par la syphilis, et l'efficacité véritablement merveilleuse de l'iodure de potassium. A ce double titre, nous croyons utile de la reproduire ici :

M..., âgé de vingt-sept ans, fut atteint en 1861, à la verge, d'un chan-

quelques circonstances on perçoit tous les signes stéthoscopiques d'une caverne pulmonaire, et en particulier le souffle et le râle caverneux sans que cependant il existe la moindre excavation pulmonaire. C'est un fait qui s'observe dans les cas où une tumeur solide en contact avec la trachée ou les grosses bronches transmet à l'oreille les bruits qui se passent dans ces conduits. M. Barthez (1) a raconté

cre qui fut lent à guérir et s'accompagna à l'aine gauche d'un bubon longtemps indolent, mais qui finit par s'ulcérer et ouvrit la scène à de graves accidents : vastes décollements à la région inguinale ; large éruption pustuleuse aux membres inférieurs et au cuir chevelu, où elle a laissé des traces indélébiles ; destruction de la luette, perte de substance aux amygdales ; gonflement et puis suppuration du testicule droit avec issue d'une masse morbide qui dut être enlevée par l'écraseur linéaire ; enfin désordres du côté de la poitrine (toux fréquente, hémoptysie, etc.), tels qu'une application de cautères sous la clavicule fut proposée par un médecin. C'est dans ces conditions que M. le docteur Aynard, appelé à voir le malade, constata les phénomènes suivants : teinte ictérique, maigreur extrême, sueurs nocturnes abondantes, diarrhée, toux continuelle, hémoptysie ; à la percussion, sous la clavicule droite, résonnance rappelant celle que donne un vase vide que l'on frappe ; matité très-prononcée de toute la partie postérieure et supérieure du poumon gauche ; à l'auscultation, respiration très-nettement caverneuse à droite, gros râles muqueux à gauche. A part les accidents précédemment signalés, on observe en outre des plaques squammeuses aux mains, l'inflammation ulcérative de la matrice de plusieurs ongles, un œdème commençant des pieds. Le traitement institué fut le suivant : à l'intérieur, sirop de Cuisinier, 500 grammes ; iodure de potassium, 15 grammes, une cuillerée par jour de ce mélange ; régime tonique. A l'extérieur : lotions sur les plaies avec une décoction de quinquina, pansement au nitrate d'argent. Un mois après (la dose du sirop ayant été successivement portée jusqu'à six cuillerées par jour) la résonnance morbide de l'espace sous-claviculaire droit persiste, ainsi que la respiration caverneuse, mais à gauche la respiration est presque normale, et c'est à peine s'il existe encore un peu de submatité. La plaie des bourses est cicatrisée, et tous les autres accidents à peu près terminés. A partir de ce moment l'iodure de potassium a été administré à doses décroissantes, et le malade a reconquis, dit l'auteur de l'observation, une superbe santé. (*Journal de médecine de Bordeaux*, novembre 1864.)

(1) Barthez, *Soc. méd. des hôpit.*, 1857, p. 499.

l'histoire d'un enfant chez lequel on avait constaté pendant plusieurs mois une respiration caverneuse parfaitement caractérisée au sommet des deux côtés de la poitrine, en avant et en arrière, et qui cependant n'avait présenté aucune lésion pulmonaire, sauf quelques tubercules miliaires rares. Le bas de la trachée et les grosses bronches jusque dans l'intérieur du poumon étaient entourés de masses tuberculeuses solides et dures siégeant dans les ganglions, se portant en avant et un peu à droite, de manière à être à peu près en contact avec le sternum en même temps que la trachée était un peu repoussée à gauche. Ces grosses masses dures pouvaient former le volume de trois œufs de poule comprimant les bronches principales de manière à leur donner la forme d'un cylindre aplati.

Le phénomène acoustique paraît se produire avec plus de facilité si un épanchement pleurétique existe en même temps que la tumeur solide. MM. Woillez (1) et Barthez (2) ont rapporté chacun une observation dans laquelle on avait perçu un souffle caverneux très-net qui reconnaissait pour cause, ainsi que l'autopsie le démontra, une pleurésie compliquant un anévrysme de l'aorte (dans le cas de M. Barthez), une tumeur fibro-plastique (dans le fait de M. Woillez).

Le corps conducteur peut même être exclusivement liquide. Chomel avait déjà dans la deuxième édition de son *Traité de pathologie générale*, appelé l'attention sur la trans-

(1) Woillez, *Arch. gén. de médecine*, août 1852.

(2) Barthez, *Bull. de la Soc. méd. des hôpitaux*, 3e fascicule, 1855, p. 9.

mission à la base de la poitrine, à travers un épanchement, de bruits anormaux produits au sommet. Aujourd'hui, grâce aux intéressantes recherches de MM. Lebert (1), Barthez et Rilliet (2), Behier (3), etc., on sait que la respiration caverneuse, la respiration amphorique, le gargouillement même peuvent être perçus dans la pleurésie simple en l'absence de toute excavation pulmonaire, et que ces phénomènes ne sont que le retentissement exagéré de ceux qui se passent normalement dans la trachée et les grosses bronches.

Ajoutons enfin que les fausses membranes de la pleurésie produisent dans quelques cas très-rares une sorte de gargouillement qui pourrait faire croire à l'existence d'une ou de plusieurs vastes cavernes du poumon. On en trouve un remarquable exemple emprunté au service de M. le professeur Natalis Guillot et consigné dans une thèse récente de la Faculté (4). On sait aujourd'hui que ce pseudo-gargouillement n'est qu'une forme de frottement humide, déterminé par les fausses membranes molles, renforcé et modifié par le bruit respiratoire.

(1) Lebert, *Bull. de la Soc. anat.*, 1850, p. 324.

(2) Barthez et Rilliet, *Bull. de la Soc. méd. des hôpitaux*, mém. cité.

(3) Béhier, *Bull. de la Soc. méd. des hôpitaux*, 1855, p. 288.

(4) Riant, *Dissertation inaugurale*, 1866.

CHAPITRE III.

PHTHISIE A MARCHE ENVAHISSANTE ET A ÉVOLUTION RAPIDE (PHTHISIE GALOPANTE).

Cette forme de phthisie est caractérisée anatomiquement par les deux éléments que nous avons rencontrés dans la tuberculisation chronique : d'une part, les granulations tuberculeuses, et de l'autre, les inflammations spéciales des poumons et des bronches qui en sont la conséquence. Seulement tandis que dans un cas les lésions pulmonaires, ainsi que nous venons de le voir, procèdent lentement dans leur évolution et n'amènent la mort qu'au bout d'un an, deux ans, et plus, dans la phthisie galopante on ne remarque plus ces améliorations passagères, ces temps d'arrêt, qui permettent à la thérapeutique d'intervenir efficacement; les altérations suivent une marche envahissante, continue, rapide, et accomplissent leur œuvre de destruction dans l'espace de quelques mois.

Par elles-mêmes les granulations tuberculeuses affectent les formes que nous avons précédemment décrites. On les observe ordinairement dans une assez grande étendue des poumons, toutefois moins nombreuses, moins confluentes que dans la phthisie granuleuse généralisée. Dans quelques cas, elles sont peu distinctes, mais néanmoins toujours présentes pour attester la nature spéciale de la pneumonie concomitante.

Cette pneumonie est ici la lésion dominante, celle qui imprime à la maladie ce cachet remarquable d'acuité et de gravité. Elle présente les diverses variétés que nous avons étudiées en traitant de l'anatomie pathologique. Elle peut être lobaire ou lobulaire, bornée à un seul poumon, plus souvent étendue aux deux à la fois, et généralement, dans ce dernier cas, plus prononcée d'un côté que de l'autre, aux lobes supérieurs qu'à la base.

Ce qui la caractérise essentiellement, indépendamment de son étendue, c'est la courte durée de chacune de ses périodes, et en particulier la rapidité de son passage à l'état caséeux et au ramollissement qui lui succède. Ce fait explique comment on trouve le plus souvent réunis sur un même poumon, alors cependant que la maladie ne date que d'un ou deux mois, des excavations au sommet et dans les régions inférieures des parties caséeuses au milieu d'un tissu induré en hépatisation rouge ou grise. Cette matière caséeuse offre une disposition variable ; tantôt elle représente des masses plus ou moins considérables, inégalement réparties, dures ou en voie de ramollissement ; tantôt elle est disséminée au milieu d'un poumon entièrement hépatisé sous forme d'îlots réguliers d'un très-petit volume, de la grosseur d'une tête d'épingle, par exemple. Enfin, dans les cas où la formation des leucocytes est devenue exagérée et prépondérante, on rencontre au lieu de substance caséeuse un nombre plus ou moins considérable de petits abcès, comme dans une pneumonie aiguë purulente.

Symptômes. — D'une manière générale, on peut dire que les symptômes de la phthisie galopante sont ceux de la broncho-pneumonie tuberculeuse diffuse.

Le début de la maladie est variable ; quelquefois elle apparaît dans le cours d'une phthisie chronique, qui, jusque-là, avait parcouru tranquillement ses périodes accoutumées; le plus souvent elle se développe au milieu d'une parfaite santé, à l'instar d'une affection thoracique aiguë. Dans ce dernier cas, l'invasion peut être brusque, marquée par un violent frisson, comme dans la pneumonie, ou bien semblable à celle d'un simple rhume, d'une grippe, d'une bronchite.

Au bout d'un à deux septénaires, quel qu'ait été le mode de début, la physionomie de la maladie est à peu près la même. Le symptôme qui attire le plus l'attention, c'est la fièvre; cette fièvre est vive et continue; la peau est chaude, brûlante; le pouls plus ou moins développé bat 100 à 120 fois par minute; on constate souvent une exacerbation vers le soir pendant laquelle la figure, assez fréquemment pâle, se colore, en même temps que les malaises augmentent; très-fréquemment aussi, ce redoublement fébrile, précédé ou non de frissons, est suivi de transpirations abondantes qui se renouvellent ainsi toutes les nuits et aggravent notablement le sentiment d'accablement dont se plaignent les malades. Dès le début, on remarque un amaigrissement qui se prononce de plus en plus, et marche quelquefois avec une effroyable rapidité.

Du côté des organes respiratoires, on constate une oppression très-vive, continue, avec sensation de constriction au creux épigastrique ou à la base de la poitrine, plus rarement avec douleur aiguë pleurétique dans l'un des deux côtés du thorax.

Il y a de la toux, toux pénible, fréquente, quinteuse, accompagnée souvent de vomissements.

L'expectoration est d'abord muqueuse, aérée, blanchâtre, quelquefois un peu visqueuse, rarement sanguinolente. Au bout de quelques jours, elle devient jaunâtre, opaque, et pendant tout le temps de la maladie elle conserve ce caractère. Son abondance est variable ; elle peut être considérable, et dans ce cas, formée d'une partie liquide dans laquelle nagent des matières épaisses, floconneuses, quelquefois striées de sang pur.

La percussion fait reconnaître une diminution marquée de la sonorité dans une étendue plus ou moins grande d'un ou des deux poumons, surtout à la partie supérieure. Ce sont les régions où les lésions ont débuté et sont par conséquent le plus avancées. Il est rare que cette diminution du son aille jusqu'à la matité absolue, vu l'absence de fausses membranes épaisses ou d'induration pulmonaire chronique autour des cavernes (pneumonie interstitielle) qui ne se rencontrent guère que dans la phthisie à marche lente. Nous en exceptons, bien entendu, les cas où la phthisie galopante se développe dans le cours d'une tuberculisation chronique, auxquels cas on perçoit dans les sommets une matité qui peut être très-prononcée.

A l'auscultation, on constate des signes stéthoscopiques différents, suivant la période à laquelle est arrivée la maladie. Au début, ce sont des râles sibilants, crépitants ou sous-crépitants disséminés dans une assez grande étendue de la poitrine, mais surtout concentrés dans les régions supérieures. Ces râles annoncent le développement de la broncho-pneumonie. Très-rapidement les râles sous-crépitants, toujours plus ou moins mélangés de ronchus sonores, deviennent humides, puis apparaissent les râles cavernuleux, caverneux et le souffle caverneux. Pendant ce temps, les lobes inférieurs commencent à être envahis à leur tour, et l'oreille y perçoit les mêmes râles sonores (sibilants, ronflants) et bullaires (crépitants, sous-crépitants, d'abord secs, puis humides). En général, les altérations sont de plus en plus avancées à mesure que l'on remonte vers les parties supérieures ; quelquefois cependant on constate dans un point de la base des râles sous-crépitants humides et caverneux, alors que dans la région située directement au-dessus les râles sont encore secs. Cela prouve que les noyaux de pneumonie sont arrivés plus rapidement dans ce point à l'état caséeux et au ramollissement qui lui succède.

Les signes stéthoscopiques que nous venons d'indiquer sont ceux que l'on rencontre le plus ordinairement. Ils traduisent la pneumonie catarrhale que constitue la lésion importante de la phthisie galopante. Toutefois il est des cas beaucoup plus rares dans lesquels on observe les symptômes de la pneumonie franche, crachats visqueux, sanguinolents, râle crépitant fin, souffle tubaire, remplacés plus tard par les râles humides et le souffle caverneux.

Pendant que l'on constate les phénomènes locaux ci-dessus mentionnés, les grandes fonctions continuent à être plus ou moins troublées. L'inappétence est absolue ; la langue longtemps humide présente dans les derniers jours de la rougeur et de la sécheresse, avant-coureurs fréquents du muguet. La diarrhée se manifeste, provoquée par un simple trouble fonctionnel ou par des lésions intestinales (granulations, follicules clos hypertrophiés, ulcérés). Le ventre est légèrement tendu et la percussion fait souvent reconnaître l'augmentation du foie et de la rate.

Les règles se suppriment ou diminuent notablement. Quelquefois un œdème douloureux de la jambe se manifeste. L'amaigrissement fait des progrès continus et de plus en plus marqués.

Dans quelques cas, la physionomie prend l'aspect typhoïde, comme dans certaines formes précédemment étudiées de phthisie granuleuse généralisée. Le malade est dans le décubitus dorsal; sa figure exprime l'hébétude; la langue est rouge et sèche, ou même fuligineuse; les dents et les lèvres sont recouvertes de croûtes noirâtres ; il y a des hémorrhagies par le nez ou à la peau. L'abdomen est ballonné et présente des sudamina sans taches lenticulaires. On remarque des rêvasseries, de l'insomnie, et dans les derniers jours, des soubresauts de tendons et du délire.

Tels sont les signes locaux et généraux qui caractérisent la phthisie dite *galopante*. Comme son nom l'indique, sa marche est excessivement rapide. Sa durée en général varie entre un et trois mois. Toutefois on conçoit qu'on ne peut pas établir de règles fixes à cet égard, ni marquer une limite précise à laquelle la phthisie n'est plus galopante, mais simplement rapide, aiguë (1). Tout se fait dans la nature par gradations insensibles. Ce que l'on peut seulement dire, c'est que la mort surviendra d'autant plus promptement que les lésions occuperont une plus grande étendue des poumons et parcourront plus rapidement les phases de leur développement.

(1) Nous avons prouvé ailleurs (page 307) que l'expression de phthisie aiguë (galopante, pour M. Trousseau) ne doit pas désigner une espèce nosologique distincte, mais seulement toute forme fébrile de la tuberculisation.

Les observations suivantes vont nous montrer la maladie sous ses divers aspects.

Phthisie galopante, à début brusque, pneumonique.

La nommée J... (Louise), âgée de dix-neuf ans, est entrée à l'hôpital Lariboisière le 22 septembre 1865 (salle Sainte-Élisabeth, n° 27).

Cette jeune fille ne connaît dans sa famille aucune personne qui ait été atteinte d'affection de poitrine. Elle-même n'était pas sujette à s'enrhumer, et avait joui jusque dans ces derniers temps d'une excellente santé.

Elle a commencé à tousser il y a deux mois. Elle attribue sa maladie à la fatigue d'un déménagement, à l'habitation dans un logement froid et humide, et à une imprudence qu'elle a commise à cette époque en buvant de l'eau de puits très-froide, le corps étant en sueur.

Quoi qu'il en soit, le premier phénomène qui se manifesta fut un frisson suivi de fièvre ardente. Presque en même temps survinrent de la toux sans expectoration, de l'oppression, une douleur à la base de la poitrine, surtout marquée au creux épigastrique, de l'inappétence, une soif vive, de la courbature générale, tout le cortége, en un mot, des symptômes qui annoncent le début d'une affection thoracique aiguë grave (pneumonie ou pleurésie). Au bout de quelques jours, la malade se plaignit d'une douleur vive à la partie antérieure de la cuisse et au mollet gauche, douleur bientôt accompagnée d'œdème du membre inférieur. Il s'y joignit un peu de diarrhée.

La malade se décida alors à entrer à l'hôpital le 22 septembre. Elle était dans l'état suivant :

Face pâle, amaigrie, traits altérés; expression de tristesse et de profonde souffrance ; anhélation extrême ; 40 respirations par minute ; position assise dans le lit ; pouls fréquent à 125 ; peau modérément chaude ; fièvre continue, avec redoublement marqué le soir ; inappétence absolue ; quelques vomissements dans la toux ; diarrhée ; toux fréquente, pénible, accompagnée de douleurs à la base de la poitrine, des deux côtés ; expectoration peu abondante de crachats composés d'une partie blanche aérée et d'une partie jaunâtre opaque, sans traces de sang.

A la percussion, en avant et en arrière du côté gauche, diminution du son dans les deux tiers supérieurs du poumon ; à droite, diminution légère au sommet ; son à peu près normal dans le reste de l'étendue.

A l'auscultation, en avant et à gauche, sous la clavicule, souffle caverneux un peu métallique avec léger gargouillement. Plus bas, dans toute la hauteur, râles sous-crépitants s'entendant presque exclusivement dans l'inspiration et mélangés de ronchus sonores, sibilants et ronflants, perçus, au contraire, surtout dans l'expiration. A droite, faiblesse de la respiration, quelques râles sous-crépitants, sifflements et ronflements dans toute la hauteur, principalement dans l'expiration. En arrière, à gauche, souffle caverneux et râle caverneux au sommet ; plus bas, râle sous-crépitant, surtout à la base ; ronchus sonore dans la plus grande partie du poumon gauche. A droite, râle sous-crépitant dans la fosse sus-épineuse, inférieurement quelques râles sous-crépitants et sibilants moins prononcés qu'à gauche.

La malade se plaint beaucoup de la douleur et du gonflement œdémateux qui, après avoir disparu à peu près complétement pendant une semaine, ont reparu avec une intensité nouvelle au membre abdominal gauche. Les veines sous-cutanées se dessinent et donnent une teinte bleuâtre à la jambe qui contraste par sa couleur et son volume avec le membre du côté opposé pâle et émacié comme le reste du corps. Les menstrues ont été complétement supprimées depuis le début de la maladie. Les urines sont épaisses, peu abondantes, et ne contiennent ni sucre, ni albumine.

Pendant son séjour à l'hôpital qui a duré un mois, la malade a présenté à peu près les mêmes symptômes du côté de la poitrine, si ce n'est que les râles caverneux et caverneux ont envahi une portion de plus en plus étendue du poumon gauche, et se sont manifestés au sommet du poumon droit. L'oppression a été en augmentant. La toux et l'expectoration n'ont pas varié. Jamais nous n'avons observé de crachats sanguinolents ni sanglants. Dans les dernières semaines, la malade s'est beaucoup plainte d'une douleur aiguë pleurétique au côté gauche de la poitrine. La fièvre a persisté, continue, avec redoublements le soir. La langue sèche et rouge s'est couverte de muguet. Un léger délire s'est déclaré, et la malade a succombé le 24 octobre après trois mois de maladie.

Autopsie (voy. planche coloriée II). — La plèvre gauche est épaissie, tapissée à sa surface pariétale et viscérale par des dépôts fibrineux, sous forme de membranes ou de petites villosités saillantes. Au milieu des produits inflammatoires, on découvre quelques granulations tuberculeuses,

Le poumon est induré dans toute son étendue, excepté à la partie supérieure où l'on remarque un affaissement notable déterminé par la présence d'une excavation. Une coupe de l'organe montre en effet dans le lobe supérieur deux cavernes à parois très-minces, jaunâtres. Tout autour et dans les parties situées au-dessous, le tissu est hépatisé, dense, plongeant au fond de l'eau. La couleur de la surface de section est grise, piquetée de points noirs. Sur ce fond homogène tranchent des îlots d'un gris plus opaque, légèrement saillants, au milieu desquels on aperçoit à l'œil nu de petites nodosités grisâtres que le microscope démontre être des granulations tuberculeuses. Sur une coupe du lobe inférieur on a une apparence à peu près analogue. On remarque une coloration grise uniforme sur laquelle se détachent des granulations tuberculeuses saillantes et des îlots jaunâtres un peu plus volumineux. Au centre de ce tissu existe une caverne de la grosseur d'une noisette à parois tapissées de détritus grisâtres, séparée seulement par la plèvre de la cavité séreuse. A la partie inférieure de cette caverne, le tissu pulmonaire est homogène, lisse, jaunâtre et friable (pneumonie caséeuse type). On rencontre plusieurs îlots de pneumonie analogues dans diverses parties de ce lobe inférieur.

La plèvre droite est adhérente par un tissu cellulaire lâche. On ne découvre aucune granulation. La surface du poumon est irrégulière, bosselée au sommet. Une coupe pratiquée dans le sens longitudinal montre vers le milieu du lobe supérieur de petits îlots gris tachetés de noir, dont la surface de section est sèche, luisante, finement granuleuse. Ces îlots de pneumonie tuberculeuse ont la grosseur environ d'un petit pois, leurs bords ne sont pas très-bien limités; ils sont friables, quelques-uns sont ramollis. Dans le tiers supérieur existe une caverne qui communique largement avec une bronche assez volumineuse (2e division de la bronche), et présente à sa surface des débris grisâtres, adhérents, semblables, comme aspect, à la pneumonie tuberculeuse ci-dessus décrite. Dans le lobe inférieur, on ne constate aucune altération, si ce n'est une congestion légère.

L'examen microscopique démontre que les îlots grisâtres, un peu saillants qui tranchent sur le fond gris-rosé et tacheté de noir du poumon sont formés par des granulations tuberculeuses et de la pneumonie. Il y a beaucoup de granulations tuberculeuses, de grosseurs différentes, isolées ou agglomérées, caractérisées par leurs éléments très-petits, non granuleux et très-nets. Autour d'eux, les alvéoles pulmonaires sont remplis plus ou moins par de grandes cellules épithéliales, des cellules sphériques à un seul noyau (corpuscules muqueux) ou des leucocytes. Les petites bronches contiennent les mêmes éléments.

Le larynx et la trachée sont sains. Le foie est volumineux, à bords épais, mousses; il est en dégénérescence graisseuse. La rate est grosse. Les reins sont congestionnés. L'intestin présente une hypérémie générale et une hypertrophie des follicules dont plusieurs sont ulcérés à leur centre. L'utérus offre les traces d'une pelvi-péritonite ancienne ayant déterminé des adhérences.

Cette observation nous montre la phthisie galopante sous une de ses formes les plus redoutables. La maladie se développe au milieu d'une santé parfaite. Le début en est brusque, marqué par un frisson violent, comme celui de la pneumonie aiguë. Seulement cette pneumonie a des caractères particuliers. Elle est envahissante, progressive; elle atteint les deux poumons presque simultanément, et au lieu de tendre vers la résolution, comme l'inflammation franche, elle parcourt les diverses phases de la pneumonie tuberculeuse lobaire et lobulaire, c'est-à-dire qu'elle subit la dégénération granulo-graisseuse, à laquelle succèdent promptement le ramollissement et l'ulcération des tissus.

Dans l'observation qui suit, le début est moins brusque, mais cette bénignité relative n'est que momentanée, et l'œuvre de destruction s'accomplit avec une égale rapidité.

Phthisie galopante, à début lent.

Au n° 30 de la salle Saint-Landry est couché le nommé M... (Pierre), âgé de vingt ans, cuisinier, entré à l'hôpital Lariboisière le 25 avril 1865.

Ses parents vivent encore et se portent bien. Lui-même ne se rappelle aucune maladie, à l'exception de la rougeole. Il ne présente et n'a jamais présenté aucun symptôme de scrofule. Il exerce depuis cinq ans la profession de cuisinier en province et n'est venu à Paris que depuis quelques semaines.

La maladie qui l'amène à l'hôpital a commencé à la fin de février 1865, le lendemain d'un jour où il avait longtemps joué dans la neige avec ses camarades et s'était refroidi. Le premier phénomène qui parut fut la toux;

presque immédiatement suivie d'un crachement de sang (environ un verre). Ce crachement de sang dura pendant deux jours. C'est alors que se sentant à peu près remis de cet accident, il vint à Paris. Il loua un petit cabinet sans air, sans lumière, et entra comme aide chez un restaurateur de la rue de Rambuteau. Au lieu de se rétablir, il continua, tout en travaillant, à tousser et à expectorer quelques crachats blancs verdâtres, aérés; bientôt il perdit l'appétit et les forces, maigrit notablement, éprouva des sueurs nocturnes et se décida alors à entrer à l'hôpital.

La figure est extrêmement pâle, ce que nous attribuons à la maladie, mais beaucoup aussi à sa profession. Quoique conservant encore un certain embonpoint, il prétend avoir considérablement maigri depuis deux mois; il se plaint d'une faiblesse extrême. L'inappétence est absolue; la langue est rouge sur les bords et à la pointe; on ne constate ni diarrhée, ni vomissements; la peau est chaude; le pouls est à 120, la voix légèrement enrouée. Oppression vive, toux continuelle, fatigante; expectoration abondante de crachats jaune-verdâtres opaques; pas de point de côté, mais percussion du thorax généralement douloureuse. En avant, sous les deux clavicules, obscurité du son très-notable; en arrière, la diminution du son est plus marquée à gauche. L'auscultation fait entendre dans les deux côtés de la poitrine, en avant et en arrière, des râles sibilants et sous-crépitants qui masquent le murmure respiratoire. Ces râles sont plus prononcés dans les parties supérieures que dans les parties inférieures, à gauche qu'à droite; en certains points les râles sous-crépitants sont humides,

Les jours suivants, l'état du malade s'aggrave ; la fièvre est plus vive, la peau est brûlante ; 120 pulsations par minute, développées, mais dépressibles ; la langue est rouge, le sentiment de prostration de plus en plus marqué ; la toux est incessante ; les crachats très-abondants sont constitués par une partie jaune opaque nageant dans une sérosité louche. Les phénomènes stéthoscopiques sont encore plus prononcés que les jours précédents. A gauche, en avant, râles sibilants et sous-crépitants dans toute la hauteur du poumon ; en bas, quelques-uns sont très-humides et donnent à l'oreille la sensation du râle caverneux. En arrière, les râles sibilants sont plus aigus, les râles sous-crépitants plus fins. C'est un mélange de râles crépitants et de râles sous-crépitants secs, surtout perçus dans l'inspiration. A droite, en avant, respiration soufflante, peu de râles ; en arrière, râles sibilants et sous-crépitants, surtout marqués au sommet.

Il est inutile d'énumérer jour par jour des symptômes qui ont très-peu varié. Nous nous bornerons à dire que l'état général a été constamment s'aggravant. La fièvre a persisté avec la même intensité, le pouls restant fréquent et la peau très-chaude, sans que jamais le visage, du moins, le matin, au moment de la visite, devînt rouge, injecté. La toux a été un phénomène dominant et des plus pénibles pour le malade. Les crachats n'ont jamais été visqueux ni sanguinolents ; ils ont toujours présenté les caractères décrits plus haut et ont été mélangés à diverses reprises d'un peu de sang pur. Nous n'avons constaté ni délire ni épistaxis, ni ballonnement du ventre, ni douleur dans la fosse iliaque. Jamais de diarrhée.

La percussion a fourni un son de plus en plus obscur non-seulement au sommet des poumons, mais dans toute l'étendue de la poitrine, particulièrement du côté gauche.

Les signes stéthoscopiques se sont très-peu modifiés. Ils ont toujours consisté en un mélange de râles crépitants, sous-crépitants, ronflants et sibilants. Dans certains points, surtout en avant et à gauche, ils sont devenus de plus en plus humides et tout à fait semblables à un petit gargouillement. En arrière et à droite, nous percevons dans les derniers jours du souffle et du râle caverneux dans un point limité.

Malgré un traitement actif, mort le 12 mai.

Autopsie. — Les plèvres pariétale et viscérale n'ont pas contracté d'adhérences, excepté au sommet gauche où ces adhérences sont légères.

Le poumon droit présente à sa partie antérieure quelques soulèvements emphysémateux. Il est induré dans sa presque totalité; sa densité rappelle celle d'une pneumonie fibrineuse. Une coupe de l'organe donne issue à une grande quantité d'un liquide rougeâtre. Des granulations tuberculeuses existent au milieu de l'hépatisation. Au lobe supérieur, on remarque plusieurs petites excavations dont quelques-unes contiennent encore dans leurs parois des débris de matière caséeuse. A la partie tout à fait inférieure existe simplement de la congestion avec quelques granulations.

Le poumon gauche présente à sa surface des inégalités et des colorations diverses qui proviennent tantôt de l'emphysème, tantôt de masses caséeuses qui soulèvent la plèvre. Tout le poumon est converti en un tissu induré et ramolli par places, véritable pneumonie passée dans certains points à l'état caséeux, jaunâtre. Ce tissu est dans d'autres points comme œdématié. En avant et en bas, là où nous percevions une sorte de gargouillement, le parenchyme est mollasse, et le liquide qui s'en écoule est louche, puriforme. Des granulations existent en grand nombre dans ce poumon.

L'examen microscopique montre dans les masses hépatisées des alvéoles pulmonaires remplis par des cellules très-volumineuses, mesurant de $0^{mm},012$ à $0^{mm},015$, possédant un ou plusieurs noyaux, souvent vésiculeuses, et contenant des granulations graisseuses. Plusieurs noyaux sont en voie de division. Ces gros éléments sont prédominants, mais il existe aussi de véritables leucocytes plus ou moins granuleux.

Les granulations saillantes, demi-transparentes ou jaunâtres, que l'on voit à l'œil nu dans les parties hépatisées sont exclusivement formées de petits noyaux mesurant de $0^{mm},005$ à $0^{mm},006$ et de rares fibres élastiques. Ce sont de vraies granulations tuberculeuses. Dans le lobe inférieur droit ces granulations tuberculeuses se trouvaient seules, comme nous l'avons dit, isolées au milieu du tissu pulmonaire normal ou simplement congestionné. Ces granulations étaient assez grosses, saillantes, semi-transparentes ou opaques. Elles occupaient la place de plusieurs alvéoles, comme le prouvait la présence de nombreuses fibres élastiques trouvées dans chaque granulation.

Cette observation présente de grandes analogies avec l'observation qui précède, si ce n'est que le début a été moins violent, et plutôt celui d'une bronchite que d'une pneumonie; mais, au fond, les symptômes notés pendant la vie et les lésions constatées après la mort étaient les mêmes, seulement moins avancées chez le second malade. Ce n'est en effet que dans les derniers jours que nous avons perçu à l'un des sommets du souffle caverneux et du gargouillement. Cette circonstance eût pu rendre le diagnostic un peu plus difficile si le crachement de sang, qui a marqué le début de la maladie, si le caractère de l'expectoration et la gravité des symptômes généraux n'avaient immédiatement révélé la nature tuberculeuse des broncho-pneumonies reconnues pendant la vie.

Phthisie galopante, à forme typhoïde.

Le nommé Jules M., âgé de vingt-quatre ans, emballeur, est entré à l'hôpital Lariboisière, une première fois au mois de juin 1864, pour une bronchite qui disparut assez rapidement. Depuis lors, sans être très-vigoureux, il s'était bien porté et avait même notablement engraissé.

Le 27 octobre 1865, il fut pris tout à coup de douleur de ventre, de diarrhée, de crampes et d'un grand affaiblissement. Il fut transporté à l'hôpital Lariboisière dans le service des cholériques ; mais on s'aperçut bientôt que les accidents cholériformes ne constituaient pas toute sa maladie; la toux, l'oppression devinrent si prononcées qu'on le fit passer dans une salle de médecine.

Nous le trouvâmes dans le décubitus dorsal, avec toutes les apparences de la prostration typhoïde. Peau chaude, pouls fréquent, 120 pulsations, langue rouge sur les bords et à la pointe, sèche sur la ligne médiane, lèvres crouteûses, inappétence, soif vive, pas de nausées, ventre légèrement ballonné, sans taches lenticulaires, sans pétéchies, sans sudamina, diarrhée abondante. Toux fréquente, expectoration de crachats jaune-verdâtres, râles sibilants et sous-crépitants disséminés dans les deux côtés de la poitrine, plus marqués aux sommets des deux côtés; céphalalgie, insomnie, pas d'épistaxis.

Pendant quelques jours, nous crûmes avoir affaire à une fièvre typhoïde. Des applications de ventouses sèches avaient été suivies de ces ecchymoses noirâtres et persistantes qui se remarquent dans cette pyrexie, et nous fortifiaient dans notre pensée première; toutefois l'absence de taches lenticulaires et de sudamina, la fréquence de la toux, l'augmentation croissante de l'expectoration, l'amaigrissement continu et rapide du malade, éveillèrent dans notre esprit quelques soupçons, bientôt changés en certitude par un nouvel examen approfondi de la poitrine.

Cette fois nous constatâmes une diminution très-notable du son à droite avec une sorte de bruit de pot fêlé. A l'auscultation, nous perçûmes au sommet une respiration soufflante et des râles sibilants et sous-crépitants ; ces râles existaient en assez grand nombre dans la moitié inférieure. A gauche, diminution du son, mais moindre que du côté droit; râles sibilants et sous-crépitants, surtout dans la moitié supérieure. En arrière du côté droit, son diminué dans les fosses sus- et sous-épineuse, augmenté au contraire dans la moitié inférieure. A l'auscultation, respiration affaiblie tout à fait au sommet; au niveau de la fosse sous-épineuse, souffle caverneux sans râles notables; dans la moitié inférieure respiration normale. Du côté gauche, diminution du son dans la moitié supérieure; respiration tubo-caverneuse, mélangée de râles sous-crépitants humides; dans la moitié inférieure, râles sous-crépitants assez fins et secs.

Les jours suivants, l'état du malade s'aggrava considérablement, le pouls devint d'une fréquence extrême, filiforme, la figure de plus en plus altérée avec teinte cyanique, oppression considérable, soubresauts continuels des tendons, délire nocturne. La mort arriva le 12 novembre.

Autopsie. — Le poumon gauche (voy. planche coloriée III) présentait des adhérences pleurales très-intimes au sommet surtout. Sur une coupe passant par le bord postérieur, on apercevait dans le lobe supérieur induré un assez grand nombre de cavernules irrégulières, communiquant avec les bronches. Le tissu au milieu duquel se trouvaient ces cavernules offrait l'aspect suivant : la plus grande partie en était gris rosé, hépatisée, non crépitante, à surface de section plane légèrement granuleuse; c'était le fond sur lequel tranchaient des îlots gris-blanchâtres, également granuleux mais plus friables, qui existaient surtout au pourtour des cavernes, de telle sorte qu'il était évident que les cavernes résultaient de la destruction de ces derniers; quelques unes de ces masses grises étaient même en voie d'élimination. En outre, dans les parties privées d'air, hépatisées, de couleur gris-rosé, on apercevait, en regardant de très-près, de petits grains grisâtres ou blanchâtres (granulations à l'examen microscopique). Le lobe inférieur présentait à sa partie supérieure seulement un groupe de cinq ou six cavernules entourées d'un tissu analogue à celui que nous venons de décrire. A la partie inférieure, petites éminences grisâtres (granulations visibles sur un fond très-congestionné).

Du côté droit, pleurésie récente, surtout de la base au sommet, grande caverne anfractueuse, irrégulière, du volume d'un petit œuf. Tout le tissu du lobe supérieur était altéré et présentait un mode d'hépatisation gris-rosé analogue à celui que nous venons de décrire au poumon gauche. A la base du lobe inférieur existaient de petits îlots de cette même hépatisation avec des cavernules commençantes. Le lobe inférieur montrait, au milieu d'un tissu fort congestionné ou même hépatisé rouge, de petites masses grises à surface plane granuleuse avec un petit orifice au centre ; on y distinguait également une cavernule.

Le larynx et la trachée étaient sains ; le foie paraissait normal ainsi que la rate et les reins. L'intestin offrait dans presque toute son étendue de petites tuméfactions arrondies, déprimées à leur centre, assez analogues aux pustules ombiliquées de la variole.

L'examen microscopique fait sur des sections fines à l'état frais montrait les alvéoles pulmonaires remplis complétement par des leucocytes et par de gros corps granuleux, mais dans cette même partie existaient aussi des granulations miliaires bien reconnaissables à leurs éléments beaucoup plus petits que les précédents, serrés les uns contre les autres, formant de petits îlots autour des bronches ou au milieu des zones de tissu conjonctif dense et infiltré de pigment noir.

Les parties jaunes, caséeuses, opaques, situées au pourtour des cavernes, sous forme de lobules, en voie d'élimination étaient formées par les alvéoles pulmonaires remplis de détritus granuleux et par les vaisseaux sanguins oblitérés.

Dans les portions inférieures qui se présentaient sous l'aspect de tubercules miliaires, on constatait à la fois des granulations tuberculeuses assez récentes et des alvéoles remplis de cellules et de leucocytes. De plus, au sommet du poumon, il existait des tractus épaissis de tissu conjonctif contenant des granulations tuberculeuses, ce qui explique comment la partie hépatisée du sommet était plus résistante et plus dense que cela ne se rencontre dans la pneumonie catarrhale ordinaire.

Ce qui donne un intérêt tout particulier à cette observation, c'est la présence de phénomènes adynamiques tellement prononcés que nous avons pu croire pendant quelque temps qu'il s'agissait, chez notre malade, d'une fièvre typhoïde. Ce fait nous paraît important; il montre qu'il existe de grandes analogies entre la phthisie galopante et la phthisie granuleuse généralisée fébrile (phthisie aiguë des auteurs) et que c'est bien à tort que l'on a invoqué l'état typhoïde observé dans quelques cas pour séparer cette dernière maladie de la tuberculisation et la ranger dans la classe des pyrexies.

Phthisie galopante survenant dans le cours d'une phthisie chronique.

Le 14 mars 1865 entrait à l'hôpital Lariboisière (salle Saint-Landry, numéro 31) le nommé G..., âgé de dix-huit ans, né de père et mère bien portants. Ce jeune garçon avait habité la campagne jusqu'à l'âge de neuf ans; à cette époque il vint à Paris et au bout de quelques années entra en apprentissage chez un bijoutier. Cet apprentissage fut pour lui extrêmement rude. Mal nourri, mal logé, il restait constamment assis, travaillant toute la journée au chalumeau devant un bec de gaz.

Quoique sa santé eût été fort ébranlée par les mauvaises conditions hygiéniques dans lesquelles il s'était trouvé placé, cependant il n'avait pas été sérieusement malade et ne toussait pas, lorsque vers le mois de mai 1864, en faisant de la gymnastique, il reçut dans le dos un coup tellement violent qu'il fut pris de tremblement général du corps et faillit se trouver mal. Dans la nuit il rendit par la bouche environ un verre de sang en plusieurs fois.

Les semaines qui suivirent cet accident se passèrent assez bien, sans symptôme particulier, puis il commença à tousser, eut un peu de fièvre et dès lors la toux ne cessa plus. Il continua à travailler jusqu'au mois de septembre, époque à laquelle l'aggravation de la fièvre et de la toux auxquelles s'étaient joints de l'amaigrissement, des sueurs nocturnes, la perte des forces et de l'appétit le forcèrent à entrer à l'hôpital de la Pitié. Il y resta environ un mois et demi et en sortit notablement amélioré, à tel point qu'il put reprendre ses occupations.

Au bout de quelques mois les accidents reparurent et il fut admis à l'hôpital Lariboisière (salle Saint-Landry, n° 31) le 14 mars 1865.

Nous constatâmes, au moment de son entrée, tous les signes d'une phthisie chronique limitée au poumon droit et à la partie supérieure de ce poumon : matité au sommet, râles sous-crépitants humides et léger gargouillement, respiration soufflante à la partie inférieure, respiration rude du côté gauche sans diminution du son, sans bruits anormaux. La toux était modérée, l'expectoration médiocrement abondante, la fièvre peu accusée ; le malade avait de l'appétit et restait levé une grande partie de la journée.

Vers le commencement d'avril, sans cause appréciable, les symptômes s'aggravèrent tout à coup ; la fièvre s'alluma, elle fut vive et continue, le malade se plaignit d'une grande faiblesse, d'oppression ; la toux devint plus fréquente plus douloureuse ; l'expectoration ne changea pas de caractère, mais les crachats furent plus abondants. En même temps l'amaigrissement, en quelques jours, fit de rapides progrès.

L'examen de la poitrine nous démontra que les lésions s'étaient étendues du côté droit, et que le poumon gauche commençait à se prendre également. Dans les points qui jusque-là nous avaient paru indemnes ou à peu près, nous percevions des râles sous-crépitants plus ou moins secs, mélangés de râles ronflants et sibilants. Nous pûmes ainsi suivre pour ainsi dire jour par jour l'envahissement rapide de la majeure partie des deux poumons par la pneumonie catarrhale et caséeuse. Les lésions anciennes avaient pendant ce temps subi une accélération dans leur marche jusque-là fort lente.

Le 21 avril, quelques jours avant la mort, trois semaines environ après le début des accidents aigus, nous constations l'état suivant : Amaigrissement considérable, inappétence absolue, diarrhée, léger muguet sur la muqueuse buccale, fièvre vive (125 pulsations, peau brûlante), toux incessante, expectoration très-abondante de crachats jaune verdâtres, opaques, ni sanguinolents, ni sanglants, oppression forte (55 respirations par minute) ; douleur du côté gauche, au-dessous du sein.

Par la percussion en avant, matité à droite dans presque toute la hauteur, à gauche simple obscurité.

A l'auscultation, dans la moitié supérieure droite, souffle caverneux et gargouillement ; dans la moitié inférieure, râles sous-crépitants humides, râles cavernuleux, râles ronflants et sibilants. A gauche, respiration soufflante au sommet, râles sibilants surtout dans l'expiration ; plus bas, au niveau de la douleur, râles sous-crépitants humides.

En arrière, diminution du son dans toute la hauteur du côté droit ; à gauche, son à peu près normal.

A l'auscultation, râles sous-crépitants humides et léger gargouillement dans la plus grande étendue du poumon droit, souffle caverneux au sommet moins prononcé qu'en avant. A gauche, quelques râles ronflants et sous-crépitants humides disséminés, léger gargouillement par places.

L'*autopsie* nous montra les lésions suivantes : Les plèvres costale et pulmonaire du côté droit sont très-adhérentes dans toute leur étendue. Le poumon est volumineux, induré, pesant ; il présente à une coupe faite à la partie antérieure une excavation au sommet pouvant contenir une grosse noix. Un peu au-dessous dans le lobe supérieur existent un certain nombre de cavernules creusées au centre d'un tissu induré, en pneumonie catarrhale et caséeuse (ces dernières par petites masses) ; plus bas, dans la moitié inférieure, les excavations sont plus rares, mais on trouve de nombreux noyaux caséeux disséminés, quelques-uns du volume d'un pois, d'autres de la grosseur d'une forte tête d'épingle. Au milieu de ces parties hépatisées se rencontrent un grand nombre de granulations grises ou jaunâtres, qui se distinguent à l'œil nu et mieux encore au microscope des petites masses caséeuses précédemment décrites.

Sur une coupe postérieure se remarquent les mêmes lésions; seulement les petites excavations creusées dans le tissu hépatisé sont moins nombreuses qu'en avant. Tout à fait à la base le parenchyme est simplement congestionné, et renferme quelques granulations.

Au poumon gauche, les adhérences sont beaucoup moins étendues que du côté droit; elles n'existent qu'en arrière et à la partie supérieure. En avant, on observe quelques fausses membranes, molles, indices de la pleurésie récente qui s'était traduite dans les derniers jours de la vie par un point de côté fort douloureux. Le poumon est beaucoup moins volumineux, moins dur que celui du côté opposé. Une coupe faite à la partie antérieure démontre l'existence d'une petite caverne au sommet et de noyaux de pneumonie catarrhale et caséeuse disséminés dans toute la hauteur du poumon au milieu d'un tissu congestionné. A la partie postérieure, même état, seulement induration pneumonique plus étendue et plus prononcée qu'en avant. Le poumon gauche présente, comme le poumon droit, un assez grand nombre de granulations parfaitement reconnaissables.

La muqueuse bronchique est injectée et un peu épaissie. Les ganglions bronchiques et surtout les ganglions mésentériques sont augmentés de volume et offrent une partie jaunâtre caséeuse et une partie rouge enflammée. Le foie commence à subir la dégénérescence graisseuse. De nombreuses ulcérations se remarquent sur l'intestin.

Dans cette observation le passage de la forme chronique à la forme aiguë, autrement dit, le développement de la broncho-pneumonie envahissante s'est opéré en quelque sorte sous nos yeux. Quant à dire pourquoi la lésion s'est subitement étendue à une grande partie des poumons de manière à précipiter la marche jusque-là lente de la maladie, nous l'ignorons absolument, tout comme nous ignorons pourquoi la forme aiguë se montre chez certains individus de préférence à la forme chronique. Il est probable que ces différences tiennent surtout à des conditions individuelles, difficiles à déterminer.

Diagnostic. — Le diagnostic de la phthisie galopante est généralement facile. D'une part, la toux, l'expectoration, la dyspnée appellent immédiatement l'attention sur la poitrine. D'une autre part, la présence de phénomènes stéthoscopiques tout à fait caractéristiques à la partie supérieure d'un ou des deux poumons ne peut laisser le moindre doute sur l'existence d'une tuberculose. En dernier lieu, la rapidité avec laquelle se sont développés les accidents, la nature et l'étendue des signes fournis par l'auscultation, viennent indiquer l'espèce particulière de phthisie, phthisie aiguë, galopante.

On conçoit néanmoins qu'au début et alors que les pneumonies catarrhales ne sont pas encore parvenues à la période du ramollissement caséeux, le médecin puisse éprouver quelque difficulté à se prononcer immédiatement sur la nature de l'affection thoracique. On perçoit en effet des râles sibilants et sous-crépitants qui n'ont rien encore de décisif et qui peuvent très-bien indiquer l'existence d'une bronchite capillaire, d'une pneumonie, d'une broncho-pneumonie simple. Il est vrai que le siége spécial de ces râles dans un sommet ou dans les deux à la fois, que le caractère de l'expectoration qui n'est généralement ni visqueuse ni sanguinolente, que la présence fréquente de sang pur au milieu des crachats, que quelquefois l'existence antérieure d'une hémoptysie doivent éveiller le soupçon d'une tuberculisation aiguë, surtout si les antécédents de famille viennent confirmer les craintes que font naître tous ces symptômes réunis.

A cette époque de la maladie, avant que se manifestent les signes du ramollissement caséeux, on pourrait la confondre avec la phthisie granuleuse généralisée pneumonique, et effectivement, quand on veut bien y réfléchir, ces deux formes anatomiques de la tuberculisation sont si voisines l'une de l'autre, qu'il n'est pas étonnant que les symptômes présentent entre eux une grande analogie. Ce qui établit une différence importante, c'est que, d'emblée, dans la phthisie granuleuse généralisée, les complications inflammatoires envahissent les poumons dans leur totalité ou dans une grande partie de leur étendue, et alors, dès le principe, on perçoit dans toute la poitrine, en avant et en arrière, les signes plus ou moins prononcés de la broncho-pneumonie catarrhale, c'est-à-dire la faiblesse de la respiration, les râles crépitants et sous-crépitants, les râles sonores, sibilants, ronflants, etc. Dans la phthisie galopante au début les lésions sont le plus souvent bornées à la partie supérieure des poumons, et ce n'est que successivement, quoique très-rapidement, il est vrai, que les autres parties sont affectées.

Dans la phthisie granuleuse généralisée fébrile, les symptômes généraux annoncent dès le principe une maladie exceptionnellement grave ; la fièvre est très-vive et l'adynamie qui ne tarde pas à se manifester est l'indice de l'atteinte profonde portée à l'économie tout entière ; l'oppression d'un autre côté est extrême, et elle s'explique par l'étendue des lésions (pneumonies lobulaires généralisées, et granulations confluentes).

Dans la phthisie galopante, la fièvre, l'oppression, la perte des forces surtout, sont au début moins prononcées. Les symptômes sont plus ceux d'une affection thoracique aiguë que ceux d'une maladie générale, d'une pyrexie. Hâtons-nous toutefois d'ajouter que ces caractères différentiels n'ont rien d'absolu, et que l'état typhoïde lui-même peut se rencontrer dans la phthisie galopante aussi bien que dans la phthisie granuleuse pneumonique, ainsi que l'a prouvé une de nos précédentes observations.

Au surplus, si le doute existe, il ne tarde pas à se dissiper. Tandis, en effet, que dans la phthisie granuleuse généralisée compliquée de pneumonie ou de bronchite, les signes stéthoscopiques varient peu et consistent presque exclusivement en râles sibilants, sous-crépitants et en faiblesse de respiration, dans la phthisie galopante les râles humides succèdent rapidement aux râles secs dans divers points de la poitrine, surtout vers les sommets; puis bientôt les râles sous-crépitants humides sont eux-mêmes remplacés par les râles cavernuleux, caverneux et le souffle caverneux, en même temps qu'on suit pour ainsi dire les mêmes symptômes dans leur envahissement progressif des lobes inférieurs des poumons.

Nous avons dit que quelquefois la phthisie galopante revêt au début la physionomie d'une pneumonie franche. En pareil cas, l'idée de cette dernière maladie se présentera naturellement à l'esprit, et ce n'est que plus tard lorsque les phénomènes morbides s'aggraveront au lieu de s'amender, lorsque les râles humides succéderont aux râles secs et le souffle caverneux au souffle tubaire, que la véritable nature de la pneumonie sera soupçonnée et reconnue. Chez les vieillards dont les affections thoraciques présentent souvent des symptômes locaux peu prononcés ou anormaux, le diagnostic peut rester plus longtemps obscur. Les auteurs, M. Durand-Fardel (1) en particulier, citent des observations dans lesquelles l'autopsie seule a montré qu'il s'agissait d'une phthisie galopante, plutôt que d'une pneumonie. Dans le cas de doute, il faudra surtout tenir compte des phénomènes généraux, et notamment de l'affaiblissement rapide avec amaigrissement.

Lorsque des *noyaux cancéreux* sont disséminés dans les poumons, ils peuvent, dans quelques cas, donner lieu à des symptômes généraux et locaux qui ont la plus grande analogie avec ceux de la tuberculisation aiguë, galopante. Un des faits les plus remarquables en ce genre a été recueilli à l'hôpital Lariboisière, dans le service de M. le docteur Oulmont, qui a bien voulu nous communiquer l'observation du malade.

(1) Durand-Fardel, *Traité des maladies des vieillards*, p. 621.

Cette observation est relative à un homme âgé de vingt-huit ans, entré le 6 mars 1865, dans la salle Saint-Charles, n° 16 pour une névralgie sciatique du membre abdominal gauche. Cette névralgie avait cédé à l'usage des bains sulfureux et le malade se disposait à quitter l'hôpital, lorsqu'il fut pris tout à coup sans cause appréciable, des symptômes d'une fièvre catarrhale : fièvre intense, courbature générale, coryza, toux, douleurs thoraciques vagues, gêne de la respiration, inappétence, langue blanche, diarrhée. L'auscultation fit entendre dans les premiers jours de nombreux râles ronflants et sibilants disséminés dans les deux poumons. Ces râles ne tardèrent pas à se transformer en râles sous-crépitants qui furent perçus également dans toute la hauteur de la poitrine tant en avant qu'en arrière. Les phénomènes stéthoscopiques n'ont pas varié pendant tout le temps de la maladie, si ce n'est que les râles sous-crépitants sont devenus de plus en plus humides. Dans les derniers jours, on a constaté de la submatité dans tout le côté gauche du thorax surtout à la partie postérieure et supérieure.

Pendant près d'un mois que la maladie a duré, la fièvre a été vive, continue ; les transpirations abondantes ; l'affaiblissement s'est de plus en plus prononcé, l'amaigrissement a fait de rapides progrès, l'appétit a toujours été complétement nul, la diarrhée a été persistante, les crachats n'ont jamais été différents de ceux qui existent dans la bronchite, la face a toujours présenté une pâleur considérable et quelquefois une expression d'égarement. Au milieu de tous ces phénomènes, l'intelligence s'est conservée intacte jusqu'au dernier jour, à peine un peu de délire calme s'est-il montré quelques heures avant la mort qui est survenue le 12 juin.

A l'autopsie, on a trouvé des masses cancéreuses dures, quelques-unes en voie de ramollissement dans les deux poumons, surtout au poumon gauche. La plus volumineuse était située de ce côté, vers l'angle de l'omoplate et plus près du bord postérieur que de la face antérieure ; les bronches étaient injectées.

Des masses cancéreuses existaient dans plusieurs autres organes, les reins et le pancréas. L'intestin était sain.

Cette observation est assurément bien remarquable. En moins d'un mois un cancer s'est développé dans les poumons et a amené la mort. En présence des symptômes ci-dessus mentionnés, quel est le médecin qui aurait pu songer à une maladie autre que la phthisie aiguë, galopante. Comment supposer surtout qu'il se fût agi d'un cancer pulmonaire qui ne s'était révélé par aucun signe particulier, cancer si rarement observé sous la forme indiquée dans l'observation ?

TROISIÈME SECTION.

PNEUMONIE CASÉEUSE GÉNÉRALISÉE, LOBAIRE.

Nous aurions pu à la rigueur faire rentrer cette forme de la tuberculisation dans les formes précédentes, et en particulier, dans la phthisie galopante, puisque, ainsi que nous le verrons plus loin, les caractères anatomiques et cliniques qui appartiennent à la pneumonie caséeuse lobaire se rapprochent à beaucoup d'égards de ceux que nous avons assignés à cette dernière maladie. Toutefois des différences existent et ces différences nous ont paru assez nombreuses et assez importantes pour nécessiter une étude séparée.

Dans la pneumonie caséeuse lobaire, en effet, la granulation miliaire est généralement peu distincte ; quelquefois même on n'en trouve pas vestige. Faut-il admettre en pareil cas qu'elle n'a pas existé, ainsi que quelques auteurs semblent disposés à le croire ? Faut-il supposer qu'elle est devenue méconnaissable au milieu des profondes modifications qu'a subies le tissu pulmonaire ? Cette dernière opinion nous paraît la plus vraisemblable, la plus en rapport avec les faits que nous avons observés, néanmoins la question n'est pas encore complétement résolue pour tous les pathologistes, et dès lors on comprend que nous devions faire quelques réserves, réserves motivées par les cas, dans lesquels on n'a pu constater le signe caractéristique de la tuberculisation, la granulation miliaire (1).

D'un autre côté, si nous n'envisageons que la pneumonie qui joue ici, comme dans la phthisie galopante, un rôle dominateur, nous ne pouvons pas ne pas être frappés de quelques caractères spéciaux qu'elle présente. Cette pneumonie envahit rapidement un ou plusieurs lobes d'un poumon, quelquefois un poumon tout entier; seulement, à l'inverse de ce qui se passe pour la phthisie galopante, et en général, pour toutes les espèces de phthisie, elle paraît

(1) Nous avons déjà agité cette difficile question à propos de l'anatomie pathologique (p. 144) et nous nous sommes demandé si d'autres états morbides, et en particulier la scrofule, ne pourraient pas donner naissance à cette forme de pneumonie. Nous avons dit que c'était l'opinion de Virchow, de M. Villemin.

Niemeyer (*Éléments de pathologie interne*, t. I, p. 241) croit de son côté que la pneumonie caséeuse, qu'il désigne sous le nom de *tuberculose infiltrée*, peut se développer indépendamment des granulations, chez les individus dont la constitution est originairement ou accidentellement affaiblie : « N'est-il pas plausible, dit le savant professeur, que des catarrhes bronchiques qui, chez les individus robustes ont en général une courte durée ou restent au moins des affections superficielles traînent plus facilement en longueur chez les sujets débilités, qu'ils envahissent petit à petit le parenchyme de la paroi bronchique, et de là, les cellules pulmonaires voisines, déterminant des infiltrations caséeuses et des destructions. »

L. Meyer paraît également avoir observé cette forme de pneumonie à la suite de la rougeole, pendant une grave épidémie qui sévit à Berlin à l'hôpital de la Charité en 1851 et 1852.

Enfin, nous lisons dans un des ouvrages de Virchow (*Syphilis constitutionnelle*) le passage suivant qui a trait à la pneumonie caséeuse chronique. « A Wurtzburg, où la syphilis héréditaire est une maladie très-commune, j'ai vu la plupart de ces enfants succomber à la suite d'une broncho-pneumonie particulière sèche, souvent presque caséeuse. L'examen microscopique démontrait que la masse sèche, résistante, très-analogue à l'infiltration tuberculeuse qui était renfermée dans les alvéoles pulmonaires était composée de cellules pressées les unes contre les autres, puriformes pour la plupart. La plus grande partie était rapidement dé-

atteindre de préférence les lobes inférieurs et moyen, respectant souvent le sommet (1).

Débutant à la manière des pneumonies fibrineuses, elle présente ceci de remarquable qu'elle passe avec une extrême rapidité à l'état caséeux dans presque tous les points à la fois, si bien qu'on a rarement l'occasion de constater la période d'hépatisation rouge. Quand le malade vient à succomber, ce qui arrive presque infailliblement, cette pneumonie étant très-étendue et n'ayant pas de tendance à se terminer par résolution, on trouve le poumon converti en totalité, ou dans plusieurs de ses lobes, en une masse indurée, friable, uniformément blanc jaunâtre, parsemée de quelques stries noirâtres, et donnant à la coupe l'idée du mastic ou mieux encore du fromage de Roquefort. C'est l'hépatisation jaune que nous avons étudiée avec tant de détails dans la partie consacrée à l'anatomie pathologique (p. 138 et suiv.).

truite par la métamorphose graisseuse et restait dans la vésicule pulmonaire sous forme de détritus granuleux. Mais cette même forme se rencontrait aussi sans relation directe avec la syphilis. Pour le moment il est difficile de déterminer les signes certains avec lesquels on peut reconnaître la nature syphilitique de semblables pneumonies. »

Nous avons cru devoir faire les citations qui précèdent uniquement pour prouver la possibilité du développement de la pneumonie caséeuse en dehors de la tuberculisation, mais nous n'avons pas voulu établir que ces différentes espèces de pneumonie fussent identiques avec la pneumonie caséeuse généralisée que nous étudions en ce moment.

(1) Nos faits sont trop peu nombreux pour qu'il nous soit permis de poser une règle générale à cet égard. Chez les enfants, d'ailleurs, ainsi qu'il résulte des recherches intéressantes de MM. Barthez et Rilliet (*Maladies des enfants*, tome III, p. 663, 2e éd.) le lobe supérieur serait plus souvent atteint que les lobes inférieurs de l'infiltration jaune tuberculeuse (pneumonie caséeuse). Il est vrai qu'il n'est peut-être pas question dans les observations de MM. Barthez et Rilliet, comme dans les nôtres, de l'infiltration jaune *généralisée*.

Ce qui caractérise plus spécialement l'état caséeux de cette pneumonie généralisée, c'est que le ramollissement ne s'en empare pas avec la même facilité que cela se rencontre dans la phthisie galopante, et si on l'observe, ainsi que nous en citerons des exemples, il n'affecte que des parties peu considérables du parenchyme hépatisé. A quoi tient cette différence ? ce n'est pas seulement parce que la maladie tue avant que les lésions aient pu parcourir toutes les périodes de leur développement, puisqu'on rencontre des pneumonies chroniques qui restent caséeuses pendant plusieurs mois, sans que se manifeste la moindre tendance au ramollissement. C'est donc un caractère, et un caractère important, de cette forme de tuberculisation.

Enfin, si nous examinons la maladie au point de vue des symptômes qu'elle détermine, là encore nous trouvons des différences notables que nous signalerons plus loin, et qui achèvent de justifier la place à part que nous avons réservée à la pneumonie caséeuse lobaire.

Avant d'exposer les symptômes de cette forme rare et peu connue de la tuberculisation, nous croyons utile de rapporter d'abord quelques observations qui donneront une idée générale de la maladie. Le premier fait que nous ayons recueilli remonte à l'année 1855, à une époque où notre attention n'avait pas été suffisamment attirée vers ce sujet, et où notre opinion, comme celle des auteurs, était loin d'être fixée sur la véritable nature de l'affection. On en pourra juger par les réflexions que nous suggéra alors cette observation, et que nous reproduisons également sans aucune modification.

La nommée J. Catherine, âgée de cinquante-sept ans,

entrée à l'hôpital Lariboisière (salle Sainte-Mathilde, n° 9) le 8 septembre 1855, a toujours joui d'une bonne santé, quoique sujette à tousser et à expectorer. Elle a craché à diverses reprises du sang, mais en petite quantité.

Sa maladie actuelle remonte à trois mois. A cette époque, elle fut prise brusquement de frisson, fièvre, point de côté à droite, toux, oppression, malaise général, inappétence. Tout aussitôt commença à se manifester un amaigrissement qui fit de rapides progrès.

Quand elle entra à l'hôpital Lariboisière, elle fut placée dans le service d'un des médecins les plus distingués de l'hôpital qui, après l'avoir examinée, porta le diagnostic de bronchite suspecte avec épanchement pleurétique à droite, et fit appliquer un vésicatoire sur le côté droit.

Quelques jours plus tard, à la suite de mutations survenues dans les services de l'hôpital, l'un de nous fut chargé de la salle Sainte-Mathilde, et constata chez la malade les symptômes suivants :

C'est une femme pâle, très-notablement amaigrie. La toux est fréquente, quinteuse ; l'expectoration abondante et composée de matières jaune verdâtres, épaisses, rendues quelquefois en telle quantité qu'on dirait qu'elles s'échappent d'une spacieuse cavité. Il n'y a aucune trace de sang dans les crachats. L'oppression est très-vive, accompagnée parfois d'un sifflement laryngien.

La percussion donne en avant et à droite une obscurité du son commençant à quelques travers de doigt au-dessous de la clavicule, et allant en augmentant de haut en bas, si bien que dans les deux tiers inférieurs elle constitue une *matité absolue*, avec résistance au doigt, tout à fait analogue à la matité qui correspond à un épanchement pleural considérable. En arrière et latéralement, mêmes renseignements fournis par la percussion, c'est-à-dire, matité *femoris instar*, surtout prononcée dans les régions inférieures de la poitrine. A gauche, dans toute l'étendue du poumon, en avant et en arrière, la sonorité est conservée; peut-être même est-elle un peu augmentée.

A l'auscultation, en avant et à droite, murmure vésiculaire à peu près normal sous la clavicule, léger affaiblissement sans râles, sans souffle, sans expiration prolongée. Dans tout le reste de la poitrine, absence complète du murmure respiratoire, sans le plus petit râle, sans le moindre souffle. Les bruits du cœur sont perçus très-distinctement dans toute cette région. En arrière, les symptômes constatés par l'auscultation varient. A certains jours, on ne constate, comme en avant, qu'une faiblesse extrême de la respiration. D'autres fois, et surtout quand la malade a expulsé d'abondants crachats par les efforts de toux, indépendamment du silence du murmure vésiculaire qui persiste dans la moitié inférieure, on perçoit au niveau de la pointe de l'omoplate, et latéralement, un souffle caverneux très-prononcé, avec gargouillement, respiration amphorique et parfois même tintement métallique.

La malade resta sous nos yeux pendant plus d'un mois. Chaque jour, l'examen de la poitrine pratiqué avec un soin minutieux fournît les mêmes résultats. Les symptômes généraux consistaient en de l'inappétence sans diarrhée ni vomissements. Il n'y avait pas de chaleur de peau, mais une légère accélération du pouls avec quelques sueurs. Dans les derniers temps survint l'enflure des extrémités inférieures et même un peu d'œdématie générale, déterminée par le marasme dans lequel était tombée la malade. Les urines, interrogées plusieurs fois, ne contenaient pas d'albumine ; le cœur était sain. Le 31 octobre, la malade mourut subitement au moment de la visite.

Autopsie. — A l'ouverture du thorax, nous constatons que la plèvre pulmonaire est épaissie et intimement adhérente à la plèvre costale. Il n'existe aucun liquide dans la cavité séreuse. Le poumon de ce côté est volumineux et très-pesant. A l'exception du sommet, il est dans toute son étendue et toute son épaisseur converti en une masse jaunâtre, homogène, qui laisse à peine distinguer à la surface les cloisons de séparation des lobules et quelques fragments de matière pigmenteuse. Si l'on pratique une coupe, les parties incisées représentent une surface plane jaunâtre, dense, friable, sur laquelle se dessinent comme à l'extérieur quelques lignes plus foncées. La comparaison avec la tranche d'un fromage, particulièrement du fromage de Roquefort, en donne une idée parfaitement exacte.

En arrière, dans le tiers moyen du poumon existe une grande excavation qui aurait pu loger une pomme. Elle s'est formée au centre de ce tissu jaunâtre et présente quelques brides qui la traversent en tous sens. Les parois de cette caverne, assez anfractueuse, sont tapissées par une sorte de membrane kystique injectée, dont la rougeur est masquée en grande partie par des débris adhérents de la matière qui a envahi l'organe pulmonaire, pénétré dans les dernières ramifications bronchiques, et amené la résorption de la plupart des éléments constitutifs de ce viscère. Le sommet du poumon est sain, seulement au milieu du tissu normal on découvre çà et là de petits îlots de substance caséeuse qui dans ces points ont beaucoup de ressemblance avec des masses tuberculeuses jaunes.

Le poumon gauche renferme quelques noyaux épars de cette même matière. On remarque en outre de l'emphysème pulmonaire avec quelques adhérences du péricarde à la plèvre gauche.

Les autres organes ne présentent rien à noter.

Réflexions. — Ainsi, en résumant les points principaux de cette observation, nous voyons une femme sujette à tousser, ayant même quelquefois craché un peu de sang, prise tout à coup d'accidents aigus d'une grande intensité, accidents aigus consistant en frisson, fièvre, point de côté, toux, oppression, matité absolue dans un côté de la poitrine en avant, en arrière, et latéralement, surtout dans les parties inférieures, avec absence complète du murmure vésiculaire, et dans les régions moyennes, souffle caverneux très-prononcé, gargouillement, amphorisme, le tout accompagné d'une grande faiblesse, d'un amaigrissement progressif, et dans les derniers instants de la vie de tous les signes des cachexies, teinte pâle de la face, œdématie des extrémités, etc.

Assurément, d'après ce simple exposé, le diagnostic pouvait et devait paraître embarrassant. L'idée la plus vraisemblable au début, celle qui, comme nous l'avons dit, s'était présentée à l'un des médecins de l'hôpital Lariboisière, c'est qu'il s'agissait d'un épanchement pleurétique ; et en effet, le début avait bien été celui d'une pleurésie : aiguë, invasion brusque, fièvre, point de côté, toux, oppression, matité et absence de la respiration dans les parties inférieures, sonoréité normale et murmure vésiculaire conservé aux deux sommets. Plus tard, cette manière de voir, acceptable encore, se trouvait ébranlée par quelques symptômes peu en rapport avec l'hypothèse de la pleurésie, je veux parler du souffle caverneux avec timbre amphorique et du gargouillement. Si les souffles caverneux et amphorique eussent existé seuls, il eût été permis encore de ne pas rejeter la supposition d'un épanchement pleurétique, car c'est un fait qui a été mis hors de doute par MM. Barthez, Béhier, Landouzy, etc., fait que nous avons eu plus d'une fois l'occasion de vérifier, à savoir, que les épanchements pleurétiques peuvent quelquefois présenter comme phénomènes stéthoscopiques du souffle caverneux et même du souffle amphorique, mais dans le cas actuel le souffle caverneux était accompagné d'un gros râle sous-crépitant, véritable gargouillement, qui indiquait manifestement l'existence d'une cavité dans le poumon, cavité démontrée encore par l'expectoration muco-purulente expulsée en grande abondance et comme par flots à certains moments de la journée.

L'idée d'un épanchement pleurétique devait donc être mise de côté, ou tout au moins il y avait lieu de supposer qu'une altération pulmonaire existait concurremment, et il restait toujours à déterminer la nature de cette altération. Sans doute rien ne paraissait plus naturel et plus légitime que d'admettre une phthisie pulmonaire. Mais que de difficultés dans cette hypothèse ! Nous trouvions, il est vrai, en sa faveur, une disposition ancienne à tousser, quelques crachements de sang, les signes d'une excavation (souffle caverneux, gargouillement, etc.), un amaigrissement considérable et rapide, la terminaison fatale, mais contre cette manière de voir déposait le début brusque, beaucoup plus analogue à celui des maladies inflammatoires du poumon et de la plèvre qu'à celui de la phthisie pulmonaire, même des formes rapides et aiguës de cette affection. D'ailleurs l'absence du murmure vésiculaire dans les trois quarts inférieurs du poumon, surtout à la partie antérieure où ce symptôme existait seul, l'absence du murmure vésiculaire, disons-nous, n'était pas un phénomène appartenant à la phthisie, maladie dans laquelle on rencontre dans une première période la respiration rude, soufflante, et des râles sous-crépitants dans la période de ramollissement.

La matité elle-même, si absolue, n'était pas un symptôme de la tuberculisation pulmonaire, excepté dans la supposition d'une induration phlegmasique du poumon aiguë ou chronique, auquel cas même elle ne se présente pas avec une intensité pareille et occupe en général des points circonscrits, les régions sus- et sous-claviculaires en particulier.

Enfin, le siége de la lésion dans les parties inférieures d'un seul poumon, alors que les sommets étaient sains, plaidait fortement contre la supposition de la phthisie pulmonaire.

On a vu par le résultat de l'autopsie qu'il n'existait aucun épanchement dans la cavité thoracique; que la matité et l'absence de la respiration étaient produites par une induration du tissu pulmonaire avec densification et obstruction complète des canaux bronchiques ; qu'au centre de cette lésion existait une excavation qui expliquait le gargouillement en même temps que les souffles caverneux et amphorique perçus pendant la vie. Toutefois, si l'autopsie rendait compte des principaux symptômes, elle laissait encore un point vague et indéterminé, la nature précise de l'altération pulmonaire. Pour le plus grand nombre des médecins, nous avions affaire à un poumon tuberculeux, quoique des différences importantes séparassent cette lésion des formes ordinairement rencontrées dans la tuberculisation. La pièce fut soumise à la Société anatomique et fut diversement jugée. La plupart des membres se prononcèrent en faveur de l'idée de l'infiltration jaune tuberculeuse. Les micrographes firent quelques réserves. M. le professeur Robin reconnut que la lésion se distinguait à certains égards du tubercule infiltré et de l'hépatisation grise. M. Dufour, de son côté, chargé par la Société anatomique de l'examen microscopique, conclut à la pneumonie chronique.

On voit par ce qui précède combien la science était peu fixée sur la maladie que nous étudions en ce moment. Aujourd'hui, mieux éclairés, nous n'hésitons pas à reconnaître dans le fait qui précède un bel exemple de pneumonie caséeuse lobaire, autrement dit, d'une inflammation pulmonaire dans laquelle les alvéoles et même les petites bronches sont remplis de cellules épithéliales graisseuses au milieu d'une matière amorphe granuleuse et de quelques leucocytes. Nous ne saurions dire si le poumon renfermait ou non des granulations tuberculeuses.

L'observation suivante (1), que nous devons à l'obli-

(1) Cette observation a été recueillie par M. Tillot, médecin inspecteur des eaux de Saint-Christau, alors interne du service.

geance de M. Oulmont, va nous montrer une identité presque complète de symptômes et de lésions.

Le 15 novembre 1859 est entrée à l'hôpital Lariboisière, salle Sainte-Marie, n° 21, une femme âgée de vingt-six ans, blanchisseuse. Cette femme est habituellement bien portante, quoique d'une constitution chétive. Elle assure n'avoir jamais fait de maladies sérieuses, n'être pas sujette à s'enrhumer et n'avoir jamais craché de sang.

La maladie qui l'amène à l'hôpital a débuté il y a deux mois par un point de côté avec fièvre, oppression, toux, expectoration. Le traitement a consisté en deux saignées générales, application de sangsues, vomitifs, purgatifs, vésicatoires. Le point de côté a disparu, mais l'oppression, la toux et la fièvre ont persisté. La malade a considérablement maigri, et elle n'a pas quitté le lit depuis le début des accidents.

État actuel. — Émaciation considérable, mais la figure reste intelligente, les yeux sont vifs, la physionomie expressive. La malade se plaint de douleurs mobiles dans le dos et à la région épigastrique. La toux est fréquente, quinteuse ; les crachats sont opaques, verdâtres, nummulaires.

La poitrine, examinée avec soin par M. Tillot, le soir de l'entrée, fournit les résultats suivants : En avant, à droite et au sommet, sonorité exagérée, expiration soufflante (on ne mentionne pas les résultats de l'auscultation et de la percussion à la partie inférieure). A gauche, rien de notable à la percussion, expiration rude. En arrière, à droite, dans la fosse sus-épineuse, son normal, souffle tubaire. Dans les deux tiers inférieurs, diminution de la sonorité et absence de la respiration; souffle très-étendu, râles bullaires résonnant avec un bruit métallique; égophonie. Du côté gauche, sonorité normale à la percussion ; souffle tubaire dans la fosse sus-épineuse et respiration puérile dans le reste de l'étendue. La peau est chaude ; le pouls très-petit, vibrant, fréquent. Tous les soirs la malade éprouve un accès de suffocation. En présence de ces symptômes, M. Tillot crut avoir affaire à un épanchement pleurétique.

Le lendemain M. Oulmont examina la malade, et, trouvant que le souffle entendu à droite et en arrière avait plutôt le caractère caverneux que le caractère tubaire, que le retentissement de la voix était plutôt broncho-égophonique que franchement égophonique, s'appuyant aussi sur l'état général, pencha vers l'hypothèse d'une vaste caverne tuberculeuse occupant une partie du poumon droit.

La malade resta dans le même état jusqu'au 29 novembre, jour où la suffocation, qui ne survenait jusque-là que par accès, particulièrement le soir, devint continue.

Mort dans la nuit du 29 au 30.

Autopsie. — La cavité pleurale du côté gauche renferme un peu d'épanchement de sérosité. Le poumon gauche contient des masses ayant l'apparence de masses tuberculeuses à différents degrés.

Le poumon droit dans ses trois quarts inférieurs est d'une densité toute particulière, d'une coloration jaune verdâtre, entrecoupée de marbrures noires qui lui donnent pour la compacité et pour la couleur l'aspect caséeux. Il ne crépite plus, et l'on ne reconnaît plus, au milieu de la substance qui remplit les canalicules bronchiques, la trame normale du tissu. Cette masse est creusée çà et là de petites cavernes; elle est friable et on peut la déchirer avec une très-grande facilité. Le sommet de ce poumon est sain; il contient seulement quelques petits îlots de la matière qui a envahi les lobes inférieurs, matière qui dans ces points ressemble assez à la matière tuberculeuse.

Les ganglions bronchiques renferment également de cette même substance et paraissent tuberculeux. Le foie est d'un petit volume, sans altération de tissu. Les autres organes n'ont pas été examinés.

Réflexions. — Cette seconde observation est remarquable par l'analogie frappante qui existe entre elle et l'observation précédente. C'est le même début brusque au milieu de la santé; ce sont les mêmes symptômes initiaux, fièvre, point de côté, oppression, toux, expectoration, symptômes traités vigoureusement en ville par les saignées générales, sangsues, vomitifs, purgatifs, vésicatoires, comme on l'eût fait pour une inflammation très-aiguë de la plèvre ou du poumon. De même que dans la première observation, nous retrouvons cette émaciation rapide et tout à fait extraordinaire, la terminaison prompte et fatale dans l'espace de quelques mois. Pendant la vie, nous constatons les mêmes doutes, les mêmes incertitudes dans l'esprit des savants médecins chargés de formuler un diagnostic précis. Le jour de l'entrée de la malade, M. Tillot, reconnaît l'existence d'un épanchement pleurétique, et il se fonde principalement sur l'absence de la respiration, la matité, le souffle tubaire. M. Oulmont incline plutôt vers l'hypothèse d'une excavation tuberculeuse. Mais ici encore, une anomalie se présente : les signes de l'excavation sont perçus en un point du thorax où il n'est pas ordinaire de les rencontrer dans la phthisie.

A l'autopsie, les altérations sont identiques avec celles trouvées chez la première malade. C'est la même induration, la même friabilité, la même couleur jaune, la même atrophie des principaux éléments du poumon. Ce sont également les lobes moyen et inférieur qui sont presque exclusivement atteints par la pneumonie caséeuse. Les sommets sont sains et présentent à peine quelques îlots de substance caséeuse qui correspondent à des noyaux de pneumonie lobulaire.

Symptômes. — La pneumonie caséeuse généralisée peut se développer brusquement ou lentement, d'une manière *aiguë* ou *chronique*.

Dans la *forme aiguë*, à laquelle se rapportent les deux observations qu'on vient de lire, la maladie a le début d'une inflammation franche du poumon ou de la plèvre. Dans ce cas on remarque le plus ordinairement un frisson initial, qui peut manquer dans les cas où les phénomènes moins aigus sont plutôt ceux de la bronchite que ceux de la pneumonie. Presque en même temps on constate un point de côté qui cède en général avec assez de facilité, une toux fréquente, quinteuse, très-fatigante, suivie bientôt d'une expectoration d'abord muqueuse, aérée, blanchâtre, légèrement visqueuse, et qui devient promptement opaque, verdâtre, analogue par les caractères extérieurs à celle de la bronchite ou de la phthisie. Les crachats sont quelquefois fort abondants et rejetés comme par flots, absolument comme dans la dilatation des bronches. Ce cas ne se remarque en général qu'à une époque avancée de la maladie, lorsque des excavations se sont formées au centre des masses caséeuses ramollies.

La dyspnée est un des phénomènes les plus constants et les plus caractérisés. On comprend qu'il en doive être ainsi lorsqu'on réfléchit à l'étendue de l'inflammation qui envahit le poumon et le rend impropre à l'hématose. Cette dyspnée a quelque chose de caractéristique, elle est continue et présente de véritables *accès de suffocation*, qui nous paraissent pouvoir s'expliquer par une compression du nerf pneumogastrique et des rameaux qui en émergent, analogue à celle qui se produit dans les anévrysmes de l'aorte.

Les symptômes fournis par la percussion et l'auscultation sont extrêmement importants.

La percussion fait reconnaître une diminution notable de la sonorité au début, et plus tard une *matité* prononcée dans les points qui sont le siége de l'altération pulmonaire. Cette matité a pour caractère d'être *absolue*, analogue à la matité produite par la percussion de la cuisse ou par un épanchement qui remplirait la cavité thoracique. Son étendue est variable mais toujours considérable; quelquefois elle existe dans toute la hauteur de la poitrine d'un côté, en avant et en arrière. Quand le poumon n'est pas envahi dans sa totalité, c'est à la partie inférieure que le son est modifié, comme si la lésion marchait de bas en haut. C'est du moins ce que nous avons constaté chez les quelques malades qu'il nous a été donné d'observer, mais ces faits ne sont pas assez nombreux pour pouvoir servir de règle générale. En même temps que la matité, on constate une résistance notable au doigt qui percute, et la main appliquée sur le côté malade perçoit nettement les *vibrations thoraciques*.

Les symptômes fournis par l'auscultation ne sont pas moins remarquables. Lorsqu'on est appelé tout à fait au début de la maladie, à l'époque où elle n'en est encore qu'à la période de pneumonie catarrhale, on entend des râles sous-crépitants plus ou moins fins et secs. Ces râles peuvent être accompagnés de quelques ronchus sonores et d'une faiblesse notable du murmure respiratoire. Cette faiblesse de la respiration s'accroît tous les jours pendant que les râles vont au contraire en diminuant. Au bout d'un temps variable, mais souvent fort court, le seul phénomène appréciable est une *absence complète du murmure vésiculaire*. Cette absence de la respiration est le seul phénomène stéthoscopique perçu pendant tout le temps que la matière caséeuse qui oblitère non-seulement les vésicules pulmonaires, mais encore les dernières ramifications bronchiques, reste à l'état d'induration. C'est ce que l'on observe chez un certain nombre de malades pendant toute la durée de l'affection. Mais lorsque cette matière se ramollit et qu'il se forme des excavations, alors apparaissent quelques autres signes fournis par l'auscultation, particulièrement des râles humides, sous-crépitants et caverneux, du souffle caverneux et quelquefois même, si la caverne est spacieuse, du souffle amphorique. Ces phénomènes se sont rencontrés plus souvent à la partie moyenne et inférieure du poumon qu'au sommet, et c'est la conséquence naturelle du siége plus fréquent de la pneumonie dans les lobes moyen et inférieur.

Dans quelques cas, les excavations sont petites; le souffle caverneux se rapproche du souffle tubaire et peut être pris pour ce dernier souffle, de manière à donner l'idée d'une pneumonie franche ou d'un épanchement pleurétique.

Dans d'autres circonstances, on perçoit un retentissement du bruit trachéal à travers la masse indurée, qui simule le souffle caverneux, et, pourrait faire supposer l'existence d'une excavation. L'absence persistante de râles humides éloignera l'idée de la caverne et indiquera qu'il s'agit de bruits simplement propagés, comme le sont les bruits du cœur que l'on constate dans certains cas même à droite avec une grande intensité.

Pendant ce temps, les autres fonctions sont plus ou moins troublées. La fièvre continue, mais elle est moins intense qu'au début de la maladie; souvent même au bout de quelques semaines elle cesse complétement ou ne se manifeste que le soir, accompagnée ou non d'une sueur abondante. Il y a de l'inappétence, rarement des vomissements et de la diarrhée.

Un des symptômes les plus remarquables, c'est un *amaigrissement* considérable et qui a ceci de caractéristique qu'il se remarque à une période peu avancée de la maladie, contrairement à ce qui se passe dans la plupart des affections thoraciques aiguës.

Dans les derniers jours, on note quelques autres phénomènes qui appartiennent à la période ultime des affections chroniques, le muguet, par exemple, ou une enflure des extrémités inférieures, bornée à un seul membre, comme dans la *phlegmatia alba dolens*, ou étendue aux deux membres, comme dans les cachexies.

La *durée* de la pneumonie caséeuse lobaire est variable, mais généralement courte. La maladie est d'autant plus rapide que les lésions sont étendues à une partie plus considérable des poumons. On a vu que dans les deux observations citées plus haut, la mort était survenue au bout de deux à trois mois. La pneumonie caséeuse dans ces cas avait envahi les deux tiers du poumon droit.

Dans d'autres circonstances, la maladie a les allures d'une affection chronique ou tout au moins subaiguë. Le début en est plus lent ; il n'est pas marqué comme précédemment par un frisson suivi d'une fièvre vive et continue. Les symptômes sont ceux plutôt d'une bronchite que d'une pneumonie. Ils se développent primitivement ou dans le cours d'une autre affection.

L'observation suivante est un exemple remarquable de pneumonie caséeuse généralisée, secondaire.

Pneumonie caséeuse chronique de tout le poumon gauche. — Anévrysme de l'aorte.

D.... (Remy), âgé de quarante-neuf ans, maçon, né de parents bien portants, jouissant lui-même d'une bonne santé et d'une forte constitution, mais adonné aux boissons alcooliques, est entré à l'hôpital Lariboisière, à deux reprises différentes.

Vers l'âge de vingt-six ans, il fit une chute sur le côté gauche de la poitrine, de près de quarante pieds de haut, et il rapporte à cette chute les accidents qui se sont développés quelques années plus tard.

Il y a environ dix ans, il commença à éprouver des battements insolites dans la poitrine qui troublaient son sommeil, un sentiment prononcé de faiblesse, et quelques douleurs dans le dos. Au bout de quelques mois se déclara un accès de suffocation assez violent pour le déterminer à entrer dans un hôpital de province. Plus tard de nouveaux accidents survinrent du côté de la gorge. Il se rendait un jour à son travail, lorsque, subitement, il fut pris d'une extinction de voix qui, après l'avoir quitté et repris pendant plusieurs jours consécutifs, finit par s'établir définitivement. Cette aphonie fut suivie d'une toux qui provoquait l'expectoration de crachats filants et très-abondants. Les accès de dyspnée allaient d'ailleurs se rapprochant de plus en plus, et dans les intervalles la respiration restait gênée.

Quelque temps après, le malade commençait à éprouver des fourmillements au membre supérieur gauche ; la température de ce membre s'abaissait, les pulsations de la radiale, de l'humérale et même de l'axillaire, étaient difficilement perçues.

C'est vers cette époque qu'il entra dans notre service.

La face est pâle, amaigrie, et exprime l'abattement. Le malade garde invariablement le décubitus latéral gauche. Le thorax est amaigri, les espaces intercostaux et les creux sus et sous-claviculaires sont très-accusés du côté droit ; à gauche, on remarque une légère voussure au-dessous du sein, rendue plus apparente par l'existence d'un œdème léger qui occupe tout le tronc de ce côté, le membre supérieur correspondant et les parties déclives de la face. La pointe du cœur paraît déviée en bas et en dehors du mamelon. En examinant cette région, on remarque une légère ondulation, et la paume de la main perçoit un frémissement distinct.

La percussion de la poitrine donne à gauche, en avant et en arrière, une matité absolue qui s'étend depuis la clavicule jusqu'à la base du thorax. La résistance au doigt y est très-prononcée. On perçoit manifestement les vibrations thoraciques. Du côté droit, la sonorité est un peu exagérée.

L'auscultation dénote une absence complète du murmure respiratoire dans toute la hauteur du poumon, à la partie antérieure. On trouve au niveau de la région précordiale un bruit de souffle rude, râpeux, ayant son maximum vers le troisième espace intercostal, près du bord gauche du sternum. Un bruit de souffle existe au premier temps du cœur. Le second bruit est un peu obscur et paraît aussi accompagné d'un souffle, comparativement très-léger. En arrière, la respiration est presque nulle partout, excepté tout à fait au sommet où on l'entend encore, seulement très-diminuée. Pas plus qu'en avant on ne constate de râles, mais le souffle cardiaque est distinctement perçu. La voix est retentissante, sans égophonie. A droite, la respiration est puérile, supplémentaire.

Le malade tousse, mais beaucoup moins que précédemment. L'expectoration est également moins abondante. Elle est formée de crachats muco-purulents, jaunâtres, opaques, non striés de sang. Les accès de suffocation et la dyspnée qui tourmentent nuit et jour le malade se sont amendés. Il en est de même du sentiment de constriction à la gorge. La voix est en partie revenue. Mais la faiblesse a fait de notables progrès ; c'est à peine si le malade peut se tenir sur ses jambes et faire quelques pas. L'appétit est nul. La figure est pâle, jaunâtre, profondément altérée.

Pendant son séjour à l'hôpital, nous examinons plusieurs fois la poitrine et nous constatons toujours les mêmes symptômes, particulièrement la matité et l'absence de respiration sans râles dans toute l'étendue du poumon gauche.

Le malade meurt le 15 novembre 1864. A l'autopsie, nous trouvons un anévrysme de la crosse de l'aorte, comprimant fortement la bronche gauche, le nerf récurrent, et ayant détruit plusieurs vertèbres dorsales. Le poumon gauche est adhérent aux parois thoraciques à l'aide d'une fausse membrane très-épaisse (1/2 centimètre environ); il est dur, volumineux, et entièrement converti en une matière jaune, caséeuse, ramollie en certains points. Au microscope, on reconnaît que les alvéoles pulmonaires et les dernières ramifications des bronches sont remplis de cellules granulo-graisseuses. On ne découvre aucune granulation.

Le poumon droit paraît sain; il contient profondément des granulations tuberculeuses manifestes.

Dans cette observation, la pneumonie caséeuse s'est développée lentement, sans avoir présenté les phénomènes d'acuité qui ont marqué le début dans les faits relatés précédemment. Les symptômes locaux, une fois la maladie déclarée, ont été ceux que nous avons indiqués plus haut; ils peuvent se résumer dans une matité absolue, dans l'absence du murmure respiratoire sans râle d'aucune sorte, et dans l'augmentation des vibrations thoraciques. Ce dernier caractère nous a permis d'éloigner l'idée d'un épanchement thoracique pour nous rattacher à l'hypothèse d'une induration pulmonaire.

On a remarqué la coexistence d'un anévrysme avec la pneumonie caséeuse. On peut agiter la question de savoir si, dans cette circonstance, il y a eu simple coïncidence, ou bien si l'anévrysme a été pour quelque chose dans le développement de la pneumonie caséeuse. Cette dernière opinion paraîtrait devoir être admise, si l'on tient compte de l'observation d'un médecin anglais, le docteur Habershon (1). Dans une communication faite en 1864, Habershon, se fondant sur quelques faits de sa pratique, a émis l'idée que la compression de la tumeur anévrysmatique sur le nerf pneumogastrique pouvait déterminer un état congestif, et plus tard une sorte d'inflammation chronique des poumons, capable de simuler la phthisie pulmonaire. L'observation que nous avons rapportée viendrait à l'appui de la manière de voir de Habershon (2). Quant à la nature spéciale de la pneumonie, elle nous paraît avoir été une conséquence de la diathèse tuberculeuse, révélée chez notre malade par les granulations tuberculeuses que nous avons constatées au poumon droit, et qui ont probablement existé aussi dans le poumon enflammé.

Diagnostic. — La forme de tuberculisation que nous étudions est si peu connue, qu'il n'est pas étonnant qu'elle

(1) Habershon, *Roy. med. and. chir. Society.*

(2) On sait que Stokes, de Dublin (*Diseases of Heart and Aorta*, p. 578), admet l'association fréquente de la phthisie avec les anévrysmes thoraciques. Cette opinion n'est pas acceptée par Cotton. Le docteur Fuller (*Med. Times and Gaz.*, vol. XXXIV, p. 629) n'a rencontré que 3 phthisiques sur 27 cas d'anévrysmes thoraciques constatés par l'autopsie.

soit fréquemment confondue avec d'autres états morbides du poumon et de la plèvre, qui présentent avec elle de nombreux points de ressemblance. Voici le genre d'erreurs le plus ordinairement commis. Le début brusque par un frisson suivi de fièvre, de point de côté, de toux, de dyspnée, appelle immédiatement l'attention sur la possibilité d'une affection thoracique aiguë, et en particulier de la pneumonie. Toutefois cette idée est en général promptement écartée. D'une part, en effet, les crachats, tout en étant au début visqueux, n'offrent pas cette teinte rougeâtre, sanguinolente, qui est presque pathognomonique de la pneumonie franchement inflammatoire. En second lieu, les signes locaux ne sont pas complétement ceux que l'on est habitué à rencontrer dans la pneumonie. C'est ainsi que le râle crépitant est remplacé par le râle sous-crépitant, auquel succède très-rapidement l'affaiblissement du murmure vésiculaire. Quant au souffle tubaire, il n'existe pas ou bien il est fugace et très-peu intense. Il en résulte cette conséquence presque forcée qu'après avoir eu un moment la pensée d'une pneumonie, le praticien se rejette au bout de quelques jours sur l'hypothèse d'une pleurésie avec épanchement. L'absence de respiration et la matité surtout prononcées dans les régions inférieures, survenant après quelques semaines d'une maladie aiguë caractérisée au début par un frisson, point de côté, toux, oppression, semblent devoir légitimer le diagnostic porté. Nous avons même vu des médecins tellement sûrs de leur diagnostic, qu'ils n'ont pas hésité à pratiquer l'opération de la thoracentèse pour évacuer le prétendu liquide contenu dans la poitrine.

Un examen attentif de tous les symptômes, et surtout la conviction qu'il existe une forme particulière d'induration tuberculeuse, caractérisée par l'absence du murmure respiratoire, empêcheront à l'avenir de semblables méprises.

Les meilleurs caractères distinctifs seront fournis par les vibrations thoraciques. On sait que dans la pleurésie, si l'on applique la main sur le siége même de l'épanchement et qu'on fasse parler à haute voix le malade, on ne perçoit aucun retentissement vocal, aucune vibration. Dans l'induration du poumon que nous étudions en ce moment, les vibrations thoraciques sont conservées. Lorsqu'on les compare à celles du côté sain, elles peuvent être augmentées, rarement diminuées ; mais même dans ce dernier cas les vibrations sont nettement perçues. C'est donc un phénomène de premier ordre, et M. le professeur Monneret a rendu un véritable service en insistant comme il l'a fait sur l'importance de ce signe (1). Dans le cas particulier, c'est presque le seul qui permette d'affirmer un diagnostic, rendu très-difficile par la similitude des autres symptômes.

Nous rapprocherons des vibrations thoraciques un autre phénomène produit par les mêmes causes, nous voulons parler de la propagation des bruits du cœur, qui sont perçus avec une grande intensité dans le côté droit de la poitrine, si la lésion a atteint le poumon de ce côté.

Ces deux symptômes sont importants parce qu'ils ne manquent jamais ; il n'en est pas de même de l'égophonie, du bruit *skodique* qui peuvent se rencontrer dans d'autres

(1) Monneret, *Mémoire sur l'ondulation pectorale dans l'état physiologique et les maladies* (*Revue médico-chirurgicale*, septembre 1848).

états morbides que la pleurésie, et qui, d'ailleurs, n'existent pas dans tous les épanchements pleurétiques.

La toux et l'expectoration pourront fournir de leur côté quelques caractères distinctifs. Ces deux phénomènes seront beaucoup plus prononcés dans la pneumonie caséeuse que dans la pleurésie. L'expectoration surtout est nulle ou presque nulle dans cette dernière maladie, tandis qu'elle est souvent abondante, jaunâtre dans la pneumonie, même en l'absence de tout ramollissement de la matière caséeuse, à plus forte raison quand il existe une excavation pulmonaire.

Un des meilleurs signes différentiels à cette époque difficile du diagnostic, c'est l'émaciation si rapide, si prononcée dès le début, de la pneumonie caséeuse généralisée. Rien de semblable ne se remarque dans les épanchements pleurétiques, que l'on voit durer des semaines, des mois, sans entraîner des troubles bien marqués dans la nutrition du malade. Un semblable amaigrissement doit éveiller immédiatement l'idée d'une lésion profonde d'un organe essentiel à la vie. Sans doute, on pourrait supposer que l'épanchement est symptomatique d'une tuberculose pulmonaire, ou qu'il s'agit d'une de ces pleurésies purulentes qui sont fréquemment accompagnées de symptômes généraux graves, mais dans ces cas l'amaigrissement est moins rapide, et d'ailleurs, les autres symptômes sont là pour établir le diagnostic.

Lorsque des cavernes se sont formées dans l'induration caséeuse du poumon, la maladie se différenciera de l'épanchement pleurétique par des signes bien tranchés. En supposant même que le souffle caverneux perçu au niveau de l'excavation soit pris pour le souffle tubaire de la pleurésie, les râles humides, le gargouillement, qui seront perçus le plus ordinairement en même temps que le souffle, indiqueront qu'il s'agit d'une lésion pulmonaire et non d'un épanchement effectué dans la plèvre.

Lorsque la pneumonie caséeuse lobaire est primitivement chronique ou bien qu'on assiste seulement à une période avancée de la maladie, le diagnostic doit se faire avec des maladies qui n'ont été accompagnées d'aucun symptôme aigu. Indépendamment de la pleurésie chronique, que l'on différenciera surtout par les caractères locaux que nous avons indiqués plus haut, le praticien devra songer à des affections du poumon à marche lente, la phthisie pleurale, les hydatides et le cancer du poumon.

La *phthisie pleurale* a été surtout observée dans l'enfance et bien étudiée par MM. Barthez et Rilliet (1). Elle est caractérisée anatomiquement par la présence de plaques tuberculeuses (caséeuses) situées sous la plèvre pariétale ou dans l'intérieur de la cavité pleurale. Dans ce dernier cas, les plaques peuvent avoir une épaisseur et une étendue considérables ; on les voit quelquefois envelopper un poumon tout entier et lui former une espèce de coque. On comprend que les symptômes déterminés par cette altération doivent présenter de l'analogie avec ceux de la pneumonie caséeuse généralisée. On constate la matité, la faiblesse de la respiration, la toux, la dyspnée, dans l'une comme dans l'autre maladie. Toutefois ces symptômes

(1) Barthez et Rilliet, *Traité des maladies des enfants*, t. III, p. 737, 2e édit.

seront moins prononcés dans la phthisie pleurale, et on le conçoit en réfléchissant que la lésion est extérieure au poumon au lieu d'être intra-pulmonaire comme dans la pneumonie caséeuse. En outre, les vibrations thoraciques ont paru à M. Barthez notablement diminuées dans la phthisie pleurale, tandis qu'ainsi que nous l'avons dit, elles sont conservées et le plus souvent augmentées dans la tuberculisation caséeuse du poumon.

Les *hydatides* ne seront la cause d'une erreur de diagnostic que dans le cas où elles sont volumineuses et renfermées dans l'intérieur du kyste qui les isole du tissu pulmonaire. L'un de nous a rapporté dans l'*Union médicale* une observation d'hydatide solitaire du poumon (1) qui présentait comme symptômes principaux une matité absolue dans les trois quarts supérieurs du poumon gauche et une absence complète du murmure respiratoire dans les mêmes points, sans souffle, sans râles d'aucune sorte. La respiration était courte et fréquente, la toux quinteuse, l'expectoration peu abondante de crachats séro-muqueux. Les accidents remontaient à trois ans. Dans ce fait, le siége de la matité dans les trois quarts supérieurs, et au contraire l'existence d'une sonorité exagérée dans le quart inférieur, ne permettaient pas qu'on s'arrêtât longtemps à l'idée d'un épanchement pleurétique, qui se présentait tout d'abord à l'esprit. Restait l'hypothèse d'une induration pulmonaire, mais de quelle nature était cette induration ? Ici commençaient les difficultés. Si nous eussions connu à cette époque la pneumonie caséeuse lobaire, il est probable que nous eussions

(1) *Union médicale*, 1851, janvier, n° 10.

songé à cette affection. Toutefois l'absence bien constatée de vibrations thoraciques en démontrant que le tissu du poumon n'était pas densifié devait nous ramener forcément à l'idée d'un épanchement enkysté, peut-être d'une poche liquide située au milieu du parenchyme pulmonaire.

Le *cancer*, que nous avons déjà vu simuler d'autres formes de la tuberculisation, peut, dans quelques cas, donner lieu à des symptômes tout à fait semblables à ceux de la pneumonie caséeuse. L'observation suivante nous paraît sous ce rapport présenter un intérêt tout particulier.

V... (Éléonore), âgée de cinquante-neuf ans, est entrée à l'hôpital Lariboisière le 16 novembre 1864 (salle Sainte-Élisabeth, n° 33).

Cette malade a toujours été, dit-elle, d'une santé très-faible. Tous les membres de sa famille, du côte de sa mère, sont morts de phthisie pulmonaire. Elle avait deux frères et deux sœurs qui ont succombé à un âge peu avancé, atteints de la même affection. Elle-même a été affectée de maladies diverses, fluxion de poitrine, coxalgie, angine grave, à la suite de laquelle elle a perdu la voix pendant plusieurs mois.

Il y a deux ans survint une bronchite qui n'a pas cessé depuis lors. Cette bronchite a été accompagnée au bout de quelque temps d'une gêne notable de la respiration et d'hémoptysies abondantes. La toux fréquente, quinteuse, était suivie de l'expectoration de crachats épais, et souvent, après le repas, d'une sorte de bronchorrhée qui n'a disparu que vers le mois d'octobre 1865.

C'est à ce moment que nous sommes appelés à donner des soins à la malade. Nous la trouvons pâle, amaigrie, presque constamment dans le décubitus latéral droit. Ce qui frappe tout d'abord, c'est une grande difficulté de la respiration (39 respirations par minute). Cette dyspnée augmente à certains moments de la journée, surtout le soir. Pendant cette sorte d'accès de suffocation, la face est cyanosée, l'anxiété est extrême, le bruit respiratoire est accompagné de sifflements. En tout temps la respiration est un peu bruyante ; les veines du cou du côté droit sont gonflées et l'on aperçoit nettement leurs anastomoses avec celles des parois thoraciques au devant de la clavicule. La toux est fréquente, mais les crachats sont peu abondants, muqueux, et rejetés avec une grande difficulté.

La percussion donne une matité absolue dans tout le côté droit de la poitrine, en avant et en arrière du sommet à la base. Les vibrations thoraciques sont conservées et même augmentées. Les battements du cœur sont perçus avec intensité, à la partie antérieure de ce côté.

L'auscultation dénote dans une grande étendue, surtout dans la moitié inférieure du thorax, en avant, en arrière et sur le côté, une absence complète du murmure respiratoire. Plus haut, on perçoit une sorte de souffle caverneux, sans râles, qui peut indiquer l'existence d'une excavation creusée dans le poumon ou simplement le retentissement avec renforcement des bruits de la trachée à travers une induration pulmonaire. On ne constate aucun bruit anormal du côté gauche ; la respiration est seulement un peu exagérée, supplémentaire.

A l'inspection et à la mensuration du thorax, le côté droit paraît légèrement bombé. En outre, au-dessus de la clavicule, on perçoit quelques ganglions engorgés; il n'en existe pas et il n'en a jamais existé sous les mâchoires.

L'inappétence est absolue; il n'y a ni vomissements, ni diarrhée; la fièvre est presque nulle, excepté le soir, où l'on constate un mouvement fébrile au moment de l'accès de suffocation; transpirations nocturnes. Aucun trouble des autres fonctions.

La malade est restée dans l'état que nous venons de décrire, sans changement notable, jusqu'à sa mort. Nous signalerons seulement l'apparition de quelques crachements de sang mêlés avec la matière de l'expectoration, et, dans les derniers jours, l'œdème des deux extrémités inférieures.

A l'*autopsie* nous constatons les lésions suivantes :

Le poumon droit, dur et solidifié, plonge au fond de l'eau en totalité. La plèvre viscérale est épaissie et lui forme une coque qui ne permet pas la séparation des lobes.

L'épaisseur de la plèvre varie suivant les points que l'on examine; ainsi, à son contact, avec la veine cave supérieure, elle se confond complétement avec les tuniques de ce vaisseau dont on ne peut la séparer. Ce tissu fibreux épaissi de la plèvre, qui atteint alors jusqu'à 5 et 6 millimètres, est blanc, luisant sur une coupe, et il laisse suinter par la pression ou le raclage un liquide laiteux blanc assez épais, miscible à l'eau. La coupe du poumon lui-même offre presque partout des îlots blancs de forme circulaire, de 1 à 1 millimètre 1/2, entourés par de minces lignes de tissu pulmonaire mélanique. En passant le scalpel sur ces parties, on obtient une très-grande quantité de suc laiteux. Au milieu du poumon, les îlots ne sont plus distincts à simple vue, et il n'y a pas de lignes ou cloisons noirâtres ; tout le tissu morbide a une apparence blanche homogène, et il est aussi plus ramolli. Au sommet du lobe supérieur existent plusieurs petites cavernes dont les bords sont coupés comme à l'emporte-pièce, la surface assez régulière, et la cavité remplie par un liquide jaune verdâtre ayant toutes les apparences du pus bien lié. Ces cavités, au nombre de quatre ou cinq, dont la plus grosse a le volume d'une amande, communiquent avec les bronches.

Le poumon gauche présente les mêmes altérations, mais moins anciennes et limitées seulement à quelques points. Dans la partie du lobe supérieur, qui est la plus voisine de la racine du poumon, existe une solidification du tissu pulmonaire et le même suc laiteux : en outre, on voit dans le lobe inférieur de très-petites masses arrondies grises, miliaires et semi-transparentes, ressemblant beaucoup, à simple vue, aux granulations tuberculeuses.

Le larynx, la trachée et les bronches sont sains, à part une congestion assez vive de ces dernières. Les ganglions lymphatiques péribronchiques sont très-volumineux ; l'un d'eux atteint la grosseur d'un petit œuf de poule. Tous ont une couleur blanc grisâtre sur une coupe, sont mous, et donnent par le pression un abondant suc laiteux.

Les éléments qu'on trouve au microscope dans ce liquide laiteux sont : 1° des noyaux ovoïdes ou sphériques, mesurant les premiers 0,009 et les seconds 0,006 dans leur plus grand diamètre, possédant tous un nucléole, plus ou moins gros, lui-même en proportion directe de la grosseur du noyau ; 2° de petites cellules sphériques ou irrégulièrement pavimenteuses, très-peu nombreuses, contenant un seul ou deux des noyaux précédents. Ce sont bien là les éléments qu'on trouve dans un certain nombre de tumeurs cancéreuses; mais les cellules les plus volumineuses ne dépassent pas 0,015 en diamètre, et habituellement même elles n'ont pas plus de 0,010. Le liquide puriforme contenu dans les cavernes ne contenait qu'un très-petit nombre de globules de pus; et encore n'est-il pas impossible que les véritables leucocytes, très-rares, qui s'y trouvaient, provinssent des bronches. Les éléments prédominants de ce liquide consistaient dans les noyaux ovoïdes ou sphériques (épithéliaux) précédemment décrits, dont un grand nombre contenaient des granulations graisseuses.

Après avoir fait durcir les pièces dans l'acide chromique, nous avons vu, sur des coupes de la partie qui présentait à l'œil nu des îlots blanchâtres, des cloisons pulmonaires anciennes contenant dans leur intérieur les cellules et noyaux déjà décrits. Mais habituellement ces alvéoles étaient quatre ou cinq fois plus grands que ceux du poumon, et en outre les cloisons montraient dans les interstices de leurs fibres élastiques des groupes de noyaux. Comme, en outre, on distinguait dans l'intérieur de l'un de ces grands alvéoles d'autres tractus de tissu élastique, il est permis d'avancer que chacun des îlots visibles à l'œil nu correspondait à un infundibulum ou lobule. A la limite pleurale du tissu pulmonaire, et sur les coupes de la plèvre épaissie elle-même, on trouvait des fibres élastiques séparées les unes des autres par des noyaux et de petites cellules; ces fibres élastiques, entre lesquelles cheminaient souvent des vaisseaux, s'entrecroisaient de façon à faire un stroma à mailles petites, plus ou moins régulières. Les petites granulations du poumon gauche, qui au premier abord ressemblaient à des tubercules, étaient constituées par des noyaux ovoïdes volumineux et de petites cellules formées dans l'intérieur des alvéoles. Ces éléments étaient faciles à dissocier et se trouvaient libres dans l'intérieur des alvéoles; de plus, ils avaient les mêmes caractères que ceux du poumon opposé; c'étaient des granulations cancéreuses.

Il est impossible de ne pas être frappé de l'analogie clinique qui existe entre l'observation qu'on vient de lire et les faits de pneumonie caséeuse, surtout chronique, qui précèdent. C'est à tel point qu'il nous serait difficile de signaler un seul caractère différentiel important. C'est la même matité, la même absence du murmure respiratoire, la même toux, la même dyspnée. Peut-être cette dyspnée était-elle encore plus marquée, plus suffocante. Peut-être aussi les ganglions situés au-dessus de la clavicule plaidaïent-ils en faveur du cancer; mais, d'un autre côté, la malade avait craché du sang à plusieurs reprises, et cette circonstance, rapprochée de cet autre fait important que la phthisie pulmonaire avait cruellement sévi dans la famille de cette femme, était bien propre à faire admettre l'hypothèse d'une tuberculisation caséeuse généralisée.

ÉTUDE COMPARÉE DES DIVERSES FORMES DE LA PHTHISIE PULMONAIRE.

L'étude symptomatique à laquelle nous venons de consacrer de longs et minutieux développements a fourni, nous l'espérons, la démonstration de deux faits importants que ces recherches cliniques avaient pour but d'établir, à savoir : que dans toutes les variétés de la phthisie pulmonaire on retrouve des lésions identiques (granulations, pneumonie) ; que la forme de la maladie est essentiellement déterminée par l'étendue de ces lésions, par leur combinaison en proportions diverses, en même temps que par la rapidité variable de leur évolution.

La première de ces propositions a été surabondamment prouvée par les détails d'anatomie pathologique dans lesquels nous sommes entrés.

Pour ce qui est en particulier de la *granulation*, nous avons vu qu'elle ne constituait pas une lésion en dehors de la tuberculisation (*granulie*), qu'elle n'appartenait pas non plus à une forme particulière de la tuberculisation (*phthisie aiguë*), mais qu'on la retrouvait dans toutes les variétés admises, aussi bien dans la forme chronique que dans les formes subaiguës, aiguës, galopantes, etc. Nous répéterons que si l'apparence extérieure de ces granulations, leur volume, leur composition histologique, paraissent différer, c'est uniquement parce qu'on les examine à des époques différentes de leur évolution. Mais au début elles s'offrent toujours sous la forme de nodosités, grises, demi-transparentes, dont les dimensions, d'abord très-petites, microscopiques, s'accroissent insensiblement en même temps qu'elles deviennent opaques au centre, puis tout à fait jaunâtres. Que si, dans la tuberculisation chronique, ce dernier aspect des granulations est plus fréquemment rencontré, c'est que ces granulations sont plus vieilles et qu'elles ont eu le temps de passer par toutes les phases de leur développement et d'arriver au dernier terme de leurs métamorphoses, la régression granulo-graisseuse. Dans les formes plus aiguës et plus rapidement mortelles, telles que la phthisie granuleuse généralisée, ces granulations sont les mêmes ; elles eussent subi les mêmes transformations si la mort n'avait arrêté leur évolution. Cela est si vrai que quand la maladie est moins promptement funeste, dans les cas rares où un seul poumon est atteint de phthisie granuleuse généralisée, ou bien quand les poumons ne sont pas envahis simultanément, comme dans quelques observations de M. Colin, on voit, à côté de granulations grises et demi-transparentes, des granulations opaques, jaunâtres, caséeuses, absolument comme dans la tuberculisation chronique. Dans celle-ci, d'ailleurs, on rencontre très-souvent, au milieu des produits anciens, des poussées récentes de granulations avec les caractères extérieurs des jeunes granulations, dans le lobe inférieur du poumon, par exemple, ou encore sur les plèvres viscérales et pariétales.

Quant aux *pneumonies*, elles sont également les mêmes, quelle que soit la forme de la tuberculisation qui se présente à l'observateur. C'est toujours cette pneumonie catarrhale lobaire ou lobulaire dont les produits intra-alvéolaires se résorbent avec une extrême difficulté et passent au bout d'un temps variable à l'état caséeux de manière à représenter ces masses jaunâtres plus ou moins volumineuses, quelquefois étendues à une grande partie de parenchyme (*infiltration tuberculeuse* des auteurs), ou ces petits îlots disséminés qui répondent plus particulièrement à ce que l'on désigne à tort sous le nom de *tubercule jaune cru.* Ce passage de la pneumonie catarrhale à la pneumonie caséeuse s'effectue avec plus ou moins de vitesse. Dans la forme galopante, il est exceptionnellement rapide. En général, il exige un certain temps, et c'est pour cela que l'état caséeux est si commun dans la tuberculisation chronique, si rare au contraire dans la forme pneumonique de la phthisie granuleuse généralisée. La mort survient dans ce cas avec une telle rapidité, par suite de l'étendue des altérations, que l'inflammation des poumons n'a pas le temps de dépasser la période de congestion et d'hépatisation rouge lobulaire, sans cela elle arriverait également aux phases caséeuses ; mais ce qui montre bien que ce sont les mêmes altérations, c'est que quelquefois on observe dans cette forme un ou plusieurs noyaux caséeux au sommet ou même quelquefois de petites excavations qui annoncent un travail morbide plus ancien et de même nature que les pneumonies de la forme chronique. Ce qui prouve encore mieux que les lésions sont identiques, c'est que si, par une cause quelconque, la mort est retardée, les pneumonies ont le temps de parcourir les dernières phases de leur développement et l'état caséeux apparaît.

L'observation suivante est bien remarquable sous ce rapport. Elle a trait à un malade qui a été affecté de phthisie granuleuse généralisée avec broncho-pneumonie concomitante. Les granulations ayant surtout envahi un poumon, la terminaison fatale a été retardée et les lésions pulmonaires ont pu présenter la marche que l'on observe dans les formes subaiguës ou chroniques.

Phthisie granuleuse généralisée, avec pneumonie lobulaire caséeuse, surtout marquée du côté droit.

Le 18 avril 1865, nous reçûmes dans notre service (salle Saint-Landry, n° 9) le nommé Émile B..., âgé de trente-six ans, palefrenier.

Cet homme est né de parents bien portants; lui-même n'a jamais fait de maladies sérieuses; il ne tousse pas l'hiver; il n'a présenté aucun symptôme de rhumatisme ni de scrofule. Il est adonné aux boissons alcooliques. Cet hiver, vers la fin de décembre, exposé par sa profession au froid et à l'humidité, il a contracté un rhume accompagné d'extinction de voix. Ce rhume ne le força pas à garder le lit. Il n'avait pas de fièvre, ne maigrissait pas, avait conservé l'appétit, seulement il toussait continuellement et expectorait des crachats blanc-jaunâtres. Six semaines avant son entrée à l'hôpital il commença à sentir ses forces diminuer sensiblement. Le 16 avril, dans la nuit, il fut pris tout à coup de suffocation et s'aperçut qu'il rendait du sang par la bouche en grande quantité (2 litres environ). Tout aussitôt il perdit l'appétit, et éprouva de la fièvre. Le lendemain, dans la nuit, il cracha de nouveau le sang abondamment.

État actuel le 19. — Constitution robuste, tempérament lymphatico-sanguin, sensation de grande faiblesse, inappétence, soif vive, pouls fréquent sans chaleur notable de la peau, pas de nausées, pas de vomissements, constipation, toux fréquente, expectoration de crachats muco-purulents mélangés de sang pur, pas de point de côté. La percussion donne un peu d'obscurité au sommet droit en avant, comparativement au côté gauche; dans ces deux sommets, le murmure vésiculaire est normal; vers le tiers moyen du poumon droit, l'inspiration est rude, soufflante; expiration faible, pas de râles d'aucune sorte; en arrière, un peu d'obscurité générale dans les deux côtés de la poitrine; à l'auscultation, légers râles sous-crépitants au sommet droit; inspiration soufflante dans les deux tiers inférieurs; à gauche, quelques râles sous-crépitants au sommet, faiblesse de la respiration dans le reste de l'étendue.

Pendant une semaine l'état reste à peu près le même; le malade se remet graduellement de la grande faiblesse occasionnée par les pertes abondantes de sang qu'il a faites; la toux continue; les crachats ne sont plus mélangés de sang; ils sont jaunâtres, épais, comme purulents; le malade a de la fièvre; on perçoit dans toute la hauteur du poumon droit, en avant, surtout à la partie moyenne et presque exclusivement dans l'inspiration, des râles fins et secs, assez peu distincts, râle crépitant probable, ayant quelque ressemblance avec un frottement crépitant. En arrière, râles sous-crépitants et sibilants dans l'inspiration. Expiration soufflante, légèrement creuse au sommet, sibilante dans la moitié inférieure avec quelques râles sous-crépitants. A gauche, en avant, respiration soufflante et légèrement saccadée sous la clavicule; dans le reste de la hauteur, quelques râles sous-crépitants peu nombreux. En arrière, respiration un peu soufflante, quelques râles sibilants et sous-crépitants disséminés.

L'examen de la poitrine pratiqué avec soin chaque jour nous montre la marche progressive et continue des lésions, surtout du côté droit. La diminution de la sonoréité thoracique augmente et se remarque dans toute la hauteur du poumon de ce côté ; en même temps, l'oreille perçoit distinctement des râles bullaires très-nombreux ; ils sont un peu plus gros que les jours précédents et méritent le nom de sous-crépitants ; leur timbre est sec. En arrière, ils existent également, surtout dans la moitié inférieure, mais ils sont moins prononcés, moins superficiels. A gauche, les râles ont peu varié ; ils sont surtout sibilants. La fièvre continue à être vive ; la peau chaude, le pouls très-fréquent (130 pulsations) ; le malade est abattu ; il tousse et expectore des crachats jaunâtres, épais, striés de sang ; l'oppression est très-vive ; il y a une inappétence absolue sans diarrhée, sans vomissements.

Le 22 mai, dans tout le poumon droit, en avant, nous percevons des râles sous-crépitants très-humides. En arrière, ces râles ont conservé leur caractère de sécheresse.

Le 29 mai, les râles sous-crépitants se transforment en véritables petits gargouillements ; à la partie antérieure thoracique, on les perçoit dans les deux temps. En arrière, râles sous-crépitants disséminés. A gauche, au sommet, râles sous-crépitants ; respiration soufflante et rude, mélangée de quelques râles ronflants dans le reste de l'étendue du poumon en avant et en arrière, prostration, épistaxis, langue humide, inappétence, pas de diarrhée, pas de douleur de ventre, pas de ballonnement, pas de taches lenticulaires, transpirations abondantes depuis quelques jours, 125 pulsations, 36 respirations par minute, toux fréquente, expectoration diminuée, mort le 2 juin.

Autopsie. — Les sommets des deux poumons sont adhérents à la plèvre pariétale par des fausses membranes anciennes.

Le poumon droit présente un très-grand nombre de granulations grises, semi-transparentes, dont quelques-unes sont opaques et jaunâtres à leur centre. A la partie antérieure moyenne, là où nous avions perçu surtout les râles sous-crépitants humides, existent de nombreux noyaux de pneumonie catarrhale, dont plusieurs ont passé à l'état caséeux. Ces masses caséeuses ont la grosseur d'une tête d'épingle à un petit pois. Quelques-unes sont en voie de ramollissement et représentent un commencement de cavernules. Au sommet, les lésions sont les mêmes, mais moins avancées. On constate de la pneumonie catarrhale, mais à peine de noyaux caséeux. A la partie tout à fait inférieure, on ne voit que des granulations au milieu d'un tissu simplement congestionné, et légèrement emphysémateux sur les bords. En arrière, l'état est le même qu'au sommet. On remarque des granulations en grand nombre, et des noyaux de pneumonie catarrhale qui n'ont pas encore atteint le degré d'hépatisation jaune.

Le poumon gauche présente des granulations grises, semi-transparentes; seulement elles sont un peu moins nombreuses qu'au poumon droit. Le tissu pulmonaire qui les entoure est congestionné, mais il existe à peine quelques noyaux de pneumonie catarrhale. Aucun d'eux n'est caséeux. De l'emphysème existe à la base et au bord antérieur.

Les bronches, surtout celles du côté droit, sont rouges et un peu épaissies. La rate est grosse. Le foie n'est pas graisseux. Aucun autre organe ne contient de granulations. L'intestin est entièrement sain.

Dans cette observation on suit pas à pas les lésions. On voit les granulations se développer d'abord et amener la toux sans phénomènes fébriles marqués. Lorsque le malade est entré dans notre service, le tissu pulmonaire commençait à être sérieusement affecté. Autour des granulations s'était développée la congestion, cause probable des violentes hémoptysies qui avaient précédé de quelques jours son admission. Puis le tissu pulmonaire s'était enflammé, et cette pneumonie, au début catarrhale, s'était traduite par les râles crépitants perçus à la partie moyenne et antérieure du côté droit. Ces râles avaient bientôt pris le caractère qui est particulier à la pneumonie catarrhale; ils étaient devenus sous-crépitants, d'abord assez fins et secs, puis plus tard humides à mesure que la lésion marchait à la pneumonie caséeuse et au ramollissement; enfin ils avaient été cavernuleux lorsque de petites cavernes avaient succédé à l'expulsion de la matière caséeuse. C'est en définitive la marche de la tuberculisation toutes les fois qu'elle peut parcourir toutes ses périodes. Ici, ce qui a permis à la pneumonie de parvenir à la phase caséeuse, quoiqu'il s'agissait de phthisie granuleuse généralisée, c'est que les lésions ne se sont pas développées dans toutes les parties du poumon avec une égale rapidité; peut-être les granulations ne se sont-elles montrées au poumon gauche que, lorsque déjà elles existaient au poumon droit depuis un certain temps. En tout cas, les pneumonies de ce côté ne s'étaient pas encore manifestées, et c'est là l'explication de la plus grande lenteur de cette phthisie granuleuse généralisée, et de l'état avancé des noyaux pneumoniques du côté droit. Nous noterons que vers les derniers jours on constata du délire, des épistaxis, et qu'à l'autopsie on trouva la rate volumineuse, alors cependant qu'il ne pouvait être question ici d'une pyrexie, plus ou moins analogue à la fièvre typhoïde, mais bien d'une tuberculisation dans laquelle les lésions pulmonaires constituaient les seules altérations.

Concluons de ce qui précède que, toutes les fois que les pneumonies qui se rattachent à la diathèse tuberculeuse ont le temps de se développer, elles arrivent à la métamorphose caséeuse, à moins, ce qui est rare, qu'un traitement convenable n'ait arrêté la marche de ces altérations. Comme conséquence, on peut affirmer que toutes les fois que l'on rencontre une masse caséeuse, volumineuse ou petite, elle a été précédée d'une période d'hépatisation rouge, lobulaire ou lobaire. Le fait ne saurait être mis en doute dans la tuberculisation galopante ou chronique, parce que dans ces cas le poumon présente les altérations à des degrés divers de développement, et que l'on peut suivre facilement le passage d'une période à l'autre.

Dans la pneumonie caséeuse généralisée il n'en est plus tout à fait ainsi. Le plus ordinairement la totalité ou la presque totalité d'un poumon est complétement convertie en une substance caséeuse, et les parties restées saines de ce poumon ou le poumon opposé ne présentent en général aucun commencement de l'altération, ou simplement quelques îlots déjà caséeux. On pourrait dès lors se demander si les lésions que l'on constate ont bien passé par les mêmes phases d'inflammation catarrhale avant de présenter l'état caséeux.

A défaut de preuves, l'analogie peut être invoquée. De plus, l'analyse des symptômes observés dans la forme aiguë, tels que frisson, fièvre, point de côté, etc., indique d'une manière évidente qu'une inflammation pulmonaire s'est déclarée et que cette inflammation présentait primitivement les caractères d'une pneumonie catarrhale. Enfin, il est des cas dans lesquels on a pu surprendre le passage de l'hépatisation rouge à l'hépatisation jaune. Nous avons recueilli un de ces cas, et le fait nous paraît par son importance mériter d'être mentionné ici.

Pneumonie catarrhale lobaire, en voie de transformation caséeuse.

Le nommé B... (Alfred), âgé de cinquante ans, porteur de journaux, est entré à l'hôpital Lariboisière, le 11 février 1865 (salle Saint-Landry, 5).

Cet homme, grand buveur d'absinthe, s'était, disait-il, parfaitement porté jusque dans ces derniers temps. Il n'était pas sujet à s'enrhumer, n'avait jamais craché de sang; seulement il était depuis longtemps essoufflé.

Il y a un mois, sans cause connue, il fut pris de frisson, de fièvre, et d'une douleur peu vive au côté droit de la poitrine. Il se mit à tousser et expectora des crachats jaunâtres, opaques, non sanguinolents. En même temps il se plaignait d'un sentiment de grand affaiblissement. Toutefois les personnes qui lui donnèrent des soins à cette époque nous ont affirmé que jamais pendant le mois qui précéda son entrée à l'hôpital, il n'avait complétement gardé le lit. Il se levait une grande partie de la journée et continuait à boire et à manger, à boire surtout. Par moments, il était agité, d'autres fois assoupi, mais jamais il n'eut de délire véritable; pas d'épistaxis, pas de céphalalgie vive, pas de diarrhée. Les seuls phénomènes qu'il présenta consistèrent en un peu de fièvre, de la toux, des crachats ayant les caractères ci-dessus mentionnés et une sensation très-marquée d'abattement.

Le 12 février, nous trouvâmes le malade dans l'état suivant :

Face pâle; respiration anxieuse (42 respirations par minute) ; prostration ; toux fréquente, expectoration abondante de crachats mucoso-purulents, jaunâtres, opaques légèrement visqueux, mais ne contenant pas de sang; langue sèche; ni vomissements, ni diarrhée, mais plutôt constipation ; fièvre, 120 à 130 pulsations par minute; pouls dépressible. La douleur de côté a disparu.

La percussion donne en avant et à droite, dans toute la hauteur, une matité très-marquée, se rapprochant un peu comme timbre du bruit de pot fêlé.

La respiration dans les mêmes points est très-affaiblie, presque nulle. L'oreille perçoit en outre quelques râles sous-crépitants dans les deux temps, surtout dans l'expiration, sans souffle tubaire.

A gauche, en avant, le son est clair ; la respiration est normale, un peu puérile, sans râles.

En arrière, à droite, matité dans toute la hauteur, comme en avant. A l'auscultation, dans la moitié supérieure, grande faiblesse du murmure respiratoire; dans la moitié inférieure, râles sous-crépitants très-humides (petits gargouillements, avec expiration soufflante, légèrement creuse). A gauche, son normal; respiration naturelle, exagérée; quelques râles sous-crépitants disséminés vers la partie moyenne. Les vibrations thoraciques sont très-marquées à droite et plus fortes que du côté gauche. Même état le 13.

Mort le 14.

Autopsie. — Le poumon droit est volumineux, pesant, complétement hépatisé depuis le sommet jusqu'à la base. La surface de section présentait tout à fait l'aspect de la pneumonie fibrineuse au second degré. Le tissu pulmonaire ne crépitait plus, ne contenait plus d'air dans les vésicules, et allait au fond de l'eau. Le poumon était parsemé d'un assez grand nombre de granulations tuberculeuses; de plus, il était facile de voir, en regardant de près, des granulations de pneumonie, surtout dans le lobe inférieur. La couleur des deux lobes était différente, grise ou gris ardoisé, plus ou moins teintée de jaune dans le lobe supérieur et rouge-rosée ou grise dans le lobe inférieur. Ce dernier avait presque complétement l'apparence de la pneumonie fibrineuse, tandis que l'autre se rapprochait davantage de l'aspect de la pneumonie tuberculeuse. Çà et là dans ce lobe existaient des îlots de matière caséeuse, à peine visible dans certains points, très-prononcée dans d'autres, comme dans la pneumonie caséeuse. Cette dégradation des teintes ne laissait aucun doute sur la transformation du tissu hépatisé. En aucun point on ne rencontrait de caverne. A la partie postérieure, là où nous avions perçu du souffle et des râles sous-crépitants humides, le tissu pulmonaire était plus ramolli, et le doigt y pénétrait facilement.

A l'examen microscopique, dans le lobe inférieur, les alvéoles pulmonaires étaient remplis et distendus par un exsudat formé de cellules épithéliales et de leucocytes au milieu d'une matière amorphe granuleuse ou fibrillaire. Les cellules contenues dans les alvéoles étaient 1° des cellules épithéliales sphéroïdes ou pavimenteuses à un seul noyau; 2° de grandes cellules distendues et sphériques qui atteignaient la dimension colossale de 0mm,020 à 0mm,030. Elles contenaient de 2 à 5 noyaux sphériques; souvent elles étaient creusées d'une cavité qui contenait elle-même un ou plusieurs noyaux. Ces grandes cellules épithéliales étaient très-nombreuses; 3° des leucocytes. La matière amorphe qui agglutinait ces cellules était infiniment granuleuse ou fibrillaire. L'acide acétique la rendait complétement transparente, homogène, en faisant disparaître la plupart des granulations et des fibrilles. C'était de la fibrine, et après l'action de l'acide acétique il restait encore des granulations graisseuses dans la matière amorphe. Ainsi, le lobe inférieur était atteint de pneumonie fibrineuse (ou aiguë franche) avec cette particularité qui la rapproche de la pneumonie catarrhale, premier degré de la pneumonie tuberculeuse, qu'il n'y avait pas, comme cela s'observe dans la pneumonie fibrineuse ordinaire, une prédominance de leucocytes. Dans le lobe supérieur, partout l'exsudat était en métamorphose granulo-graisseuse, et il était impossible de dire s'il y avait eu ou non de la fibrine au début. Les alvéoles étaient, là aussi, complétement remplis par des éléments épithéliaux et des leucocytes granuleux.

Le poumon gauche était seulement congestionné, surtout en arrière; à la partie moyenne, on constatait, dans l'étendue de plusieurs centimètres carrés, une agglomération de granulations tuberculeuses grises et semi-transparentes. Tout à fait au sommet existait une masse blanche, caséeuse (noyau de pneumonie), de la grosseur d'une forte cerise, dure, entourée par un tissu congestionné renfermant du pigment noir.

Dans cette observation, on assiste en quelque sorte à la transformation de la pneumonie en pneumonie caséeuse, il est probable que si le malade eût vécu encore quelque temps, tout le poumon eût subi cette dégénérescence granulo-graisseuse. Le peu d'énergie de la résistance vitale, par suite d'habitudes alcooliques invétérées, a précipité la terminaison fatale; ce qui explique en outre la rapidité de la mort, c'est la grande étendue des lésions qui n'avaient respecté aucune des parties du poumon droit et qui commençaient à envahir le poumon gauche. Nous ferons remarquer que les symptômes ont été ceux que nous avons décrits à propos de la pneumonie caséeuse généralisée, mais que, néanmoins, l'absence de respiration n'a pas été aussi absolue qu'on la rencontre habituellement, et qu'il s'y est joint quelques râles sous-crépitants, qui semblaient indiquer que l'oblitération des vésicules et des petites bronches par la matière caséeuse n'était pas encore complète.

Voilà donc un premier point parfaitement établi : dans

toutes les formes de la tuberculisation, les lésions fondamentales sont les mêmes, qu'il s'agisse des granulations miliaires ou des inflammations pulmonaires. Nous ajouterons qu'à part quelques cas de phthisie granuleuse généralisée simple, dans lesquels on constate l'intégrité momentanée du parenchyme autour des granulations, et d'autres cas peut-être plus rares encore dans lesquels la pneumonie caséeuse généralisée existe seule sans granulations apparentes, les deux lésions que nous avons dit constituer la phthisie pulmonaire se trouvent associées. Nous ne saurions en aucune façon, d'après cela, admettre les divisions de la phthisie en *phthisie tuberculeuse vraie* ou *phthisie conjonctive* et *phthisie caséeuse* ou *épithéliale*, divisions proposées récemment par MM. Hirtz, (1) Coursières, (2) Chatin, (3) Feltz, (4) etc. Toute phthisie, nous ne saurions trop le répéter, est à la fois, pour peu qu'elle ait duré quelque temps, conjonctive ou granuleuse et épithéliale ou pneumonique. C'est un fait que nous avons si souvent signalé qu'il est véritablement superflu d'y insister de nouveau en ce moment. Nous ajouterons seulement que les granulations ne sont pas toujours reconnaissables, qu'elles sont souvent masquées par les noyaux caséeux, et qu'il faut une grande habitude du microscope pour parvenir quelquefois à les distinguer.

Est-il nécessaire maintenant de discuter les caractères différentiels qui d'après quelques-uns des savants auteurs

(1) Hirtz, *Leçons cliniques*.

(2) Coursières, *De la phthisie caséeuse*, thèse inaugurale, Strasbourg, 1864.

(3) Chatin, *De la phthisie épithéliale chronique* (*Congrès de Lyon*, 1864).

(4) Feltz, *Gazette médicale de Strasbourg*, 1865.

que nous venons de nommer, séparent anatomiquement et cliniquement la phthisie tuberculeuse de la phthisie caséeuse? Nous ne le pensons pas. Si M. Coursières, en particulier, s'était mieux rendu compte de la coexistence presque fatale des deux lésions principales de la tuberculisation, de leur ordre de succession, du rôle dévolu à chacune d'elles, des symptômes qu'elles déterminent, il aurait compris pourquoi la fièvre est plus vive, la marche plus aiguë, dans les cas où la phthisie caséeuse (c'est pneumonie catarrhale et caséeuse qu'il faut dire) est étendue à tout un poumon, que lorsqu'elle est limitée à une partie circonscrite de ce même poumon, auquel cas la maladie est lente dans sa marche, chronique; pourquoi encore les adhérences sont plus épaisses, les cavernes plus spacieuses quand l'affection a duré longtemps que lorsqu'elle a parcouru rapidement ses périodes, et si son observation se fût appuyée sur un plus grand nombre de faits, il n'aurait pas tardé à reconnaître lui-même que la pneumonie caséeuse peut affecter le poumon gauche aussi bien que le poumon droit, souvent les deux à la fois; qu'enfin les formes aiguës offriraient les mêmes lésions intestinales et laryngées que la forme chronique, si la maladie durait assez longtemps pour permettre à ces lésions de se développer.

Maintenant que nous avons établi que dans toutes les formes de la tuberculisation les lésions fondamentales sont les mêmes, il nous reste à rechercher ce qui peut constituer les différences si accusées que l'on remarque dans l'expression phénoménale, dans la marche, la durée, le pronostic de ces diverses formes. Ces différences, nous l'avons déjà dit, dépendent surtout de l'étendue et du plus ou moins de rapidité d'évolution des lésions tuberculeuses, notamment des inflammations pulmonaires qui succèdent aux granulations. C'est ce qui fait qu'il est impossible de fixer une durée à la phthisie aussi bien dans ses formes aiguës que dans sa forme chronique, ces deux éléments de la lésion, l'étendue et la rapidité d'évolution, étant susceptibles de varier à l'infini.

Si l'on voulait sous ce rapport n'indiquer que les types principaux en laissant de côté les nuances intermédiaires, on trouverait :

1° La tuberculisation, *chronique* par excellence, qui peut durer pour ainsi dire toute la vie et cela par la raison que les lésions peu importantes restent indéfiniment bornées à une partie très-limitée d'un ou des deux poumons sans tendance notable à l'envahissement général du parenchyme. Les individus qui présentent cette forme de tuberculisation ont ce que l'on appelle une constitution délicate, ils toussent fréquemment, crachent de temps en temps de petites quantités de sang, sont maigres, et donnent le jour à des enfants débiles qui succombent souvent en bas âge à la tuberculisation pulmonaire ou méningitique.

2° La phthisie chronique classique, dans laquelle les lésions, granulations et pneumonies, d'abord circonscrites au sommet d'un ou des deux poumons, envahissent lentement mais presque fatalement les différents lobes de ces organes ; cet envahissement n'est pas en général continu ; il se fait en quelque sorte par poussées dans l'intervalle desquelles les malades paraissent revenir à la santé ; que l'hygiène soit convenable, le traitement approprié, que les causes d'aggravation des symptômes existants soient éloignées, et la marche de la maladie pourra être retardée, enrayée, guérie même. La durée de cette forme de la tuberculisation est donc très-variable, et c'est un point qu'il ne faut jamais perdre de vue lorsque l'on veut apprécier l'influence de certaines conditions morbides, ou des divers traitements sur la marche de la phthisie. Cette durée est variable suivant qu'on examine un phthisique d'hôpital, qui dès qu'il a éprouvé la plus légère amélioration retourne à ses rudes travaux, ou un malade, en état de se procurer tout le bien-être matériel que donne la richesse. Dans le premier cas, l'affection durera de un à deux ans (terme moyen); dans le second, la lutte pourra se continuer un beaucoup plus grand nombre d'années, mais au fond la maladie n'est pas différente; il n'y a pas, comme on l'a prétendu, une *phthisie des riches* et une *phthisie des pauvres ;* il n'y a qu'une phthisie bien ou mal soignée.

3° A ces formes chroniques, nous devons rattacher la phthisie dans laquelle les granulations miliaires sont disséminées dans les deux poumons, sans qu'il existe de complications inflammatoires du parenchyme lui-même, la phthisie que nous avons appelée phthisie granuleuse généralisée simple. Lorsque ces granulations ne sont pas trop nombreuses, lorsque surtout elles se sont développées par éruptions successives, la santé peut se maintenir sans trouble notable pendant des mois et même des années, jusqu'au jour où surviennent les complications inflammatoires du poumon lui-même ou d'autres organes importants, atteints eux-mêmes de granulations. Dans cette forme de phthisie, abstraction faite de ces complications presque toujours excessivement graves, la circonstance favorable de l'absence d'inflammation pneumonique, est souvent compensée par l'étendue des granulations, qui, lorsqu'elles sont confluentes, peuvent amener la mort par asphyxie dans un temps très-court.

Comme les formes chroniques, les formes *aiguës* de la tuberculisation présentent des degrés différents.

1° Il y a des malades chez lesquels les phénomènes fébriles sont continus sans être cependant excessifs. On ne remarque plus ces temps d'arrêt pendant lesquels, comme précédemment, la maladie reste stationnaire ou semble rétrograder ; l'affection marche progressivement vers la terminaison fatale qui arrive au bout de cinq à six mois. A l'autopsie, on trouve, outre les granulations, une pneumonie étendue à une notable portion d'un ou des deux poumons, arrivée déjà dans certains points au ramollissement ou à l'excavation qui lui succède.

2° Après ces phthisies qu'on pourrait appeler *subaiguës*, et qui sont en quelque sorte le trait d'union entre les formes chroniques et les formes aiguës proprement dites, nous signalerons les cas dans lesquels la fièvre est vive, continue et le dépérissement rapide. Ce sont des phthisies *aiguës* auxquelles on peut conserver l'expression pittoresque de *galopantes*, qui emportent le malade dans l'espace de deux à trois mois, ainsi que nous en avons cité plusieurs exemples. Dans tous ces cas, les symptômes et les lésions sont à peu de chose près les mêmes : comme symptômes, peau chaude, brûlante, pouls fréquent, développé, dépressible ; soif vive, inappétence, langue humide ou sèche et quelquefois légèrement fuligineuse ; oppression, toux, expectoration jaunâtre, opaque, rarement visqueuse et sanguinolente, etc; comme lésions, granulations, et surtout broncho-pneumonies diffuses, plus étendues que dans le type précédent, et arrivant promptement à la fonte caséeuse.

3° A peu près sur le même plan, comme rapidité et gravité, nous placerons ces cas que nous avons étudiés sous le nom de pneumonie caséeuse lobaire. La mort arrive généralement dans l'espace de quelques mois. Les symptômes ont ceci de différent, qu'après avoir commencé d'une manière très-aiguë comme une phlegmasie franche du poumon, ils prennent les allures d'une affection chronique dont la gravité s'explique par l'étendue de l'inflammation et son peu de tendance à la résolution.

4° Dans le degré le plus rapide et le plus aigu, nous trouvons ces phthisies granuleuses généralisées, compliquées de pneumonies lobulaires, qui tuent les malades dans l'espace de quelques semaines, moins par la rapide évolution des pneumonies que par l'étendue de ces pneumonies et des congestions qui envahissent la plus grande partie des poumons, alors que déjà la fonction hématosique de ces organes est entravée par l'abondance des granulations miliaires.

On voit, d'après ce qui précède, que si la granulation a une importance considérable au point de vue de la détermination de l'espèce nosologique, la pneumonie qui lui succède constitue la lésion la plus grave de la tuberculisation. C'est la pneumonie en effet qui donne lieu à l'ulcération du poumon, aux cavernes, à la perforation de la plèvre, etc. C'est elle qui rend compte de la forme aiguë ou chronique de la maladie. C'est elle qu'il faut prévenir, qu'il faut combattre. C'est donc une recherche vaine que de se demander si la phthisie est souvent compliquée de pneumonie ; la pneumonie fait partie intégrante de la maladie, elle existe dans toutes ou presque toutes les formes de la tuberculisation. On pourrait dire que la phthisie est surtout une pneumonie chronique, de nature spéciale (1).

Les formes de la tuberculisation varient suivant les *âges*, comme aussi les conditions anatomiques dont elles relèvent.

Dans l'*enfance*, la distribution générale des granulations miliaires et des pneumonies consécutives, est un peu différente de ce qu'elle est chez l'adulte. « Chez les jeunes enfants, disent MM. Barthez et Rilliet (2), on voit presque tous les organes criblés de granulations grises, petites, également disséminées en nombre variable. La granulation grise est si généralement et si abondamment répandue, que la maladie mérite le nom de tuberculisation générale granuleuse. D'autres fois il n'existe pas de granulations grises, mais partout sont répandus des tubercules miliaires dont le volume est à peu près le même dans tous les organes. Le nom de tuberculisation générale miliaire doit être réservé à cette forme de la maladie, bien que l'on trouve disséminées quelques rares granulations grises ou quelques masses d'infiltration jaune. Dans ce cas, la quantité de matière

(1) On voit qu'à certains égards notre opinion se rapproche de celle de Broussais, pour qui la phthisie n'était rien autre chose qu'un mode particulier d'inflammation chronique. Seulement Broussais avait méconnu les granulations et fait jouer aux vaisseaux lymphatiques dans la production des masses tuberculeuses (caséeuses) un rôle tout à fait inadmissible.

Aucun auteur contemporain n'a mieux fait ressortir l'importance et la gravité de la pneumonie dans la phthisie que M. le professeur Cruveilhier (*Traité d'anatomie pathologique générale*, t. IV, p. 585).

M. Pidoux a, de son côté, parfaitement montré que la phthisie pulmonaire peut être donnée comme le type des phlegmasies chroniques (*Annales d'hydrologie*, t. X, p. 273).

(2) Barthez et Rilliet, ouvr. cité, p. 63, 1re édit.

tuberculeuse contenue dans le corps de l'enfant est plus considérable que dans la tuberculisation granuleuse, mais moins certainement que dans une troisième forme, où l'on trouve répandues, dans un grand nombre d'organes, des masses considérables d'infiltration jaune. »

En remplaçant les mots de tubercule miliaire et de tubercule infiltré, par les expressions de pneumonie caséeuse lobulaire et lobaire, on voit que les lésions tuberculeuses, dans l'enfance, ont de la tendance à envahir à la fois une grande étendue des poumons; ce qui explique pourquoi la phthisie à cet âge est souvent rapide et fort grave, ainsi que l'ont signalé MM. Barthez et Rilliet et tous les médecins qui se sont occupés des maladies des enfants. Parmi les particularités symptomatiques de cette variété de la phthisie, nous mentionnerons la fréquence des engorgements ganglionnaires, l'absence d'expectoration et la rareté des hémoptysies.

Dans la *vieillesse*, les lésions ont en général beaucoup moins de tendance à s'étendre; elles n'occupent le plus souvent qu'un point circonscrit des poumons, les symptômes sont plus obscurs, les hémoptysies plus rares, la maladie plus lente dans sa marche. N'oublions pas cependant, comme l'a si bien établi M. Moureton dans sa remarquable thèse, que la tuberculisation des vieillards a quelquefois des allures plus rapides et qu'elle peut présenter toutes les formes aiguës que l'on rencontre dans l'enfance et dans l'âge adulte.

Existe-t-il encore d'autres formes que l'on doive admettre dans l'étude de la phthisie? c'est un point qu'il nous reste à examiner.

Nous ne parlerons pas de la distinction que l'on a voulu établir suivant que les lésions siégent au poumon droit ou au poumon gauche. Nous n'avons, quant à nous, jamais observé que la maladie présentât des symptômes particuliers et fût moins grave du *côté gauche* que du côté droit. C'est là, nous le croyons, une pure vue de l'esprit, mais nullement le résultat d'une rigoureuse observation (1).

Une distinction plus importante de la phthisie en phthisie *éréthique* et phthisie *torpide* (*florid and languid phthisis*) a été proposée surtout par les auteurs anglais et allemands, mais nous ne croyons pas devoir nous y arrêter longtemps. Lorsque l'on examine en effet les principaux caractères assignés à ces deux formes de la phthisie, on ne tarde pas à reconnaître que les symptômes différents sont en rapport avec des différences réelles dans les lésions pulmonaires. Sans doute il est permis de croire, et c'est notre conviction, que le tempérament et la constitution des individus favorisent le développement d'une forme plutôt que d'une autre, et que, les lésions ont plus de tendance à marcher rapidement chez les individus nervoso-sanguins, qui présentent un vif éréthisme du système vasculaire, que chez les sujets à chairs molles, à constitution torpide et phlegmatique ; mais ce que nous tenons à bien établir c'est que cette vivacité des symptômes dans un cas, cette lenteur dans l'autre,

(1) Les auteurs qui ont soutenu cette singulière opinion ont probablement supposé que la tuberculisation du poumon gauche était beaucoup plus rare que celle du poumon droit ; il n'en est rien. Sur 1000 cas, Cotton (*On consumption*) a trouvé une légère différence en faveur du côté gauche. C'est aussi, on le sait, l'opinion de MM. Louis et Andral.

trouvent le plus souvent leur explication naturelle dans un état anatomique du poumon plus ou moins appréciable.

Nous ferions volontiers une exception pour certaines phthisies qu'on pourrait appeler *hémoptoïques*. La fréquence et l'abondance des hémoptysies, que l'on observe en pareils cas, semblent plutôt traduire un état général constitutionnel qu'une disposition pulmonaire spéciale ou une complication cardiaque.

Enfin il nous resterait à rechercher les modifications que d'autres états morbides (scrofule, arthritisme, emphysème, herpétisme, etc.) impriment à la phthisie (*phthisie scrofuleuse*, *arthritique*, etc.). Nous examinerons ces graves questions un peu plus loin, à propos de l'étiologie de la phthisie pulmonaire.

TROISIÈME PARTIE.

ÉTIOLOGIE.

Lorsqu'on examine les nombreux travaux qui ont été publiés sur l'étiologie de la phthisie pulmonaire, on s'aperçoit que leurs auteurs n'ont pas toujours su éviter un double écueil : d'une part, accepter avec une complaisance facile les causes les plus vagues et les plus hypothétiques; d'autre part, rejeter par une sévérité excessive les faits cependant démontrés par la plus rigoureuse observation.

Nous croyons que la vérité est entre ces deux opinions extrêmes, et nous espérons prouver que, si quelques causes auxquelles à diverses époques de la science on a attribué une importance considérable doivent être bannies de l'étiologie de la phthisie, il en est un certain nombre qui exercent sur le développement de la maladie une influence que l'on ne saurait contester.

Nous les étudierons successivement.

§ 1. — Inoculabilité et contagion.

La question de l'inoculabilité du tubercule, ébauchée (1) jusqu'ici plutôt que sérieusement étudiée, vient de faire dans ces derniers temps un pas décisif.

(1) Quelques médecins, parmi lesquels nous citerons surtout Kortum

Dans la séance de l'Académie de médecine du 5 décembre 1865, un savant agrégé du Val-de-Grâce, déjà connu par de remarquables travaux sur l'histologie du tubercule, M. Villemin, annonçait avoir réussi à inoculer à des lapins la matière tuberculeuse recueillie sur des phthisiques (1).

Désireux de vérifier par nous-mêmes le fait important

Lepelletier, Alibert, Guersant, Richerand, etc., avaient essayé antérieurement d'inoculer la matière tuberculeuse à des animaux. Lepelletier avait tenté sans succès l'inoculation sur lui-même. L'exemple si souvent cité de Laennec, se blessant dans une autopsie de mal de Pott, manque des renseignements nécessaires pour décider s'il s'agissait d'autre chose que d'un simple tubercule anatomique.

(1) La découverte inattendue de M. Villemin s'appuie sur trois séries d'expériences habilement conduites.

Première série d'expériences. — Le 6 mars, dit M. Villemin, nous prenons deux jeunes lapins âgés de trois semaines environ, très-bien portants, tétant encore leur mère et vivant avec elle dans une cage élevée au-dessus du sol et convenablement abritée. A l'un de ces lapins nous insinuons dans une petite plaie sous-cutanée, pratiquée derrière une oreille, deux petits fragments de tubercule et un peu de liquide puriforme d'une caverne pulmonaire pris sur le poumon et l'intestin d'un phthisique, mort depuis trente-trois heures.

Le 30 mars et le 4 avril, nous répétons l'inoculation d'une parcelle de tubercule.

Le 20 juin, c'est-à-dire après trois mois et quatorze jours, il ne s'est pas produit de changements appréciables dans la santé du petit animal; il a beaucoup grandi. Nous le sacrifions, et nous constatons ce qui suit : une cuillerée à bouche de sérosité dans la cavité péritonéale ; semis tuberculeux situés le long de la grande courbure de l'estomac, établi sur deux traînées parallèles de chaque côté de la ligne médiane. Les granulations sont grises, très-petites, oblongues ; plusieurs présentent à leur centre un petit point jaune, opaque. Dans l'intestin, à 2 ou 3 centimètres environ de l'estomac, existe un tubercule assez volumineux de la grosseur d'un grain de chènevis.

D'autres tubercules moins gros et moins saillants, sont disséminés çà et là dans l'intestin grêle. Quelques tubercules dans les deux substances du rein. Les poumons sont pleins de grosses masses tuberculeuses formées d'une manière très-apparente par l'agglomération de plusieurs granulations ; ces masses ont les dimensions d'un gros pois; en les inci-

signalé par M. Villemin, nous avons soumis à l'expérimentation sept lapins âgés d'environ six semaines. Six d'entre eux ont été placés dans une grande caisse rectangulaire où ils pouvaient se mouvoir et respirer à l'aise. Le septième a été laissé en liberté. Sur celui-là, ainsi que sur un des six autres, aucune inoculation n'a été pratiquée. Des cinq restants, trois ont été inoculés exclusivement avec la matière

sant, on voit sur leur coupe, d'un gris transparent, plusieurs petits points d'un blanc jaunâtre. L'examen microscopique confirme la nature tuberculeuse de toutes ces productions.

Le lapin frère qui a partagé avec ce dernier toutes les conditions de l'existence est ensuite mis à mort, et ne présente *absolument aucun tubercule.*

Deuxième série d'expériences. — Le 15 juillet, nous inoculons trois beaux lapins, bien portants, vivant au grand air dans un petit enclos où se trouvait un refuge couvert, et jouissant d'une nourriture abondante et variée (pain, son, fourrage). Le 22 du même mois, nous répétons l'opération sur chacun d'eux, et nous inoculons en même temps, pour la première fois, un quatrième lapin de même provenance que les prédédents et vivant avec eux. Les 15, 16, 18, 19 septembre, nous les sacrifions tous les quatre les uns après les autres. Voici le résumé des autopsies : N° 1 : tubercules pulmonaires abondants, gris, disposés en plaques de la grosseur d'une lentille, à surface inégale, chagrinée, formées de granules agglomérés et offrant à la coupe des points jaunâtres. On remarque aussi quelques granulations miliaires. Le poumon est rose sans trace d'inflammation. N° 2 : tubercules pulmonaires à peu près comme chez le n° 1 ; un tubercule est déjà jaune, opaque en grande partie. Une cuillerée à café de sérosité dans les plèvres. N° 3 : tubercules pulmonaires comme chez les précédents; tubercules blancs jaunâtres dans l'appendice iléo-cæcal. N° 4 (ce lapin n'a été inoculé qu'une seule fois, le 22 juillet) : tubercules pulmonaires siégeant surtout dans le poumon gauche ; six à huit nodules de la grosseur d'un pois, faisant saillie à la surface d'un poumon et formés de l'agglomération de plusieurs granules. On trouve aussi un grand nombre de granulations entourées d'une légère auréole congestive rougeâtre. Quelques tubercules dans l'enveloppe péritonéale du foie. Pendant que ces lapins étaient en expériences, nous avons mis à mort, pour d'autres usages physiologiques, deux lapins vivant dans les mêmes conditions que nos inoculés, et ils n'ont offert aucune trace de tuberculisation.

Troisième série d'expériences. — Le 2 octobre, nous nous procurons trois paires de lapins d'environ trois mois ; les deux lapins de chaque

des granulations tuberculeuses grises, demi-transparentes ou opaques, jaunâtres, recueillies sur le péritoine et les plèvres d'un phthisique. Pour les deux derniers, nous nous sommes exclusivement servi de la matière caséeuse extraite avec précaution des poumons.

paire sont frères et de la même portée, chaque paire est d'une souche maternelle différente. Nous inoculons un lapin de chacune d'elles et les deux lapins frères, dont l'un est inoculé, tandis que l'autre ne l'est pas, sont mis ensemble dans une même cage. Tous habitent, du reste, un réduit commun divisé en trois compartiments. Nous répétons l'inoculation le 24 octobre. Les mêmes jours et dans les mêmes conditions, nous inoculons un quatrième lapin adulte, de grande taille et extrêmement vigoureux. Paire n° 1 : Le 23 novembre, le lapin inoculé est trouvé mort. A l'autopsie, nous constatons les lésions suivantes : deux plaques rouges occupent les faces et les bords postérieurs des deux poumons ; ces plaques sont constituées par la plèvre un peu épaissie, et par certaines parties du parenchyme pulmonaire sous-jacent congestionné. Au milieu de ces parties, on trouve de très-petites granulations situées principalement au-dessous de la plèvre. Les reins sont remarquables par la grande quantité de kystes développés dans la substance corticale et remplis d'un liquide transparent. Le lapin père immédiatement sacrifié ne présente aucune lésion organique. Paire n° 2 (29 novembre) : Le lapin inoculé, mis à mort, offre une très-grande quantité de granulations miliaires siégeant principalement au-dessous de la plèvre, qu'elles soulèvent, et également réparties dans les deux poumons. Mêmes granulations dans la profondeur du parenchyme, mais relativement moins nombreuses. Deux agglomérats de granulations constituent de petites masses, à contours irréguliers, saillants et de la grosseur d'un petit pois. Le lapin frère est *entièrement exempt de tubercules*. Paire n° 3 (29 novembre) : Le lapin inoculé présente dans les deux poumons des marbrures rouges, nettement délimitées du tissu pulmonaire sain, au milieu desquelles on constate de petites granulations grises, naissantes, au nombre de deux ou trois dans chaque tache ; elles siégent sous la plèvre. La poussée tuberculeuse est évidemment plus récente. Rien chez le lapin frère. Paire n° 4 (27 novembre) : La surface des deux poumons est criblée de granulations sous-pleurales ; les plus petites entourées d'une auréole congestive, les plus grandes ne présentant plus cette particularité ; deux ou trois tubercules de la grosseur d'un petit pois. Le parenchyme est parsemé de granulations ainsi que la surface de la rate, où l'on remarque trois ou quatre tubercules étalés, aplatis.

L'inoculation a été pratiquée deux fois, le 12 décembre 1865 et le 1er janvier 1866, suivant le procédé opératoire indiqué par M. Villemin. Avec un bistouri à lame étroite, nous avons fait une ponction sous-cutanée vers la base de l'oreille, et, dans la plaie ainsi produite, nous avons insinué de petits fragments des substances indiquées plus haut, fragments que nous désagrégions préalablement en les triturant avec la pointe de l'instrument.

Les sept lapins, placés dans une cave suffisamment aérée et convenablement nourris, ont été sacrifiés deux mois après la première inoculation. Or, voici les résultats que nous a fournis l'examen des organes :

1° Les deux lapins auxquels aucune inoculation n'avait été pratiquée ne nous ont présenté aucune lésion des poumons et des autres viscères que l'on pût rapporter à la tuberculisation.

2° Le résultat a été également négatif pour les deux lapins auxquels avait été inoculée la matière caséeuse pulmonaire.

3° Quant aux lapins inoculés exclusivement avec la matière des granulations, deux d'entre eux (le troisième étant réservé pour une expérimentation plus prolongée) nous ont offert dans les poumons des lésions manifestement tuberculeuses, quoique encore peu avancées.

Ces lésions consistaient en un groupe de plusieurs petites granulations, semi-transparentes, dures, grises, se coupant facilement, donnant une section plane avec des parties un peu opaques au centre. Leur tissu, assez résistant, était composé de très-petits noyaux sphériques agglomérés, réunis par une matière granuleuse ou par des fibres. Ces granulations ressemblaient exactement à celles de l'homme, et en même temps nous avons pu nous assurer qu'elles étaient identiques pour l'aspect extérieur et pour la composition histologique avec celles que contenaient les poumons des lapins inoculés par M. Villemin, et mis obligeamment à notre disposition.

Le lobe inférieur du poumon chez l'un des deux lapins, était fortement congestionné dans une assez grande étendue, et les parties voisines des granulations renfermaient de grandes cellules épithéliales en multiplication endogène et des leucocytes.

En outre, sur ce même lapin, on apercevait sous la peau au côté droit du cou (côté de l'inoculation), comme un chapelet de gros ganglions ramollis et jaunâtres ; l'un de ces ganglions mesurait environ 1 centimètre et demi en longueur. Leur tissu pulpeux, opaque, s'écrasait en une bouillie caséeuse épaisse, et, au microscope, on y reconnaissait avec la substance fibroïde qui forme la trame du ganglion, des cellules lymphatiques, noyaux ou petites cellules, plus grosses, en général, qu'à l'état normal, et infiltrées de fines granulations protéiques et graisseuses.

Le péritoine renfermait beaucoup de vers vésiculaires, et le foie d'un des deux lapins montrait de petits kystes jaunes et gris, qu'au premier abord, ainsi qu'en a fait la remarque M. Villemin, on pourrait prendre pour des granulations tuberculeuses, mais où l'examen microscopique permettait de découvrir les œufs parfaitement reconnaissables d'helminthes parasites, très-communs chez les lapins (1).

(1) Ces kystes peuvent se rencontrer dans le péritoine, dans le foie, l'intestin, le poumon. Ils sont dus à des pentastomes (linguatules) et à des

Ajoutons que chez nos deux lapins existait une eschare assez profonde au niveau de la partie supérieure de la cuisse. Cette eschare était-elle le résultat d'un trouble nutritif ou de toute autre cause? nous l'ignorons; ce que nous pouvons seulement dire, c'est qu'aucun des autres lapins inoculés ou non n'offrait une semblable lésion.

Postérieurement aux premières inoculations de M. Villemin et aux nôtres, d'autres tentatives ont été faites non-seulement chez les lapins, mais encore chez d'autres animaux. Disons tout de suite que ces nouvelles expériences viennent confirmer les premières.

M. Villemin a eu l'obligeance de nous communiquer les résultats qu'il a obtenus sur des lapins et des cabiais. Nous sommes heureux de pouvoir les consigner ici (1).

psorospermies. Le contenu est souvent caséeux, jaunâtre, infiltré de calcaire. (Voyez, sur ce sujet, Davaine, *Traité des entozoaires*, et Virchow, *Die krankhaften Geshwülste*, t. II, p. 634, et *Arch.*, t. XVIII, p. 523.)

(1) *Lapins.* — 1° Un lapin inoculé le 17 décembre 1865 est sacrifié le 6 janvier, et il offre déjà deux granulations naissantes dans un poumon. Ces granulations sont d'une transparence remarquable ; elles ressemblent à des vésicules d'herpès et sont grosses comme une petite tête d'épingle.

2° Un lapin inoculé le 13 janvier devenu étique et sur le point de mourir, est mis à mort le 16 mars. Il portait vers la partie supérieure de la cuisse gauche deux plaques croûteuses dégarnies de poils. Un peu plus haut vers la croupe, une plaque assez étendue avec ulcération du derme. La peau est épaisse, lardacée, creusée d'ulcérations. *Poumons* remplis de masses tuberculeuses, formées de granulations agglomérées. *Rate* contenant un grand nombre de tubercules d'un blanc jaunâtre. *Reins.* Un rein offre un tubercule volumineux (grosseur d'un haricot) contenu dans la substance corticale. *Ganglions* mésentériques hypertrophiés et présentant des points blanc jaunâtre. Quelques petits tubercules dans le mésentère. *Intestins.* Tubercules nombreux disséminés dans la partie inférieure de l'intestin grêle. Ils sont dus à l'hypertrophie caséeuse des follicules clos.

Cabiais. — Deux cabiais (un mâle et une femelle) sont inoculés le 19 décembre 1865 par une piqûre sous chaque aisselle. Le 2 février, la femelle met bas deux petits que l'on trouve morts. Ils semblaient cepen-

Les faits qui précèdent, insuffisants pour résoudre toutes les questions relatives à l'inoculabilité du tubercule, démontrent que le tubercule est inoculable de l'homme à quelques animaux (1); ils nous paraissent établir également cet autre fait bien important, à savoir : que la granulation, autrement dit, la lésion spécifique et caractéristique de la tuberculose est seule susceptible d'être inoculée, et que l'expérience échoue quand on se sert de la matière caséeuse (2) (ancien tubercule des auteurs), aussi bien du reste que

dant à terme; ils étaient couverts de poils. Les deux cabiais deviennent excessivement maigres; la femelle meurt le 21 février.

1° Sérosité dans le péritoine, *foie* volumineux, petites granulations grises à la surface. A la coupe, il présente un réseau blanc grisâtre, disposé comme dans le foie muscade. Le réseau présente des grains saillants au-dessus de la surface de section et confluents. Masses blanches ou jaunes formant des espèces d'infarctus graisseux. *Rate* très-volumineuse. *Poumons* semés de petites granulations tuberculeuses entourées d'une auréole congestive. *Ganglions bronchiques*. Hypertrophie avec points jaunâtres. *Sang* leucocytémique. Des traînées de globules blancs obstruent les vaisseaux capillaires du foie.

2° Le 31 mars, le deuxième cabiais est trouvé mort. *Poumons* farcis de tubercules; l'animal a dû mourir d'asphyxie lente. Les masses tuberculeuses sont formées de granules agglomérés. Petites granulations faisant saillie à la surface de la plèvre. Les *ganglions* lymphatiques de toutes les régions du corps sont hypertrophiés; à l'aisselle, on en trouve d'entièrement ramollis; ils ne se composent plus que d'une coque fibreuse remplie d'une pulpe jaunâtre, analogue à du cérat jaune. *Rate* un peu volumineuse; son enveloppe péritonéale contient des granulations grises transparentes, saillantes. *Foie* semé de granulations transparentes en nombre indéfini, confluentes à l'intérieur. Celles qui sont développées dans la membrane péritonéale sont très-saillantes à la surface.

(1) Ainsi que cela se rencontre dans les maladies franchement virulentes, l'inoculation peut quelquefois échouer. Nous avons noté le fait sur un de nos lapins.

(2) Il est bon d'être prévenu que des granulations existent quelquefois au milieu des noyaux caséeux; en pareil cas, l'inoculation pourrait être suivie de succès.

quand on emploie d'autres substances (fibrine, pus, graisse, etc.) (1); c'est là, si le fait est confirmé par des expérimentations ultérieures, un résultat considérable et qui établit bien nettement la spécificité de la diathèse tuberculeuse, que démontrent d'ailleurs beaucoup d'autres raisons.

Ce n'est pas que nous allions aussi loin que M. Villemin dans les conséquences à tirer des expériences d'inoculation rapportées plus haut, et que nous nous croyions autorisés à faire table rase de toutes les connaissances acquises relativement à l'étiologie de la tuberculisation. Que l'on place la phthisie, comme le veut notre savant confrère, dans la classe des maladies virulentes, à côté de la morve, du farcin ou de la syphilis, le mode du développement de la maladie n'en continuera pas moins à être ce qu'il a toujours été, ce qu'il sera probablement toujours, c'est-à-dire *spontané*. Ce qui est vrai pour les affections franchement inoculables, la morve, par exemple, la rage, la variole, etc., qui peuvent se manifester de différentes manières, spontanément, par inoculation ou par contagion, est à plus forte raison applicable à la phthisie pulmonaire pour laquelle l'inoculation, même en la supposant démontrée d'homme à homme, ne constituera jamais qu'un fait exceptionnel.

(1) Nous croyons nécessaire de rappeler que, lorsque l'on pratique dans les veines une injection de ces substances au lieu de les insinuer dans le tissu cellulaire sous-cutané, on obtient des *pneumonies lobulaires* qui peuvent présenter une apparente analogie avec la granulation, mais qui s'en distinguent, surtout microscopiquement, par des caractères bien tranchés. Les expériences de M. Villemin et les nôtres ne doivent donc pas être confondues avec celles de MM. Cruveilhier, Panum, Denkowski, etc. (Voy. page 159.)

Une seule question relative au développement de la tuberculose pourra être soulevée avec plus d'opportunité que par le passé, c'est la question de la *contagion*.

On sait que l'opinion de la contagion de la phthisie a été soutenue par des auteurs fort recommandables : Morgagni, Valsalva, Van Swieten, Morton, J. Franck, Hufeland, etc., et qu'elle est encore très en honneur dans certaines contrées, dans le midi de l'Europe, et principalement en Espagne et en Italie. En France, au contraire, l'immense majorité des médecins est anticontagioniste. Or, l'inoculabilité acceptée du tubercule nous semble devoir amener aux idées de contagion beaucoup de praticiens jusque-là hésitants ou opposés ; et, cependant, il ne faudrait pas conclure, ce nous semble, trop promptement du premier fait au second. Remarquons, en effet, qu'une maladie peut être inoculable sans être nécessairement contagieuse, la syphilis est là pour le prouver ; qu'en outre, il n'est pas démontré que les sueurs, les crachats, l'haleine des phthisiques, agents présumés de la transmission, sont inoculables, comme la granulation tuberculeuse (1). Nous sa-

(1) Bien des problèmes doivent être posés et résolus par l'expérimentation. Nous en indiquerons quelques-uns :

1° En ce qui concerne les produits d'excrétion des phthisiques (crachats, sueurs, etc.), on pourrait les inoculer ou les faire pénétrer par différentes voies d'absorption (la muqueuse des voies respiratoires particulièrement).

2° Relativement au tubercule lui-même, il faudrait expérimenter séparément la granulation grise, la granulation jaunâtre et la matière caséeuse de la pneumonie. Dans la crainte que la décomposition cadavérique n'altère les propriétés inoculables, ou encore pour éviter l'objection, que c'est la putréfaction qui a communiqué la virulence, la matière à inoculer pourrait être extraite des organes d'un lapin auquel l'inoculation aurait été pratiquée avec succès ; on pourrait encore utiliser le tubercule des testi-

vons bien que la contagion n'implique pas nécessairement l'inoculabilité, et qu'alors même que les expériences échoueraient, il pourrait se faire encore que des circonstances particulières, la cohabitation prolongée avec une personne atteinte de tuberculisation, la respiration incessante de l'air qu'elle expire, produisissent des résultats qui ne seraient pas obtenus dans des conditions différentes.

cules après la castration, à la condition de se servir des granulations semi-transparentes, plutôt que des grosses masses jaunes et caséeuses de cet organe. (Voy. p. 105.)

3° On devrait inoculer les tubercules et les produits précédents à un certain nombre d'espèces animales. Mais, dans cette question du choix de l'animal, quelques difficultés se présentent. On peut avoir affaire, en effet, à des espèces tout à fait réfractaires à la tuberculose; ainsi, le chien (*), le mouton, n'en présentent jamais; l'inoculation positive des tubercules aurait alors chez eux une grande valeur, mais les résultats négatifs ne pourraient rien démontrer contre l'inoculabilité de la tuberculose, parce que nous savons que certains virus, par exemple, la syphilis, sont difficilement transmis aux animaux. L'inoculation à l'espèce bovine demanderait, pour donner des résultats inattaquables, que nous fussions mieux édifiés sur la véritable nature de la phthisie de la vache (voy. p. 46). L'inoculation du tubercule aux chevaux serait toujours entachée d'une cause d'erreurs; nous savons, en effet, que la morve est susceptible d'être communiquée à ces animaux avec la plus grande facilité, même par l'inoculation de pus, et que les granulations morveuses et tuberculeuses ne peuvent pas être sûrement distinguées l'une de l'autre. Par l'inoculation du tubercule, on donnerait donc la morve à un cheval sans que l'expérience établît ni l'inoculation du tubercule, ni son identité avec le virus morveux. Si, au lieu d'expérimenter sur des animaux qui n'ont pas de tubercules, on prenait, au contraire, ceux qui en présentent presque toujours dans des conditions déterminées, par exemple, les singes et les animaux féroces qui vivent dans nos ménageries, on serait passible d'erreurs d'une autre nature. Les inoculations positives ne signifieraient plus rien, parce que l'animal aurait eu beaucoup de chances pour devenir tuberculeux sans elles. Ainsi, les meilleures espèces pour ces inoculations sont celles où la tuberculose est possible, mais rare. Le lapin nous paraît

(*) Il est essentiel d'être prévenu que chez le chien il existe souvent des nodosités fibreuses péribronchiques dans les poumons, que des observateurs ont prises parfois pour des tubercules. (Virchow, *Gesammelte Abhandl.*, p. 312; et *Krankhafte Geschw.*, p. 634.)

C'est à ce point de vue, très-digne assurément de nos méditations, que se sont placés quelques médecins contagionistes, parmi lesquels nous citerons surtout un savant hygiéniste, M. Michel Lévy (1) et l'auteur d'un remarquable mémoire, M. Bruchon, professeur suppléant à l'École de médecine de Besançon (2). Il est un fait certain, c'est que les exemples de contagion ont été principalement signalés entre mari et femme, et quoiqu'on puisse toujours invoquer les coïncidences, quand il s'agit d'une maladie aussi commune que la phthisie pulmonaire, quoique dans le cas particulier, les veilles, les soucis, la dépression morale qui suit la perte d'une personne aimée, puissent réclamer une part d'influence, il est difficile cependant de se sous-

un des animaux qui remplissent le mieux cette double condition. Mais il en est d'autres qui peuvent lui être assimilés à ce point de vue, ce sont les oiseaux, et, en particulier, les oiseaux de basse-cour, tels que, pigeons, poules, canards, oies, etc. (Voy. Rayer, *Archives de médecine comparée.*)

4° Il y aurait lieu de transmettre la tuberculose par inoculation d'un individu à un autre de la même espèce, afin de savoir si le virus ne s'affaiblit pas et ne s'éteint pas par ces passages successifs. Si l'on était parvenu à reproduire artificiellement le tubercule sur plusieurs espèces animales, on devrait étudier les effets de l'inoculation d'une de ces espèces à une autre, pour apprécier les modifications qui en résultent et connaître les espèces animales les plus aptes à le recevoir et à le reproduire.

5° Par l'étude comparée des inoculations d'âge différent, on pourrait arriver à savoir si des pneumonies ou des inflammations de n'importe quel organe se développent consécutivement au tubercule; on pourrait déterminer les conditions d'apparition de ces nouveaux phénomènes et leurs manifestations symptomatiques.

6° On pourrait, en mettant en rapport les individus malades avec des animaux bien portants, savoir si la contagion a lieu et en préciser les conditions.

(1) Michel Lévy, *Traité d'hygiène*, 3e édit., t. II, p. 763.

(2) Bruchon, *De la transmission de la phthisie pulmonaire sous l'influence de la cohabitation* (*Revue médicale*, 1859, t. II, p. 70).

traire à l'idée de contagion, quand on voit des sujets vigoureux et sans antécédents héréditaires, atteints de phthisie après avoir vécu de la vie intime avec un tuberculeux. Une remarque, toutefois, doit trouver ici sa place, remarque qui n'a pas échappé à la sagacité de M. Bruchon et de nos savants confrères, MM. N. Gueneau de Mussy (1) et Gubler (2). Dans cette question de la contagion entre époux, indépendamment de la transmissibilité possible par l'haleine et les sueurs, il faut encore tenir compte d'un autre élément, l'infection du fœtus, auquel le mari peut avoir transmis le germe tuberculeux. « La femme, dit M. Bruchon (3), conserve pendant toute la durée de la grossesse un fœtus, germe fécondé par un sujet atteint de la redoutable diathèse, et souvent entaché, au moins en puissance, des vices organiques héréditaires qui ressortent de cette provenance. Or, avec la connaissance des rapports intimes qui relient la mère au produit et établissent tant de solidarité entre eux, avec la notion établie par l'anatomie pathologique de la possibilité d'une évolution tuberculeuse chez l'enfant nouveau-né et même chez le fœtus, ne peut-on pas inférer qu'une grossesse dans ces conditions doit être souvent pour la mère la cause prochaine d'une affection semblable? »

Si ce mode de contagion est admis, il sera intéressant de savoir si la transmissibilité n'est pas plus souvent observée du mari à la femme que de la femme au mari. En consultant nos souvenirs, nous serions disposés à le croire.

(1) M. Gueneau de Mussy, *loc. cit.*, p. 15.
(2) Gubler, *Soc. méd. des hôpitaux*, séance du 14 mars 1866.
(3) Bruchon, *loc. cit.*, p. 84.

M. Gueneau de Mussy n'est pas éloigné de partager cette manière de voir. Dans les quatre faits cités par M. Guibout (1), la tuberculisation s'est déclarée quatre fois chez la femme après la mort du mari tuberculeux, et deux fois après une ou plusieurs grossesses. De son côté, M. Bruchon a constaté que sur les dix cas qu'il rapporte dans son mémoire, neuf fois la maladie a commencé par le mari, et que plusieurs femmes n'ont été atteintes qu'après l'accouchement et souvent après la mort de leurs enfants. Il y a là un intéressant sujet d'études à poursuivre.

Enfin, dans quelques cas, ne pourrait-il pas arriver qu'un phthisique atteint de tuberculisation des organes génitaux (testicules, épididyme, prostate, canal déférent, etc.), inoculât directement à la femme, avec la semence séminale, le principe virulent? Nous nous bornons à signaler cette cause possible de contagion, ainsi qu'une autre, admise par quelques auteurs, nous voulons parler de l'allaitement par une nourrice tuberculeuse.

§ 2. — **Hérédité.**

Il n'existe pas en pathologie de proposition mieux établie que celle de l'hérédité (2) de la tuberculose pulmonaire.

(1) Guibout, *Soc. méd. des hôpitaux*, séance du 14 mars 1866.

(2) Par *hérédité*, nous entendons, avec la généralité des médecins, la faculté qu'ont les parents de transmettre à leurs enfants la maladie dont ils sont eux-mêmes atteints ou la prédisposition à contracter cette maladie. Nous ne voyons aucune utilité, et nous trouvons de graves inconvénients à élargir en le dénaturant le sens du mot, et, ainsi que l'ont proposé quelques auteurs, à considérer comme héréditairement transmise la tuberculisation qui n'a pas existé chez les parents, uniquement parce que ces parents présentaient un état marqué de faiblesse, une disproportion d'âge ou toute autre cause de débilitation de l'organisme.

D'accord sur le fait, les médecins diffèrent beaucoup entre eux sur son degré de fréquence. C'est que rien, il faut en convenir, n'est plus difficile que de déterminer la proportion exacte des phthisies *héréditaires* et des phthisies dites *acquises*. Ce n'est pas assurément dans la pratique nosocomiale que l'on peut espérer trouver la solution de cet épineux problème. Le plus souvent, le médecin se trouve en présence de malades ou inintelligents ou n'attachant qu'une médiocre importance à savoir le nom de la maladie qui a emporté leurs parents ; ces parents, souvent ils ne les ont pas connus, ou, s'il existe pour eux une famille, ils se trouvent souvent dans l'impossibilité de donner des détails assez précis sur les symptômes qui ont caractérisé la maladie, pour que l'on soit autorisé à conclure à l'existence ou la non-existence de la tuberculisation. Ce n'est pas tout : il ne suffit pas d'être exactement renseigné sur la santé des ascendants directs ; celle des grands-parents doit également être prise en sérieuse considération, car on n'ignore pas que quelquefois une maladie héréditaire saute, comme on dit, une génération, ou plutôt que le germe sommeille, tant qu'il ne rencontre pas la cause qui doit être l'occasion de son développement. Il faut donc que le malade puisse fournir des données positives sur les affections de son grand-père et de sa grand'mère, aussi bien du côté paternel que du côté maternel. Pour plus de sûreté même, il serait avantageux qu'il pût donner quelques indications sur la santé des oncles et des tantes. Or, qui ne s'aperçoit qu'une pareille recherche est tout simplement impossible à l'hôpital. Dans la pratique civile, d'autres difficultés non moins grandes s'opposent à ce que le médecin soit complétement fixé sur les antécédents héréditaires des malades. Combien de familles ne cherchent-elles pas, dans l'intérêt de l'établissement des enfants, à dissimuler les affections auxquelles ont succombé les parents ou même les grands-parents, quand ces affections sont reconnues héréditairement transmissibles, comme la tuberculisation ! D'un autre côté, même en supposant qu'un père réellement soucieux de l'intérêt de ses enfants ou voulant être de bonne foi, vienne affirmer que dans sa propre famille il n'a connu aucun phthisique, pourra-t-il produire la même affirmation pour le côté maternel? Assurément, non; car en remontant l'arbre généalogique d'un individu, on voit à chaque génération apparaître une nouvelle branche, celle de l'alliance, dont il faudrait suivre toutes les ramifications pour que l'enquête fût complète. Cette recherche n'est véritablement pas possible, et, du reste, en procédant ainsi, on serait à peu près sûr, eu égard à la fréquence de la maladie, de rencontrer toujours un phthisique dans les membres qui ont servi à constituer la souche d'une famille.

Les difficultés que nous venons de signaler dans l'étude de l'hérédité tuberculeuse nous expliquent comment sur cette grave et importante question les auteurs sont si peu d'accord. Entre M. Louis (1) qui considère la phthisie comme rarement héréditaire (environ dans 1/10 des cas), et M. le professeur Monneret (2) qui estime, au contraire, qu'elle se transmet presque constamment des parents aux enfants, toutes les opinions se trouvent représen-

(1) Louis. *Ouvr. cit.*

(2) Monneret, *Traité élément. de path. interne*, t. II.

tées. C'est ainsi que MM. Barthez et Rilliet (1) constatent l'hérédité dans 1/7; M. Lebert (2) dans 1/6; MM. Piorry (3), Pidoux (4), Walshe (5), dans 1/4; MM. Briquet (6), Cotton (7), dans un peu plus de 1/3; Hill (8) dans 1/2; Portal (9) dans les 2/3; M. Rufz (10) dans les 5/6.

Quant à nous, sur un relevé de 100 malades, interrogés avec un soin minutieux, tant en ville qu'à l'hôpital, nous trouvons l'hérédité non douteuse chez 38 d'entre eux. C'est, comme on le voit, à peu près la proportion indiquée par MM. Briquet et Cotton (11). Maintenant, si nous faisons remarquer que nous n'avons pris de renseignements que sur la santé du père et de la mère, négligeant à dessein celle des grands parents, on comprendra que le chiffre auquel nous sommes arrivés doit être inférieur à ce qu'il est réellement, et que l'on doit approcher sensiblement de la vérité, en admettant l'hérédité dans environ la *moitié* des cas.

(1) Barthez et Rilliet. *Ouvr. cit.*

(2) Lebert, *Ouvr. cit.*

(3) Piorry, thèse de concours.

(4) Pidoux, *Annales de la Soc. d'hydrol.* I, t. X, p. 85.

(5) Walshe, *Report on pulmonary phthisis, in british and foreign medico-chirurgical review.*

(6) Briquet, *Recherches statistiques sur l'étiologie de la phthisie pulmonaire.* (*Revue médicale*, 1842.)

(7) Cotton, *On consumption*, I, p. 60.

(8) Hill, *British med. chir. Review*, 1861.

(9) Portal, *Obs. sur la nature et le trait. de la phthisie.*

(10) Rufz, *Étude de la phth. pulmon. à la Martinique* (*Bull. de l'Acad. de médecine*, 1841-1842).

(11) Nous attachons beaucoup de valeur aux résultats obtenus par Cotton ; d'abord, parce qu'ils émanent d'un des médecins les plus distingués de l'hôpital de Brompton, et aussi parce que sa statistique s'appuie sur des chiffres très-nombreux. (Sur 1000 cas, il a constaté 367 fois la phthisie héréditaire.)

Nous avons considéré comme héréditaire la phthisie d'un petit nombre de malades dont plusieurs frères ou sœurs avaient été successivement atteints de tuberculisation, alors cependant que les parents avaient continué à se bien porter ou avaient succombé à une autre affection. Il nous a paru, en effet, que ce fait du développement de la phthisie chez plusieurs enfants de la même famille placés souvent dans des conditions hygiéniques fort différentes, était l'indice à peu près certain d'une disposition semblable apportée en naissant et très-probablement transmise par les grands parents, peut-être même par le père et la mère, dont la diathèse était restée latente ou ne se fût traduite qu'ultérieurement. Cette hypothèse ne s'applique qu'aux cas où plusieurs enfants sont devenus tuberculeux, surtout à un âge peu avancé; car si un seul frère, ou une seule sœur, était atteint de la maladie, il serait tout aussi vraisemblable de supposer qu'il s'agit d'une simple coïncidence.

L'hérédité de la phthisie soulève une foule de questions d'un haut intérêt que nous ne pouvons qu'indiquer sommairement. Et d'abord, à quel âge apparaissent les premières manifestations de la maladie? L'observation démontre que, tandis que la phthisie acquise se manifeste, en général, tardivement, la phthisie héréditaire se développe le plus ordinairement dans l'enfance et la jeunesse (avant trente ans). Quand elle se montre dans les premières années de la vie, elle semble révéler une prédisposition à son maximum de puissance, dont la cause est quelquefois appréciable (tuberculisation du père et de la mère, par exemple). Le développement de la maladie à l'époque de la jeunesse peut encore être le résultat unique d'une forte prédisposition transmise, mais il a souvent besoin du concours d'une cause occasionnelle qui vient mettre en jeu cette prédisposition.

Relativement à l'âge auquel la phthisie héréditaire se développe dans les générations successives d'une même famille, M. le professeur Natalis Guillot a cru remarquer que si un homme devient phthisique à soixante ans, ses enfants succomberont avant quarante ans, et ses petits-enfants en bas âge, autrement dit, qu'à mesure qu'une phthisie descend dans l'échelle généalogique, la manifestation de la maladie se fait à des époques de la vie de moins en moins avancées. Ce fait important a été vérifié par d'autres observateurs.

Dans l'étude de la syphilis, quelques auteurs ont émis l'opinion que si l'un des parents se trouve sous l'empire de la diathèse à l'époque de la fécondation, les premiers enfants mourront dans le sein maternel ou peu de temps après la naissance, tandis que ceux qui viendront plus tard seront atteints de syphilis héréditaire dont l'art pourra triompher. Existe-t-il quelque chose d'analogue pour la tuberculisation? Nous ne le pensons pas; nous serions même beaucoup plus disposés à croire que la prédisposition transmise augmente en raison directe du nombre des enfants, de telle sorte, que souvent les enfants les plus jeunes succombent avant leurs aînés. L'auteur d'une bonne thèse sur les signes auxquels on reconnaît la prédisposition à la phthisie, M. Blanc (1), en trouve la démonstration dans le fait suivant : « Si, dit-il, un homme phthisique épouse successi-

(1) Blanc, Thèse inaugurale, 1863.

vement deux femmes, les enfants qui naîtront de ces deux alliances seront prédisposés à l'affection de leur père suivant des degrés différents, ceux du second lit étant bien plus exposés à devenir tuberculeux que ceux du premier, et cela, sans qu'il soit nécessaire d'en chercher la raison dans la différence qui pourrait exister entre les constitutions des deux mères. Dans le cas où la première femme serait phthisique elle-même et non la seconde, les enfants du premier lit seraient plus prédisposés que ceux du second. »

La transmission héréditaire se fait-elle dans un ordre déterminé par le sexe de l'enfant? Quelques auteurs l'ont prétendu. « Pour bien comprendre la transmission héréditaire de la phthisie, dit M. Roche (*Dict. de méd. et de chir. pratique*, t. XIII), il ne faut pas oublier cette loi d'hérédité des maladies qui ne subit que de rares exceptions, savoir : que la transmission maladive se fait, en général, des pères aux filles et des mères aux garçons. » Cette loi est loin d'être acceptée par tous les observateurs; pour Cotton (1), en particulier, la phthisie est transmise plus souvent par le père au fils, par la mère à la fille. On trouvera, sur ce point, dans une excellente thèse de M. Luys (2), des documents conformes à l'opinion du médecin anglais.

Une autre question d'une haute importance pratique est la suivante : La prédisposition héréditaire a-t-elle des caractères qui permettent de la reconnaître avant l'apparition de la maladie? Longtemps on a cru à l'existence de signes caractéristiques de la prédisposition, et on donnait à l'en-

(1) Cotton, *On consumption*, p. 61.

(2) Luys, Thèse de concours, *Des maladies héréditaires*, p. 27, 1863.

semble de ces signes le nom de constitution tuberculeuse. Le tableau que les anciens faisaient du tuberculeux représentait un individu grêle, à la chair blanche, aux tissus mous et flasques, aux cheveux blonds ou châtain clair, aux yeux bleus, aux cils longs et relevés, aux pommettes colorées, à la poitrine rétrécie, au corps dépourvu de poils, à l'intelligence précoce, etc.

Tout en reconnaissant volontiers que la constitution d'un assez grand nombre d'enfants ou d'adultes prédisposés à la phthisie répond au signalement donné plus haut, nous croyons avec beaucoup d'auteurs qu'aucun de ces signes, isolés ou réunis, n'a de valeur caractéristique. Ils peuvent se rencontrer chez des sujets qui ne seront jamais affectés de tuberculisation, comme ils peuvent manquer chez beaucoup d'individus prédisposés. Par contre, on voit souvent les constitutions les plus robustes, en apparence, porter avec elles le germe de la phthisie héréditaire. Que de fois, d'ailleurs, n'a-t-on pas pris pour des signes de la prédisposition des signes de la maladie elle-même, à une époque surtout où le diagnostic local de la phthisie n'avait pas atteint le degré de perfection auquel il est parvenu depuis l'admirable découverte de Laennec !

§ 3. — Innéité.

Dans le paragraphe précédent, nous nous sommes occupés de la prédisposition tuberculeuse héréditaire. Il nous reste à parler des cas dans lesquels la maladie prend naissance chez un sujet dont les parents ont été indemnes de toute tuberculisation.

Par la même raison que toute affection héréditaire n'est pas fatalement transmise et trouve souvent une résistance à son développement dans l'organisation individuelle des enfants, ceux-ci peuvent à leur tour présenter une constitution particulière et différente de celle des parents, en vertu de laquelle, soit spontanément, soit surtout sous l'influence de causes occasionnelles diverses, ils deviendront tuberculeux. Nous avons vu que sur 100 phthisiques, 50 environ se trouvent dans cette condition.

Or, ici se présente une question importante et controversée. Cette constitution organique est-elle toujours apportée en naissant, est-elle *innée*, ou bien peut-elle se développer dans le cours de l'existence, peut-elle être *acquise* dans le sens propre du mot ? « Nous croyons, disent MM. Barthez et Rilliet (1), que la prédisposition est constante et qu'elle est inhérente à la nature humaine. Nous ne concevons pas qu'il en puisse être autrement, car elle est le résultat des différences d'organisations et trouve à s'exercer chaque jour de notre vie. Mais nous croyons qu'elle varie suivant chaque individu et que c'est là, en partie du moins, les raisons pour lesquelles les mêmes causes déterminent telle ou telle maladie de tel ou tel organe, une indisposition ou une affection grave, ou bien agissent impunément et sans déranger en rien l'équilibre vital. Si cette prédisposition est constante, si elle résulte de la différence d'organisation, elle est *congénitale;* personne ne saurait nier cette conséquence.»

D'autres auteurs, au contraire, estiment que la pré-

(1) Barthez et Rilliet, *Maladies des enfants*, t. III, p. 93, 1re édit.

disposition aux tubercules peut se manifester pendant la vie chez un individu qui ne la présentait pas en venant au monde. « La prédisposition aux tubercules est acquise, dit M. Fournet (1), quand le malade né de parents sains, d'une constitution primitivement robuste, après avoir joui plus ou moins longtemps d'une très-bonne santé, s'est vu tomber insensiblement, sous l'influence de certaines circonstances particulières, dans les conditions organiques qui prédisposent aux affections tuberculeuses. »

C'est là une de ces questions qu'il nous paraît difficile de résoudre. Quoique nous nous sentions beaucoup plus portés vers la première opinion, qui s'accorde mieux avec les idées que nous nous faisons de la spécificité de la diathèse tuberculeuse, nous ne pouvons méconnaître que dans certaines circonstances la maladie semble réellement avoir été créée de toutes pièces par des influences bien déterminées chez des individus qui semblaient devoir être complétement à l'abri de toute prédisposition à la tuberculisation.

M. Cruveilhier (2) cite l'histoire d'une pauvre famille, composée du mari, de la femme et de quatre enfants, qui, tous brillants de santé lorsqu'ils avaient quitté leur pays, étaient devenus successivement tuberculeux dans une grande ville, sous l'influence de l'humidité (ces malheureux s'étaient logés dans une cave par économie) et d'une nourriture insuffisante et presque entièrement végétale. L'affection tuberculeuse débuta chez les enfants par les ganglions cervicaux

(1) Fournet, ouv. cité, p. 470.

(2) Cruveilhier, *Traité d'anatomie pathologique*, t. IV.

qui devinrent bientôt très-considérables. Puis vint le dévoiement, qui fut indomptable. Puis vint enfin la toux avec tous les signes d'une tuberculisation aiguë, qui ne tarda pas à les emporter. La mort de deux de ces enfants fut accélérée par une méningite tuberculeuse avec épanchement dans les ventricules. La mère succomba quelques mois après ses enfants; le père, qui travaillait toute la journée en plein air et qui était en partie nourri chez ses patrons, a seul résisté.

Dans une remarquable thèse présentée récemment au concours de l'agrégation (1), M. Peter rapporte un fait semblable. « Une famille composée du père, de la mère et de trois fils, contrainte par la misère, vint de la campagne à Paris. Dans son pays, le père était maçon, c'est-à-dire travaillait en plein air. A Paris, cet homme fut employé avec ses deux fils les plus âgés dans une papeterie, où ils restaient enfermés treize heures sur vingt-quatre. Le reste de son temps, ce malheureux le passait dans une petite et obscure chambre du faubourg Saint-Marceau, où couchaient les cinq membres de cette famille. Au bout de trois mois le fils aîné se fit, dit-il, une entorse qui ne guérit pas et pour les suites de laquelle il entra à la Pitié dans le service de M. Michon. C'était une tumeur blanche. Déjà des signes de tuberculisation pulmonaire apparaissaient et le jeune malade succomba assez rapidement à cette dernière affection, hâtée dans sa marche par la suppuration de l'article. Pendant que le fils aîné était à l'hôpital, le père commençait à tousser ainsi qu'à maigrir, et

(1) Peter, *De la tuberculisation en général*, 1866, p. 59.

le second fils présentait les signes non douteux d'une tumeur blanche au genou. Comme son frère aîné, il mourut de phthisie pulmonaire, et comme ses deux fils, mais deux mois après le dernier, le père succombait à la même affection dans le dernier degré du marasme. Cela se passait de 1853 à 1854. Effrayée, et d'ailleurs privée de toutes ressources, la mère retourna à son village, et depuis onze ans elle continue de s'y bien porter. Quant à son plus jeune fils, il est devenu un robuste jeune homme qui se livre aux travaux des champs et ne présente aucun des indices de la maladie à laquelle ont succombé son père et ses deux frères. »

Voilà, certes, des exemples bien propres à entraîner la conviction. Nous savons qu'on peut toujours opposer que les membres de ces deux familles avaient une prédisposition tuberculeuse congénitale. Mais convenons que c'est une hypothèse peu probable, et qu'il est à peu près certain que s'ils n'eussent pas changé de régime et de milieu, ils ne seraient pas devenus phthisiques. Ces faits sont donc favorables à la tuberculisation acquise, et ils trouvent une éclatante confirmation dans la pathologie comparée. On sait qu'on peut rendre tuberculeux un animal presque à volonté en le renfermant dans un lieu obscur, en même temps qu'on le soumet à une alimentation insuffisante. « Une cause prépondérante, dit M. Rayer (1), dans la production du tubercule chez les animaux, c'est la captivité ou la domesticité, et plus généralement un changement

(1) Rayer, *Etudes comparatives de la phthisie pulmonaire chez l'homme et chez les animaux* (*Journal des connaissances méd.-chir.*, 1862, août, p. 58).

notable et prolongé dans les conditions naturelles d'existence. »

Les signes de la prédisposition innée ou acquise sont encore moins accusés et moins constants que ceux de la prédisposition héréditaire. On peut dire que toutes les constitutions, tous les tempéraments, sont aptes à contracter la tuberculisation. Sans doute, les individus faibles, lymphatiques, nés de parents cacochymes, paraissent fournir un nombre plus considérable de phthisiques. Mais les individus forts, robustes, sont loin d'être à l'abri de la maladie. C'est un fait qui est parfaitement démontré par les statistiques militaires, dans lesquelles on voit la tuberculisation prélever un impôt considérable sur les soldats en apparence les mieux constitués (1).

D'après M. Hirtz, la prédisposition tuberculeuse héréditaire, innée ou acquise, se traduirait surtout par une conformation particulière de la poitrine qui, au lieu de pré-

(1) Un des auteurs qui ont émis sur la phthisie pulmonaire le plus d'idées justes, M. le docteur Champouillon, s'exprime ainsi : On sait que les troupes françaises se recrutent par l'élimination des sujets débiles ou valétudinaires. Malgré cette épuration, les cas de phthisie sont très-communs dans l'armée, et l'on sera peut-être surpris d'apprendre que cette affection s'observe particulièrement dans les gardes de Paris, tous hommes d'élite et fortement constitués. Il n'est pas rare non plus de voir dans la troupe de ligne des individus à stature élevée, à formes herculéennes, avec un appareil respiratoire largement développé, devenir phthisiques avec une rapidité incroyable.

Relativement à l'influence des tempéraments, l'auteur que nous citons ne trouve que 227 individus lymphatiques sur 1512 militaires tuberculeux. Se demandant comment il se fait que cette variété de l'organisation humaine soit si volontiers signalée comme un acheminement à la phthisie, il est porté à croire que c'est parce que l'on confond le tempérament lymphatique, état physiologique, avec la cachexie scrofuleuse, état morbide, tenant de près à la cachexie tuberculeuse (*Gazette des hôpitaux*, 1857, p. 129).

senter sa plus grande largeur à la partie supérieure serait, au contraire, rétrécie en ce point comparativement à la base. « Il semble, dit le savant professeur de Strasbourg (1), que c'est à un arrêt de développement du poumon, à une petitesse primitive de ce viscère, petitesse qui n'est peut-être elle-même que le premier terme de la prédisposition aux tubercules, qu'on doit attribuer le peu d'ampleur que présente au début de la maladie la cavité thoracique chez les personnes prédisposées à la phthisie. » Comme M. Briquet (2), nous avouons n'avoir jamais observé la disposition signalée par M. Hirtz, non-seulement avant le début de la tuberculisation, mais même après son développement. Nous ferons remarquer d'ailleurs qu'à l'état normal, le diamètre supérieur de la cage thoracique est moins considérable que le diamètre inférieur, et qu'en prenant le contour de la partie supérieure de la poitrine au moyen d'une ligne circulaire qui passe au-dessous des aisselles, on mesure non-seulement le squelette, mais encore les tissus musculo-graisseux qui le recouvrent.

§ 4. — **Refroidissement.**

Nous avons dit que la prédisposition, suffisante quelquefois pour expliquer le développement de la phthisie, a le le plus ordinairement besoin pour entrer en action de l'aide des causes dites occasionnelles. Ces causes occupent donc une place importante dans l'étiologie de la maladie. De toutes, la plus fréquente, c'est le *refroidissement* du

(1) Hirtz, *Presse médicale*, 1827, et thèse citée.
(2) Briquet, *loc. cit.*, p. 175.

corps. Les faits, sous ce rapport, sont d'une telle évidence, que l'on a peine à comprendre qu'ils aient pu être contestés. Sur 100 phthisiques, nous trouvons le refroidissement signalé 45 fois. Sans doute, dans toutes nos observations, la cause n'a pas une netteté et une intensité égales ; dans quelques-unes, d'ailleurs, d'autres influences ont pu agir simultanément ; mais, néanmoins, il en est un assez grand nombre dans lesquelles le refroidissement survenu brusquement au milieu d'une santé, jusque-là parfaite, a été suivi si immédiatement de la toux et des autres symptômes de la phthisie, qu'il est impossible de nier le rapport qui existe entre ces deux phénomènes. Les faits suivants nous paraissent de nature à ne laisser aucun doute dans l'esprit.

Le nomméS... (Joseph), couché au n° 28 de la salle Saint-Landry (hôpital Lariboisière), né de parents bien portants, lui-même d'une très-bonne santé habituelle, ne toussant pas et n'étant pas sujet à s'enrhumer, traversait un matin le bois de Boulogne pour se rendre à Paris où il venait chaque jour travailler de sa profession de serrurier. En route, cet homme est surpris par un violent orage et ne peut rentrer chez lui pour changer ses vêtements qu'il conserve mouillés pendant toute la journée. Le soir même, il est pris d'enrouement et de toux. Depuis lors, la toux n'a jamais cessé ; elle a été, au bout de quelques mois, accompagnée de vomissements, d'amaigrissement, de sueurs nocturnes. Ces symptômes ont été chaque jour en augmentant, et quand le malade est entré dans le service, le 4 décembre 1864, il présentait tous les signes physiques et rationnels de la phthisie. L'aphonie persista jusqu'à la mort, survenue le 3 mars 1865. A l'autopsie, nous constatâmes les lésions ordinaires de la tuberculisation, granulations tuberculeuses et pneumonies catarrhales, caséeuses. La corde vocale gauche était ulcérée.

Un autre malade, couché au n° 23 de la même salle, nous raconte qu'un jour de l'été de 1863, au milieu d'une parfaite santé, il descend à la cave, le corps étant tout en sueur. Il se sent à l'instant saisi par le froid, éprouve des frissons et commence à tousser. Depuis ce moment, la toux ne le quitte plus, et, quatre mois après ce refroidissement, il entre dans notre service et y succombe aux progrès d'une phthisie pulmonaire vérifiée à l'autopsie.

Un troisième malade est devenu phthisique dans les circonstances suivantes : c'est un ancien soldat qui, pendant les premières années du service, se portait parfaitement bien. Un jour, dans une promenade militaire, il reçut la pluie et se sentit très-refroidi. Par surcroît de malheur, la nuit qui suivit ce refroidissement, il dormit la fenêtre ouverte. C'était en hiver. Il se réveilla tout transi de froid. Le jour même, une bronchite se déclara qui passa, sans transition marquée, à la tuberculose pulmonaire. Entré dans notre service le 30 novembre 1864, il succombait le 10 janvier 1865, présentant les lésions caractéristiques de la maladie (granulations et pneumonies caséeuses).

Nous croyons inutile de rapporter un plus grand nombre de faits ; ils se ressemblent pour la plupart. Ils présentent, d'ailleurs, la plus grande analogie avec les observations publiées par beaucoup d'auteurs qui se sont occupés de l'étiologie de la phthisie. Ainsi, M. Briquet assure que chez 35 malades sur 109, un refroidissement a été le point de départ de la maladie, et que dans ces cas, la toux s'est développée, soit immédiatement, soit quelques jours seulement après l'action de la cause.

C'est à peu près la proportion indiquée par Scott Alison (1), qui a étudié la question sur un grand nombre de malades. 277 fois sur 603 phthisiques, le savant médecin de *Brompton hospital* a noté l'influence d'un refroidissement comme la cause occasionnelle de la tuberculisation.

On sait que Beau (2) arrivait à des chiffres plus élevés encore. Dans une de ses leçons cliniques reproduite dans la *Gazette des hôpitaux*, il affirme que la succession des symptômes catarrhaux et tuberculeux, se constate nette et positive environ 7 fois sur 10 phthisiques pris au hasard. Nous croyons cette proportion un peu trop forte, mais il n'en ressort pas moins de cet ensemble imposant de faits et de beaucoup d'autres analogues, que le froid joue un rôle considérable dans la production de la tuberculisation. Aussi nous avons peine à nous expliquer comment l'opinion contraire a pu prévaloir dans la science, ou plutôt nous nous en étonnons moins en réfléchissant qu'elle a été patronée par Bayle, Laënnec, M. Louis, dont les travaux sur la tuberculisation jouissent d'une autorité si grande et si légitime.

Ce n'est pas seulement dans la production de la maladie que le refroidissement joue un rôle considérable ; les rechutes si fréquentes et si redoutables ne reconnaissent sou-

(1) Scott Alison, *On pulmonary consomption* (*Med. Times and Gaz.*, 1860).
(2) Beau, *Gazette des hôpitaux*, 1865.

vent pas d'autre cause. Que de fois après une amélioration quelquefois inespérée survenue pendant la belle saison, n'avons-nous pas vu reparaître des accidents graves à l'approche de l'hiver, sous l'influence des premiers froids! C'est là une observation que tous les médecins ont été à même de faire, et qui prouve l'action puissante des congestions inflammatoires de la muqueuse respiratoire sur le développement et la marche de la tuberculose.

Il nous resterait à examiner une grave question qui a été surtout soulevée dans ces derniers temps. Cette question est la suivante : les phthisies qui succèdent à un refroidissement sont-elles entièrement de même nature que les phthisies héréditaires ou que celles qui dépendent d'un trouble de la nutrition? Les lésions sont-elles identiques? Trouve-t-on les granulations miliaires, indices de la diathèse tuberculeuse, ou bien seulement des broncho-pneumonies caséeuses que l'on pourrait considérer comme la conséquence d'une influence directe du froid sur les organes pulmonaires, l'inflammation revêtant la forme caséeuse en vertu de la constitution particulière, lymphatique, scrofuleuse, des sujets atteints?

Cette dernière opinion a été soutenue par quelques auteurs, et tout récemment encore par Niemeyer (1). « Nous admettons, dit le savant professeur de Tubingue, que la phthisie est la conséquence d'une pneumonie chronique destructive, avec transformation caséeuse et fonte des tissus, plutôt que de la transformation et de la fonte d'un néoplasme .... N'est-il pas infiniment plus plausible

(1) Niemeyer, *Éléments de pathologie interne*, t. V, p. 242.

que les catarrhes bronchiques, qui sont de courte durée chez les gens robustes, traînent en longueur chez les sujets faibles, envahissent petit à petit le parenchyme de la paroi bronchique, de là les cellules pulmonaires voisines, déterminant ici comme ailleurs, des infiltrations caséeuses et des destructions; une pareille explication n'est-elle pas plus plausible que l'opinion d'après laquelle ce serait le développement de nodosités circonscrites dans le parenchyme pulmonaire et les métamorphoses ultérieures de ces nodosités qui provoqueraient la destruction du poumon? De plus, n'avons-nous pas vu que souvent la phthisie débute avec les symptômes d'un catarrhe du larynx auxquels, plus tard seulement, viennent s'ajouter ceux d'un catarrhe bronchique? Beaucoup d'individus atteints de phthisie indiquent même avec une grande précision la cause de leur premier enrouement; ils reconnaissent que cet enrouement s'est perdu plus tard, mais que leur maladie date de ce premier symptôme. Est-il permis de s'arrêter un instant seulement à l'idée que, dans des cas semblables, la phthisie ait également eu pour origine un dépôt de tubercules dans le poumon; et ne forcent-ils pas d'admettre qu'il existe des catarrhes bronchiques qui entraînent la destruction de la paroi bronchique et du parenchyme pulmonaire environnant, par conséquent, la phthisie pulmonaire non-tuberculeuse, absolument comme on voit de profondes destructions de la peau se produire à la suite d'une éruption eczémateuse ou impétigineuse? »

Si on a lu avec attention le passage qui précède, on verra que Niemeyer combat surtout l'opinion des auteurs qui considèrent la destruction du poumon comme le résultat de la fonte du néoplasme tuberculeux. Cette critique ne s'adresse pas à nous, puisque nous nous sommes efforcés dans ce travail de démontrer que les lésions qui amènent l'ulcération sont surtout des broncho-pneumonies. Mais un point n'en reste pas moins en discussion, à savoir si en même temps que les broncho-pneumonies caséeuses, on trouve des granulations, autrement dit, la caractéristique de la diathèse tuberculeuse. Tout se réduit, on le voit, à une question d'anatomie pathologique; or, pour nous, cette question est complétement résolue. Dans *tous* les cas où nous avons pratiqué l'autopsie des malades auxquels fait allusion Niemeyer, de ceux, par exemple, chez lesquels l'affection avait débuté brusquement sous l'influence d'un refroidissement par l'enrouement et la toux (voir les observations relatées plus haut), nous avons rencontré les granulations tuberculeuses en même temps que les broncho-pneumonies caséeuses, absolument comme dans les phthisies qui se sont développées sous d'autres influences, hérédité, trouble de la nutrition, etc. Qu'en conclure? sinon que ces phthisies sont identiques, et qu'ici, l'excitation de la muqueuse laryngo-bronchique a éveillé une prédisposition héréditaire ou innée qui, jusque-là, ne s'était manifestée par aucun signe apparent? Au surplus, cette question n'a peut-être pas autant d'utilité pratique qu'elle paraît en avoir au premier abord. C'est surtout relativement à la transmission de la maladie aux enfants que l'opinion de Niemeyer pourrait avoir des conséquences importantes, cette transmission n'étant plus à redouter si la lésion est locale au lieu d'être l'expression d'une diathèse; mais, au point de vue de l'individu atteint, le résultat est à peu près le même. Ce qui constitue, en effet, nous l'avons dit, le plus grand danger de la phthisie, c'est le développement des pneumonies caséeuses, si souvent terminées par ramollissement et ulcération. Or, du moment où l'on admet l'existence des inflammations caséeuses, on admet la lésion la plus grave, celle devant laquelle la granulation s'efface. Ceci n'est au reste qu'une supposition gratuite, puisque nous avons observé, nous le répétons, la granulation dans tous les cas.

§ 5. — **Causes débilitantes.**

L'influence des causes débilitantes est non moins réelle que celle de l'hérédité et du refroidissement. Toutefois elle est moins facile à démontrer que l'action du froid, parce que l'effet ne suit pas aussi immédiatement la cause, et que le plus ordinairement ce n'est qu'à la longue que se produit la déviation des actes nutritifs, qui aboutit à la formation du nodus tuberculeux. Les causes qui peuvent avoir pour résultat la débilitation de l'organisme sont nombreuses et variées. Nous nous bornerons à énumérer les principales.

Au premier rang, nous placerons l'*insuffisance d'air atmosphérique* et l'*absence d'insolation*. C'est là, en effet, une des causes les plus puissantes du développement de la tuberculisation. C'est elle qui explique pourquoi la phthisie est si commune dans les grands centres de population, relativement si rare dans les campagnes. Sans doute, d'autres causes débilitantes, la misère, les excès de toute sorte, viennent souvent ajouter leur influence funeste à l'insuffisance de l'air ; mais il n'en est pas moins certain que, toutes choses étant égales d'ailleurs, la phthisie frappe surtout l'ouvrier des villes, condamné par sa profession à la vie sédentaire dans des chambres étroites, où l'air ne se renouvelle qu'incomplétement, où la lumière solaire ne pénêtre jamais.

L'*alimentation insuffisante* ou de *mauvaise qualité* est, comme la privation d'air, cet autre *pabulum vitæ*, une cause fréquente de la tuberculose, d'autant plus puissante qu'elle vient souvent frapper l'ouvrier soumis à de rudes labeurs dans lesquels il y a dépense exagérée des forces et réparation incomplète du corps. Ce triste résultat de l'alimentation insuffisante s'observe souvent chez des individus tombés brusquement à l'âge moyen de la vie dans des revers de fortune et contraints à des privations de toute sorte, qui en affaiblissant la force plastique, favorisent surtout à cet âge les aberrations de la nutrition et le développement des produits morbides.

Parmi les autres causes débilitantes, citons encore l'*exercice insuffisant* qui s'oppose à l'activité des combustions organiques, les *excès* de toute sorte, excès de travail, excès vénériens, onanisme, etc., puis l'ordre si étendu des *causes morales* déprimantes. Laënnec en particulier attribuait une influence considérable, peut-être exagérée, à l'action de ces dernières. « Parmi les causes de la phthisie pulmonaire, dit-il (1), je n'en connais pas de plus certaines que les passions tristes, surtout quand elles sont profondes et de longue durée. » C'est probablement pour

(1) Laënnec, *loc. cit.*, p. 173.

ce motif que la phthisie est si fréquente chez les *aliénés* et principalement chez les *lypémaniaques*.

C'est surtout quand plusieurs des causes précédentes se trouvent réunies que l'on observe le développement de la phthisie. Or, il faut bien le reconnaître, telle est la triste condition dans les centres industriels et manufacturiers d'un grand nombre d'ouvriers qu'épuisent avant l'âge la misère, les excès de toute sorte, la mauvaise alimentation, l'insalubrité du logement, les fatigues, et souvent les dangers de la profession (1).

C'est là l'explication de la fréquence exceptionnelle de la maladie dans nos hôpitaux; non pas que les classes aisées soient à l'abri de la tuberculisation. Si les causes débilitantes ne sont plus tout à fait les mêmes, il en est quelques-unes telles que veilles prolongées, peines morales, excès vénériens, etc., qui, chez les gens riches, aboutissent à un résultat identique, et cela d'autant plus sûrement qu'elles rencontrent un organisme héréditairement prédisposé à la phthisie.

§ 6. — **Influence de certains états physiologiques.**

Nous examinerons successivement l'influence de la menstruation, de la grossesse, de l'accouchement et de la lactation.

a. Menstruation.

Nous n'avons à noter, au point de vue du développement

(1) Relativement à la profession, nous rappellerons que l'on a confondu sous le nom de *phthisie* des états inflammatoires du poumon, produits par l'inspiration de poussières irritantes, véritables *pneumonies chroniques* fort différentes de la tuberculisation (voy. p. 432 et suiv.).

de la tuberculose, aucune influence exercée par la menstruation, lorsque cette fonction s'accomplit régulièrement.

Il n'en est plus de même lorsqu'une cause quelconque, refroidissement ou émotion morale vive vient à troubler, à supprimer l'écoulement menstruel. Il en résulte souvent alors une congestion pulmonaire avec ou sans hémoptysie, qui bien souvent devient le point de départ des accidents de la tuberculisation. Nous avons rencontré un certain nombre de ces cas et la phthisie a suivi si immédiatement le dérangement de la menstruation chez des femmes jusque-là parfaitement bien portantes qu'il nous a été impossible de ne pas admettre avec beaucoup d'auteurs une relation de cause à effet.

L'une des observations les plus remarquables en ce genre est relative à une femme de notre service, la nommée A... (Marie), entrée le 5 novembre 1864 (Sainte-Mathilde nº 15). Cette femme, âgée de quarante-six ans, avait toujours joui d'une parfaite santé. Sa constitution était robuste, son embonpoint prononcé. Elle n'avait jamais toussé, avait eu trois enfants bien portants. Le 15 août 1864, elle éprouva, ayant ses règles depuis trois jours, une grande frayeur à la suite d'une explosion de gaz. Ses règles qui duraient habituellement huit jours et coulaient abondamment, se supprimèrent brusquement. Immédiatement après l'accident, elle fut prise de malaises, de frissons et d'un léger mouvement fébrile suivis, le lendemain, d'enrouement et de toux. Le surlendemain se déclarait une hémoptysie qui persista pendant plusieurs jours. A partir de ce moment la toux continua et l'état de la santé alla toujours en déclinant.

Quand la malade entra dans notre service, elle était au dernier terme d'une phthisie pulmonaire qui avait marché rapidement. La mort arrivait le 10 décembre. Nous constations à l'autopsie des granulations tuberculeuses, des pneumonies catarrhales, caséeuses, et des cavernes.

Dans cette observation, la filiation des symptômes est évidente. Avant la frayeur qui a subitement arrêté les règles et amené l'hémoptysie, la santé de la malade était excellente et il n'est pas permis de supposer que les granulations tuberculeuses existaient déjà au poumon. C'est donc la congestion pulmonaire qui a été le point de départ du travail nutritif qui a abouti à la formation du néoplasme, et l'influence première de la suppression des règles ne saurait être contestée.

Nous croyons inutile de rapporter d'autres faits analogues ; ces faits ne sont pas rares et ils ont été rencontrés par tous les observateurs.

b. Grossesse.

Quelle est l'influence de la grossesse sur le développement et la marche de la phthisie pulmonaire ? Sur cette question nous trouvons deux opinions en présence : dans l'une, on soutient que la grossesse modère, suspend même la marche de la phthisie. Dans l'autre, on prétend que, loin d'avoir une influence favorable, la gestation augmente la gravité des accidents et précipite le dénouement fatal.

La première opinion a été défendue par quelques médecins contemporains, mais surtout par les auteurs du commencement de ce siècle et du siècle dernier, au premier rang desquels nous citerons Cullen.

A la fin du chapitre consacré à l'étude des phénomènes et des causes de la phthisie pulmonaire, Cullen (1) énonce le fait d'une manière générale sans l'appuyer d'aucune preuve démonstrative. « La grossesse, dit-il, a *souvent* retardé chez les femmes les progrès de la phthisie. »

J. Franck (2), moins absolu que Cullen, admet que « le cours de la phthisie pulmonaire est *quelquefois* suspendu par la grossesse ».

Bordeu (3) se range à cette manière de voir, et il cite l'observation d'une femme qui, dans le cours d'une phthisie, était devenue enceinte. Les accidents furent tellement suspendus que la malade parut se porter assez bien jusqu'à la fin de la grossesse.

Baumes (4), pour démontrer l'heureuse influence de la grossesse sur la marche de la phthisie, se fonde sur l'étroite sympathie qui existe entre les poumons et l'utérus. « Cette sympathie, dit-il, est telle que non-seulement l'influence évidente de ces organes se manifeste jusque dans leurs dérangements respectifs, en sorte que l'état maladif de l'un entraîne la lésion de fonction de l'autre, mais encore que, même lorsque l'un d'eux est le siége d'une affection très-grave, l'action soutenue de l'autre, quelle qu'en soit la cause, mais particulièrement lorsque celle-ci n'a rien de morbifique, peut en suspendre la marche et en

(1) Cullen, *Elém. de méd. pratique*, t. II, p. 189.
(2) Franck, *Pathol. méd.*, t. IV, p. 246.
(3) Bordeu, *Recherches sur le pouls*, t. I, chap. XXVII.
(4) Baumes, *Traité de la phthisie*, liv. Ier, p. 308 et 403.

diminuer l'intensité, à tel point qu'elle peut en paraître anéantie. »

Dugès (1) reconnaît que la grossesse accélère quelquefois la marche d'une affection chronique, mais que plus souvent, peut-être, elle la ralentit et en fait disparaître momentanément les symptômes les plus alarmants. « C'est dit-il, ce qui est bien certain et bien connu pour la phthisie pulmonaire. »

M. Andral, après avoir dans la première édition de sa *Clinique* rapporté des cas dans lesquels l'affection pulmonaire n'avait pas été influencée ou l'avait été défavorablement par la grossesse, a modifié dans les éditions suivantes son opinion dans le sens des idées de Cullen. « J'ai pu me convaincre, dit l'illustre professeur, que dans la grande majorité des cas les symptômes de la phthisie se suspendent ou restent stationnaires pendant le cours de la grossesse. »

Une opinion moins exclusive consiste à admettre que, tantôt la grossesse suspend et semble arrêter les symptômes de la phthisie pulmonaire, tantôt, au contraire, qu'elle accélère la marche et les progrès de la maladie. C'est l'opinion à laquelle se rangent un grand nombre d'auteurs et particulièrement beaucoup de médecins accoucheurs; c'est l'opinion de Portal (2), de Désormeaux, de P. Dubois (3), de Gardien (4), de Montgomery (5), de M. Gendrin (6);

(1) *Dict. de méd. pratique*, art. GROSSESSE.

(2) Portal, *loc. cit*, p. 387.

(3) Désormeaux et Dubois, *Dictionnaire* en 30 vol., art. GROSSESSE.

(4) Gardien, *Traité d'accouch.*, *des maladies des filles, des femmes et des enfants*, t. II, p. 87.

(5) Montgomery, *Dublin quaterly Journal*, novembre 1865.

(6) Gendrin, *Leçons clin.* et thèse du docteur Caillot, 1858.

plusieurs d'entre eux cherchent à établir une distinction, suivant l'époque de la grossesse, suivant le degré de la maladie au moment de la conception, ou bien encore suivant les symptômes de la grossesse.

« On voit parfois, dit Gardien, que les femmes chez qui il existait avant la grossesse un vice organique du poumon, se portent mieux et semblent guéries pendant les trois premiers mois de la gestation, mais que vers le quatrième et le cinquième, la toux, les douleurs, les crachements de sang et les autres symptômes de la phthisie, marchent avec plus de force. »

Montgomery attache une grande importance au degré de la maladie. « Si, au début d'une tuberculisation, dit-il, une femme devient enceinte, la maladie première diminue, se calme le plus souvent pendant le temps de la gestation; mais, d'un autre côté, si la phthisie est à une période avancée au moment de la conception, l'issue fatale peut être dans certains cas accélérée. » Nous ferons remarquer que ce dernier cas supposé par Montgomery doit se rencontrer assez rarement dans la pratique, la phthisie pulmonaire ayant pour conséquence ordinaire, lorsqu'elle est parvenue à une phase avancée de son développement, de supprimer les règles et d'empêcher la conception.

M. Gendrin fait, de son côté, la distinction que si les fonctions s'accomplissent bien, la phthisie marche très-lentement ou s'arrête quand la lésion pulmonaire est peu étendue au moment de la grossesse; si, au contraire, cet état a dérangé les fonctions digestives, la maladie suit une marche rapide.

Il est quelques observateurs qui considèrent que cette

amélioration des premiers mois n'est qu'apparente, et que l'attention des malades se trouve détournée vers d'autres symptômes. « On a vu, dit Capuron (1), des femmes phthisiques se porter mieux en apparence, croire même à une guérison radicale pendant le commencement de la grossesse; faible et courte illusion qui s'évanouit vers le quatrième ou le cinquième mois; car alors la toux s'exaspère, la douleur s'irrite, et la mort ne tarde pas à frapper la victime après l'accouchement. »

« Il y a eu, dit M. Louis (2), peut-être erreur au sujet de l'influence heureuse de la grossesse sur la phthisie de la part de ceux qui l'admettent. Il se pouvait, en effet, que plusieurs des symptômes de la phthisie fussent un peu plus obscurs dans le cours de la grossesse que dans l'état de vacuité, sans que l'affection en marchât moins rapidement. D'un autre côté, il ne serait pas impossible qu'à la suite de l'accouchement les progrès de la phthisie fussent un peu plus marqués qu'à toute autre époque, et la différence observée dans la marche de la maladie avant et après l'accouchement, aurait pu être une nouvelle cause d'illusion. »

Nous venons de rapporter l'opinion des principaux auteurs qui admettent l'influence heureuse de la grossesse sur la phthisie. Nous avons vu que pour quelques-uns cette influence était fréquemment constatée, que pour d'autres l'influence était tantôt favorable, tantôt défavorable, et que pour un certain nombre il était possible de se rendre compte des causes réelles ou illusoires de ces différences de résultat.

(1) Capuron, *Traité des maladies des femmes*, p. 436.
(2) Louis, *Ouvr. cit.*, p. 335.

Nous avons maintenant à exposer l'opinion des auteurs qui considèrent que la grossesse, loin de suspendre les symptômes de la phthisie, est, au contraire, une condition défavorable. C'est le plus ordinairement par des faits nombreux et probants que cette opinion s'est produite, et, disons-le par anticipation, règne actuellement dans la science.

Un des premiers auteurs qui ait remarqué et signalé l'influence fâcheuse de la grossesse sur la phthisie, c'est Mauriceau. Dans son *Traité sur la grossesse et l'accouchement des femmes et sur leurs maladies*, il cite plusieurs observations qui établissent de la façon la plus nette que la phthisie, loin de se ralentir pendant la grossesse, poursuit sa marche et même s'aggrave. Il rapporte, entre autres, l'histoire d'une femme qui fut atteinte de phthisie vers le deuxième mois de sa grossesse, phthisie qui marcha avec une telle rapidité, que la malade succombait dans un profond marasme au septième mois, quelques jours après avoir fait une fausse couche.

Parmi les médecins contemporains qui ont soutenu l'opinion que la grossesse accélère la marche de la tuberculisation pulmonaire, nous citerons MM. Louis (1), Stoltz (2), Robert (de Strasbourg) (3), Hervieux (4), Gueneau de Mussy (5), Vigla (6), etc. Mais il faut arriver à M. Grisolle (7) pour

(1) Louis, *loc. cit.*, p. 459.

(2) Stoltz, *Leçons clin.*

(3) Robert, *Influence de la grossesse sur la marche de la phthisie pulmonaire* (*Union méd.*), 1847.

(4) Hervieux, *De l'influence de la grossesse sur la marche de la phthisie pulmonaire* (*Gaz. méd.*, n° 10, p. 38).

(5) Gueneau de Mussy, *loc. cit.*, p. 11 et 12.

(6) Vigla, *Gaz. des hôpit.*, 1846, octobre.

(7) Grisolle, *Arch. gén. de méd.*, janvier 1850.

voir la science définitivement fixée sur cette importante question. Dans un remarquable mémoire, le savant professeur, s'appuyant sur l'imposante autorité de vingt-sept observations, démontre péremptoirement que la grossesse exerce sur la phthisie une influence plutôt fâcheuse que favorable. « Dans toutes ces observations, la maladie n'a pas éclaté dans les mêmes conditions. Chez vingt-quatre, elle avait débuté pendant la grossesse et à une époque peu avancée. Trois seulement offraient déjà des signes rationnels de tubercules au moment de la conception, mais la maladie ne se caractérisa que plus tard. Dans aucun de ces cas l'affection pulmonaire ne fut enrayée. Loin de là, elle ne cessa de faire des progrès assez rapides. »

Les conclusions auxquelles était arrivé M. le professeur Grisolle ont été pleinement confirmées par les recherches ultérieures, au premier rang desquelles nous citerons un important mémoire de M. le docteur Dubreuilh (de Bordeaux) (1), et la thèse inaugurale de deux internes distingués des hôpitaux, MM. Bahuaud (2) et Caresme (3).

Les faits qu'il nous a été donné d'observer sont conformes aux idées principales développées par les auteurs que nous venons de citer. Comme eux, nous avons rencontré un certain nombre de femmes chez lesquelles la maladie a débuté pendant le cours de la grossesse et d'autres chez lesquelles la grossesse a été postérieure au

(1) Dubreuilh, *Influence de la grossesse, de l'accouchement et de l'allaitement, sur le développement et la marche de la phthisie* (*Bull. de l'Acad. de méd.*, 1851-1852).

(2) Bahuaud, Thèse inaugurale, 1863.

(3) Caresme, Thèse inaugurale, 1866.

développement de la phthisie. Chez ces dernières, généralement, surtout quand existait la prédisposition héréditaire ou encore lorsque la malade avait été soumise à des causes débilitantes, l'affection a suivi sa marche ordinaire, plutôt rapide que ralentie. Chez une seule malade, actuellement couchée au n° 12 de la salle Sainte-Mathilde, les accidents ont paru visiblement enrayés par la grossesse, quoique l'hérédité tuberculeuse fût manifeste chez cette femme. Les premiers symptômes s'étaient développés au mois de mai 1865, à la suite d'un refroidissement. La malade devint enceinte vers le mois d'août, et entra dans le service le 26 novembre. A cette époque, elle toussait presque continuellement, expectorait des crachats blanc-jaunâtres, peu abondants, vomissait souvent après les efforts de toux. Il existait de l'inappétence, des sueurs nocturnes, une petite fièvre le soir. Nous constations au sommet du poumon droit, surtout en arrière, quelques râles sous-crépitants et une légère matité. Aujourd'hui, 15 mai, six mois après son entrée à l'hôpital, non-seulement la maladie n'a pas progressé, comme cela se voit habituellement surtout pendant la saison d'hiver, mais nous remarquons une amélioration notable dans l'état général et local. La malade tousse à peine, n'expectore plus, a de l'appétit. La fièvre a cessé et les sueurs ont sensiblement diminué. Quant à l'état local, il a peu varié; mais, néanmoins, les râles sous-crépitants paraissent moins nombreux et moins prononcés. La grossesse a poursuivi son cours sans aucun accident. L'accouchement est imminent.

De l'étude à laquelle nous venons de nous livrer, nous tirerons la conclusion suivante :

Dans la grande majorité des cas, la grossesse, loin d'enrayer la phthisie pulmonaire, accélère au contraire sa marche. Mais il faut reconnaître aussi que quelquefois la maladie n'est influencée ni en bien ni en mal, et que même dans un petit nombre de cas les symptômes paraissent manifestement arrêtés.

c. Accouchement.

Nous croyons, avec la plupart des auteurs anciens et modernes, que l'accouchement et l'état puerpéral exercent une influence fâcheuse sur la marche de la phthisie. Les observations que nous avons recueillies, au nombre de sept, établissent pour nous le fait d'une façon non douteuse. Ce résultat s'explique lorsque l'on réfléchit à la rapidité avec laquelle les phlegmasies se développent et marchent à la suppuration dans l'état puerpéral. Rien donc d'étonnant que la pneumonie, qui joue un si grand rôle dans l'histoire anatomique de la tuberculisation, ne parcoure toutes ses phases avec une plus grande rapidité, et qu'ainsi l'accouchement ne devienne une cause d'accélération du travail morbide qui s'est fixé aux poumons. Une circonstance qui, d'ailleurs, peut encore aggraver le pronostic après l'accouchement, c'est que souvent, à ce moment, les organes génitaux sont envahis par les granulations et les inflammations tuberculeuses. C'est là un fait qui a été signalé par plusieurs auteurs, par Namias (1), Kiwisch (2), M. Cruveilhier (3), et qui a été confirmé

(1) Namias, *Sulla tuberculosi de l'utero e degli organi ad esso attenant*, 2e Mémoire, p. 5.

(2) Kiwisch, *Klinische Vortrage*, 1 vol., p. 241.

(3) Cruveilhier, *Anat. pathol.*, t. IV, p. 708.

récemment par les recherches intéressantes de M. Brouardel (1). Par ce double motif l'accouchement est une condition fâcheuse dans un grand nombre de cas, d'autant plus fâcheuse qu'il s'est déjà répété plusieurs fois et qu'il s'agit d'une femme prédisposée à la maladie. C'est la même pensée qu'énonçait A. Dubois dans ses leçons (2), quand il disait : « Si une femme menacée de phthisie se marie, elle pourra bien résister à un premier accouchement, difficilement à un deuxième, jamais au troisième. »

Maintenant, comme pour la grossesse, on rencontre dans la pratique un certain nombre de cas dans lesquels, non-seulement l'accouchement ne produit pas d'aggravation des symptômes, mais même paraît quelquefois exercer une influence favorable. C'est probablement des faits de ce genre qu'a plus particulièrement observés M. le professeur Grisolle, et qui l'ont conduit à une opinion un peu différente de celle qui règne généralement dans la science. « Pour nous, dit M. Grisolle (3), nous persistons à croire que l'accouchement est plutôt à désirer qu'à redouter. Car si des femmes tout à fait épuisées succombent peu après, il est infiniment rare que la même chose arrive lorsque la maladie n'a pas franchi la première ou la deuxième période. Il est plus ordinaire de voir alors les accidents s'amender ; il peut même y avoir une suspension telle du mal, qu'on pourrait croire à une guérison. Nous avons vu une femme qui, dans le cours de deux grossesses successives, a éprouvé

(1) Brouardel, *De la tuberculisation des organes génitaux chez la femme*, thèse inaugurale, 1865.

(2) Poinsot, thèse inaugurale, *De l'influence de la grossesse sur la phthisie et l'hystérie*, 1839.

(3) *Bull. de l'Acad. de méd.*, 1851-1852, p. 22.

dès les premiers mois des accidents qui sont allés en s'aggravant jusqu'à la délivrance. Il y avait une toux continue, des hémoptysies abondantes, de l'amaigrissement, et, à la fin, une petite fièvre hectique et des sueurs nocturnes; dans les fosses sus-épineuses et sous la clavicule enfin, existaient des craquements humides et le son était moins parfait. La délivrance deux fois de suite a interrompu des accidents aussi fâcheux, c'est-à-dire que la fièvre a cessé, l'embonpoint est revenu avec les forces, la toux a été moins fréquente, les hémoptysies ne se sont plus renouvelées, et même les craquements sont devenus moins nombreux. » Nous croyons ces faits rares.

On voit par ce qui précède que les conclusions relatives à l'accouchement sont pour nous à peu près les mêmes que celles relatives à la grossesse :

Le plus souvent l'accouchement exerce une influence funeste sur la marche de la phthisie; quelquefois cette influence est nulle; très-rarement elle est favorable. La différence des résultats tient surtout à l'état plus ou moins avancé de la maladie.

d. Lactation.

Si dans quelques cas la lactation a paru retarder le progrès de la phthisie, le plus ordinairement elle produit l'effet inverse, et il n'est pas rare de voir la tuberculose se développer et marcher rapidement pendant ou immédiatement après l'allaitement. Il n'est aucun médecin qui n'ait observé des faits de ce genre. Dans la pratique on les rencontre surtout chez des femmes qui ont continué à nourrir au delà du terme ordinaire, ou bien qui allaitent deux enfants à la fois. Ici encore la pathologie comparée vient prêter son appui à la pathologie humaine. Les recherches si intéressantes de M. Rayer (1) ont démontré avec quelle facilité se tuberculisaient les vaches et les ânesses laitières lorsqu'on cherchait à augmenter au delà de certaines limites l'abondance de la sécrétion lactée. C'est un point qui a été surtout mis en lumière et physiologiquement interprété par M. Bouchardat (2). Pour le savant professeur d'hygiène, c'est la continuité dans la perte des aliments de la calorification qui, dans tous ces cas et dans beaucoup d'autres analogues, est la cause du développement de la tuberculose. Malgré la riche nourriture à laquelle elle est soumise, la vache ne peut résister longtemps à la déperdition considérable et longtemps prolongée de ces aliments de la calorification, et épuisée par ce travail fonctionnel excessif, elle meurt phthisique. C'est de la même façon que M. Bouchardat explique l'extrême fréquence de la tuberculisation à une époque avancée du *diabète*. Le rôle de la glycose étant essentiellement de pourvoir aux besoins de la calorification, lorsque l'élimination de ce principe s'est continuée pendant un long espace de temps en quantité notable, des tubercules apparaissent toujours dans les poumons (p. 7).

Ces faits, habilement rapprochés de toutes les autres causes occasionnelles de la phthisie, ont servi de base à M. Bouchardat pour établir la formule étiologique suivante : « Les conditions d'âge étant favorables, la continuité dans la perte des aliments de la calorification, la con-

(1) Rayer, *loc. cit.*
(2) Bouchardat, *Suppl. à l'Ann. thérapeut.*, 1861.

tinuité de leur insuffisance eu égard à la température extérieure et aux besoins de l'organisation, la continuité même de leur dépense insuffisante, conduisent à la tuberculisation pulmonaire » (p. 36).

§ 7. — Influence de certains états pathologiques.

Nous étudierons successivement l'influence qu'exercent sur la tuberculose les maladies aiguës fébriles et les maladies chroniques.

1° MALADIES AIGUES FÉBRILES.

Quelques auteurs se sont demandé si la fièvre, surtout lorsqu'elle est un peu violente et prolongée, ne serait pas capable d'activer le développement des tubercules. M. Louis avoue qu'il est porté à répondre par l'affirmative. Nous verrons que les diverses affections fébriles sont loin d'entraîner sous ce rapport les mêmes conséquences, et que dès lors il est indispensable de faire intervenir encore d'autres influences pour expliquer la différence des résultats. C'est ce que démontre l'étude comparée à laquelle nous allons nous livrer.

a. Phlegmasies aiguës des organes respiratoires.

La question de l'influence des phlegmasies aiguës des organes respiratoires sur le développement de la phthisie été, comme on le sait, vivement débattue au commencement de ce siècle. D'un côté, Broussais et toute l'école physiologique soutenaient que la tuberculisation reconnaît fréquemment pour cause une phlegmasie thoracique; de l'autre, Bayle, Laennec, M. Louis, etc., regardaient le développement des tubercules comme primitif, spontané et tout à fait indépendant des affections inflammatoires des organes pulmonaires. Pour résoudre cette grave question, encore indécise dans l'esprit de beaucoup de médecins, il importe d'examiner séparément les phlegmasies de la muqueuse des voies respiratoires, celles du tissu pulmonaire lui-même, celles enfin de la membrane séreuse.

Nous passerons rapidement sur la *laryngo-bronchite :* tout ce que nous avons dit précédemment de l'influence fâcheuse du refroidissement sur la production et la marche de la phthisie peut s'appliquer à l'inflammation de la muqueuse des voies respiratoires, puisque c'est surtout en déterminant cette inflammation qu'agit le refroidissement. Nous renvoyons donc le lecteur au paragraphe où nous avons discuté l'influence de cette cause occasionnelle. Nous répéterons seulement ici que nous n'en connaissons pas qui agisse plus puissamment sur le développement de la tuberculose. L'expression populaire de *rhume négligé* consacre ce fait étiologique pour nous incontestable, bien qu'exagéré par les malades. Avec Beau, nous préférerions la dénomination de *rhume dégénéré*, qui montre mieux la succession des phénomènes catarrhaux et tuberculeux. Nous n'avons pas besoin de faire remarquer que, quoique fréquente, cette influence de la laryngo-bronchite est relativement rare, si l'on tient compte du grand nombre d'individus qui contractent une phlegmasie de la muqueuse des voies respiratoires sans devenir phthisiques. Aussi, chez ceux qui se tuberculisent à la suite d'un rhume, faut-il toujours supposer une prédisposition à la maladie, héréditaire ou innée.

Ce n'est pas seulement la laryngo-bronchite simple qui

est suivie de l'explosion des phénomènes de la tuberculisation. La bronchite épidémique, la *grippe*, est souvent le point de départ des mêmes accidents. C'est une particularité qui a été fréquemment signalée. Ainsi, M. Fournet (1) a observé beaucoup de malades qui faisaient remonter leur affection à la grippe de 1837. Le même fait avait été noté antérieurement en Angleterre par Clarck (2). Cet auteur avait remarqué que l'origine de la phthisie était rapportée par un grand nombre d'individus à l'*influenza* qui régna en Angleterre dans l'été de 1832 et au printemps de 1833. Dans plusieurs de nos observations nous trouvons aussi l'influence évidente des épidémies de grippe qui ont sévi à Paris pendant les hivers de 1864–1865-1866.

D'autres affections qui présentent comme la grippe une manifestation pulmonaire, congestive ou phlegmasique, sont également suivies de tuberculose. Nous citerons principalement la *rougeole*, sur laquelle nous reviendrons un peu plus loin en parlant des fièvres éruptives, et la *coqueluche*, qui, d'après M. Blache (3) et MM. Barthez et Rilliet (4), est très-souvent compliquée, à l'hôpital du moins, de phthisie. Tous ces faits se prêtent un mutuel appui et ils témoignent de l'action toute-puissante des excitations de la muqueuse des voies respiratoires sur le développement de la tuberculisation pulmonaire.

L'influence qu'exerce la *pneumonie* sur la production et la marche des tubercules est assez restreinte. Il existe sous

(1) Fournet, *loc. cit.*, t. II, p. 430.
(2) Clarck, *Traité de la consomption*, p. 56.
(3) Blache, *Dict. en 30 volumes*, art. COQUELUCHE, p. 29.
(4) Barthez et Rilliet, *loc. cit.*, t. II, p. 220, 1re édit.

ce rapport une différence considérable entre l'inflammation des bronches et celle du tissu pulmonaire lui-même. Nous ne parlons pas ici de la pneumonie développée pendant la tuberculisation. Celle-là, nous l'avons dit, est très-commune et elle fait partie intégrante de la maladie. Nous ne nous occupons en ce moment que de la pneumonie franche et aiguë qui s'est déclarée un temps plus ou moins long avant toute manifestation tuberculeuse. Eh bien, les faits que nous avons recueillis montrent très-rarement l'inflammation du poumon parmi les maladies qui ont précédé directement la tuberculose (environ 7 à 8 cas sur 100 phthisiques), et encore, dans quelques-uns de ces cas, un certain intervalle s'étant écoulé entre les deux maladies, le rapport de causalité est loin d'être démontré.

A ce point de vue notre observation concorde parfaitement avec celle de MM. Grisolle et Louis. « Pour connaître exactement, dit M. Grisolle (1), les rapports qui pouvaient exister entre la pneumonie et les tubercules pulmonaires, j'ai interrogé soixante-douze phthisiques sur les maladies qu'ils avaient pu éprouver avant leur entrée à l'hôpital. Or, sur ces soixante-douze malades, deux avaient eu une pneumonie plus ou moins grave et bien caractérisée, trois ou quatre ans avant les premiers symptômes de la phthisie ; leur rétablissement avait été complet ; deux autres malades avaient eu une pneumonie dix-huit mois ou deux ans auparavant, et c'est à dater de cette époque qu'ils ont commencé à éprouver de la dyspnée, de la toux, et un peu d'amaigrissement. » De son côté, M. Louis (2), recherchant les maladies

(1) Grisolle, *Traité de la pneumonie*, 2e édit., p. 452.
(2) Louis, *Recherches sur la phthisie*, p. 595, 2e édit.

antérieures sur quatre-vingts phthisiques, n'en a trouvé que trois qui eussent éprouvé quatre ans avant de mourir une pneumonie. C'était à dater de cette époque qu'on avait noté chez eux la toux et l'expectoration. Quatre autres malades accusaient aussi dans leurs antécédents une pneumonie trois, six et quinze années avant l'apparition des premiers symptômes de la phthisie. Depuis ce moment, et bien que leur constitution fût débile, ils n'avaient pas été pourtant plus sujets à contracter des rhumes.

Nous nous sommes déjà expliqué sur les rapports qui existent entre la *pleurésie* et les tubercules (1). Nous avons dit que, dans l'immense majorité des cas, les pleurésies qui se montrent chez les tuberculeux sont consécutives au développement des granulations, et que ce qui a pu faire émettre une opinion contraire, c'est que souvent ces granulations existent vers la plèvre sans trahir leur présence par des signes tranchés. Il en résulte que, lorsque plus tard, après la pleurésie, les symptômes véritables de la tuberculisation se manifestent, on est porté à supposer que la pleurésie en a provoqué le développement, tandis qu'elle n'est elle-même qu'une conséquence des granulations pleurales ou sous-pleurales. Sous ce point de vue, notre opinion diffère sensiblement de celle de M. le professeur Grisolle (2), qui admet que « rien n'est plus commun que de voir une tuberculisation se déclarer après une pleurésie aiguë et chronique. » Pour nous, nous le répétons, cette tuberculisation existait déjà, seulement elle était latente. On comprendrait d'ailleurs difficilement que la compression à laquelle est soumis

(1) Voy. page 270 et suivantes.

(2) Grisolle, *Traité de la pneumonie*, 2e édit., p. 454.

le poumon, compression qui a pour résultat une diminution considérable de l'afflux sanguin, devînt une condition favorable à l'évolution des produits morbides. C'est le contraire qui nous paraît vrai.

Les pleurésies tuberculeuses ont en outre une physionomie qui n'est pas celle de la pleurésie franche aiguë, et qui permet souvent de les reconnaître. Elles succèdent moins nettement à un refroidissement; leur début est le plus ordinairement insidieux; le point de côté est moins accusé, l'épanchement se fait sourdement, les symptômes sont plutôt ceux d'une pyrexie légère. Ces pleurésies sont susceptibles de guérison, en ce sens que l'épanchement se résorbe avec plus ou moins de facilité, mais il n'est pas rare de le voir se reproduire au bout d'un temps variable, ou bien il reste des fausses membranes épaisses qui laissent dans le côté affecté une diminution considérable du murmure vésiculaire avec matité persistante. La santé peut se soutenir ainsi pendant un certain nombre d'années tant que les lésions ne consistent que dans les granulations de la plèvre, granulations peu graves par elles-mêmes, peu retentissantes sur l'organisme. Mais si les lésions envahissent le parenchyme pulmonaire, les symptômes de la tuberculisation apparaissent. Nous avons pu suivre ainsi un grand nombre de malades, qui nous ont présenté les phénomènes morbides dans l'ordre de succession que nous venons d'indiquer, et chez lesquels la pleurésie était la conséquence de lésions tuberculeuses que la constitution du sujet, les antécédents héréditaires, pouvaient faire soupçonner, mais qui ne s'étaient encore révélées par aucun phénomène appréciable.

b. Fièvres.

La *fièvre typhoïde* est-elle une occasion favorable au développement des tubercules, ou bien au contraire leur est-elle antagoniste? telle est la question encore pendante et résolue d'une façon contradictoire par les auteurs.

Laennec pensait que toutes les fièvres continues favorisent la tuberculisation. M. Monneret émet une opinion semblable relativement à la fièvre typhoïde. « Combien, dit l'éminent professeur, ne voit-on pas de malades devenir tuberculeux après cette fièvre (1) ! » M. Leudet est d'avis (thèse inaug.) que la fièvre typhoïde peut compliquer la tuberculisation aiguë et rendre le diagnostic presque nécessairement erroné ou incomplet. M. Mercier (2) dans une thèse intitulée : « *De la fièvre typhoïde dans ses rapports avec la phthisie aiguë* », croit que la fièvre typhoïde amène souvent à sa suite la phthisie aiguë : « Nous avons vu, dit-il, dans plus d'une occasion la phthisie suivre de si près la fièvre typhoïde, qu'elle devenait pour ainsi dire sub-intrante; mais il y a plus : ces deux maladies peuvent exister dès le début, se développer simultanément et parcourir parallèlement toutes leurs périodes sans préjudice l'une de l'autre. » Malheureusement pour la thèse soutenue par M. Mercier, les trois observations personnelles qu'il donne à l'appui sont loin d'être probantes, car, ainsi que l'a montré M. Revilliod dans une thèse récente (3), sur les trois observa-

(1) *Traité élémentaire de pathologie interne*, t. II, p. 343.

(2) Thèse inaugurale, 1855.

(3) *De l'action de quelques maladies aiguës sur la tuberculisation*, Paris, 1865.

tions de M. Mercier, la première, qui est bien une fièvre typhoïde, semble s'être accompagnée d'une simple broncho-pneumonie et non de phthisie, et dans les deux autres où l'autopsie a permis de reconnaître des tubercules pulmonaires, on peut parfaitement mettre en doute l'existence de la fièvre typhoïde.

Cette question de l'influence réciproque de la fièvre typhoïde et de la tuberculisation, emprunte son obscurité à la difficulté que présente souvent pendant la vie le diagnostic de la phthisie aiguë et de la fièvre typhoïde. Nous avons déjà eu l'occasion de signaler cette cause d'erreur; toutefois, comme les lésions anatomiques de la muqueuse intestinale et du poumon sont bien distinctes dans les deux maladies, nous n'admettons pas que l'incertitude puisse se prolonger après la mort.

L'antagonisme de la fièvre typhoïde et de la phthisie pulmonaire a été mis en avant et soutenu avec talent par Thirial (1), MM. Barthez (2) et Revilliod, opinion qu'a également adoptée un jeune et savant agrégé, M. Constantin Paul (3). Mais il faut bien savoir que ce mot d'antagonisme est loin d'être absolu, et qu'il n'implique nullement l'impossibilité de la coexistence des tubercules pulmonaires avec la fièvre typhoïde. Dans l'esprit de ceux qui admettent l'antagonisme de la fièvre typhoïde et de la phthisie, cela veut dire simplement que la fièvre typhoïde ne se déve-

(1) *De l'antagonisme entre la fièvre typhoïde et les maladies graves en général, et spécialement de l'antagonisme entre la fièvre typhoïde et la phthisie tuberculeuse* (*Bulletin de la Soc. méd. des hôp.*, 1855).

(2) *Traité des maladies des enfants*, t. III, p. 114, 2e édit., et *Bulletin de la Soc. méd. des hôp.*, 1855.

(3) *Thèse d'agrégation*, 1866, p. 32.

loppe pas chez les individus atteints d'une phthisie en voie d'évolution, et que, d'un autre côté, la phthisie ne survient pas dans la convalescence de la fièvre typhoïde. D'après les observations mêmes de ceux qui ont pris en main la défense de cet antagonisme, la fièvre typhoïde peut atteindre les individus qui présentent dans différents organes de l'économie des tubercules à l'état latent, fait signalé par plusieurs anatomo-pathologistes et notamment par M. Louis, qui a trouvé 4 fois des granulations tuberculeuses sur 46 autopsies de fièvre typhoïde. Or, pour nous qui regardons, et à bon droit, la lésion anatomique comme le caractère essentiel de la diathèse nous devons considérer le malade porteur de tubercules comme tuberculeux, et nier par conséquent, l'antagonisme de la fièvre typhoïde et de la tuberculisation, mais nous reconnaissons en même temps que la fièvre typhoïde ne se montre presque jamais (1) dans le cours d'une phthisie confirmée, et que sa convalescence est très-rarement suivie de phthisie. Sous ce rapport notre observation est conforme à celle de MM. Louis, Forget, Andral, Grisolle, etc. Au surplus, le fait n'a rien qui doive surprendre. L'économie tout entière est envahie par une maladie générale, fébrile, qui la mène plus ou moins rapidement à sa ruine. La fièvre typhoïde, qui se développe de préférence sur les organismes sains, ne se déclare pas plus dans ce cas que dans celui de l'infection morveuse, de la cachexie cancéreuse, ou de toute autre affection générale ayant profondément modifié la constitution et devant amener une terminaison fatale.

(1) Forget (de Strasbourg) (*Traité de l'entérite folliculeuse*) et M. Pidoux (*Leçons cliniques*) en citent chacun un exemple.

Parmi les *fièvres éruptives*, la *scarlatine* et la *variole* ne paraissent exercer aucune influence sur le développement et la marche de la tuberculisation.

MM. Barthez et Rilliet avancent, avec réserve toutefois, que les enfants *vaccinés* sont plus disposés que les autres à se tuberculiser; nous croyons que cette proposition aurait besoin d'une démonstration rigoureuse.

La *rougeole* a été souvent accusée de faire naître la phthisie; mais, sur ce point, la diversité des résultats obtenus par les auteurs montre quelles variations peuvent faire subir à la statistique les épidémies particulières et les conditions inhérentes aux sujets observés. Ainsi, pendant que MM. Barthez et Rilliet notaient que le onzième des enfants atteints de rougeole dans les hôpitaux devenait tuberculeux, pendant que M. Michel Lévy (1) constatait une proportion analogue de phthisiques chez les jeunes militaires atteints de rougeole au Val-de-Grâce, pendant que le même fait était observé à Vienne en 1853 (2), et que Bartels (3), sur 16 autopsies de malades morts de complications pulmonaires dans la rougeole, trouvait 3 fois une tuberculisation aiguë et 1 fois de grandes cavernes, M. Grisolle (4) arrivait de son côté à une conclusion tout à fait opposée. Sur plus de cent rougeoles que l'éminent professeur a eu à traiter au lycée Napoléon chez des enfants de constitution et de prédisposition bien différentes, il n'a vu aucun cas de phthisie consécutive. Aussi ces résultats si dissemblables nous

(1) *Gazette médicale*, 1847.

(2) Mayr, *Handbuch der speciellen Path. von Virchow*, t. III, erste lieferung.

(3) *Archiv für path. Anat.*, t. XXI, 1861.

(4) *Traité de pathologie interne*, t. I, p. 126, 9e édit., 1865.

autorisent-ils à admettre que ce n'est pas en tant que maladie générale que la rougeole détermine la tuberculisation, ainsi que semblerait disposé à le croire M. Rufz (1), mais bien en raison de sa manifestation locale sur les bronches et le poumon. Le catarrhe morbilleux nous paraît agir de deux façons distinctes : ou bien par son intensité et sa longue durée il éveille une prédisposition morbide à la tuberculisation, ou bien il amène une exacerbation, une poussée aiguë de granulations et de pneumonie chez un malade qui portait antérieurement des granulations isolées et latentes.

2° MALADIES CHRONIQUES.

On peut dire d'une manière générale que les maladies chroniques, en affaiblissant l'organisme, sont des causes prédisposantes de la phthisie pulmonaire. Toutes cependant n'agissent pas avec une égale intensité. Quelques-unes, comme la chlorose, semblent un terrain peu favorable à l'évolution de la maladie. Il en est même un petit nombre que l'on a considérées, avec plus ou moins de raison, comme *antagonistes*. Nous nous occuperons surtout de certains états morbides, constitutionnels ou diathésiques, qui ont plus particulièrement attiré l'attention des observateurs.

a. Scrofule.

L'étude des rapports de la phthisie et de la scrofule soulève une foule de questions de la plus haute importance.

1° La phthisie, et d'une manière plus générale la tuberculisation, doit-elle être séparée de la scrofule ou bien les

(1) Rufz, *Gazette médicale*, 1857, p. 574.

deux maladies constituent-elles une seule et même diathèse, diathèse *scrofulo-tuberculeuse ?*

2° Si la phthisie est distincte de la scrofule, ne doit-on pas admettre que lorsqu'elle s'observe chez un scrofuleux, elle est modifiée de manière à mériter un nom particulier, celui de *phthisie scrofuleuse*, par opposition à la phthisie ordinaire, *phthisie essentielle*, *phthisie tuberculeuse?*

3° En cas d'affirmative, quels sont les caractères spéciaux de cette forme de phthisie ?

La première question a été et est encore très-diversement résolue.

On sait qu'un grand nombre d'auteurs, se fondant sur la similitude des symptômes et surtout des lésions qui leur paraît exister entre la tuberculisation et la scrofule, admettent l'identité des deux diathèses. Sous ce rapport, aucun auteur ne s'est prononcé d'une manière plus explicite et plus radicale que Lugol. Pour le savant médecin de l'hôpital Saint-Louis, il n'y a qu'une diathèse, la diathèse scrofuleuse, dont le tubercule est le caractère, la signature anatomique. Formulée dans ces termes absolus, cette proposition est inacceptable ; elle est en contradiction formelle avec ce qu'enseignent la clinique et l'anatomie pathologique.

Si en effet il était encore possible, avant les idées nouvelles sur l'histologie du tubercule, de considérer les *écrouelles* comme caractérisées anatomiquement par une lésion tuberculeuse, cela n'était pas permis quand il s'agissait des *ophthalmies*, des *coryzas*, des *abcès*, des *dartres*, des *nécroses*, des *caries*, etc., du plus grand nombre, en un mot, des manifestations scrofuleuses. Toutes ces manifestations n'ont absolument rien de tuberculeux. C'est là un fait reconnu par tous les médecins qui ont eu l'occasion de pratiquer de fréquentes autopsies de scrofuleux (Baudelocque (1), Guersant (2), Lebert (3), Milcent (4), Bazin (5), etc.). C'est un point qui, pour nous, ne peut être l'objet d'aucun doute, et notre conviction résulte de nombreuses recherches (6).

Sur le terrain de la clinique, l'identité de la scrofule et de la phthisie peut-elle mieux se soutenir ? Nous ne le pensons pas. Là encore nous constatons des différences importantes sur lesquelles ont insisté les auteurs les plus compétents en pareille matière, MM. Milcent, Bazin, etc. La tuberculisation survient le plus ordinairement pendant l'adolescence et la jeunesse ; la scrofule se manifeste plutôt dans l'enfance. Cette dernière maladie se caractérise par la multiplicité et la diversité des lésions (catarrhes, abcès, dartres, adénites, caries, etc.). En général ces lésions suivent un ordre d'apparition assez régulier ; elles affectent d'abord les téguments cutané et muqueux, puis le système lymphatique, plus tard l'appareil locomoteur et les viscères. La vraie phthisie ne présente pas ces manifestations nombreuses et variées par lesquelles se révèle la scrofule. Elle est caractérisée essentiellement par un produit anatomique, la granulation, toujours identique malgré la diversité du

(1) Baudelocque, *Études sur les causes, la nature et le traitement de la maladie scrofuleuse.*

(2) Guersant, *Dict. en 30 vol.*, art. SCROFULE.

(3) Lebert, *loc. cit.*

(4) Milcent, *De la scrofule*, thèse inaugurale, 1846.

(5) Bazin, *Leçons théoriques et pratiques*, 2e édit., 1861.

(6) Hérard, *De la maladie scrofuleuse* (*Archives de médecine*, 1849).

siége, et secondairement par des inflammations qui sont variables suivant les tissus. La cachexie scrofuleuse est différente de la cachexie des tuberculeux. Ces derniers succombent dans un degré extrême de maigreur, épuisés par la diarrhée et les sueurs profuses. La cachexie scrofuleuse est plutôt humide que sèche, si l'on peut s'exprimer ainsi ; il y a une sorte de bouffissure des téguments bien différente du marasme des phthisiques, etc.

Cliniquement donc, la scrofule doit être distinguée de la phthisie, et il est infiniment présumable que cette séparation n'aurait pas rencontré la moindre opposition si l'anatomie pathologique n'était venue, par suite d'une fausse interprétation des lésions, indiquer le tubercule comme le produit commun des deux diathèses. Or, du moment où il était admis que le type de la scrofule, l'écrouelle, présente les mêmes altérations prétendues spécifiques que le poumon dans la tuberculisation, il paraissait bien difficile de ne pas réunir en une seule deux maladies dont le caractère anatomique était identique, ou du moins, de ne pas ranger dans la tuberculisation les lésions scrofuleuses, et en particulier les adénites qui renfermaient la matière dite tuberculeuse. C'était à cette dernière conclusion qu'étaient arrivés Lebert et tous ceux qui accordent une grande importance à la lésion dans la détermination de l'espèce nosologique. C'était également la conséquence à laquelle un de nous avait été conduit un peu malgré lui dans son mémoire sur la scrofule (1), et quoique la clinique fût en désaccord avec la donnée anatomique. Les meilleurs observateurs hésitaient

(1) Hérard, *loc. cit.*

du reste à se prononcer. On peut s'en convaincre en lisant le remarquable article publié par Guersant dans le *Dictionnaire en 30 volumes*. En interrogeant l'anatomie pathologique qui lui montrait la présence constante des tubercules dans les ganglions engorgés, le vénérable médecin de l'hôpital des Enfants était disposé à considérer l'adénite scrofuleuse comme une forme de la tuberculisation générale, et, d'une autre part, avec le grand sens médical qui le caractérisait, il ne pouvait se résoudre à retrancher de la scrofule la manifestation qui jusque-là en avait été considérée comme le type le plus parfait.

Il restait bien un moyen de sortir de cette difficulté, c'était de supposer, avec M. Milcent, que le tubercule se rencontre à la fois dans la diathèse scrofuleuse et dans la diathèse tuberculeuse. Mais il répugnait à beaucoup d'esprits d'enlever au tubercule son caractère de spécificité, base si légitime de la distinction des deux diathèses.

Aujourd'hui les résultats anatomiques auxquels nous sommes arrivés vont nous permettre de résoudre facilement cette question qui jusqu'ici, on peut le dire, était restée à peu près insoluble. Remarquons, en effet, que ce qui a toujours constitué le nœud de la difficulté, c'est que l'on considérait comme *tubercules* certains produits pathologiques qui n'ont rien de spécifique. Le seul tubercule, nous l'avons vu, c'est la granulation. La substance caséeuse, elle, est un résultat de l'inflammation qui peut se rencontrer aussi bien dans les ganglions engorgés de la scrofule que dans les pneumonies de la tuberculisation, aussi bien dans une partie enflammée d'un cancer que dans un foyer purulent ou une masse fibrineuse. C'est une dégénération spéciale, *dégénération granulo-graisseuse*, qui peut affecter tous les produits morbides, mais qui se rencontre surtout dans certains états diathésiques ou constitutionnels, particulièrement dans la tuberculisation et la scrofule. On serait donc aussi peu fondé à retrancher, comme le voudrait M. Lebert, les adénites caséeuses de la scrofule, qu'à distraire la pneumonie caséeuse de la tuberculisation pour la reporter dans la scrofule, ainsi que le proposent MM. Virchow et Villemin. La clinique s'oppose formellement à ce démembrement d'unités morbides parfaitement constituées, comme elle est d'accord avec l'anatomie pathologique pour maintenir la séparation de la tuberculisation et de la scrofule. Hâtons-nous toutefois d'ajouter que si nous sommes partisans de la distinction des deux diathèses, nous reconnaissons qu'elles ont des produits communs (non plus spécifiques) et qu'elles sont quelquefois réunies sur le même individu. En un mot, la tuberculisation et la scrofule sont deux maladies différentes, mais qui ont entre elles un lien très-étroit de parenté (1).

Ce premier point fondamental établi, nous avons à rechercher si, lorsque la phthisie se développe chez un scrofuleux, elle est modifiée par la diathèse scrofuleuse concomitante. Disons d'abord que cette coexistence se présente moins souvent qu'on ne le croit généralement. C'est un fait que nos observations personnelles nous ont démontré de la manière la plus évidente et qui se trouve en concor-

(1) Cette parenté serait bien proche s'il était démontré que des scrofuleux engendrent des tuberculeux et réciproquement. Peut-être, dans les faits qui ont été cités, ne s'agit-il que de la transmission d'une faiblesse de constitution qui prédispose au développement de la tuberculose ou de la scrofule.

dance parfaite avec les résultats de la pratique des médecins de l'hôpital des Enfants et de l'hôpital Sainte-Eugénie. L'auteur d'une excellente thèse sur la scrofule, M. Coulon (1), ancien interne distingué des hôpitaux de Paris, aujourd'hui professeur à l'École de médecine d'Amiens, a étudié cette question avec un soin tout particulier, et sur 130 enfants atteints de scrofule osseuse, variété la plus commune, il n'a trouvé que 3 phthisiques. La phthisie dite scrofuleuse est donc rare, car nous ne pensons pas qu'il suffise de constater chez un tuberculeux l'existence de gourmes un peu persistantes, ou d'engelures dans l'enfance, pour admettre que cette phthisie est scrofuleuse, alors qu'aucun accident nouveau de la scrofule n'est survenu depuis ces manifestations, si communes chez la plupart des enfants.

Maintenant, dans les cas rares où la phthisie se rencontre chez un scrofuleux, cette phthisie diffère-t-elle de la phthisie dite tuberculeuse ? Quels sont les caractères différentiels de ces deux phthisies ? C'est un point qui nous reste à examiner.

La plupart des auteurs qui font la distinction des deux phthisies s'accordent à reconnaître que ce qui caractérise particulièrement la phthisie scrofuleuse, c'est la lenteur de la marche, une certaine bénignité relative, l'absence de fièvre, ou l'apparition tardive de ce symptôme.

Il faut noter, dit Kortum (2), que les tubercules scrofuleux s'enflamment et suppurent difficilement.

Suivant Morton, la phthisie scrofuleuse a une marche

(1) Coulon, *Quelques considérations sur la scrofule*, thèse inaugurale, 1861.

(2) Kortum, *Commentarius de vitio scrofuloso*, t. II, p. 259.

très-chronique ; la fièvre est très-modérée, à moins que les malades ne commettent des écarts de régime, en s'exposant au froid, auquel cas une fièvre vive se déclare.

Jos. Franck insiste également sur ce caractère. « Il arrive souvent, dit-il (*loc. cit.*, p. 244), que les poumons sont profondément attaqués, sans que l'ombre du péril paraisse au dehors. »

De nos jours, M. Milcent admet que la phthisie scrofuleuse diffère de la phthisie symptomatique de la diathèse tuberculeuse par une marche plus lente, des symptômes d'une moindre intensité ; « ce qui est surtout remarquable, c'est que souvent avec une lésion locale considérable, avec des excavations tuberculeuses dans les poumons, coïncide un état général peu alarmant. On est tout étonné de trouver chez certains sujets des cavernes souvent énormes, avec une certaine apparence de santé. C'est à peine s'il y a de la fièvre, même le soir ; l'amaigrissement est peu prononcé. Bien plus, dans un degré avancé de la phthisie scrofuleuse, il existe souvent une apparence d'embonpoint ; la face est pleine, quelquefois il est vrai plutôt bouffie, et les joues colorées d'une rougeur circonscrite ».

Dans la phthisie scrofuleuse, dit M. Dumoulin (1), l'état général n'est point en rapport avec la lésion ; la marche de l'affection est lente, et souvent elle n'est pas continue ; elle présente des rémissions.

A ces caractères différentiels, M. Danjoy, dans son excellente thèse (2), ajoute : 1° l'abondance de l'expectoration

(1) Dumoulin, *Des conditions pathogéniques de la phthisie.*

(2) Danjoy, *De la phthisie pulmonaire dans ses rapports avec les maladies chroniques*, 1862.

dans la deuxième période ; 2° la rareté ou même quelquefois l'absence d'hémoptysies ; mais sur ce point particulier il est en désaccord avec M. Bazin, qui considère, au contraire, que la phthisie scrofuleuse peut être annoncée plus ou moins longtemps à l'avance par des hémorrhagies diverses : épistaxis, hémoptysies, ménorrhagies, hémorrhoïdes, etc.

M. Bazin est un des auteurs qui ont le plus insisté sur la nécessité de distinguer la phthisie scrofuleuse de la phthisie tuberculeuse. Cet éminent clinicien lui reconnaît les caractères suivants :

Le début est presque latent, et l'examen attentif de la poitrine peut seul en révéler l'existence. Il n'y a ni fièvre, ni douleur, ni dyspnée bien grande, ni amaigrissement prononcé, ni diminution sensible des forces ; l'appétit est conservé. Le ramollissement des tubercules pulmonaires ne s'annonce en général que par un changement survenu dans les signes physiques. La fièvre hectique qui marque si bien le début de la deuxième période dans les phthisies essentielles fait ici complétement défaut. La dyspnée n'est véritablement apparente qu'après un exercice actif.... La phthisie scrofuleuse a généralement une marche lente et une durée fort longue.

Les auteurs que nous venons de citer ne sont pas moins d'accord sur certains caractères anatomiques qui selon eux différencient la phthisie scrofuleuse de la phthisie essentielle. Les tubercules scrofuleux seraient « plus gros, en masses plus compactes, plus crus et moins propres à exciter l'inflammation des milieux ambiants ; ils renfermeraient plus de principes gras dans leur composition élémentaire, toute proportion gardée, que les tubercules idiopathiques. »

Si maintenant, après avoir exposé aussi complétement que possible l'opinion des partisans de la phthisie scrofuleuse, nous cherchons à l'apprécier, nous sommes obligés de reconnaître que les caractères assignés à cette forme de phthisie sont loin d'avoir la valeur que les auteurs se sont plu à leur accorder. Et d'abord, le prétendu *tubercule* n'étant autre chose, comme nous l'avons démontré, qu'une *pneumonie* arrivée à une période avancée (*transformation graisseuse*), plus le tubercule sera volumineux, plus l'inflammation qui se sera développée autour des granulations aura été étendue, plus par conséquent la désorganisation du poumon aura été prononcée. Il est donc peu exact de dire que ces tubercules sont moins propres à exciter l'inflammation des milieux ambiants, puisqu'ils sont eux-mêmes le dernier terme de l'inflammation pulmonaire. Quant à ce caractère tiré de la plus grande abondance des principes gras que contiendrait le tubercule scrofuleux, c'est là une assertion purement hypothétique, la matière caséeuse, quelle qu'elle soit, étant composée de substances identiques, au premier rang desquelles se trouve la graisse.

Si les signes distinctifs attribués à la lésion sont sans valeur, les caractères tirés des symptômes, en particulier de la lenteur de la marche et de la bénignité de la maladie, sont-ils plus fondés? Ici encore notre observation est loin de s'accorder avec celle des honorables et savants médecins que nous venons de citer, ou plutôt une interprétation très-simple et toute naturelle peut être donnée des faits dans lesquels une bénignité exceptionnelle a été notée.

Rappelons d'abord quelques points fondamentaux : la phthisie est une maladie dont la durée est excessivement variable, comme sont variables en étendue les lésions qui la constituent anatomiquement, et cela en dehors de toutes les autres maladies qui peuvent la précéder ou l'accompagner. Nous avons observé des malades chez lesquels la phthisie tuberculeuse dégagée de toute complication a mis un grand nombre d'années à détruire les poumons et à amener la mort. Chez d'autres, ainsi que nous l'avons vu, les lésions envahissaient rapidement les organes et précipitaient le dénoûment fatal. La rapidité de la marche est la conséquence de la rapidité de la destruction pulmonaire. Or, si chez les scrofuleux on rencontre des cas de phthisie qui marchent lentement, c'est que chez eux les lésions sont peu étendues et que les poussées morbides sont séparées par de longs intervalles. Il peut très-bien se faire que ce soit le résultat d'une sorte de balancement signalé par Guersant entre les lésions internes tuberculeuses et les lésions externes de la scrofule (adénites, osteites, abcès, etc.). M. Bazin semble le reconnaître lui-même quand il dit (p. 468) : « En général, il n'existe de tubercules que dans un seul poumon, ce qui peut expliquer jusqu'à un certain point la bénignité des symptômes et la longue durée de la maladie. » Oui, en effet, nous en avons la conviction, c'est dans le peu d'étendue de la lésion pulmonaire, chez quelques scrofuleux, qu'il faut chercher la cause de la bénignité des symptômes, mais le même fait s'observe dans la phthisie ordinaire. Ce qu'il eût fallu pour démontrer l'influence favorable de la diathèse scrofuleuse, comme la comprennent les auteurs, c'eût été une tuberculisation d'une grande partie des poumons, marchant lentement et sans déterminer des symptômes généraux graves. Or, ces faits, s'ils existent, sont excessivement rares. Ordinairement, lorsque les altérations pulmonaires sont très-étendues, la maladie prend des allures rapides et se termine promptement par la mort, absolument comme dans la phthisie dite tuberculeuse.

Entre autres observations, nous rapporterons le fait suivant :

La nommée Adélaïde S..., âgée de trente-huit ans, tapissière, est entrée à l'hôpital Lariboisière (salle Sainte-Marthe *bis*, n° 9), le 28 novembre 1865.

Depuis l'enfance, cette femme est atteinte de scrofule ; le cou présente de nombreuses cicatrices, et l'on peut constater, encore aujourd'hui, la présence de masses ganglionnaires plus ou moins volumineuses sous la mâchoire inférieure et au-dessus de la clavicule.

Il y a six mois, sans cause appréciable, sans refroidissement, elle eut une hémoptysie. Deux mois après, elle commença à tomber sérieusement malade. Elle voulut d'abord continuer à travailler, mais bientôt elle fut obligée de garder le lit. Elle avait alors une fièvre continuelle et très-vive, de l'inappétence, de la toux, de l'oppression. Ces phénomènes persistèrent ainsi jusqu'à son entrée à l'hôpital. A ce moment elle était très-amaigrie, en proie à une diarrhée colliquative. L'affaiblissement était extrême. La face était profondément altérée ; les pommettes étaient colorées, la peau chaude, le pouls fréquent (120 pulsations). La toux était fréquente, difficile et douloureuse. L'expectoration peu abondante, jaunâtre, opaque, légèrement visqueuse. L'oppression était très-prononcée (54 respirations par minute).

Par la percussion on obtenait une matité très-nette dans

la moitié supérieure du poumon droit, en avant et en arrière, ainsi que dans la moitié supérieure du poumon gauche, en arrière. Dans les autres points de la poitrine le son était normal ou même exagéré.

A l'auscultation, en avant et à droite, respiration très-soufflante sous la clavicule, râles sous-crépitants à la partie inférieure ; en arrière, souffle caverneux au sommet ; plus bas, râles sous-crépitants humides (petits gargouillements). Tout à fait en bas, respiration soufflante mélangée de quelques râles sous-crépitants un peu secs.

A gauche, en avant, respiration soufflante, surtout dans l'inspiration, sans râles. En arrière, souffle tubo-caverneux ; plus bas, respiration très-soufflante, sans râles.

Pendant les quelques semaines qui suivirent l'admission à l'hôpital, l'état de la malade alla chaque jour s'aggravant. La fièvre persista avec la même intensité ; les lèvres étaient sèches, recouvertes de croûtes noirâtres ; le pouls monta à 135 par minute ; dans les derniersjours il s'y joignit un peu de délire nocturne. La diarrhée fut remplacée par la constipation. La mort arriva le 15 décembre.

A l'*autopsie*, le poumon droit est adhérent dans presque toute sa hauteur à la plèvre pariétale. Il est volumineux, induré, et présente à sa surface un grand nombre de saillies emphysémateuses à côté de lobules rougeâtres déprimés et de lobules blancs caséeux. Une coupe montre le lobe supérieur en pneumonie caséeuse tout à fait au sommet, en pneumonie catarrhale et caséeuse à la partie inférieure du lobe supérieur. En certains points, la matière caséeuse est ramollie et a fait place à des excavations de grandeur variable. A la partie antérieure, elles sont petites; à la partie postérieure, elles sont plus volumineuses. L'une d'elles peut contenir une pomme d'api, et elle est parcourue par des brides formées par des vaisseaux oblitérés. Les lobes moyen et inférieur sont également indurés, et en pneumonie catarrhale, parsemés de quelques noyaux caséeux et de granulations semi-transparentes ou jaunâtres.

Le poumon gauche est dur dans la partie supérieure; il présente une grosse masse caséeuse au milieu d'un tissu hépatisé. Dans la moitié inférieure existe seulement de la congestion et un certain nombre de granulations tuberculeuses.

Les ganglions du cou sont volumineux et entièrement convertis en matière caséeuse. Dans quelques points cette matière a subi la transformation crétacée. Le foie est gros, en dégénérescence graisseuse. Les intestins présentent quelques ulcérations intestinales et des follicules clos hypertrophiés. Les autres organes sont sains.

On pourrait peut-être supposer que cette observation constitue un cas exceptionnel. Il n'en est rien. Les faits de phthisie que nous avons recueillis chez les scrofuleux nous présentent la phthisie rapide et la phthisie lente, à peu près dans les mêmes proportions que la phthisie dans laquelle on ne constate aucune manifestation scrofuleuse. Ce qu'il y a de plus remarquable, c'est que plusieurs auteurs qui ont assigné à la phthisie scrofuleuse ce caractère de chronicité et de bénignité relative donnent précisément comme exemples et types de cette forme des phthisies dont la marche a été rapide et promptement funeste. Cela ressort manifestement de la lecture de l'unique observation de phthisie scrofuleuse (*historia Domini Davison*) contenue dans la *Phthisiologie* de Morton (1). C'est ce qui est non moins évident dans les quatre observations, surtout les observations LXXVIII, LXXXIV, LXXXV de l'ouvrage de M. Bazin (2).

(1) «Filius unicus Domini Davison, civis eximii, et mercatoris Londinensis, ab incunabulis usque ad pubertatem, purulenta scabie per totum caput dispersâ, et sæpius recurrenti, ex habitu scrofuloso orta afflictus, ejusque tædio juvenili ætate affectus, emplastris et unguentis nescio quibus repercutientibus ex consilio muliercularum sanitatam requisivit. Unde statim, circa annum scil. 1678, a tuberculis exindè in pulmonibus ortis per totam æstatem tussi aridâ vexatus est ; quam tamen per unum vel alterum mensem penitus neglexit, donec a levi inflammatione, et exulceratione tumorum, in febrem putridam intermittentem, una cum appetitus dejectione, siti, atque aliis hujusmodi symptomatis sub initio autumni redactus est ; quo tempore me consulebat, atque ope corticis peruviani, balsamicorum et pectoralium medicamentorum in aëre custicano exhibitorum à febre, et quadantenùs etiam à tussi liberari videbatur. Impatientiâ vero, et nauseâ medicaminum ulteriorem sui ipsius curationem negligens fatalem febris atque etiam tussis phthisicæ recidivationem perpessus est : a quibus medio sequentis hyemis funestè a vivis sublatus est, una cum diarrhœâ, immensis sudoribus, hydrope, et cæteris colliquationis invictæ symptomatis. »

(2) Bazin, *loc. cit.* Nous ne citerons qu'une de ces observations, l'observation LXXXIV.

Phthisie scrofuleuse précédée d'ophthalmie, de scrofulide maligne de la face et d'engorgements ganglionnaires généralisés.

Hôpital Saint-Louis, salle Sainte-Foix, n° 35, Victorine Madran, vingt ans, entrée le 11 mars 1858.

Antécédents. — Elle n'a pas connu son père. Sa mère est morte, il y a quatre ans, d'une phthisie pulmonaire.

La malade dit n'avoir jamais eu de gourmes ; elle a eu des ophthalmies, et à un âge qu'elle ne peut préciser, les ganglions du cou ont commencé à s'engorger. A douze ans, elle a vu se développer sur le nez de gros boutons rouges qui se sont couverts de croûtes jaunâtres, et en même temps les joues aussi ont commencé à rougir sans présenter des boutons semblables, mais se sont également recouvertes de croûtes.

Sujette à une toux revenant fréquemment dans les saisons froides et

Nous résumerons la discussion qui précède par les conclusions suivantes :

1° La scrofule et la tuberculose sont deux affections distinctes, aussi bien par leurs caractères anatomiques que par leurs caractères symptomatiques. Il faut reconnaître néanmoins qu'elles ont entre elles un lien très-étroit de parenté et qu'elles sont quelquefois réunies chez le même malade.

2° L'état caséeux (improprement nommé tubercule) est une terminaison spéciale d'inflammation, commune à la scrofule et à la tuberculose. L'adénite caséeuse ne doit pas plus être distraite de la scrofule dont elle est une des principales manifestations, que la pneumonie caséeuse ne doit être retranchée de la phthisie pulmonaire.

humides, elle tousse d'une manière continue depuis sept mois, et depuis ce temps elle a des sueurs et de la diarrhée. Elle a beaucoup maigri.

Actuellement elle présente l'état suivant : les deux ailes du nez sont frappées d'une perte de substance assez marquée ; le nez et les joues présentent un aspect cicatriciel consécutif à la cicatrisation de la scrofulide maligne ; partout le système ganglionnaire engorgé forme au cou, dans l'aisselle, dans l'aine, de petites tumeurs qui roulent sous le doigt.

La percussion et l'auscultation révèlent des excavations dans les deux poumons. Fièvre intense, avec redoublement le soir ; sueurs la nuit, diarrhée colliquative. Les urines contiennent une quantité notable d'albumine.

Le traitement institué : huile de morue, pilules d'opium, diascordium, etc., ne peut lutter contre le progrès de la maladie à laquelle cette jeune fille succombe le 30 mars.

Autopsie, le 2 avril. — Les deux poumons adhérents partout sont criblés de tubercules ramollis ; leur sommet est creusé de nombreuses anfractuosités.

Le foie est hypertrophié, dur, jaune, et graisse manifestement le couteau.

Les reins sont augmentés de volume ; ils ne présentent de granulations ni au-dessous de leur membrane externe, ni dans l'épaisseur de leur tissu ; ils ont une coloration jaunâtre, avec atrophie de la substance tubuleuse.

3° La phthisie peut se rencontrer chez un scrofuleux, mais beaucoup moins fréquemment qu'on ne le croit généralement. C'est la phthisie dite scrofuleuse.

4° Cette phthisie n'a pas de caractères particuliers. Elle marche avec la même rapidité que la phthisie dite essentielle. Dans l'une comme dans l'autre il y a des phthisies lentes. Ce sont surtout celles dans lesquelles les lésions pulmonaires sont circonscrites. On peut à la rigueur admettre que cette forme lente est un peu plus commune dans la phthisie scrofuleuse, parce que les lésions extérieures de la scrofule (adénites, ostéites, etc.) font une sorte de dérivation qui rend les lésions internes viscérales moins graves et moins étendues. Mais le fait n'est pas cliniquement démontré. Il serait même contredit par nos observations personnelles et aussi par celles de quelques auteurs qui sont partisans de la distinction des deux phthisies.

b. Rhumatisme. — Goutte. — Arthritisme.

Profondément pénétrés des différences qui séparent le rhumatisme de la goutte, nous n'acceptons le mot *arthritis* que comme une expression commode par sa brièveté pour désigner ces deux affections, mais nullement comme la traduction d'un état morbide constitutionnel défini « d'où le rhumatisme et la goutte seraient censés provenir comme deux branches d'un même tronc ». Toutefois si nous ne consentons pas à étudier les rapports de la phthisie avec une maladie qui n'a pas encore obtenu droit de domicile dans la science, nous croyons qu'il y a utilité à rechercher si la tuberculose pulmonaire n'est pas influencée dans son développement et sa marche par le rhumatisme et la goutte, ainsi que l'ont soutenu un certain nombre d'auteurs des siècles derniers, Morton, Franck, Musgrave, Barthez, Portal, etc., ainsi que le pensent encore quelques médecins de nos jours.

Ce qui pourrait au premier abord faire douter de la réalité de cette influence, c'est qu'elle est loin d'être appréciée de la même façon par les divers pathologistes que nous venons de citer.

Suivant Morton (1), la phthisie qui succède à la goutte et au rhumatisme (*phthisis ab arthritide et rhumatismo orta*) aurait pour caractères principaux d'être chronique, d'occasionner surtout la difficulté de respirer et d'être incurable.

Musgrave (2) considère également que la marche de cette phthisie est lente, chronique, et qu'elle est rarement accompagnée de fièvre hectique.

Portal (3), au contraire, admet que la phthisie arthritique a une évolution rapide, et que ses progrès peuvent être plus difficiles à arrêter que dans toute autre espèce de phthisie.

Nous insisterons d'autant moins sur l'opinion des auteurs précédents que plusieurs d'entre eux ont manifestement pris pour une tuberculisation développée sous l'influence du rhumatisme et de la goutte de simples manifestations rhumatismales ou goutteuses, l'asthme par exemple, fixées sur le poumon. C'est ce que semble prouver

(1) Morton, *Phthisiologia*, cap. XI, p. 118.
(2) Musgrave, *De arthritide anomala*, cap. XII.
(3) Portal, *loc. cit.*, p. 274.

ce passage de la ***Phthisiologie*** : « La phthisie arthritique, dit Morton (1), est une maladie du genre de l'asthme, plus remarquable par la viscosité de la sécrétion bronchique que par une toux opiniâtre. »

De nos jours la question a été reprise et traitée avec de grands développements par M. Pidoux.

Pour M. Pidoux la phthisie arthritique présente comme caractères principaux : la grande lenteur dans la marche et l'évolution des symptômes ; l'absence de rapports entre l'état local pulmonaire et l'état général du sujet ; la fréquence des congestions pulmonaires et des hémoptysies. « La présence de l'élément arthritique chez un phthisique, dit le savant inspecteur des Eaux-Bonnes (2), imprime à la marche de la phthisie, et surtout à l'invasion du *tabes* ou cachexie purulente tuberculeuse, une résistance et un retard d'évolution remarquables qui feront singulièrement contraster l'état général du phthisique avec son état local. Il y a dans ce cas une sorte d'antagonisme entre l'arthritisme et la tuberculisation, à tel point qu'un arthritisme franc et vigoureux exclut la tuberculisation, et que dans le traitement de la phthisie on doit chercher par-dessus tout à provoquer les reliquats arthritiques pour retarder la marche de la tuberculisation. »

Si de notre côté nous cherchons à étudier cliniquement les rapports de la phthisie avec le rhumatisme et la goutte, nous constatons un premier fait, c'est que l'on a très-peu d'occasions d'étudier ces rapports, le plus grand nombre

(1) « Atque est quidem asthmatici generis, ob phlegmatis viscositatem dyspnœa magis quam pertinaci tussi stipati. » (P. 118.)

(2) Pidoux, *Annales d'hydrologie*, t. X.

des malades ne présentant pas, au moment de leur phthisie, et n'ayant présenté à aucune époque antérieure, des manifestations que l'on soit en droit de rapporter au rhumatisme ou à la goutte. Sur 100 malades de notre service hospitalier examinés à ce point de vue avec le plus grand soin, c'est à peine si cinq ou six nous ont accusé dans leurs antécédents morbides un rhumatisme caractérisé, ou même simplement quelques douleurs musculaires ou articulaires. On dirait véritablement, et en cela nous sommes d'accord avec M. Pidoux, qu'il existe une sorte d'antagonisme entre le rhumatisme et la tuberculisation.

C'est un fait du reste qui avait été déjà signalé par d'autres observateurs. Sur 108 individus atteints de rhumatisme articulaire, Wunderlich (1) a trouvé une seule malade qui offrit des signes incontestables de phthisie pulmonaire. D'après le docteur Hamernjk (2), la tuberculisation est exceptionnelle dans les familles où le rhumatisme aigu se montre héréditaire. Cotton (3), sur 1000 phthisiques, n'a observé que six rhumatisants. M. Danjoy (4), tout en établissant que la phthisie peut se rencontrer chez des malades atteints de la diathèse rhumatismale, constate qu'elle est rare dans ces conditions.

La goutte franche paraît jouir de la même immunité. On la voit bien rarement, même en dehors des hôpitaux, associée à la tuberculisation, et ici nous devons mettre en garde contre une erreur qui consisterait à confondre la

(1) Wunderlich, *Pathol. und Therapie*, Bd. IV, S. 163.
(2) Hamernjk, cité par Wunderlich, p. 601.
(3) Cotton, *ouvr. cité*, p. 47.
(4) Danjoy, *Thèse inaugurale*, p. 47.

granulation tuberculeuse et la pneumonie caséeuse avec de véritables produits tophacés qui se déposent dans les poumons comme dans les articulations, et dans la plupart des tissus de l'organisme. On trouve un très-bel exemple d'une pareille localisation du produit de la goutte dans le savant traité de pathologie interne de M. Gintrac (1). Il s'agit dans cette observation d'un goutteux qui, parvenu à l'âge de cinquante-cinq ans et perclus de ses membres inférieurs, avait eu plusieurs hémoptysies, et présentait des symptômes de lésion organique des poumons. Ceux-ci offraient à leur sommet des cavités non semblables à des cavernes tuberculeuses, mais formées par les débris d'un tissu mou, brunâtre, et comme infiltré de matière crayeuse. La présence de ces produits, les tumeurs sous-cutanées calcaires qui furent trouvées en plusieurs régions, la désorganisation des surfaces articulaires et de leurs moyens d'union, prouvaient jusqu'à l'évidence les ravages exercés dans toute l'économie par la diathèse arthritique.

Ainsi donc, d'après ce qui précède, ce n'est qu'exceptionnellement que le médecin a à se préoccuper de l'influence du rhumatisme ou de la goutte sur la marche de la phthisie (2). Quand le cas se présente, comment la phthisie se comporte-t-elle?

(1) Gintrac, *Cours théorique et clinique de pathologie interne et de thérapie médicale*, t. I, p. 371.

(2) Nous laissons de côté l'origine prétendue arthritique de la tuberculose. Cette question soulevée par M. Pidoux se rattache à d'autres questions beaucoup plus générales que nous ne pouvons discuter ici. Nous renvoyons le lecteur aux *Annales de la Société d'hydrologie* (t. X, p. 74-114-229 et suiv.). Il y trouvera l'exposé complet du nouveau système nosologique proposé par notre éminent confrère, ainsi que les nombreuses et graves objections dont ce système nous paraît susceptible.

Par cela même que nous admettons une sorte d'incompatibilité entre les deux diathèses, nous ne serions pas éloignés de croire que la graine tuberculeuse ne trouvant pas un terrain propice pour son développement, la phthisie ne fût quelque peu modifiée et surtout ne marchât plus lentement. Toutefois nous avouons n'avoir pas trouvé dans les rares observations publiées par les auteurs (1) des preuves très-évidentes de ces modifications. Nous voyons bien dans quelques-uns de ces cas traités par les eaux minérales les symptômes s'atténuer momentanément, et l'évolution de la maladie se faire avec une certaine lenteur, mais rien ne prouve que ce soit le rhumatisme ou la goutte plutôt que le traitement thermal qui ait amené ce résultat, ou même qu'il ne s'agisse uniquement de phthisies à marche chronique, intermittente, comme nous en avons rencontré tant d'exemples.

D'ailleurs, nous l'avouons, nous avons quelque peine à reconnaître le rhumatisme et la goutte dans plusieurs de ces observations, et nous ne nous croyons pas suffisamment autorisés à prononcer le nom de phthisie arthritique parce que le malade aura accusé un ou plusieurs des symptômes suivants : épistaxis, migraines, psoriasis, pityriasis, hémorrhoïdes, dépôts d'urates dans les urines, etc.

Ce que nous ne pouvons surtout pas accepter, c'est ce fait qu'une amélioration réelle dans l'état d'un tuberculeux coïncide le plus ordinairement avec la réapparition de quelques-unes de ces manifestations, ainsi que sont disposés à le croire MM. Pidoux, Allard, Danjoy, etc. Qu'importe,

(1) Voy. *Annales d'hydrologie*, t. IX, p. 406. *Du traitement de la phthisie pulmonaire par les eaux de l'Auvergne*, par M. Allard.

en effet, que la manifestation se montre ou non, si la diathèse dont elle émane est toujours vivante au sein de l'organisme, la diathèse qui, en définitive, constitue le principal obstacle au développement de la tuberculose; et lorsque, malgré la diathèse arthritique, la tuberculose s'est emparée des poumons et y a parcouru toutes ses phases de ramollissement et de cavernes, que peut faire contre un état local aussi grave l'apparition d'une douleur musculaire ou l'expulsion d'un peu de sable dans les urines! Encore s'il s'agissait d'une lésion pulmonaire superficielle et mobile, on pourrait concevoir qu'une manifestation extérieure déplaçât l'affection interne, comme nous voyons la goutte viscérale disparaître brusquement si l'on parvient à rappeler la fluxion morbide dans une articulation; mais en présence de l'altération si profonde, si inamovible qui caractérise la phthisie pulmonaire, comment se bercer de l'espoir que des phénomènes aussi insignifiants pourront exercer une influence favorable et durable sur la phthisie pulmonaire!

c. Herpétisme.

Les considérations dans lesquelles nous venons d'entrer, relativement à l'arthritisme, sont entièrement applicables à l'herpétisme. Un examen approfondi des phthisiques de notre service nous a démontré qu'entre la tuberculisation et les affections dartreuses existe le même antagonisme qu'entre la tuberculisation et les affections rhumatismales ou goutteuses. C'est là un fait dont on peut se convaincre dans les hôpitaux consacrés aux maladies de la peau, à l'hôpital Saint-Louis, par exemple. Nous tenons du savant inspecteur des eaux d'Enghien, M. de Puysaye, que dans cet établissement, où chaque année les dartreux se rendent en foule, on n'a que très-rarement l'occasion de rencontrer la phthisie en même temps que les dartres. A l'hôpital Brompton de Londres, sur 1000 phthisiques, Cotton (1) ne signale de son côté que 6 malades qui aient présenté des éruptions cutanées (herpès, psoriasis, lichen, strophulus).

Cette recherche de l'influence de l'herpétisme sur la marche de la phthisie n'a donc qu'un intérêt pratique très-secondaire. Nous ne croyons pas devoir nous y arrêter plus longtemps. Toutefois nous ne pouvons passer sous silence une autre question soulevée récemment par M. Gigot-Suard, et relative à l'origine herpétique de la tuberculose. Dans un travail lu au congrès de Bordeaux (2), l'honorable et savant médecin des eaux de Cauterets s'est efforcé de prouver que l'herpétisme peut engendrer la tuberculose par voie d'hérédité et que réciproquement la tuberculose produit l'herpétisme avec ses formes multiples et variées. Cette double proposition lui paraît solidement établie par un certain nombre de faits qu'il a observés, dans lesquels il a vu des parents dartreux engendrer des enfants phthisiques et des phthisiques engendrer des dartreux.

La conclusion que M. Gigot-Suard tire de ces faits ne nous paraît, nous devons le dire, nullement justifiée. Nous constatons bien dans une première série de faits l'existence de dartres chez les parents et la tuberculisation chez les enfants, dans la seconde série, au contraire, la tuberculisation chez les parents et des dartres chez les enfants, mais

(1) Cotton, *On consumption*, p. 45.

(2) *Des rapports réciproques de l'herpétisme et de la tuberculisation*, Congrès de Bordeaux, 1864.

nous cherchons vainement la preuve du rapport existant entre la maladie des parents et celle des enfants. M. Gigot-Suard suppose ce rapport mais il ne le démontre pas, et c'est ce qu'il eût fallu faire. Il serait aussi fondé à assigner une origine cancéreuse à la tuberculose puisque plusieurs fois le cancer est signalé dans les ascendants directs de ses tuberculeux. Ce qui fait que si souvent il a rencontré les maladies de la peau et la phthisie alternativement dans les différentes générations d'une famille et dans les divers membres d'une même génération, c'est que ce sont des affections très-communes, mais rien n'autorise à les faire dériver l'une de l'autre. Toutes ces mutations morbides nous inspirent, nous l'avouons, une grande défiance. Nous acceptons comme un fait réel d'observation qu'une même maladie constitutionnelle, la dartre, par exemple, peut affecter différents tissus, divers appareils organiques en prenant la forme d'une éruption cutanée, d'une dyspepsie, d'une névrose (asthme), etc., mais nous croyons peu à la dégénérescence ou substitution régressive des maladies chroniques de nature différente. Pour ce qui est de la phthisie pulmonaire en particulier, nous la croyons aussi indépendante des autres affections, aussi initiale que le rhumatisme, le cancer, l'hystérie, etc., et quand nous la voyons se manifester si fréquemment après une cause bien déterminée (hérédité, refroidissement, affaiblissement de l'organisme, etc.), nous n'éprouvons nul besoin d'invoquer pour son développement l'hypothèse de transformations morbides dont rien ne nous démontre la réalité.

d. Emphysème pulmonaire. — Asthme.

Après avoir longtemps admis que la tuberculose et

l'emphysème pulmonaires coexistent très-rarement, la plupart des auteurs reconnaissent aujourd'hui que les deux lésions sont fréquemment associées. Le fait est vrai, envisagé d'une manière générale; mais si l'on distingue les cas dans lesquels la tuberculisation a précédé l'emphysème de ceux dans lesquels au contraire l'emphysème a préexisté, on ne tarde pas à s'apercevoir qu'autant l'association est commune dans le premier cas, autant elle est rare dans le second.

Nous avons traité ailleurs (p. 181) de l'emphysème consécutif à la tuberculose. Nous n'y reviendrons pas.

Lorsque l'emphysème a envahi primitivement les poumons, la tuberculose éprouve une certaine difficulté à se développer et la marche en est généralement lente. Quelle peut être la cause de ce fait à peu près unanimement admis?

D'après M. Noel Guéneau de Mussy, il existe entre l'asthme et la tuberculisation un antagonisme réel. Ces deux affections paraissent dans un grand nombre de cas se repousser mutuellement, s'exclure en quelque sorte : «lorsque, dit le savant médecin de l'Hôtel-Dieu (1), l'organisme est sous la forte impression d'une diathèse, il semble qu'il soit peu apte à subir l'évolution d'un autre germe diathésique, et cela surtout lorsque les deux diathèses se manifestent dans le même appareil organique comme l'asthme et l'emphysème».

M. Pidoux (2) développe à peu près les mêmes idées,

(1) Gueneau de Mussy, *De l'influence réciproque de l'asthme et de la tuberculisation pulmonaire* (*Archives de médecine*, novembre 1864, p. 526).

(2) Pidoux, *Annales d'hydrologie*, t. X, p. 90.

avec cette différence que l'antagonisme entre l'asthme et la phthisie est une conséquence de l'antagonisme qu'il admet entre l'arthritis et la phthisie, l'asthme n'étant autre chose pour lui qu'une manifestation pulmonaire de l'arthritis.

Nous avons lu avec toute l'attention qu'elles méritent les considérations que les deux savants auteurs font valoir à l'appui de leur thèse et nous avouons conserver quelques doutes. Ce qu'il eût fallu pour entraîner la conviction, c'eût été des observations d'asthme (névrose) dégagés de la lésion pulmonaire (emphysème) qui lui est si souvent associée et qui si fréquemment aussi se rencontre sans accès d'asthme à la suite des bronchites répétées. Malheureusement ni M. Pidoux, ni M. Gueneau, ne citent de semblables faits. Presque toujours au contraire l'emphysème existe, quelquefois très-prononcé. Or on comprend si bien que l'atrophie des alvéoles pulmonaires et la destruction consécutive des capillaires sanguins s'opposent au développement des granulations et à l'inflammation pulmonaire périphérique qu'il semble inutile de faire intervenir une influence générale diathésique pour expliquer le peu d'étendue et la marche lente de la tuberculose. C'est un point qui a été parfaitement établi par M. le professeur Monneret il y a plus de vingt-ans, et tout récemment par M. Sée dans le passage suivant d'un remarquable travail (1) : « Toutes ces données (l'antagonisme des deux diathèses) reposent sur l'hypothèse préalable de l'asthme, considéré comme l'expression de l'arthritis. En outre elles ne tiennent pas un compte suffisant de la lésion locale,

(1) Sée, *Nouveau Dictionnaire de méd. et de chir. prat.*, art. ASTHME.

c'est-à-dire de la diminution des capillaires pulmonaires par l'atrophie des alvéoles emphysémateux. Le rétrécissement du champ de la respiration et de la circulation du poumon empêche cette nutrition active qui constitue l'hyperplasie tuberculeuse. L'antagonisme est-il exclusivement local, mécanique, ou faut-il admettre une exclusion mystérieuse entre les diathèses? Jusqu'à nouvelles preuves, je me contenterai de la première de ces interprétations. »

Nous étions de notre côté arrivés aux mêmes conclusions.

Devons-nous parler de l'opinion qui voudrait que l'immunité des asthmatiques pour la phthisie tînt à leurs efforts continuels pour respirer et à une sorte de gymnastique pulmonaire incessante. Nous aurions beaucoup de peine à adopter cette manière de voir, qui a été défendue depuis longtemps en Angleterre, et plus récemment en France par des observateurs très-recommandables. Nous n'oserions surtout pas conseiller aux phthisiques ou aux personnes menacées de le devenir de s'exercer, comme cela se pratique à Paris dans une école spéciale de musique, à souffler toute la journée dans les plus gros instruments de Sax, et cela dans le but de se procurer un emphysème qui les guérisse ou les mette à l'abri des tubercules.

e. Fièvres intermittentes palustres.

Parmi les intoxications qui ont été considérées comme antagonistes de la phthisie, nous signalerons surtout les fièvres intermittentes palustres. On sait que M. Boudin (1)

(1) *Traité des fièvres intermittentes*, 1842. — *Lettres sur la loi d'antagonisme* (*Gaz. méd.*, 1843). — *Traité de géographie et de statistique médicales*, 1857.

comparant entre eux les résultats statistiques de la phthisie et de la fièvre intermittente, est arrivé à cette conclusion que là où le paludisme fait de nombreuses victimes la phthisie pulmonaire est rare ou absente. Ce savant médecin en conclut que la viciation du sang par le miasme paludéen constitue une certaine immunité contre la diathèse tuberculeuse, immunité en quelque sorte proportionnelle à l'intensité du foyer maremmatique.

Quoique l'observation ultérieure n'ait pas confirmé la loi d'antagonisme formulée par M. Boudin, et qu'aux faits favorables de MM. Barth (1), Nepple (2), Hahn (3), Tribe (4), de Crozant (5), etc., on puisse opposer les faits contradictoires de MM. Michel Lévy (6), Forget (7), Gintrac (8), Genest (9), Am. Lefèvre (10), Vigouroux (11), etc.,

(1) Barth, *Notice topographique et médicale sur la ville d'Hyères* (*Arch. de médecine*, 1841).

(2) Nepple, *Lettre à l'Académie de médecine*, 1843.

(3) Hahn, *De l'influence sur la production de la phthisie du séjour antérieur et actuel dans les localités marécageuses* (*Journ. de méd.*, 1843).

(4) Tribe, *De l'heureuse influence de l'atmosphère des pays marécageux sur la tuberculisation* (Thèse de Montpellier, 1843).

(5) De Crozant, *Journal de médecine*, mai 1844.

(6) Michel Lévy, *Bulletin de l'Académie de médecine*, 1843.

(7) Forget, *Sur la fréquence de la phthisie relativement aux fièvres intermittentes* (*Gazette médicale*, 1843).

(8) Gintrac, *Quelques faits relatifs à la coïncidence, dans les mêmes lieux, des fièvres intermittentes et de la phthisie pulmonaire* (*Gaz. méd.*, 1843).

(9) Genest, *Recherches sur la question de savoir s'il existe un antagonisme entre les conditions qui donnent lieu à la production de la fièvre intermittente et celles qui déterminent la phthisie tuberculeuse* (*Gaz. méd.*, 1843).

(10) Am. Lefèvre, *De l'influence des lieux marécageux sur le développement de la phthisie et de la fièvre typhoïde étudiée particulièrement à Rochefort* (*Bulletin de l'Académie de médecine*, 1844-1845).

(11) Vigouroux, *Sur l'antagonisme de la fièvre intermittente et des tubercules pulmonaires* (thèse de Paris, 1858).

on doit cependant reconnaître que la phthisie pulmonaire est effectivement un peu plus rare dans les pays où la fièvre est endémique que dans ceux où elle n'existe pas. Seulement peut-on avec M. Boudin admettre qu'il s'agisse dans ce cas d'un véritable antagonisme entre la fièvre intermittente et la tuberculisation? Nous ne le pensons pas. « A-t-on jamais cherché, dit M. Vigouroux, à poser une loi d'antagonisme entre le choléra d'une part et de l'autre toutes les affections qui, lui régnant, cessent de fournir leur nombre habituel de décès? Il y a dans ce cas *substitution* et non *antagonisme.* »

Pour résoudre complétement cette question il faudrait rechercher : 1° si les phthisiques allant habiter un pays marécageux sont aptes à prendre les fièvres intermittentes; 2° si les individus atteints de ces fièvres peuvent devenir phthisiques lorsqu'ils quittent le pays insalubre où ils les ont contractées. La première question ne nous paraît pas avoir été suffisamment étudiée; quant à la seconde, M. Vigouroux a publié dans sa thèse plusieurs observations de malades atteints de cachexie paludéenne qui sont venus mourir phthisiques dans les hôpitaux.

Nous ne pouvons donc expliquer la rareté plus grande de la phthisie dans certains pays où règne la fièvre intermittente par une incompatibilité entre ces deux maladies, comme le comprend M. Boudin, mais avec quelques auteurs, Bricheteau (1), M. Perroud (2) nous ne serions pas éloignés de croire que le climat chaud, humide, et à température uniforme de la plupart des contrées marécageuses

(1) Bricheteau, *Maladies chroniques de la poitrine*, p. 86.
(2) Perroud, Thèse inaugurale, *De la tuberculose*, 1861.

constitue une condition jusqu'à un certain point favorable aux tuberculeux et s'oppose au développement de la phthisie. Ainsi qu'en fait la remarque Bricheteau, on a une sorte de démonstration du fait dans ce qui se passe à Strasbourg dont le climat est froid et humide, et qui est à la fois ravagé par la phthisie et les fièvres intermittentes, tandis que des localités plus méridionales du département de l'Ain, de la Nièvre, de la Charente-Inférieure, du Var, etc., décimées par les fièvres intermittentes, ne comptent qu'un petit nombre de phthisiques.

f. Alcoolisme.

L'influence des boissons alcooliques sur le développement et la marche de la phthisie pulmonaire est appréciée par les auteurs d'une manière très-différente. Quelques-uns, parmi lesquels nous citerons les docteurs Peters et Jackson, soutiennent que la phthisie s'observe rarement chez les ivrognes. Sur trente-cinq alcooliques ce dernier n'a rencontré que cinq tuberculeux. M. Malske croit même avoir remarqué que les débitants d'eau-de-vie ne deviennent pas phthisiques. M. Tripier pense de son côté que la tuberculisation marche lentement chez les individus adonnés aux boissons spiritueuses. D'autres auteurs arrivent à une conclusion diamétralement opposée et considèrent que la phthisie est loin d'être rare dans ces conditions, et de plus qu'elle a une évolution rapide. Le docteur Kraus, de Liége, décrit une forme particulière de phthisie galopante chez les ivrognes, et le docteur Launay cite deux faits confirmatifs de cette opinion.

M. Leudet (1), à qui nous empruntons les détails bibliographiques précédents, conclut de son observation personnelle 1° que la phthisie pulmonaire est moins fréquente chez les ivrognes de profession que chez les sujets sobres. Sur 121 alcooliques, M. Leudet n'a trouvé que 20 tuberculeux, et ces vingt individus étaient les seuls qui fussent ivrognes sur un total de 600 phthisiques ; 2° la marche de la phthisie est plus lente chez les alcooliques que chez les personnes tempérantes. Chez les premiers, en effet, la durée totale de la maladie a été comprise entre un an et trois ans, et il n'y a pas eu un seul cas à marche aiguë. D'après M. Leudet, l'alcool, aliment respiratoire, ralentissant le mouvement de dénutrition, exercerait une action favorable à la conservation des forces et modérerait la marche de la phthisie.

Les faits qu'il nous a été donné d'observer ne nous permettent pas de nous ranger complétement à la manière de voir du savant professeur de Rouen qui paraît être également celle de Magnus Huss. Nous avons recueilli l'histoire d'un certain nombre de phthisiques qui très-manifestement avaient vu leur maladie débuter après l'usage immodéré des boissons alcooliques. Chez plusieurs d'entre eux, la marche de la maladie a été rapide comme dans les cas du docteur Kraus. Nous croyons donc que la solution définitive de cette question réclame encore de nouvelles recherches. Les occasions malheureusement ne manqueront pas aux observateurs qui voudront poursuivre cette étude.

(1) *Influence des boissons alcooliques dans la phthisie pulmonaire,* Congrès médical de Lyon, 1864, p. 128.

QUATRIÈME PARTIE.

TRAITEMENT.

Nous n'avons pas l'intention de passer en revue et d'étudier avec détails les moyens sans nombre qui ont été préconisés dans le traitement de la phthisie pulmonaire. Un volume ne suffirait pas à ce travail, qui dépasserait de beaucoup les limites que nous nous sommes tracées (1). Ce que nous voulons, c'est préciser les indications curatives qui découlent de nos recherches, et indiquer les principaux agents de l'hygiène et de la matière médicale qui satisfont le mieux à ces indications. Cette étude thérapeutique aura ce résultat d'apporter une confirmation nouvelle aux idées que nous avons défendues dans cet ouvrage, et de donner l'explication rationnelle de l'action de beaucoup de médicaments employés le plus souvent d'une manière empirique.

La première indication qui se présente au praticien,

(1) On consultera avec un vif intérêt deux ouvrages aussi remarquables par le fond que par la forme : l'ouvrage de M. Gueneau de Mussy (*Des causes et du traitement de la tuberculisation pulmonaire*) et celui de M. Fonssagrives (*Thérapeutique de la phthisie pulmonaire*).

indication fondamentale, c'est de s'opposer au développement et à l'extension des granulations que nous avons dit être la manifestation pulmonaire initiale. Comme ces granulations procèdent d'un état général préexistant, d'une diathèse évidente, quoique inconnue dans son essence, cela revient à dire qu'il faut d'abord et avant tout s'attaquer à la diathèse tuberculeuse.

La seconde indication est relative aux lésions du poumon. Ces lésions, nous l'avons vu, se résument en granulations et broncho-pneumonies. Nous ne pouvons rien ou presque rien contre les granulations, mais nous pouvons prévenir et combattre efficacement les congestions et les inflammations pulmonaires.

Indépendamment de ces deux indications qu'on peut appeler *capitales*, *primaires*, il en est un certain nombre qui se rapportent à un élément morbide de second ordre, un symptôme prédominant, par exemple. Quoique moins importantes, *secondaires*, ces indications ne doivent pas être négligées ; ce n'est souvent qu'après les avoir remplies qu'il devient possible de satisfaire aux indications d'un ordre plus élevé.

§ 1. — Combattre la diathèse, source première des granulations tuberculeuses.

Ici le traitement curatif se confond avec le traitement préventif. En effet, l'indication est à peu de chose près la même, qu'il s'agisse de combattre la diathèse héréditairement transmise et ne s'étant encore accusée par aucune manifestation pulmonaire, ou bien la diathèse héréditaire, innée ou acquise, qui s'est déjà révélée par une première éruption de granulations. Dans cette dernière hypothèse, c'est moins contre la lésion déjà existante contre laquelle, nous l'avons dit, nous sommes à peu près impuissants, que contre les nouvelles poussées tuberculeuses que la thérapeutique doit s'armer. C'est donc encore de la prophylaxie. Seulement en ce cas l'indication est plus pressante que lorsqu'il ne s'agissait que d'une imminence morbide, et que la diathèse n'était qu'à l'état de puissance.

Les moyens capables de modifier l'état général de l'organisme qui précède le développement des granulations sont de deux ordres différents, *hygiéniques* et *médicamenteux*. Les premiers sont de beaucoup les plus importants. Toutefois les seconds ne sont pas à dédaigner. Les uns et les autres se prêtent un mutuel appui, témoignant une fois de plus de l'alliance étroite qui existe et doit exister entre l'hygiène et la matière médicale.

A. MOYENS HYGIÉNIQUES.

Nous avons d'abord à nous occuper de l'hygiène de l'enfant nouveau-né prédisposé à la phthisie pulmonaire. On ne saurait en effet prendre trop de précautions pour élever les enfants issus de parents tuberculeux et portant un germe morbide qui n'attend qu'une occasion favorable pour se développer. L'éducation physique doit véritablement commencer avec la naissance.

L'allaitement maternel, si l'aptitude à la maladie vient de la mère, et l'allaitement artificiel doivent être sévèrement interdits. Ce qu'il faut à l'enfant, c'est une nourrice, et de plus une nourrice saine et vigoureuse. Le régime alimentaire, avant et surtout après le sevrage, sera surveillé avec la plus vive sollicitude. Le lait devra longtemps constituer la base de l'alimentation; on lui associera le bouillon, les potages gras et maigres, les viandes noires, rôties ou grillées, les œufs, les légumes frais, mais on évitera avec soin une nourriture trop exclusivement animale, surtout les aliments grossiers et de difficile digestion, crudités, pâtisseries, sucreries, ragoûts, etc.

Le point capital, c'est de dispenser largement à l'enfant l'air et le soleil. Nous ne connaissons pas de prescription plus importante, et qui découle plus directement de l'étude étiologique à laquelle nous nous sommes livrés. A cet égard, l'habitation dans une grande ville, la séquestration pendant de longues heures dans des chambres étroites et insuffisamment éclairées sont éminemment préjudiciables aux jeunes enfants qui languissent et s'étiolent comme les plantes privées d'air et de lumière. A ces natures délicates il faut la stimulation d'une atmosphère pure et vivifiante, le séjour prolongé, continu à la campagne.

Souvent même ce moyen n'est pas suffisant si la prédisposition est prononcée et si la constitution est empreinte de lymphatisme. Dans ce cas, à la condition qu'aucun symptôme de tuberculisation ne se soit encore manifesté, l'enfant devra habiter le bord de la mer, soumis, ainsi que le recommande avec tant de raison M. Brochard (1), du matin au soir et pendant des mois entiers, à l'influence

(1) Brochard, *Des bains de mer chez les enfants*, 1864.

bienfaisante de l'air marin. Comme il importe non moins d'éviter les variations trop brusques de température, dont l'action est si puissante sur le développement de la tuberculose, la plage sera autant que possible choisie dans un pays où la température se maintient douce et uniforme.

Cette médication marine pourra être avantageusement combinée d'ailleurs avec un traitement par des eaux minérales appropriées en particulier par les eaux chlorurées sodiques (Salins, Uriage, Kreutznach, Nauheim, etc.) ou iodo-bromurées sodiques (Saxon-les-bains), si utiles, on le sait, pour combattre le lymphatisme et la scrofule.

Quelquefois enfin un changement radical de pays et de climat devient indispensable et peut seul préserver l'enfant des suites fatales d'une forte prédisposition. « On a vu, dit M. Louis (1), le dix-septième enfant d'une famille, dont seize avaient succombé de bonne heure et à la même époque de la vie, on a vu ce dix-septième enfant, envoyé très-jeune loin de sa patrie, échapper à la phthisie dont ses aînés avaient été la victime. »

L'éducation devra être donnée à l'enfant sous les yeux des parents, qui seront plus à même de surveiller le régime alimentaire, de régler et surtout de modérer les travaux de l'esprit. Les grands établissements d'instruction, sous ce rapport, sont assujettis à une règle trop fixe, les exercices intellectuels y sont trop continus, la vie y est trop sédentaire, la part faite au développement physique trop minime, pour convenir à des enfants faibles et dont le

(1) **Louis**, *loc. cit.*, p. 640.

cerveau est déjà prédisposé aux plus graves manifestations diathésiques. Sur ce dernier point, le médecin rencontrera souvent de vives résistances de la part de beaucoup de parents, flattés dans leur amour-propre par l'intelligence précoce de leurs enfants et par cela même peu disposés à faire le sacrifice d'une coupable vanité. Que le médecin tienne un langage sévère et qu'il insiste énergiquement sur les dangers d'une trop grande surexcitation cérébrale, en même temps que sur l'indispensable nécessité de fortifier le corps par les promenades au grand air, les exercices gymnastiques sagement dirigés, les frictions, le massage, etc., tous moyens si en honneur dans l'antiquité, si étrangement négligés dans notre civilisation moderne.

La sollicitude ne doit pas être moins vive lorsqu'arrive l'âge de l'adolescence. La puberté est, en effet, une phase de l'existence redoutable pour les enfants qui ont apporté en naissant le germe de la tuberculisation. C'est pour les jeunes garçons le moment où s'éveille le sens génésique avec sa fougue et quelquefois ses excès ; c'est pour les jeunes filles l'époque où s'établit une fonction nouvelle, et où des congestions viscérales remplacent souvent le travail difficile des premières manifestations menstruelles.

Les moyens hygiéniques qui conviennent lorsque la maladie est déclarée sont également relatifs à l'alimentation et à l'aération. N'oublions pas qu'en définitive, ainsi que nous l'avons démontré en traitant de l'étiologie de la phthisie, ce sont les causes débilitantes et les irritations bronchiques qui sont les deux grandes occasions du développement de la maladie. Tout l'effort du médecin doit donc tendre vers ce double but : rétablir la nutrition dans le meilleur état possible, et prévenir ou combattre tout ce qui est susceptible d'exciter la muqueuse des voies aériennes.

Alimentation. — La première indication sera remplie par une alimentation convenable. Sans vouloir en faire la base exclusive de la thérapeutique de la phthisie, ainsi que l'ont proposé quelques auteurs du siècle dernier, il est certain que le régime a ici une réelle importance. Ce régime doit être fortifiant et réparateur ; toutefois, il ne faudra pas exclure de l'alimentation des phthisiques les viandes blanches, ainsi que la chair de poisson, qui ont aussi leur utilité en venant rompre la monotonie d'une nourriture dont l'estomac finirait à la longue par se fatiguer. Tout récemment un savant professeur de la Faculté de Montpellier, M. Fuster, a appelé l'attention des médecins sur les avantages considérables qu'il avait retirés de l'emploi de la viande crue de bœuf ou de mouton à la dose de 100 à 300 grammes par jour, sous forme de bols roulés dans du sucre. A la viande ainsi préparée, il associait une potion contenant 100 grammes d'alcool à 20 degrés Baumé pour 300 grammes de véhicule. Cette potion était administrée par cuillerées à bouche dans les vingt-quatre heures. M. Fuster annonçait à l'Académie des sciences (1) qu'à l'aide de cette médication continuée pendant deux mois (du 11 avril au 12 juin) plusieurs malades atteints de phthisie pulmonaire *très-grave* avaient été *parfaitement guéris*. L'honorabilité et la haute position scientifique de l'auteur nous imposaient le devoir d'essayer un

(1) Fuster, *Comptes rendus de l'Acad. des sciences*, séance du 12 juin 1865.

traitement au fond rationnel, et ne présentant d'ailleurs aucun inconvénient; mais à l'avance il nous était difficile de croire à la complète réalisation d'aussi magnifiques promesses. Les résultats que nous avons obtenus ont été ce qu'ils devaient être : souvent une amélioration momentanée, le retour des forces et de l'appétit, la diminution ou la cessation de la diarrhée, mais les graves altérations pulmonaires n'étaient pas et, disons-le, ne pouvaient pas être sensiblement modifiées, alors même que la médication avait été continuée longtemps et avec les précautions indiquées par l'auteur. Chez un certain nombre de malades, au bout de quelques semaines, il fallait suspendre l'usage de la viande crue, soit parce qu'elle était prise avec répugnance, soit parce que les symptômes qui avaient d'abord paru s'amender reparaissaient avec une intensité nouvelle. L'histoire de la phthisie contient, hélas! une longue liste de médicaments, tous également héroïques, mais dont les vertus merveilleuses s'évanouissent aussitôt qu'on les soumet au contrôle d'une rigoureuse et calme observation.

Les aliments féculents et surtout les corps gras seront avantageusement associés aux analeptiques fibrineux. Nous avons vu quel rôle important M. Bouchardat faisait jouer à l'insuffisance des aliments calorificateurs dans la production de la phthisie. Tout en considérant que l'éminent professeur a par trop simplifié le problème étiologique de la maladie en le ramenant à une simple formule, nous n'en sommes pas moins les premiers à reconnaître que les principes hydro-carbonés peuvent concourir efficacement à la combustion pulmonaire et interstitielle, en même temps que l'introduction des corps gras dans l'économie animale diminue l'amaigrissement et ralentit le mouvement de désassimilation organique qui, d'après les belles recherches de Chossat (1) et de M. Corvisart (2), ne peut sans danger dépasser certaines limites. C'est de cette façon que nous comprenons l'utilité chez les tuberculeux du lait, du beurre, des huiles, de l'huile de foie de morue en particulier.

Lait. — Le régime lacté a été longtemps en grand honneur dans le traitement de la phthisie pulmonaire. Il avait presque aux yeux des médecins de l'antiquité les vertus d'un spécifique. Aujourd'hui on le considère surtout comme un moyen de faire absorber sous une forme agréable et facilement assimilable une grande quantité de matières grasses. On sait, en effet, que le lait contient une notable proportion de beurre unie à la caséine et au sucre. Le lait de vache, mais surtout le lait d'ânesse et le lait de chèvre, sont le plus fréquemment employés et donnent à peu près les mêmes résultats. Toutefois l'analyse chimique ayant démontré dans le lait de chèvre et dans celui de vache une proportion beaucoup plus considérable de beurre et de caséine que dans le lait d'ânesse, qui renferme, au contraire, plus de sucre, on comprend que ce dernier lait réponde à certaines indications; il est laxatif, moins nourrissant, plus tempérant que les deux premiers. Quelle que soit l'espèce de lait dont on fera usage, il devra être pris au moment de la traite. Quelquefois il sera nécessaire d'en relever le goût un peu fade, soit au moyen de sucre, soit plutôt au moyen de sel. Nous verrons un peu plus loin,

(1) Chossat, *Recherches expérimentales sur l'inanition*, 1841.
(2) Corvisart, *Dyspepsie et consomption*, 1854.

en parlant du chlorure de sodium, que la meilleure manière d'obtenir un lait sapide et véritablement médicamenteux, c'est d'administrer au malade le lait d'une chèvre à laquelle on fait prendre chaque jour des doses plus ou moins considérables de sel marin.

Huiles de poisson. — Huile de foie de morue. — Il est un certain nombre d'huiles de poisson, l'huile de foie de morue, de squale, de raie, etc., qui sont d'un emploi journalier dans le traitement de la phthisie. Quoique leur composition soit à peu près identique et que probablement leur action thérapeutique soit très-analogue, l'expérience clinique, beaucoup plus complète pour l'huile de foie de morue, doit engager le praticien à la préférer aux autres huiles de poisson. Si, comme nous sommes portés à le penser, les propriétés thérapeutiques de l'huile de foie de morue sont dues aux principes gras plutôt qu'aux doses minimes d'iode ou d'autres substances qu'elle renferme, on doit attacher assez peu d'importance au choix de l'espèce particulière d'huile; on consultera surtout à cet égard le goût des malades et la tolérance de l'estomac. En général, l'huile brune est plus difficilement acceptée que l'huile blonde, mais son prix moins élevé pourra lui faire donner la préférence dans quelques cas particuliers, dans la médecine des pauvres, par exemple.

On a cherché par toutes sortes de moyens à masquer l'odeur et le goût nauséeux de l'huile de foie de morue, sans y réussir complétement. On a imaginé de la solidifier, de l'envelopper dans des capsules gélatineuses, dans du pain azyme. On a inventé une cuiller disposée de telle façon que l'huile est versée à la base de la langue et immédiatement déglutie. Un des meilleurs moyens, c'est de faire gargariser préalablement le malade avec de l'eau de menthe ou de l'eau-de-vie presque pure, de manière à engourdir momentanément les papilles gustatives de la langue. Nous nous sommes bien trouvés de mélanger l'huile avec le vin de quinquina; de cette façon, l'amertume du vin corrige la saveur fade et nauséabonde du corps gras. D'autres fois nous administrons non plus simultanément, mais successivement l'huile et le vin de quinquina. Cette manière de faire nous a paru utile pour prévenir les renvois qui suivent l'ingestion et en même temps pour aider à la digestion souvent difficile de cette substance. C'est dans ce but que l'on a conseillé de la mélanger à un sirop amer, de gentiane par exemple, au café noir, d'avaler immédiatement après l'huile une pincée de sel marin ou un peu de jus de citron. M. Fonssagrives a remarqué que l'huile de foie de morue, additionnée d'iodoforme et d'essence d'anis, perd une grande partie de son odeur rebutante. Voici la formule qu'il emploie :

Huile de foie de morue.........	100 grammes.
Iodoforme	0^{gr},25.
Huile essentielle d'anis	10 gouttes.

Au point de vue de la digestibilité de l'huile, le moment de l'administration n'est pas indifférent. En général, l'huile de foie de morue, comme toutes les substances grasses, est mal digérée lorsqu'elle est prise à jeun. Aussi doit-on la prescrire immédiatement avant ou après le repas. Un exercice actif, surtout au grand air de la campagne, est un adjuvant très-utile. Nous avons soin d'en faire suspendre de temps en temps l'usage, surtout pendant les grandes chaleurs de l'été, durant lesquelles, on le sait, la digestion des corps gras s'opère avec difficulté.

Les doses sont variables suivant une foule de circonstances dont il faut tenir compte, l'intensité de l'affection, la répugnance du malade, la tolérance de l'estomac, la saison de l'année. On doit commencer par quelques cuillerées à café et augmenter jusqu'à deux et trois grandes cuillerées par jour. Il est rarement utile, et il est souvent nuisible au point de vue de la bonne digestibilité d'une substance qui doit être continuée longtemps de dépasser la dose que nous venons d'indiquer. Des expériences faites en Angleterre ont démontré que l'huile de foie morue produit rapidement l'engraissement des animaux de boucherie, à la condition de ne pas excéder une certaine dose du corps gras. Or, nous l'avons déjà dit, c'est surtout par son pouvoir nutritif prouvé par l'augmentation de l'embonpoint qu'agit l'huile de foie de morue. Cotton (1), étudiant l'action de ce médicament sur 100 malades, a remarqué que, quoique le degré d'efficacité n'ait pas été toujours proportionnel à l'augmentation de poids du corps, cependant il n'y avait jamais eu une grande amélioration sans un notable engraissement. M. Gueneau de Mussy (2) a fait les mêmes observations; il a vu des malades gagner quinze ou vingt livres dans l'espace de quelques mois; et en même temps que la nutrition s'améliorait ainsi, il notait que les troubles thoraciques diminuaient le plus souvent.

(1) Cotton, *loc. cit.*, p. 274.
(2) Gueneau de Mussy, *loc. cit.*, p. 160.

Quelles sont les formes de phthisie auxquelles convient l'huile de foie de morue? C'est là une question qui n'est pas également résolue par tous les observateurs. Nous croyons qu'elle est surtout avantageuse dans les premières périodes de la maladie, alors qu'il n'existe pas de diarrhée et que la fièvre est nulle ou peu accusée. Dans ces conditions, elle procure des résultats que l'on n'obtient généralement pas dans les formes fébriles. Ces formes en effet se rattachent, ainsi que nous l'avons vu, à des pneumonies étendues et graves, accompagnées le plus souvent d'une anorexie persistante. En pareil cas, l'ingestion d'un corps gras répugnant et mal toléré par l'estomac, peut devenir plus nuisible qu'avantageuse. Cela est si vrai que le lait dont l'action est jusqu'à un certain point analogue à celle de l'huile de foie de morue, mais dont la saveur n'inspire pas le même dégoût aux malades, est conseillé dans les formes fébriles, et a souvent une utilité marquée.

Différents essais ont été faits récemment pour remplacer les huiles de poisson par d'autres substances grasses, telles que le beurre, la crème de lait, le cacao, le chocolat, l'huile d'olives, l'huile d'amandes douces, l'huile de chènevis, la glycérine, etc. Cette dernière substance a été surtout préconisée en Angleterre; les recherches faites par Cotton prouvent qu'elle ne peut pas être mise sur le rang de l'huile de foie de morue, ainsi, du reste, que les autres substances que nous venons d'énumérer.

Pour n'avoir plus à revenir sur la question du régime, nous dirons quelques mots des boissons qui conviennent le mieux aux phthisiques. Les boissons médicamenteuses ou tisanes, surtout les tisanes émollientes, ne sont indiquées que dans le cas d'irritation bronchique fébrile et encore ne devront-elles être administrées que par petites gorgées à la fois. Prises à haute dose, comme le font tant de malades, elles ont le grave inconvénient de débiliter l'estomac, qui, au contraire, a le plus grand besoin des toniques et des fortifiants. Les boissons qui trouvent le plus souvent leur indication, quand il s'agit de réveiller l'appétit et de stimuler la fonction digestive, sont la macération froide de quinquina, de quassia amara, les infusions des innombrables plantes qui contiennent des principes amers et aromatiques auxquelles on peut associer les extraits, les sucs de ces mêmes substances, le suc de cresson par exemple, si populaire dans le traitement de la phthisie. Le malt ou farine d'orge germé, sous toutes les formes, en poudre, en bière, en infusion, constitue une préparation agréable qui peut en outre rendre quelques services. Administré à 64 phthisiques par un des honorables et savants médecins de l'hôpital Beaujon, M. Fremy (1), il a paru avantageusement combattre la plupart des phénomènes généraux qui accompagnent la tuberculisation, particulièrement les sueurs, la diarrhée, la dyspepsie. La bière et le vin, surtout le vin de Bordeaux, sont les meilleures boissons alimêntaires. Quelquefois cependant le vin est mal supporté; il amène des aigreurs et est rejeté par le vomissement. Dans ce cas, on se trouve bien de l'employer en lavement à la dose de 100 à 200 grammes coupé avec de l'eau ou du bouillon. Notre savant et regretté confrère Aran (2) insistait d'une

(1) Fremy, *Moniteur des sciences médicales et pharmaceutiques*, décembre 1861.

(2) Aran, *De l'emploi des lavements de vin, en particulier dans le*

manière toute spéciale sur l'efficacité quelquefois merveilleuse des lavements vineux pour stimuler l'organisme et arrêter la diarrhée, non-seulement dans la phthisie, mais encore dans la plupart des affections chroniques.

Aération. — Nous avons dit que les deux indications causales les plus importantes dans le traitement de la phthisie étaient de relever les forces nutritives et de prévenir ou combattre les excitations morbides de la muqueuse des voies respiratoires. Or, il est un modificateur hygiénique dont nous allons maintenant nous occuper et qui satisfait pleinement à cette double indication. Nous voulons parler de cet ensemble de conditions atmosphériques ou terrestres auxquelles on donne le nom de *climat*. Cette question de l'influence du déplacement des malades et des refuges climatériques pendant la saison d'hiver, est certes une des plus importantes que les médecins aient journellement à résoudre. Partisans convaincus de l'utilité de ce puissant moyen dans la prophylaxie et la curation de la phthisie, nous avons de la peine à comprendre l'opposition qu'il a rencontrée et qu'il rencontre encore de la part de quelques praticiens recommandables. Sans doute, ce n'est pas un spécifique; sans doute aussi ce moyen ne doit pas être conseillé, comme cela se fait trop souvent aux phthisiques arrivés aux dernières périodes ou affectés des formes aiguës; mais au début et dans les phases apyrétiques de la maladie, nous ne connaissons pas un agent de l'hygiène ou de la matière médicale qui combatte plus sûrement la diathèse et s'oppose plus efficacement à l'extension des

traitement de la chlorose, de la dyspepsie, de la phthisie pulmonaire et dans la convalescence des maladies graves (*Bull. de thérap.*, 1855).

granulations pulmonaires, d'une part en permettant un exercice régulier qui entretient l'appétit et favorise le travail nutritif, d'une autre part en faisant éviter aux malades ces brusques variations de température si fréquentes et si dangereuses dans les pays du Nord. C'est un bien mauvais argument que celui qui consiste à dire que la phthisie étant observée dans tous les climats, il n'y a pas d'avantage à en choisir un plutôt qu'un autre. Ainsi que nous l'avons vu, les causes de la phthisie sont nombreuses et variées. Or, sous quelque latitude que vive l'homme prédisposé à la tuberculisation, si son alimentation est mauvaise et insuffisante, son habitation humide et mal aérée, si son travail est pénible, et exige la continuité de la position sédentaire, si aux fatigues physiques viennent se joindre quelques peines morales, celui-là, assurément, peut devenir phthisique et il n'y a pas de conditions atmosphériques qui aient le pouvoir de l'en préserver sur quelques points du globe qu'il aille se fixer.

Ce n'est pas assez de recommander aux malades le séjour dans le Midi pendant la mauvaise saison de nos climats. Il y a sous ce rapport un choix à faire entre les diverses localités, comme il y a un choix à faire entre les eaux minérales, entre les préparations souvent très-différentes d'une même substance médicamenteuse.

Il y a telles villes du midi de la France et de l'Italie qui, au point de vue de la température, conviendraient parfaitement à un phthisique, mais dont le séjour serait défavorable à cause des vents qui y règnent et des vicissitudes atmosphériques qu'on y subit. Naples est de ce nombre. C'est pour la même raison qu'on ne conseillera pas l'émigration vers les pays intertropicaux, soumis, comme on le sait, aux brusques variations de température, d'autant plus que l'extrême chaleur a déjà ce résultat fâcheux d'amener l'inappétence et d'augmenter les transpirations, double cause d'affaiblissement pour les pauvres tuberculeux.

Ce qu'il faut en définitive rechercher dans le choix d'une station d'hiver, c'est une température égale et douce, dans un pays, autant que possible, à l'abri des changements de l'atmosphère, des brouillards, de l'humidité, de la pluie, de la poussière, surtout des vents froids, qui permette au malade de sortir à pied pendant plusieurs heures de la journée, et de renouveler fréquemment l'air de l'habitation. Ces conditions avantageuses se rencontrent dans beaucoup de contrées. La France, sous ce rapport, est véritablement privilégiée. Elle possède dans sa partie méridionale, surtout le long du littoral méditerranéen, un assez grand nombre de stations où les malades peuvent trouver pendant l'hiver un refuge aussi agréable qu'utile. Parmi les principales, nous citerons Menton, Cannes, Nice, Hyères, Amélie-les-Bains; dans nos possessions africaines, Alger et Oran; enfin, dans les Basses-Pyrénées, Pau. Parmi les villes non françaises, nous mentionnerons : Madère, Pise, Venise, Rome, Corfou, Zante, Céphalonie, le Caire, Palma, etc., etc.

Il serait, on le comprend, difficile de classer ces diverses localités par ordre de mérite; elles se recommandent toutes par les mêmes qualités générales et aussi par quelques qualités spéciales qui peuvent être utilisées par le médecin dans le cas particulier pour lequel il est consulté. Sans admettre les divisions, beaucoup trop nombreuses à notre avis, proposées par M. Champouillon (1), nous croyons qu'il est des stations où l'air est plus doux, plus mou, *sédatif*, et convient de préférence aux individus qui présentent une grande susceptibilité nerveuse et chez lesquels la phthisie est accompagnée d'un léger mouvement fébrile. A ces malades, Pau, Pise, Venise, Madère devront être conseillés, tandis que Menton, Cannes, Nice, Hyères, seront plus favorables aux tempéraments lymphatiques et aux formes apyrétiques qui supportent mieux et réclament quelquefois l'action tonique d'un air un peu vif.

Ce n'est pas seulement la station hivernale que doit désigner le médecin ; il doit encore indiquer le quartier qui convient plus spécialement au malade qu'il dirige vers le Midi. Il existe en effet, surtout au point de vue de la protection contre les vents froids, et de l'excitation causée par le voisinage de la mer, des inégalités quelquefois très-marquées, qui font d'une même station comme autant de stations différentes, et expliquent jusqu'à un certain point les jugements contradictoires que les auteurs ont portés quelquefois sur une même localité. Nice en fournit un exemple remarquable. Qui pourrait comparer les quartiers de Saint-Étienne et surtout de Cimiès, ainsi que la partie voisine de Carabacel, avec les quartiers qui sont situés sur les bords de la mer, la Croix de marbre, les Ponchettes, par exemple, ou encore ceux qui longent les rives du Paillon? Autant les premiers sont abrités contre les vents et reçoivent un air doux et léger, autant dans les seconds l'air est vif, excitant, agité par les vents violents qui viennent du nord-ouest, de l'est,

(1) Champouillon, *Traitement de la phthisie par le déplacement des malades* (*Bull. de l'Acad. de méd.*, nov. 1857).

du sud-ouest et par ceux plus froids qui descendent du sommet des Alpes. C'est cette circonstance qui fait que Nice, malgré l'excellence des parties adossées aux montagnes, ne devra pas être conseillé aux malades indociles qui se résigneront difficilement à ne pas sortir de la circonscription qui leur aura été assignée.

Menton et Cannes avec les mêmes avantages ne présentent pas les mêmes inconvénients ; la température y est remarquablement douce et uniforme ; les montagnes les protégent efficacement contre les vents froids ; la brise de mer y souffle, il est vrai, quelquefois avec assez de force, mais il est toujours facile de trouver à quelques pas de la plage, dans les délicieuses vallées de Menton, ou sur les riantes collines de Cannes, une atmosphère calme et tempérée. L'habitation d'ailleurs dans ces deux localités privilégiées devra être choisie de préférence dans les endroits les mieux abrités. Le quartier de Garavan à Menton ne laisse rien à désirer sous ce rapport. Il en est de même du Cannet, près Cannes. Ce petit village, situé à 3 kilomètres de la plage, ouvert au midi seulement, est parfaitement protégé par un amphithéâtre de collines.

Hyères, quoique également très-recherchée par les malades et dans un site admirable, nous paraît un peu inférieure à Menton et à Cannes. On y remarque quelquefois des brouillards ; le mistral y souffle et produit un abaissement de température qui peut être assez marqué. Il est vrai que certains quartiers, et en particulier le vallon de Coste-Belle, sont bien défendus contre ce vent de nord-ouest si désagréable, mais ils se trouvent exposés à l'air excitant de la mer, et par cette raison ne conviennent pas aux sujets à tempérament nerveux qui se trouvent mieux au contraire de l'habitation dans la ville d'Hyères, distante du rivage de quelques kilomètres.

Amélie-les-Bains et le Vernet sont encore deux stations très-suivies pendant l'hiver non-seulement à cause de la douceur de leur climat, mais encore à cause des sources thermales qui y sont abondantes et permettent de combiner un traitement hygiénique et sulfureux. Amélie-les-Bains devra être préférée au Vernet. La température y est plus élevée et plus égale, ce qu'explique très-bien la différence de l'altitude (276 mètres au lieu de 620 mètres au-dessus du niveau de la mer). A Amélie-les-Bains, le soleil se montre beaucoup plus longtemps ; l'atmosphère est exempte de cette humidité froide qui se produit assez fréquemment sous le ciel du Vernet. Même après la pluie, l'air y est sec et la promenade possible. Amélie-les-Bains est convenablement protégée des vents par une ceinture de montagnes ; toutefois la protection n'est pas complète. D'après le savant et consciencieux inspecteur lui-même, M. Genieys, il reste bien des fissures à ces masses de rochers, bien des courants dans les gorges que suivent les torrents. Ces brises, quoique douces auprès du mistral, sont encore fort pénibles et demandent mille précautions.

Pour terminer ce court aperçu des stations françaises les plus renommées (1), il nous reste à parler de deux villes non moins estimées, Pau et Alger.

(1) Pour plus de détails, nous renvoyons à l'excellent ouvrage de M. de Valcourt (*Climatologie des stations hivernales du midi de la France*, 1865), qui contient une étude approfondie des principales stations françaises.

Ce qui distingue le climat de Pau, de l'aveu de tous les observateurs, c'est la remarquable tranquillité de son atmosphère qui compense une certaine infériorité relative de température. Le thermomètre s'abaisse assez souvent au-dessous des chiffres de 9 à 10 degrés qui sont les chiffres moyens pendant l'hiver des stations que nous avons précédemment citées (1). Mais si l'on réfléchit combien un abaissement de température est facilement supporté quand il ne s'accompagne pas de l'impression pénible du vent, on verra que le climat de Pau mérite une mention très-honorable et on s'explique que cette ville devant laquelle se déroule un magnifique panorama et qui possède des ressources intellectuelles variées soit recherchée par les malades.

Alger est une ville où les phthisiques commencent à se rendre depuis quelques années, et qui nous paraît appelée au plus brillant avenir. D'après l'un des auteurs qui ont le mieux étudié cette station, Mittchell (2), Alger pendant l'hiver et le printemps le disputerait à Madère. Avec la même chaleur et la même constance de température il serait plus sec et moins énervant. Tous ceux qui, depuis lors comme M. Pietra Santa (3), ont eu l'occasion de s'occuper de cette question sont unanimes à considérer Alger comme un des meilleurs refuges que l'on puisse conseiller aux phthisiques pendant l'hiver.

(1) Ces chiffres indiquent la température moyenne des vingt-quatre heures et non celle des heures de promenade qui s'élève à 13 à 14 degrés, à l'ombre (communication orale de M. de Valcourt).

(2) Mitchell, *L'Algérie, son climat et sa valeur curative, principalement au point de vue de la phthisie*, 1857).

(3) Pietra Santa, *Influence du climat d'Alger sur les affections chroniques de la poitrine* (*Ann. d'hygiène publique*, 1860-1861).

Nous ne dirons que quelques mots des principales stations situées en dehors de la France.

Madère, la plus célèbre de toutes, jouit d'une réputation séculaire. Funchal, capitale de l'île, est la résidence la plus recherchée, et tous les auteurs (1) s'accordent à vanter l'excellence de son climat.

Après Madère, nous citerons Pise, également très-favorable par le calme et la douceur de son atmosphère aux tempéraments nerveux et irritables.

Venise, dont le séjour est éminemment sédatif, mais par cela même amène à la longue une sorte d'énervement et prédispose à l'anémie.

Corfou, très-apprécié par la douceur et la beauté de son ciel. Le printemps paraît y être la meilleure saison. On y remarque quelques pluies, mais elles sont tièdes et rares.

Rome, recherchée pour sa température moyenne hibernale qui est de 8 degrés, mais inférieure aux localités précédentes, à cause des oscillations thermométriques, de l'humidité de l'atmosphère, et surtout du passage brusque du vent du sud-ouest au vent de nord-est.

Quelle que soit la station choisie, il est un certain nombre de précautions qui doivent être observées avec la plus scrupuleuse attention. A ces conditions seules, le malade pourra retirer des avantages marqués d'un changement de climat. Ce qu'il importe, c'est d'éviter les refroidissements tout en utilisant le plus possible les occasions favorables de promenade. Pour cela, ne jamais sortir en hiver avant

(1) Consulter surtout l'intéressant travail de M. G. Garnier (*Le climat de Madère et son influence thérapeutique sur la phthisie pulmonaire*, 1858).

onze heures du matin et être rentré avant le coucher du soleil. Dans les jours un peu froids, choisir de préférence le milieu de la journée, de midi à trois heures, qui présente la température maximum. Les promenades du soir et du matin doivent être sévèrement interdites. C'est dire qu'il est prudent de s'abstenir également de toute réunion, de tout plaisir qui nécessite les sorties en dehors des heures diurnes indiquées plus haut. A ce point de vue, les séductions souvent irrésistibles de la ville de Nice ont leur danger, et la vie calme, quoique un peu monotone, de Menton ou de Cannes, doit être préférée pour les véritables malades (1).

Le moment du départ et l'époque du retour sont deux points très-importants à fixer. En général, les phthisiques partent trop tard et reviennent trop tôt. Ils doivent quitter notre pays vers la mi-octobre et ne rentrer qu'à la fin de mai. Il est vrai que les mois de mars et avril dans les stations que nous avons étudiées sont généralement beaucoup moins sûrs que les mois de novembre, décembre, janvier et février. Il y pleut souvent abondamment en cette saison de l'année, mais néanmoins aucune comparaison ne saurait être établie entre le printemps de ces stations et le printemps si variable, si perfide de nos contrées. Il y aurait lieu d'établir une sorte d'échelle gra-

(1) Nous ne saurions, sous ce rapport, conseiller le genre de vie recommandé par un savant médecin qui a longtemps exercé à la Martinique, M. Rufz (*Lettre à M. Amédée Latour. Union médicale,* 1856, n° 112). Si quelques malades ont paru bien se trouver « d'être soir et matin sur le dos d'un cheval exposés à toutes les intempéries de l'air, soleil à 45 degrés en plein champ, pluies diluviales et toutes les transitions extrêmes produites par les variations de la brise qui souffle incessamment », nous croyons que ce régime serait fatal à beaucoup de phthisiques, même sous le ciel de la Martinique.

duée des refuges des divers pays qui permettrait d'éviter ainsi le moment de la mauvaise saison des climats du midi de la France. Cette étude n'a pas été faite. Nous avons vu que Corfou présente un printemps remarquablement beau et favorable aux phthisiques. Ce serait donc une localité vers laquelle les malades pourraient être dirigés au printemps après un séjour pendant les mois d'hiver à Menton, Cannes, Amélie-les-Bains, Hyères, etc. Des auteurs ont pensé qu'il serait utile au retour de séjourner pendant un certain temps dans quelques localités tempérées qui serviraient de transition entre les chaudes stations du Midi et les pays brumeux du Nord ; ils ont également signalé l'utilité qu'il y a pour les malades à ne pas passer trop brusquement au départ d'un climat froid et humide dans une localité chaude et sèche. M. Henry Bennett (1) qui a développé avec talent cette idée, indique comme point d'arrêt Greoulx au départ et Fontainebleau au retour. Nous croyons que cette recommandation, surtout la seconde, quel que soit le lieu choisi pourvu qu'il soit convenable, peut avoir une utilité réelle.

Dans l'étude qui précède, nous nous sommes surtout occupés des stations hivernales qui doivent une légitime célébrité à des conditions atmosphériques et thermométriques véritablement exceptionnelles; mais malheureusement un déplacement aussi lointain et aussi dispendieux n'est permis qu'aux classes aisées; la plus grande partie des phthisiques est dans l'impossibilité absolue de recourir à ce traitement. Ce qu'il faudrait donc, ce serait

(1) Bennett, *Lettre au docteur Debout sur l'influence défavorable du changement subit de climat* (*Bull. de thérap.*, 1863).

de chercher dans chaque pays un certain nombre de refuges où résideraient pendant l'hiver les tuberculeux qui ne peuvent entreprendre le long et onéreux voyage du littoral méditerranéen. La France possède, nous n'en doutons pas, une multitude de petites localités bien défendues contre les vents froids et où la température, sans égaler celle du Midi, n'éprouve pas un abaissement comparable à celui des localités voisines moins bien protégées. La Touraine, l'Anjou, sont remarquables sous ce rapport. Mais chaque département renferme sans doute quelques-uns de ces abris. M. Fonssagrives (1) signale auprès de Cherbourg, où l'hiver est rigoureux, une petite vallée, la vallée de Quincampoix, qui est protégée contre le vent et dont la température moyenne est plus élevée de 2 degrés. On sait qu'en Angleterre Brighton, l'île de Wight, les îles de Jersey et de Guernesey, jouissent d'un climat très-tempéré et sont avec raison recherchées par les Anglais.

Dans les circonstances où le déplacement serait jugé impossible, on pourrait essayer de soumettre les phthisiques à une température douce et uniforme en les confinant pendant les mois d'hiver dans un appartement convenablement et également chauffé. A côté de l'avantage d'être efficacement protégés contre les brusques variations de l'atmosphère, il y a, il est vrai, pour les malades ce grave inconvénient de ne pouvoir, comme dans les stations du Midi, faire des promenades journalières, si éminemment favorables au maintien de l'appétit et au travail nutritif. Cet inconvénient sera atténué si l'appartement se com-

(1) Fonssagrives, *loc. cit.*, p. 307.

pose de plusieurs chambres spacieuses, communiquant toutes entre elles et permettant une sorte d'exercice régulier. M. le professeur Trousseau a bien voulu nous communiquer quelques cas de sa pratique dans lesquels cette réclusion observée avec une grande rigueur avait été suivie des résultats les plus avantageux.

Deux questions nous restent à examiner brièvement, l'influence de l'*atmosphère marine* et l'influence de l'*altitude*.

La première question est loin d'être résolue dans le même sens par tous les observateurs. On sait que Laennec, après Pline, Arétée, Celse, Boerhaave, Gilchrist, etc., avait une confiance absolue dans l'air de mer comme moyen de guérir ou de ralentir la marche de la phthisie, et d'un autre côté on n'ignore pas avec quelle énergie M. J. Rochard, dans un récent mémoire couronné par l'Académie de médecine (1), s'est prononcé contre la navigation dans le traitement de la maladie. Il y a sous ce rapport une distinction à faire, distinction de la plus haute importance et qui est du reste implicitement contenue dans le mémoire de M. Rochard. C'est la distinction entre le tuberculeux qui exerce la profession de marin sur un navire de l'État et le passager qui peut se procurer tout le bien-être nécessaire sur un bâtiment confortablement disposé. Dans le premier cas, comme l'a parfaitement signalé l'auteur si compétent de l'*Hygiène navale*, M. Fonssagrives, « les veilles commandées par les quarts de nuit, l'exiguïté des chambres dans lesquelles les marins passent une partie de leur vie, les changements incessants de

(1) Rochard, *Mém. de l'Acad. de méd.*, 1856, t. XX, p. 75.

température qu'ils subissent dans les transitions de l'intérieur du navire à l'atmosphère libre du pont sont autant de dangers qui passent au crible les poumons suspects ». Il ne saurait y avoir de doute sur ce point. La navigation dans ces conditions place le tuberculeux dans une situation des plus défavorables, que ne sauraient compenser la pureté et jusqu'à un certain point l'égalité, loin des côtes, de l'atmosphère marine. Il n'en est plus de même quand il s'agit d'un passager qui n'a d'autre souci à bord que le soin de sa santé. Les conditions sont tout autres. Ici encore cependant une distinction importante doit être établie, suivant que le navire traverse rapidement des latitudes très-différentes, ou bien qu'il séjourne dans des parages où la chaleur est tempérée et où l'atmosphère n'est pas exposée à subir, comme dans le premier cas, de grandes et brusques variations. Maintenant que la vapeur rapproche les distances, un bâtiment peut en quelques jours passer, au grand détriment des poitrines délicates, d'une chaleur de 25 à 30 degrés à un froid de plusieurs degrés au-dessous de zéro.

Les seules conditions donc véritablement avantageuses sont celles dans lesquelles la température reste douce et uniforme. Dans ce cas, l'air marin nous paraît avoir une utilité incontestable. L'un de nous a donné des soins à un jeune officier de marine atteint d'une tuberculisation pulmonaire manifeste et déjà avancée (hémoptysies fréquentes et abondantes, toux continuelle, dépérissement, fièvre hectique, matité, râles sous-crépitants humides, indices du ramollissement, dans la moitié supérieure du poumon gauche, etc.). A plusieurs reprises, ce jeune homme, doué d'une énergie peu commune, avait été obligé de quitter sa rude profession pour passer l'hiver à Menton et se rendre l'été aux Eaux-Bonnes, et chaque fois, par ce double traitement continué avec persévérance, il avait obtenu une amélioration qui l'avait mis à même de reprendre pour quelque temps son service à bord. L'amélioration, nous affirmait-il tout récemment encore, n'était devenue guérison définitive et ne s'était maintenue telle qu'à partir du moment où il avait été chargé du commandement d'un petit bâtiment qui avait pour unique mission de croiser dans le golfe de Nice, pendant les belles heures de la journée. Nous croyons que, dans ces excellentes conditions, l'air de mer a quelque chose de vivifiant qui réveille l'appétit et stimule les fonctions nutritives. Il n'est pas de médecin qui n'ait observé, dans certains cas d'atonie des voies digestives et d'allanguissement général produit quelquefois par une température trop chaude et trop égale, des effets véritablement merveilleux de cette influence marine. C'est en nous plaçant à ce point de vue que nous considérons qu'une station hivernale située sur le bord de la mer, comme Menton et Cannes, peut trouver dans ce voisinage, à côté de quelques inconvénients faciles à éviter, des avantages réels qui n'existent pas pour les localités où l'air est toujours calme et devient quelquefois à la longue une cause fâcheuse d'énervement.

La question de l'influence de l'air des *altitudes* dans le traitement de la phthisie a été surtout soulevée dans ces dernières années. Cependant, on peut voir dans un remarquable mémoire de M. Schnepp (1), que déjà depuis long-

(1) Schnepp, *Arch. gén. de méd.*, juin et juillet 1865.

temps les voyageurs et les médecins avaient remarqué la rareté de cette maladie dans des localités situées à une très-grande hauteur au-dessus du niveau de la mer. On sait, par les relations de de Humboldt (1) et de M. Boussingault (2), que la population de la ville de Quito à 2918 mètres d'altitude, et de Santa-Fé de Bogota, à 2641 mètres, est vigoureusement constituée et qu'elle jouit de la meilleure santé. D'après un autre voyageur, M. Holton (3), les hôpitaux de Bogota ne contiennent pas un seul poitrinaire. Le docteur Smith (4), qui a passé neuf années au Pérou, rapporte que la population péruvienne est tellement persuadée de l'immunité des régions élevées contre la tuberculose, qu'elle établit ses malades dans des localités situées dans la Sierra proprement dite à des altitudes comprises entre 1500 et 3000 mètres. Le docteur allemand Tschudi (5), qui exerçait à la même époque la médecine au Pérou, reconnaît aussi que la phthisie commune dans les parties basses et le long de la côte, devient très-rare à mesure qu'on s'élève sur les hauteurs, et qu'à 4000 mètres d'altitude dans la région de la Puna au Cerro-Pasco, elle est peut-être complétement absente.

Les médecins qui ont visité les hautes régions du Mexique, ne sont pas moins unanimes sur la rareté de la phthisie dans ce pays à de certaines altitudes; c'est

(1) De Humboldt, *Kleinere Schriften*, 1853.

(2) Boussingault, *Economie rurale et météorologique*, t. II.

(3) Holton, *New Grenada, twenty months in the Ands*. New-York, 1857.

(4) Smith, *Voyage au Chili et au Pérou*.

(5) Tschudi, *Ueber die geographische Verbreitg. der Krankheit in Peru* (*Oesterr. medic. Wochschft*, 1846).

l'avis de R. Newton (1), qui déclare que la phthisie est rare à Mexico, située à 2300 mètres; c'est surtout l'opinion convaincue d'un médecin français établi depuis longtemps au Mexique, M. Jourdanet (2), qui constate que sur le haut plateau de l'Anahuac existe une remarquable immunité et que la phthisie acquise dans les terres basses s'améliore sur les hauteurs. M. Schnepp, de son côté, fait remarquer que la direction des colonies anglaises des Indes orientales, reconnaissant les immenses avantages des habitations élevées principalement au point de vue du traitement des maladies de poitrine et des maladies du foie, n'a pas hésité à fonder des établissements sanitaires (*sanatoria*) sur les plateaux de l'Himalaya et de Ceylan, à des hauteurs qui varient entre 2 et 3000 mètres. Il montre que les mêmes observations ont été faites en Allemagne et en Suisse, et que dans ce dernier pays différents médecins ont établi que le séjour au milieu des Alpes à une hauteur de 1500 mètres d'altitude guérit la phthisie parvenue à son premier degré, et enraie les dispositions à cette maladie. Partant de ces données, notre savant confrère est porté à croire que l'altitude des Eaux-Bonnes joue un rôle important dans les avantages incontestables que les malades retirent de leur séjour dans cette station thermale.

Quoique plusieurs des travaux que nous venons de mentionner, notamment celui de M. Jourdanet, soient empreints d'un enthousiasme excessif (3), quoiqu'ils s'accordent peu dans leurs résultats avec d'autres travaux,

(1) Newton, *Med. topography in the city of Mexico*, New-York, 1848.

(2) Jourdanet, *Le Mexique, climat, hygiène et maladies*, Paris, 1864.

(3) Dans ce travail on lit cette phrase : « Le jour où les hommes le

notamment ceux de Tabarié (1) et de Pravaz (2), qui vantent les bons effets de l'air comprimé, cette question de l'altitude mérite qu'on l'étudie sérieusement. Souvenons-nous que la phthisie reste toujours, malgré les efforts de la science et les progrès de l'hygiène, le plus grand fléau de l'humanité, puisque, d'après des évaluations approximatives de M. Schnepp, cette maladie enlève annuellement 3 millions d'individus (3). On ne saurait donc accueillir avec trop d'empressement les recherches consciencieuses qui tendent à diminuer les ravages d'une aussi implacable maladie, seulement à la condition que les auteurs apporteront des faits et non de simples assertions. Il sera d'ailleurs beaucoup moins utile dans les travaux ultérieurs de s'enquérir si les phthisiques existent dans les altitudes (ce climat ne leur permet peut-être pas d'y vivre) que de noter avec soin les avantages que sont susceptibles d'en retirer les tuberculeux transportés des parties basses sur les hauteurs. Si cette influence était bien constatée, la France, ainsi qu'en fait la remarque M. Schnepp, pourrait utiliser

voudront, le ciel de l'Anahuac éteindra la tuberculisation du poumon. p. 298.

(1) Tabarié, *Compt. rendus de l'Acad. des sciences*, t. VI, 1838.

(2) Pravaz, *Essai sur l'emploi médical de l'air comprimé*, 1850.

(3) Voici le tableau que donne M. Schnepp :

	Population.	Perte annuelle par phthisie.
Europe.......	266 millions........	931,000
Asie.........	600 —	1,800,000
Amérique....	60 —	210,000
Afrique......	40 —	80,000
Océanie......	2 —	2,000
	968 millions........	3,023,000

les plateaux de nos Cévennes, des Pyrénées, des Alpes et de nos possessions algériennes.

B. MOYENS MÉDICAMENTEUX.

Il ne faudrait pas s'exagérer la portée des médicaments destinés à combattre la diathèse tuberculeuse; ce sont des moyens dont l'expérience, d'accord avec le raisonnement, a démontré l'utilité. Ce ne sont pas des spécifiques. Il n'y a pas, on ne saurait trop le répéter, de spécifiques contre la phthisie. Nous ne connaissons la diathèse que par ses effets. Nous ignorons absolument en quoi consiste l'état du sang ou des autres liquides de l'économie qui précède les manifestations locales. Tout ce qui a été dit à cet égard de l'absence ou de l'insuffisance de certains principes ne repose sur aucune donnée certaine et appartient au domaine de l'imagination.

Dans les agents thérapeutiques que nous allons passer en revue, nous ne pouvons voir que des médicaments capables de stimuler l'organisme, de le *remonter*, pour nous servir d'une expression empruntée à Bordeu, et de le placer dans des conditions opposées à celles qui le plus souvent ont engendré la diathèse.

Soufre. — Le soufre donné en nature ou administré en dissolution sous la forme d'eaux minérales possède des propriétés toniques et excitantes qui ont été de tout temps mises à profit dans le traitement de la phthisie. Cette action dynamique, hypersthénisante, est démontrée par l'expérience de tous les jours. L'ingestion d'une dose même faible d'eau sulfureuse détermine en effet du côté des grands systèmes de l'économie des modifications importantes qui se manifestent par une exagération de leur activité normale. Le cœur bat avec force; le pouls est plus fréquent et plus dur; le sommeil est agité, la sécrétion de la sueur et des urines est augmentée; les muqueuses se congestionnent et quelquefois même on voit survenir des hémorrhagies. Ce sont là des signes non douteux d'excitation. Cette influence générale est-elle la seule que provoque le soufre? Quelques auteurs le pensent, et tout récemment encore cette thèse a été soutenue avec talent par un jeune et savant médecin des Eaux-Bonnes, M. Devalz (1).

Quant à nous, tout en faisant la part grande à la stimulation générale, nous croyons que le médicament a également une action locale de la plus haute importance. C'est un fait qui nous paraît démontré par la plupart des recherches relatives à l'action physiologique des préparations sulfureuses. On sait que des individus bien portants qui se soumettent à l'action de ces eaux, et cela a été surtout signalé pour les Eaux-Bonnes, éprouvent bientôt un peu de toux avec douleur plus ou moins vive, sécheresse, et chaleur au niveau du larynx et de la trachée-artère, tous phénomènes qui prouvent que le soufre a une affinité élective pour les organes respiratoires? On pourrait, il est vrai, répondre que la muqueuse laryngo-bronchique est surexcitée comme le sont les autres muqueuses, les autres appareils organiques, et qu'il n'y a rien qui démontre que cette muqueuse est plus particulièrement affectée. Mais ce serait ne pas tenir suffisamment compte des remarquables

(1) Devalz, *De l'action des Eaux-Bonnes dans le traitement des affections de la gorge et de la poitrine*, 1865.

expériences de M. Claude Bernard (1), qui ont montré que le soufre introduit dans les voies digestives est éliminé par la muqueuse pulmonaire. On s'explique très-bien dès lors qu'à côté de l'excitation générale existe une influence locale et substitutive. Nous serions même disposés à croire que cette action topique est plus importante dans le traitement de la phthisie que l'action dynamique, et c'est pour cette raison que nous étudierons les eaux sulfureuses à propos des médicaments susceptibles de combattre la congestion et l'inflammation du poumon et des bronches.

Arsenic. — Parmi les médicaments le plus anciennement connus contre la phthisie, il faut compter l'arsenic. Dioscoride (2) en parle de manière à ne laisser aucun doute à cet égard, et les détails dans lesquels il entre établissent qu'il le recommandait dans les formes les plus graves. Il l'administrait à l'intérieur uni au miel, ou en faisait respirer la vapeur dans les cas de toux rebelle avec crachats purulents. C'est pour cette raison que MM. Trousseau et Cahen, les deux médecins qui ont le plus contribué dans ces derniers temps à vulgariser l'emploi de ce médicament, ont donné l'un le nom de *cigarettes de Dioscoride* à des cigarettes de papier trempé dans une solution arsenicale; le second le nom de *granules de Dioscoride* à de petites pilules contenant 1 milligramme d'acide arsénieux et d'un usage très-commode. Malgré les louables efforts des deux savants observateurs que nous venons de nommer, malgré les recherches plus récentes de

(1) Claude Bernard, *De l'élimination de l'hydrogène sulfuré par la surface pulmonaire* (*Arch. gén. de médecine*, février 1857).

(2) Περι της ιϰρικης, p. 361.

quelques autres auteurs, parmi lesquels nous citerons surtout M. Isnard (1), on ne peut se dissimuler que ce médicament n'occupe pas dans la thérapeutique le rang qui lui revient de droit. Faut-il attribuer ce résultat à l'etfroi que causent encore à beaucoup de malades et à quelques médecins timorés une substance tristement célèbre par ses propriétés toxiques, ou faut-il accuser d'autres causes? Nous l'ignorons. Ce que nous savons seulement, c'est que l'arsenic est un des médicaments les plus faciles à administrer aux enfants aussi bien qu'aux adultes, infiniment moins dangereux que beaucoup d'autres journellement employés en médecine. Nous avons pour notre part donné des préparations arsenicales à un grand nombre de malades, et pas plus que MM. Trousseau, Cahen, Isnard, etc., nous n'avons vu survenir le plus petit accident de leur administration.

Comme le soufre, l'arsenic nous paraît avoir dans le traitement de la tuberculisation pulmonaire une double action, une action générale et une action locale. Ainsi que cela résulte des recherches si neuves et si intéressantes de M. Cahen (2), il a la propriété de décongestionner les organes, probablement par l'intermédiaire du système nerveux ganglionnaire, et dès lors on conçoit quelle peut être l'utilité de ce médicament dans le traitement des congestions et des inflammations qui se développent si souvent autour des granulations tuberculeuses. Nous reviendrons un peu plus loin sur cette action

(1) Isnard, *De l'arsenic dans la pathologie du système nerveux*, 1865.

(2) Cahen, *Archives générales de médecine*, 1863, t. II, p. 257.

moins connue de l'arsenic qui se traduit par la diminution de la dyspnée et de la fièvre. Pour l'instant nous avons surtout en vue l'action reconstituante générale. Or cette action est incontestable et incontestée. Sous l'influence du médicament on voit l'appétit se réveiller, l'embonpoint renaître, l'énergie vitale être augmentée. Même dans la période ultime, ce médicament trouve son indication. Sans doute il ne peut guérir des lésions irremédiables, mais il permet la continuation de la lutte et retarde le moment de la mort. Cette action a été parfaitement mise en relief par M. Isnard dans le passage suivant de son ouvrage, auquel on ne pourrait reprocher qu'un peu d'exagération : « La médication arsenicale, dit M. Isnard, donne des résultats véritablement extraordinaires par leur rapidité et leur constance dans la période ultime de la phthisie pulmonaire avec fièvre hectique, consomption, tubercules ramollis ou suppurés, et cavernes. D'abord les redoublements fébriles sont affaiblis, abrégés, suspendus. Cet effet est immédiat ; il a lieu dès les premiers jours de traitement. La fièvre diminue et cesse à son tour. Les sueurs nocturnes, l'éréthisme général et l'insommie suivent la même progression décroissante. La peau, de sèche et brûlante qu'elle était, ne tarde pas à devenir fraîche et naturelle, malgré une certaine fréquence du pouls, d'ailleurs particulière à la convalescence des maladies graves. Ces résultats attestent à un haut degré, dans la fièvre hectique, la supériorité de l'arsenic sur le sulfate de quinine, dont l'action inconstante et fugace exige souvent des doses élevées, se trouve bientôt arrêtée par les limites de la tolérance, et ne s'étend pas, du reste, au delà des paroxysmes fébriles, sur les autres symptômes de la maladie. A mesure que la fièvre cède, l'appétit, les fonctions digestives, la nutrition, se réveillent avec une surprenante énergie ; les vomissements, la diarrhée ou la constipation disparaissent; la fraîcheur, la coloration des tissus, les forces, l'embonpoint, renaissent ; toute la physionomie se transforme. Ces effets commencent à se produire dès la fin de la première semaine, et se prononcent chaque jour davantage. Bientôt la reconstitution générale de l'organisme rejaillit sur les lésions locales et amène les plus remarquables résultats. La toux, l'oppression et l'expectoration se modèrent ; les crachats, en se réduisant, perdent de plus en plus le caractère purulent pour devenir simplement muqueux ; tout enfin révèle le travail de réparation qui s'effectue dans les bronches et les cavernes pulmonaires. »

L'acide arsénieux est la préparation la plus généralement employée. On en fait des pilules de 1 milligramme que l'on administre à un adulte à la dose de trois à dix par jour. On peut se servir également d'une solution d'acide arsénieux que l'on donne par cuillerées à café de manière à faire absorber chaque jour au malade trois à dix milligrammes du médicament, ou bien de la liqueur de Fowler (arsénite de potasse), de la liqueur de Pearson (arséniate de soude), ou enfin de certaines eaux minérales, les eaux du mont Dore, par exemple, qui contiennent de notables proportions d'arsenic.

Lorsque l'on veut employer les fumigations arsenicales beaucoup moins efficaces, à notre avis, que les préparations prises à l'intérieur, on fait dissoudre, ainsi que l'a indiqué M. le professeur Trousseau (1), 2 à 4 grammes d'arséniate de soude dans 20 grammes d'eau distillée. Un morceau de papier d'une grandeur déterminée est imbibé de cette solution, puis séché et plié en forme de cigarette. De cette manière, chaque cigarette peut contenir un poids connu d'arséniate de soude, ordinairement 5 ou 10 centigrammes. Les malades après avoir allumé la cigarette en aspirent la fumée dans la bouche, puis par une lente inspiration la font passer dans les bronches. On aspire d'abord quatre ou cinq gorgées deux ou trois fois par jour, et à mesure qu'on s'y habitue, on augmente le nombre des inspirations.

Iode. — L'utilité incontestable des préparations d'iode dans la scrofule devait nécessairement conduire à les employer dans la tuberculisation pulmonaire. Nous ne parlerons pas ici des inhalations de la vapeur d'iode qui s'adressent plus spécialement à l'élément catarrhal des bronches, mais de l'iode administré à l'intérieur à titre de modificateur, de stimulant de l'organisme. Ce qui a longtemps empêché d'avoir recours à ce médicament aussi fréquemment que cela pouvait paraître indiqué, c'était la crainte qu'il ne fût mal toléré par l'estomac et qu'il ne déterminât l'inflammation de la muqueuse des voies digestives, accident plus particulièrement fâcheux dans la phthisie pulmonaire. Maintenant ces préoccupations ne doivent plus exister, car la thérapeutique a à sa disposition des préparations iodées à peu près inoffensives. Sans parler des combinaisons de l'iode avec des substances qui le rendent soluble (iodure de po-

(1) *Taité de thérapeutique*, p. 375, 7e édit.

tassium, acide tannique, etc.), on sait que dans ces derniers temps M. le docteur Bouyer (1) est parvenu à atténuer considérablement l'action irritante du médicament en le mélangeant intimement avec le lait. Il a obtenu de cette façon trois préparations qui peuvent se suppléer au besoin suivant les susceptibilités de l'estomac ou le goût des malades : ce sont le sirop de lait iodique, sorte de crème qui se prend par cuillerées mêlées à une infusion, la poudre de lait iodique et le chocolat au lait iodique. De son côté, M. Boinet (2) a eu l'heureuse idée d'administrer non plus l'iode chimique, mais l'iode naturel, celui qui est contenu dans certaines plantes, les fucus, l'éponge, les crucifères, etc., qu'il mélange avec les aliments ou la boisson. Il a fait ainsi un pain iodé, un vin iodé, un lait iodé, une bière iodée, qui, contenant l'iode à très-petites doses, sont parfaitement tolérés.

Nous serions très-disposés pour notre part à accorder une valeur réelle à l'iode ainsi combiné. Nous croyons que ce médicament est capable comme l'arsenic et le soufre de réveiller la nutrition déviée ou languissante, et qu'il mérite d'occuper une place importante parmi les analeptiques et les reconstituants. Un seul motif pourrait arrêter dans l'emploi de cette médication : ce serait la crainte de déterminer par son usage prolongé l'amaigrissement et l'atrophie de certains organes glandulaires. D'après les observations de M. Boinet, cette appréhension n'a rien de fondé. Pour le savant auteur de l'*Iodothérapie*, en effet, ces accidents doivent être mis sur le compte de la mauvaise

(1) Bouyer, *Union médicale*, 1865.
(2) Boinet, *Iodothérapie*, 2e édit., p. 114.

préparation du médicament et de l'irritation gastro-intestinale qui en résulte. Convenablement administré, non-seulement ces accidents ne s'observent pas, mais tous les individus soumis à ce médicament acquièrent de l'appétit, de l'embonpoint, et chez les jeunes filles se manifestent la coloration du teint, l'apparition des règles et le développement des seins.

Phosphore. — Lorsque l'on réfléchit au rôle important que joue le phosphore dans la constitution d'un grand nombre de nos organes et aux déperditions fréquentes de ce principe qui s'observent dans beaucoup d'affections chroniques, on comprend que l'on ait cherché de tout temps à administrer les préparations de phosphore, et cela, avec d'autant plus de raison que ce médicament est en même temps doué de propriétés stimulantes susceptibles d'être utilisées dans le traitement des maladies cachectiques.

Le phosphore en nature est une substance trop dangereuse pour être conseillée. Il n'en est pas de même des *hypophosphites de soude* ou *de chaux* qui, comme toniques, peuvent rendre quelques services, pris en poudre ou en sirop, à la dose de 1 à 2 grammes. On se gardera bien de voir dans ce médicament un spécifique de la phthisie pulmonaire, ainsi que cela a été proposé dans ces dernières années. Ni la conception théorique de la phthisie qui a servi de point de départ à cette médication, ni les essais cliniques tentés par un grand nombre de médecins n'autorisent une pareille prétention thérapeutique.

Chlorure de sodium. — Le chlorure de sodium est fréquemment employé dans le traitement de la tuberculisation pulmonaire depuis que l'attention a été attirée d'une manière toute spéciale sur ce médicament par M. A. Latour. Cet honorable et savant confrère, ayant remarqué que les singes des saltimbanques nourris de sel marin succombaient moins facilement à la phthisie que les singes du Jardin des Plantes, eut l'idée que l'immunité pouvait être due au chlorure de sodium, et dès lors il résolut d'expérimenter cette substance chez l'homme. Il arriva bientôt à reconnaître qu'associé au lait, et particulièrement au lait de chèvre, le sel marin jouit d'une incontestable efficacité dans le traitement de la phthisie, à la condition toutefois de certaines précautions que l'auteur de la médication a minutieusement indiquées (1), et que nous croyons utile de reproduire ici :

La chèvre à laquelle on administre le chlorure de sodium doit être jeune et bonne laitière. Il ne faut pas la tenir exclusivement à l'étable si l'on veut que son lait ne contracte pas d'une manière trop marquée le goût qui est particulier au lait de ces animaux et qui déplaît à certaines personnes. Un peu d'exercice tous les jours et une heure ou deux de pâture dans les champs ou dans les prés sont les moyens les plus convenables d'obtenir ce résultat. Sa nourriture doit être saine et abondante, pas exclusivement sèche et mêlée d'un tiers au moins d'herbes vertes ou de racines fraîches. On mélangera à la ration quotidienne le chlorure de sodium qu'il faudra qu'elle absorbe, et le meilleur moyen pour cela est de l'incorporer à du son ou à des croûtes de pain pilées. Les premiers jours, on mêlera aux aliments de la chèvre de 12 à 15 grammes

(1) Latour, *Union médicale*, 1856, n° 103.

de sel. Il n'est pas prudent de commencer d'emblée par une dose plus forte. Tous les cinq jours on augmentera de 5 grammes la quantité de sel pour arriver jusqu'à 30 grammes, dose qu'il est rarement utile de dépasser, à laquelle il faudra se tenir pendant toute la durée du traitement.

C'est le lait de la chèvre ainsi chloruré que prendra le malade. La dose variera suivant les individus. Comme règle générale, on peut dire que plus le malade pourra absorber de lait chaque jour, mieux et plus vite marchera le traitement, à la condition que le lait soit digéré et assimilé. La dose ordinaire est d'environ un litre par jour. Une précaution importante est de ne prendre qu'une très-petite quantité de lait à la fois, mais à de très-courts intervalles. Pour cela, le malade doit porter constamment avec lui sa petite bouteille de lait, de façon à le mettre en équilibre de température avec son corps et toutes les deux ou trois minutes il avale une gorgée de lait. A la fin de la journée, il a ainsi épuisé sa provision sans fatigue pour l'estomac, sans dégoût, inconvénients qui ne manqueraient pas de se manifester si le malade ingérait son litre de lait en deux, trois ou quatre fois.

Ce traitement dure au moins trois mois, quelquefois un an et plus. Ce n'est qu'à cette condition qu'il est véritablement utile. Si la lassitude et le dégoût s'emparent du malade, on lui accorde trois ou quatre jours de suspension, ou bien on diminue la dose. La nourriture des malades doit être tonique et se composer surtout de viandes de bœuf ou de mouton rôties ou grillées, auxquelles on associera quelques potages gras ou maigres, des légumes et fruits de saison, et comme boisson du vin vieux de Bordeaux mêlé à une macération froide de quinquina. Ce régime sera d'ailleurs secondé par une bonne hygiène, le séjour à la campagne, et un exercice régulier.

Les succès obtenus par M. A. Latour ont engagé un grand nombre de praticiens à expérimenter cette médication. Pour notre part, nous l'avons employée chez quelques malades et nous n'avons eu qu'à nous en louer. Sans avoir rien de spécifique, elle nous a paru avantageuse pour exciter l'appétit, relever la nutrition, et augmenter l'embonpoint. Nous avons, il est vrai, toujours associé le chlorure de sodium au lait qui, pris en grande quantité, peut assurément revendiquer dans la cure une part d'action. Employé seul, nous croyons que le sel marin a beaucoup moins d'efficacité, et nous nous expliquons le peu de réussite des essais tentés par M. Louis à l'Hôtel-Dieu, surtout dans les déplorables conditions de l'expérimentation nosocomiale. Cependant même dans ces conditions le chlorure de sodium, dont on connaît l'emploi journalier dans l'engraissement des animaux domestiques, peut également chez l'homme contribuer à ramener l'embonpoint, sans parler du rôle physiologique qui lui est généralement attribué dans le maintien de la forme et de la coloration des globules sanguins.

On pourra dans ce cas se servir des pilules suivantes d'après la formule de M. Latour :

Sel marin.... } *aa* 10 grammes.
Tannin...... }
Conserve de roses q. s.

Pour cent pilules. A prendre une pilule toutes les heures pendant un mois.

Pour terminer ce qui a rapport au sel marin, nous aurions à dire quelques mots des eaux chlorurées sodiques qui, sans être aussi fréquemment employées que les eaux sulfureuses, ont été préconisées dans le traitement de la phthisie. Ces eaux peuvent être simples comme celles de Soden ou de Salins, sulfureuses comme celles d'Uriage, ou bicarbonatées comme celles du mont Dore et d'Ems. A part les premières dans lesquelles le chlorure de sodium est l'élément minéralisateur prédominant, les autres présentent des principes différents du chlorure de sodium et reconnus utiles contre la tuberculisation, le soufre, par exemple dans les eaux d'Uriage, l'arsenic dans les eaux du mont Dore. Nous ne pouvons pas dès lors rapporter les succès obtenus de ces eaux à l'action exclusive du chlorure de sodium. Il n'en est pas de même des eaux de Soden. On sait que les médecins de cette localité, MM. Kolb et Thilenius ont beaucoup vanté l'efficacité de leurs thermes dans le traitement de la phthisie. Ces résultats ont été, il est vrai, contestés à la Société d'hydrologie par un savant hydrologue, M. Rotureau (1); mais, d'un autre côté, M. Dumoulin (2) a insisté sur les avantages des eaux de Salins contre certaines formes de phthisie. La question n'est pas complétement résolue. Il ne serait pas impossible que la médication chlorurée sodique présentât des avantages en tant que médication tonique, reconstituante, dans la phthisie aussi bien que dans le lymphatisme, la scrofule et la prédisposition tubercu-

(1) Rotureau, *Annales d'hydrologie médicale*, t. III, p. 320, et t. IV, p. 266.

(2) Dumoulin, *loc. cit.*, p. 27 et suiv.

leuse. On pourrait faire valoir qu'un phthisique chez lequel des lésions existent dans un point circonscrit d'un poumon est en imminence morbide relativement aux autres parties de ce même poumon ou du poumon opposé, et si les désordres pulmonaires sont peu étendus, s'ils ne sont pas accompagnés de fièvre, il y a indication de stimuler l'économie et de relever la nutrition pour prévenir d'autres poussées granuleuses. Nous ne serions pas éloignés de croire que les eaux de Soden et de Salins ne contribuent dans une certaine mesure à amener ce résultat. L'un de nous a donné des soins à un phthisique qui pendant plusieurs années se rendait chaque été à Soden. La maladie a fini par amener la mort, mais elle a marché avec une extrême lenteur. Était-ce le résultat de l'action des eaux minérales ? Était-ce l'effet de l'air pur et des conditions topographiques excellentes de ce pays, protégé au nord et à l'est par les hauteurs du Taunus? Ce sont là des questions toujours difficiles à résoudre, et dans lesquelles il est presque impossible de faire la part exacte des éléments divers (aération, altitude, principes minéralisateurs, etc.) qui entrent dans une station thermale.

§ 2. — **Combattre les congestions et les inflammations pulmonaires qui se développent autour des granulations.**

Les moyens capables de combattre les congestions et les inflammations péri-granuleuses sont nombreux et variés. Ce sont à peu près ceux auxquels la thérapeutique a recours dans le traitement des phlegmasies franches du poumon. Seulement ici l'inflammation pouvant revêtir la forme aiguë et la forme chronique, nous avons à étudier dans une première section les émissions sanguines, les préparations antimoniées, et en particulier le tartre stibié, la digitale, la cure de petit-lait, les inhalations de vapeurs aqueuses, les révulsifs cutanés; dans une seconde section, les eaux minérales, particulièrement les eaux sulfureuses et les eaux arsenicales.

Émissions sanguines générales et locales. — Les émissions sanguines ont été à d'autres époques aussi fréquemment employées dans le traitement de la phthisie qu'elles le sont peu de nos jours. C'était le plus ordinairement contre le crachement de sang en quelque sorte identifié avec la maladie elle-même que les praticiens les plus célèbres des siècles derniers, Cullen, Morton, van Swieten, Sydenham, etc., faisaient usage des saignées réitérées du bras. C'était la même méthode qu'avait adoptée Broussais, pour qui, nous l'avons dit, la maladie n'était rien autre chose qu'une phlegmasie chronique. Aujourd'hui les émissions sanguines sont à peu près complétement bannies de la thérapeutique de la phthisie et peu de médecins oseraient braver l'espèce d'anathème qui a été lancé contre cette médication. Cette proscription n'est-elle pas trop absolue? Nous le pensons. Sans doute, il ne peut être question de tirer du sang aux malades amaigris, débilités, et parvenus à une période avancée de leur maladie. On comprend qu'en voyant quelques-uns de ses compatriotes soutenir hardiment que l'évacuation sanguine était le moyen le plus efficace de cicatriser l'ulcère du poumon, on comprend, disons-nous, que Reid (1)

(1) Reid, *Essay on the nature and cure of the phthisis pulmon.*, trad. franç., p. 132.

ait pu s'écrier que saigner les malades quand ils crachent le pus et ont des sueurs, c'est leur arracher la vie avec le sang. Mais lorsque les lésions inflammatoires du poumon commencent à se développer, surtout chez un individu robuste et sanguin, lorsque le pouls est plein, dur et fréquent, que les pommettes sont fortement colorées, que le malade se plaint d'une toux sèche, pénible, et qu'il a une hémoptysie, indice de la fluxion pulmonaire, quelques émissions sanguines générales peuvent avoir et ont dans ce cas une utilité que l'on ne saurait contester. Les sangsues et surtout les ventouses scarifiées, qui permettent de mieux mesurer la quantité de sang évacué, appliquées soit sur la poitrine, soit aux extrémités inférieures à titre de dérivatifs, trouveront plus souvent encore leur indication, et l'un de nous a pu constater, pendant son internat à l'hôpital de la Charité, les grands avantages que son vénéré maître, M. le professeur Cruveilhier, retirait de cette pratique chez des phthisiques entrés dans le service pour des phénomènes aigus, congestifs et inflammatoires.

Dans le cas où des symptômes évidents de congestion se manifesteraient vers le poumon et où le malade ne pourrait sans inconvénient perdre des doses même faibles de sang, on remplacerait les ventouses scarifiées par des ventouses sèches appliquées en grand nombre sur la poitrine ou sur les membres.

Tartre stibié. — L'efficacité bien avérée des préparations antimoniées et particulièrement du tartre stibié dans le traitement de la phthisie est un des faits qui démontrent le mieux l'importance dans cette maladie des lésions inflammatoires du poumon. Ce n'est pas, en effet, comme vomitif qu'agit l'émétique, ainsi que le pensaient un grand nombre d'auteurs qui avaient reconnu dès les temps les plus reculés l'utilité de ce médicament, mais bien à titre de contro-stimulant, absolument comme dans les pneumonies aiguës franches.

Sous ce rapport nous nous rangeons complétement à la manière de voir de deux partisans convaincus de l'efficacité de l'émétique à dose rasorienne, MM. Monneret et Fonssagrives. Ce dernier auteur, en particulier, a insisté, dans une série de publications remarquables, sur les avantages du traitement stibié, et il a contribué plus que personne à l'introduire dans la thérapeutique de la phthisie. Pour nous, qui avons démontré que la pneumonie n'est pas seulement un élément accessoire et surajouté, mais qu'elle fait partie intégrante de la maladie, on comprend combien nous devons être sympathiques à une médication qui se justifie par le raisonnement non moins que par l'expérience clinique. Aussi y avons-nous fréquemment recours dans des cas bien déterminés. Quels sont ces cas ? Ce sont tous ceux dans lesquels les pneumonies tuberculeuses sont aiguës et occupent une notable étendue du parenchyme pulmonaire. Ces pneumonies ayant pour caractère constant de provoquer une fièvre plus ou moins intense, cela revient à dire que ce médicament convient surtout dans les formes fébriles de la phthisie. Le moment d'apyrexie se prête beaucoup moins à l'emploi de ce moyen, parce qu'il correspond à une phase de la maladie dans laquelle les pneumonies ne se sont pas encore développées, ou ont déjà passé à l'état chronique caséeux, peu susceptible d'être modifié.

Maintenant si l'on réfléchit qu'à toutes les époques de la tuberculisation, de nouvelles poussées inflammatoires peuvent se manifester, puisque c'est le propre de la maladie d'envahir successivement la plus grande partie des lobules d'un ou des deux poumons, on comprend que l'indication du tartre stibié peut et doit se présenter fréquemment. La fièvre sera un critérium presque infaillible. Nous disons presque infaillible, parce que les noyaux de pneumonie ne sont pas les seules lésions qui la produisent, et qu'elle reconnaît encore pour cause la fonte purulente des masses caséeuses, l'ulcération du poumon qui lui succède, une pleurésie accidentelle, etc., toutes lésions dans lesquelles l'émétique est sans action. L'auscultation, en pareil cas, viendra fixer le diagnostic en révélant s'il existe ou non les signes des pneumonies lobulaires ou lobaires, tels que les râles crépitants ou sous-crépitants secs, l'expiration soufflante ou le souffle tubaire, etc.

Le tartre stibié doit être administré comme dans la pneumonie ordinaire, à la dose de 20 à 30 centigrammes dans une potion de 120 grammes qui contiendra 20 à 30 grammes de sirop diacode destiné à en faciliter la tolérance. Cette potion sera donnée toutes les heures ou toutes les deux heures par cuillerées. Le point important et véritablement délicat est d'obtenir le plus promptement possible la tolérance. Pour cela on ne doit négliger aucune des précautions qui ont été si minutieusement indiquées par M. Fonssagrives (1). Le malade sera mis dès la veille à un régime un peu tenu, et l'on se sera assuré à l'avance

(1) Fonssagrives, *Thérapeutique de la phthisie*, p. 94.

qu'il n'existe aucun trouble des fonctions digestives. Il est avantageux de commencer l'administration de l'émétique le matin de très-bonne heure, de manière à avoir toute la journée pour pouvoir en surveiller les effets. Il est rare que les vomissements ne se montrent pas après l'ingestion des premières cuillerées. On n'en continuera pas moins la potion, sauf à augmenter les intervalles si ces vomissements et la diarrhée étaient par trop fréquents. On les combattra d'ailleurs par les moyens appropriés (eau de Seltz glacée, glace pilée, lavements laudanisés, etc.).

Un point également important, c'est de prévenir l'action irritante du tartre stibié sur la muqueuse bucco-pharyngée, d'autant plus fâcheuse ici qu'il s'agit de malades débilités par une maladie longue, et par cela même plus prédisposés à l'ulcération des tissus. Pour atteindre ce but, il suffira le plus souvent de faire gargariser le malade avec un peu d'eau fraîche après chaque cuillerée de la potion avalée rapidement. Quelquefois, pour plus de sûreté, il est nécessaire d'administrer le médicament sous la forme pilulaire.

L'alimentation sera réglée avec un grand soin. Le premier jour elle ne doit consister qu'en quelques bouillons de bœuf dégraissés, pris froids, et commencés seulement lorsque les premiers troubles digestifs sont un peu calmés. On laissera un intervalle d'une heure entre le bouillon et la potion. Le deuxième jour, on permettra deux potages; le troisième jour, trois, en en augmentant la quantité et en variant leur composition; le quatrième jour, aux potages on associera quelques aliments légers, tels que poissons, œufs. Le cinquième jour, le malade pourra faire usage des viandes rôties, et à partir de ce moment il se nourrira à son appétit, sans se préoccuper de la médication à laquelle il est soumis. Il y a plus, une nourriture forte et substantielle est la condition d'une tolérance durable. La potion peut être continuée ainsi pendant plusieurs semaines, à la dose indiquée; et ce n'est pas un médiocre sujet d'étonnement pour ceux qui n'ont pas l'habitude de manier le médicament à dose rasorienne, de voir des malades prendre chaque jour 25 centigrammes de tartre stibié en même temps qu'une alimentation copieuse, sans en éprouver la plus petite nausée, le plus léger malaise.

Lorsque le mouvement fébrile décroît, sous l'influence de 10 à 20 potions, on réduit à moitié la quantité d'émétique et l'on continue ainsi pendant un temps variable, assez ordinairement double de celui pendant lequel la potion du début a été prescrite. Enfin on arrive à abaisser cette dose à 0,05 par jour, et le malade peut la continuer pendant des mois entiers.

Telle est la médication sur laquelle a insisté avec juste raison M. Fonssagrives, et que nous avons employée avec d'autant plus d'empressement qu'elle répondait parfaitement aux indications basées sur l'étude des lésions. Dans maintes circonstances nous avons pu de cette façon arrêter le mouvement fébrile qui se montrait dans le cours d'une phthisie chronique, et qui se rattachait à des bouffées d'inflammation pulmonaire. Quelquefois même nous avons été assez heureux pour enrayer la marche de phthisies galopantes qui menaçaient d'être promptement funestes.

Tout en accordant une grande valeur à la médication stibiée dans le traitement des formes fébriles de la tuberculisation, nous ne voudrions pas nénamoins qu'on se fît illusion sur la portée de cette médication et qu'on lui demandât plus qu'elle ne peut donner. N'oublions pas que les broncho-pneumonies qui en réclament l'usage sont entretenues par les granulations, que l'état diathésique favorise la transformation caséeuse des produits inflammatoires, et que conséquemment la résolution est beaucoup plus difficile à obtenir que dans la pneumonie franche légitime. Quelquefois, d'ailleurs, la tolérance a de la peine à s'établir, et l'état du malade peut être momentanément aggravé par l'abondance des vomissements et de la diarrhée, et aussi par l'hyposthénisation qu'occasionne souvent l'émétique. C'est dans ces cas que nous avons recours à la méthode qui a été préconisée par M. Bernardeau (de Tours) (1), et qui consiste à donner l'émétique à doses très-réfractées. Pour cela on mélange 5 centigrammes à 90 grammes d'eau. On ajoute chaque jour une cuillerée de cette solution à un litre d'eau ou de vin que le malade prend dans la journée aux repas.

Nous préférons à cette solution des pilules contenant une très-minime dose de tartre stibié.

♃ Tartre stibié....... 5 centigr.
Extrait de réglisse.. q. s.

Pour 20 pilules dont on prend trois par jour pendant plusieurs semaines.

Nous avons remarqué que ces pilules sont utiles même dans les formes apyrétiques, et qu'elles favorisent la résolution des indurations chroniques du poumon.

Digitale. — La digitale trouve assez souvent son indi-

(1) Bernardeau, *Bulletin de thérapeutique*, 1846, p. 281.

cation dans le traitement de la phthisie. C'est un contro-stimulant et en même temps un sédatif direct du cœur, qui peut être appelé à rendre des services là où le tartre stibié serait mal supporté, ou bien encore lorsque la maladie se complique de palpitations et d'hypertrophie cardiaque. On sait que Rasori et Tommasini avaient préconisé la digitale à haute dose dans la pneumonie aiguë; tout récemment MM. Duclos (1), Hirtz (2), Gallard (3), etc., ont apporté des faits nouveaux et intéressants en faveur de cette médication. M. Gallard, cherchant à préciser les formes de la pneumonie auxquelles convient plus particulièrement la digitale, est arrivé à ce résultat qu'elle est surtout d'un précieux secours dans le cas où la réaction fébrile étant très-intense, semble commander l'emploi des antiphlogistiques, alors que la débilité du sujet et surtout l'état de dépression dans lequel il est tombé sembleraient, au contraire, réclamer l'usage des stimulants et des toniques.

Si l'on veut bien réfléchir que les broncho-pneumonies tuberculeuses se développent chez des individus le plus souvent affaiblis, on comprendra que la digitale peut offrir des avantages réels dans le traitement des formes fébriles de la tuberculisation. On s'expliquera de cette façon les succès obtenus dans cette maladie par un certain nombre de médecins, notamment par Magenni (4), Fouquier (5),

(1) Duclos, *Bull. de thérapeutique*, t. LI, p. 97.

(2) Hirtz, *Bull. de thérapeutique*, t. LXII, p. 155.

(3) Gallard, *Bull. de thérapeutique*, t. LXX, p. 241.

(4) Magenni, *Traitement de la phthisie pulmonaire par la digitale* (*Edinburgh practice of physic, surgery and midwifery*, London, 1803).

(5) Fouquier, *Bull. de la Faculté*, 1819, t. VI.

Bayle (1), Faure (2), Hirtz (3), etc., à l'aide de la digitale administrée à dose croissante (de 20 à 100 gouttes de teinture, de 20 à 60 centigrammes de poudre ou d'extrait hydro-alcoolique, ou encore en infusion).

Petit-lait. — Parmi les adjuvants du traitement antiphlogistique nous devons citer une médication fort peu usitée en France, mais très en honneur en Allemagne et en Suisse; nous voulons parler de la cure de petit-lait (*Molkenkur*). Ce traitement consiste, comme le sait, à administrer aux malades le petit-lait, surtout celui de brebis, qui contient plus de sels que le sérum du lait de vache ou de chèvre, à la dose de deux à quatre verres par jour pendant un à trois mois. L'action de la médication est favorisée par un régime peu animalisé, composé surtout de végétaux herbacés, de compotes de fruits et de quelques viandes grasses. Quelquefois on mélange le petit-lait à des eaux minérales, les eaux de Marienbad, de Carlsbad, par exemple.

Nous n'avons pas par nous-mêmes une expérience suffisante de cette médication pour l'apprécier convenablement (4). Nous connaissons quelques malades qui se sont très-bien trouvés de la cure qu'ils avaient faite à Interlaken ou à Ischl, d'autres qui, au contraire, ont éprouvé dans leur état une notable aggravation. Nous croyons que ce traitement ne convient pas à toutes les formes de la phthisie et qu'il

(1) Bayle, *Bibliothèque de thérapeutique*, 1830, t. III.

(2) Faure, *Traitement de la phthisie par la digitale* (*Bull. de thérapeutique*, mai 1848).

(3) Hirtz, *loc., cit.*, p. 197.

(4) Consulter sur ce sujet l'intéressant travail de M. le docteur Carrière (*Les cures de petit-lait et de raisin dans le traitement des maladies chroniques*, 1860).

a ses indications et ses contre-indications comme tous les moyens que nous avons précédemment étudiés. Autant la médication séro-lactée, tempérante et antiphlogistique, nous paraît avantageuse dans les cas aigus et subaigus, chez les individus nerveux, à fibre irritable, hémoptoïques, autant elle peut avoir d'inconvénients graves lorsque la tuberculisation présente une forme apyrétique et qu'elle s'observe, chez des malades mous et lymphatiques qui ont avant tout besoin d'un régime substantiel et réparateur. Les purgations répétées que provoque souvent le petit-lait ne peuvent avoir en pareil cas qu'un effet fâcheux, en débilitant outre mesure l'organisme déjà très-affaibli. Les théories quelque peu mystiques des Allemands sur l'action intime de ces *eaux minérales organiques* et sur la rénovation des liquides et des solides de l'économie, doivent être accueillies avec une extrême réserve (1).

Inhalation de vapeurs aqueuses. — L'idée de faire respirer aux malades atteints d'affections pulmonaires un air

(1) On rapprochera de la cure de petit-lait la cure dite *de raisin* (*Traubenkur*, ampélo-thérapie). La cure de raisin consiste à faire plusieurs fois par jour des repas uniquement composés de raisins. On commence par une livre, et l'on augmente progressivement jusqu'à deux, trois et même six ou huit, limite à laquelle on s'arrête le plus ordinairement. La quantité quotidienne de raisin se partage ordinairement en trois repas, quelquefois en quatre ou cinq ; le premier repas est le plus abondant. La promenade matinale doit durer jusqu'au moment du déjeuner. Le régime alimentaire est frugal et peu copieux, de sorte que la cure aux raisins peut être considérée, ainsi qu'en fait la remarque M. Herpin, de Metz (*Du raisin et de ses applications thérapeutiques*, 1865), comme une sorte de succédané du *cura famis* ou cure par l'abstinence, genre de médication autrefois employée pour amener la résorption des produits anormaux de l'économie dans les engorgements et les hypertrophies.

Nous dirons pour la cure de raisin ce que nous avons dit pour la cure de petit-lait. Ce traitement, dans lequel on exclut l'alimentation fortifiante, ne convient qu'à certaines formes fébriles, et, dans ce cas, il nous paraît bien difficile que les phthisiques puissent le suivre dans toute sa rigueur.

doué de propriétés spéciales et capable de modifier directement les parties affectées, s'est présentée aux médecins dès la plus haute antiquité. On sait qu'Hippocrate recommandait en pareil cas les fumigations. De tous les auteurs qui, depuis lors, à diverses époques de la science, ont préconisé ce moyen thérapeutique, aucun n'a insisté avec plus de conviction que Martin-Solon (1) sur l'utilité de la *méthode atmiatrique*. Suivant ce savant et consciencieux observateur, c'est le mode de traitement qui, combiné avec les autres médicaments indiqués selon les cas, donne les résultats les plus avantageux. Parmi les nombreux phthisiques chez lesquels il a eu recours aux fumigations pulmonaires, plusieurs ont éprouvé une amélioration soutenue. Deux ont même obtenu une entière guérison. Ces faits, que l'on peut rapprocher de ceux qui ont été recueillis par M. Klée (1) dans le service de M. le professeur Schutzenberger, de Strasbourg, prouvent que les fumigations humides ont une efficacité incontestable dans le traitement de la tuberculisation, surtout, nous le croyons, dans les formes fébriles, et qu'elles contribuent dans une certaine mesure à la résolution des états pulmonaires qui entretiennent la fièvre et les autres phénomènes morbides.

L'influence favorable de l'air chaud et humide est du reste démontrée par de nombreuses observations. Nous avons dit que c'était probablement à cette circonstance que les contrées marécageuses doivent une certaine immunité sous le rapport de la phthisie.

(1) Martin-Solon, *Bulletin de thérapeutique*, t. VI, p. 173.

(2) Klée, *Traitement de la tuberculisation par l'atmiatrie pulmonaire*, thèse de Strasbourg, 1848.

Il est probable que si l'air des étables, jadis fort en honneur dans le traitement de la tuberculisation, a pu quelquefois agir favorablement, c'est à cause de l'humidité chaude dont est saturée l'atmosphère respirée par les malades, atmosphère d'ailleurs malsaine par la forte proportion d'ammoniaque (1) et d'acide carbonique qui s'y trouvent mélangés.

Nous devons à l'obligeance d'un de nos plus distingués confrères, M. L. Gros, communication du fait suivant : Il existe dans quelques centres industriels d'Alsace, à Guebwiller en particulier, des filatures de coton et des filatures de lin. Les premières se distinguent par leur température élevée et leur air sec, tandis que dans les secondes l'air est également chaud, mais toujours saturé de vapeur d'eau. Or, il est d'observation que tandis que la phthisie pulmonaire fait de grands ravages dans les filatures de coton, les ouvriers des filatures de lin payent un très-faible tribut à la diathèse tuberculeuse. Aussi cette influence bienfaisante des filatures de lin est-elle aujourd'hui utilisée, et lorsqu'un ouvrier en coton présente des signes de tuberculisation, le fait-on volontiers passer dans les filatures de lin, où souvent sa santé ne tarde pas à s'améliorer notablement.

C'est après avoir eu connaissance de ces faits que M. le professeur Trousseau a eu l'idée de placer ses phthisiques

(1) Quelques médecins attribuent les résultats avantageux à l'ammoniaque que contient l'atmosphère des étables, et, partant de cette donnée, ils conseillent de faire respirer aux phthisiques un air ammoniacal. Toutefois, en avouant que cet air ne produit aucun effet s'il est sec et froid, ils reconnaissent implicitement que l'influence favorable est due à la chaleur et à l'humidité (voyez un mémoire de M. Édouard Collomb, publié dans les *Comptes rendus de la Société des sciences naturelles du Haut-Rhin*, Mulhouse, 1845).

de l'Hôtel-Dieu dans une petite salle où se dégage incessamment de la vapeur d'eau. La température y est maintenue constamment entre 20 et 22 degrés, et l'hygromètre à 50 ou 60 degrés. Sous l'influence de cet air chaud et humide, les malades éprouvent une amélioration notable et surtout une diminution marquée de la toux et des douleurs thoraciques, en même temps qu'une plus grande facilité d'expectoration.

Révulsifs cutanés, *teinture d'iode*, *vésicatoires*, *cautères*, *sétons*, etc. — Au premier rang des moyens capables de combattre la congestion et l'inflammation du tissu pulmonaire, nous signalerons les révulsifs de toute sorte et surtout les exutoires placés sur la poitrine au niveau des parties affectées. L'usage de ce dernier moyen est fort ancien, puisque d'après Cœlius Aurelianus il remonte jusqu'à Thémison. Depuis lors il a subi des vicissitudes diverses, tour à tour prôné avec enthousiasme ou rejeté avec dédain. De nos jours encore les médecins sont loin d'être d'accord sur l'utilité des cautères, et plusieurs les repoussent énergiquement.

Cette manière de voir se concevait à la rigueur lorsque le tubercule était considéré comme un corps étranger, sans analogue dans l'organisme, et devant subir fatalement ses phases diverses de ramollissement et d'ulcération. Que pouvait contre une pareille lésion une révulsion cutanée même puissante, qui avait en outre l'inconvénient d'être douloureuse et très-désagréable aux malades ? Aujourd'hui que nous croyons avoir démontré que les plus graves altérations du poumon dans la phthisie consistent en une broncho-pneumonie aiguë ou chronique, susceptible d'être enrayée dans sa marche et même de guérir, on doit envisager les révulsifs cutanés appliqués sur le lieu du mal comme un des moyens les plus propres à amener la résolution de ces congestions et inflammations pulmonaires. Tous les jours les médecins, les chirurgiens et les vétérinaires ont la preuve de l'utilité de la révulsion en thérapeutique, et MM. Bouvier, Bouillaud, Bouley, etc., ont traduit la pensée générale lorsque dans une discussion célèbre à l'Académie de médecine (1), ils ont solidement établi contre Malgaigne l'efficacité traditionnelle de cette médication dans les maladies chroniques, même invétérées. Pourquoi en serait-il autrement dans la phthisie? Mieux que le raisonnement d'ailleurs, l'expérience est là pour démontrer les avantages que l'on peut retirer d'un moyen qui n'exclut pas les autres agents pharmaceutiques.

Les révulsifs cutanés sont très-nombreux. Ceux dont nous nous servons le plus habituellement sont : la teinture d'iode, les vésicatoires et les cautères.

La teinture d'iode est d'un emploi facile, mais son action est beaucoup moins profonde que celle des vésicatoires et surtout des cautères. On badigeonne la partie de la poitrine qui correspond aux lésions avec un pinceau trempé dans la solution, et l'on renouvelle cette application de temps en temps, en consultant la sensibilité et l'irritabilité de la peau. Nous avons l'habitude de faire faire chaque semaine une friction deux à trois jours de suite, et de laisser l'épiderme se reformer pendant les quatre ou cinq jours restants.

(1) Séances de l'Académie de médecine, octobre, novembre et décembre 1855.

Si l'on a besoin d'une révulsion un peu plus énergique et continue, on doit avoir recours aux vésicatoires volants et surtout aux cautères. Les cautères sont placés au nombre de deux sous les clavicules ou dans les fosses sus-et sous-épineuses. Lorsque l'eschare est détachée, on entretient la suppuration au moyen de pois; nous croyons toutefois qu'il vaut mieux les renouveler souvent et chercher à obtenir la stimulation plutôt qu'une abondante suppuration qui pourrait affaiblir le malade. Pour ce dernier motif, nous préférons les cautères aux sétons, quoique ce dernier moyen soit certainement un des plus puissants que possède la thérapeutique.

Eaux minérales. — La médication révulsive peut être employée à toutes les périodes et dans toutes les formes de la maladie, que la congestion et l'inflammation soient récentes ou qu'elles soient chroniques, qu'il y ait un mouvement fébrile ou que l'apyrexie existe. Les eaux minérales dont nous avons maintenant à nous occuper ont des indications et contre-indications qu'il importe de bien déterminer. En général elles ne conviennent point lorsqu'il existe de la fièvre; l'excitation qu'elles provoquent ne pourrait qu'être nuisible, en donnant un coup de fouet aux lésions inflammatoires du poumon qui entretiennent l'état fébrile. Mais si la maladie est dans une phase stationnaire, autrement dit, si les broncho-pneumonies arrivées à l'état chronique ne sont plus accompagnées de phénomènes aigus, les eaux minérales peuvent être conseillées, et, prudemment administrées, elles amènent souvent d'excellents résultats. Ces résultats ne doivent pas être, il est vrai, rapportés exclusivement à l'eau minérale. Il faut tenir compte de tous les éléments qui entrent dans cette médication complexe, l'altitude, les bonnes conditions topographiques d'un grand nombre des stations thermales (1), le changement d'air qui réveille l'appétit et imprime à la nutrition une énergie nouvelle, la température de l'eau minérale, la composition chimique de cette eau, etc. Relativement à ce dernier point, les eaux minérales les plus fréquemment employées dans la phthisie pulmonaire sont les eaux sulfureuses et les eaux arsenicales. On vante également quelques eaux bicarbonatées et sulfatées (2).

Eaux sulfureuses. — Les eaux sulfureuses sont chaudes ou froides. Parmi les premières nous citerons, en France, les Eaux-Bonnes, les plus renommées de toutes, les eaux de Cauterets, de Bagnères de Luchon, de Saint-Honoré, d'Allevard, d'Amélie-les-Bains, du Vernet, etc. Parmi les secondes, les eaux d'Enghien, de Pierrefonds, etc. Les unes sont sulfurées sodiques (Cauterets, Bagnères de Luchon, Amélie-les-Bains, le Vernet), les autres sulfurées calciques (Bonnes, Enghien, Pierrefonds, Saint-Honoré, Allevard). Quelles que soient leur thermalité et leur composition intime, leur action est à peu près la même, à l'intensité près (3). Cette action se traduit d'abord par une modification de l'élément catarrhal qui joue un si grand rôle dans la phthisie. Sous l'influence de ces eaux, on voit rapidement les crachats changer d'as-

(1) La station des Eaux-Bonnes se distingue entre toutes par la tranquillité de l'atmosphère et la pureté de l'air, qui est en même temps saturé d'humidité.

(2) Nous avons vu précédemment ce qu'on pouvait attendre des eaux chlorurées sodiques.

(3) L'expérience semble toutefois démontrer que les eaux sulfureuses à base de chaux donnent les résultats les plus satisfaisants dans la tuberculisation des poumons.

pect; de verdâtres qu'ils étaient ils deviennent jaunes, puis blanchâtres. Leur quantité se modifie comme leur nature; après avoir commencé par être plus abondants, ils finissent par être de plus en plus rares. Les eaux sulfureuses sont, comme on le dit, *asséchantes;* c'est là un fait incontestable et qui est démontré journellement par l'effet rapidement favorable qu'elles exercent sur les bronchites simples et sur les différentes espèces de catarrhes. Nous avons déjà dit que ce résultat était amené par la stimulation de l'organisme, mais que la muqueuse pulmonaire était plus particulièrement influencée, parce que, en outre de l'excitation générale à laquelle elle participe, elle est le siége de l'élimination presque exclusive du soufre sous forme d'acide sulfhydrique. Or, on comprend que de cette action locale substitutive il puisse résulter une diminution de la bronchorrhée, de même que nous voyons le chlorate de potasse rejeté par la muqueuse buccale modifier d'une manière si merveilleuse quelquefois les sécrétions de cette membrane.

Ce n'est pas seulement sur le catarrhe des grosses et des petites bronches que la médication sulfureuse a une influence favorable, elle en exerce une non moins certaine sur les congestions et les inflammations du tissu pulmonaire lui-même. C'est un fait signalé par tous les médecins qui cherchent à se rendre compte de l'état de la poitrine chez les tuberculeux avant et après le traitement thermal. M. le docteur Andrieu (1), dans son remarquable travail, insiste tout particulièrement sur cette action résolutive des Eaux-Bonnes, qui, sans toucher aux tubercules, s'exerce sur les

(1) Andrieu. *Essai sur les Eaux-Bonnes; des indications et des contre-indications de leur emploi*, 1847.

engorgements qui les environnent et rend au parenchyme des poumons sa perméabilité normale. On ne sera pas surpris de ce résultat si l'on veut bien réfléchir qu'en définitive, ainsi que nous l'avons prouvé, ces engorgements ne sont rien autre chose que des broncho-pneumonies, et que l'action modificatrice de l'eau sulfureuse peut s'exercer sur les *infundibula* comme sur les ramifications bronchiques qui en sont la continuation.

D'après ce qui précède, on comprend que les eaux sulfureuses ne peuvent convenir à toutes les époques et dans toutes les formes de la maladie. Elles sont indiquées dans les formes apyrétiques, alors qu'il y a tout avantage à donner une légère impulsion aux congestions et aux phlegmasies chroniques du parenchyme pulmonaire. Dans les formes fébriles, autrement dit, lorsque l'inflammation est récente, aiguë, l'action stimulante très-énergique qu'elles exercent sur toute l'économie et sur le poumon lui-même, pourrait avoir le grave inconvénient d'augmenter les phénomènes inflammatoires, et de convertir en phthisie galopante une phthisie qui, sans ce surcroît d'excitation, aurait probablement suivi une marche beaucoup moins rapide. Il faut donc en général s'abstenir des eaux sulfureuses lorsqu'existe un mouvement fébrile un peu prononcé. En pareil cas, d'ailleurs, l'état du malade exige des soins assidus et un régime sévère qui n'est nullement compatible avec un déplacement toujours fatigant.

Quelle est l'époque de la maladie à laquelle les eaux sulfureuses doivent être surtout prescrites ? C'est là un point qui est jugé très-diversement par les auteurs, mais qui ne nous paraît pas avoir autant d'importance qu'on s'est plu à lui en accorder. Nous avons dit, en effet, que la division de la tuberculisation en premier, deuxième et troisième degrés, ne devait s'entendre que d'un point détermine du poumon, mais que, lorsque la maladie avait duré un certain temps, les lésions présentaient ordinairement les trois degrés réunis chez le même individu. Ce que les auteurs appellent d'ailleurs premier degré, tubercule cru, correspond, comme nous l'avons vu, à la pneumonie caséeuse, développée autour des granulations, par conséquent à des lésions plus avancées qu'on ne le pense, et réclamant déjà l'usage des eaux sulfureuses. Nous pouvons dire que le traitement thermal convient à toutes les périodes de la tuberculisation, pourvu qu'il n'existe pas de fièvre ; car nous trouvons à toutes ces périodes un des éléments suivants à combattre :

1° La granulation, ou plus exactement la diathèse qui la produit.

2° La congestion et l'inflammation du parenchyme pulmonaire.

3° Le catarrhe des bronches ou des excavations qui se continuent avec les bronches.

Avec M. de Puisaye (1), nous croyons que les eaux sulfureuses sont surtout efficaces contre ces deux derniers éléments.

Les eaux sulfureuses peuvent être administrées en boissons, en bains, en inhalation, en pulvérisation.

Lorsqu'on fait usage des eaux en *boisson*, il est indispensable de commencer par des doses très-faibles (quel-

(1) De Puisaye, *Annales d'hydrologie*, t. IV, p. 138.

ques cuillerées) et de les mélanger avec du sirop de gomme, une infusion de tilleul, du lait, etc. Sans ces précautions, on risquerait de provoquer des phénomènes de stimulation beaucoup trop énergiques. Il y a, du reste, au début du traitement une sorte de tâtonnement nécessité par l'impressionnabilité différente de chaque individu. On augmente ensuite graduellement les doses et on change les sources suivant l'effet obtenu et suivant la susceptibilité reconnue du malade. Ce sont là des détails de la médication sulfureuse, et, on peut le dire, de toute médication thermale, qui ne peuvent être réglés à l'avance et qui exigent la direction absolue du médecin des eaux.

Les *bains* trouvent beaucoup plus souvent l'indication de leur emploi qu'on ne serait tenté de le croire au premier abord. On les administrera concurremment avec la boisson toutes les fois que cela sera possible. Sous ce rapport, les Eaux-Bonnes, si fréquentées par les phthisiques, sont dans un état d'infériorité marquée relativement aux autres stations sulfureuses. Les bains y sont rarement ordonnés, et cela probablement à cause de l'insuffisance de l'eau minérale. Cependant on sait que la médication externe par les bains généraux ou locaux était autrefois très-en honneur à Bonnes, et que sous le nom d'*Eaux d'arquebusade* les Eaux-Bonnes jouissaient d'une grande célébrité dans le traitement des plaies et des blessures. Tout récemment, un jeune et savant médecin de ces thermes, M. le docteur Leudet (1), a appelé de nouveau l'attention sur l'utilité de combiner le traitement externe avec le traitement interne ;

(1) Leudet, *Les bains des Eaux-Bonnes* (*Union médicale*, avrli et mai 1866).

il pense que les bains convenablement administrés tonifient puissamment toute l'économie, qu'ils excitent d'une façon spéciale le système nerveux, et que, par l'intermédiaire de celui-ci, ils portent leur action sur la nutrition et les sécrétions des organes. Nous croyons que les bains pris avec les précautions voulues contre le refroidissement présentent de grands avantages et qu'ils sont trop rarement prescrits dans le traitement ordinaire de la maladie. Il est hors de doute que le mouvement fluxionnaire, porté de temps en temps à la périphérie du corps, constitue une dérivation favorable à la guérison des congestions fixées sur les organes internes et notamment sur le poumon.

Les *vapeurs* sulfureuses sont fréquemment employées dans le traitement de la phthisie. Dans beaucoup d'établissements, on s'en rapporte, pour l'inhalation, à l'atmosphère générale que les malades respirent, et qui est imprégnée d'hydrogène sulfuré. A Amélie-les-Bains, au Vernet, on a établi un système qui permet de vivre dans un milieu sulfureux. A Saint-Honoré, à Enghien, à Allevard, l'inhalation est produite par la pulvérisation. En même temps que des appareils à forte pression divisent l'eau et la réduisent en poussière utilisée ou non, ils en séparent mécaniquement l'hydrogène sulfuré, qui remplit ainsi l'atmosphère de la salle. L'action de cet hydrogène sulfuré a été parfaitement analysée par MM. Collin (1) et de Puysaye (2). Ces deux savants observateurs ont décrit une première période, dite

(1) Collin, *Inhalations sulfureuses de Saint-Honoré* (*Annales de la Société d'hydrologie*, t. X, p. 293).

(2) De Puysaye, *De l'inhalation sulfureuse et de la pulvérisation dans le traitement des voies respiratoires* (*Annales d'hydrologie*, t. XI, p. 385).

de *sédation*, pendant laquelle le malade éprouve un certain bien-être caractérisé par une respiration plus calme et une diminution dans le nombre et la force des pulsations artérielles, quelquefois avec léger vertige et tendance à la syncope; une deuxième période, période d'*excitation*, qui succède assez rapidement à la première, et qui a pour signes la fréquence des pulsations, la congestion de la face, la céphalalgie, la toux, la sécheresse et les picotements de la gorge, etc., tous phénomènes qui dénotent l'action stimulante générale et locale du principe sulfureux.

La *pulvérisation* est un mode d'application de l'eau sulfureuse qui ne doit pas être dédaigné; toutefois, au point de vue de la phthisie, qui seule nous occupe en ce moment, nous ne croyons pas que la pulvérisation puisse produire des résultats aussi avantageux que dans les cas d'inflammation des voies aériennes supérieures (pharyngites, laryngites, trachéites). C'est un fait qui nous paraît établi par de nombreuses recherches, desquelles il résulte que l'eau pulvérisée parvient difficilement aux dernières ramifications bronchiques. Or, pour être véritablement utiles en tant qu'agents locaux contre la congestion et l'inflammation pulmonaires, il faut des médicaments qui pénètrent profondément et atteignent les points les plus reculés de l'appareil respiratoire. Ce moyen a d'ailleurs l'inconvénient d'amener un refroidissement notable du corps et des parties soumises à la pulvérisation, refroidissement qui peut avoir ses dangers dans la tuberculisation. On y remédie imparfaitement au moyen des petits appareils à pulvérisation, qui, s'ils ne maintiennent pas le malade dans une atmosphère aussi humide, amènent le refroidissement des bronches par l'abaissement de température que subit le liquide poudroyé. Nous ferons une exception pour les inhalateurs qui, au lieu d'avoir l'air comprimé comme force motrice, fonctionnent au moyen de la vapeur d'eau et pulvérisent les liquides sous forme de brouillards tièdes ou chauds. L'appareil du docteur Siègle (de Stuttgard) nous paraît mieux qu'aucun autre remplir le but que se propose le médecin.

Eaux arsenicales. — Les eaux arsenicales occupent après les eaux sulfureuses un rang important dans le traitement de la phthisie. A cette classe d'eaux minérales appartiennent les eaux du Mont-Dore, plus particulièrement conseillées. Ces eaux sont administrées en boissons, en inhalation, en pulvérisation et en bains.

La source de la Madeleine est la seule source employée pour la boisson. On la prend à la dose d'un demi-verre à trois ou quatre verres par jour.

La salle d'inhalation, qui comme comfort laisse beaucoup à désirer, est très-suivie et avec raison très-appréciée par les malades. L'air qu'on y respire renferme des traces d'arsenic et surtout de la vapeur d'eau.

La pulvérisation est également fréquemment utilisée et l'installation des appareils y est parfaite. Pour éviter le refroidissement extérieur, on a eu l'heureuse idée de faire arriver la vapeur dans la salle où le liquide est pulvérisé.

Les bains locaux ou généraux sont d'un emploi journalier dans le traitement de la phthisie, et ainsi que le remarque M. Mascarel (1), ce n'est pas le fait le moins étrange de la médication du Mont-Dore que celui de voir

(1) Mascarel, *Nouvelles recherches sur l'action curative des eaux du Mont-Dore, dans la phthisie pulmonaire*, 1865, p. 70.

des malades toussant, crachant, étouffant, fébricitant même et tuberculeux à toutes les périodes, prendre une série non interrompue de bains, de demi-bains, de quarts de bains, depuis quelques minutes jusqu'à 40 minutes.

Comme résultats thérapeutiques importants que l'on est en droit d'attribuer à l'emploi des eaux du Mont-Dore sous les diverses formes indiquées plus haut, nous signalerons la chute du pouls, les modifications rapides de la sécrétion catarrhale, la diminution de la matité et des bruits anormaux, et quelquefois le remplacement du souffle tubaire et de l'expiration prolongée par une sorte de râle crépitant qui annonce, comme dans la pneumonie franche, le retour de la perméabilité des tissus indurés. Cette action résolutive énergique des eaux du Mont-Dore sur les engorgements inflammatoires des poumons des tuberculeux avait été, du reste, depuis longtemps signalée par Bertrand père dans ses *Recherches sur les eaux du Mont-Dore* (1823, p. 294).

Eaux bicarbonatées. — Nous ne croyons pas devoir insister sur ces eaux dont l'efficacité est loin d'être démontrée; lorsqu'on lit en particulier ce qui a été écrit sur les eaux d'Ems (bicarbonatées sodiques), les plus renommées de toutes, on s'aperçoit que les auteurs qui, comme MM. Döring, Diel, Vogler, recommandent ces eaux, ont beaucoup plus en vue la prédisposition tuberculeuse que la tuberculisation confirmée. Pour quelques autres médecins non moins distingués de cette station thermale, MM. Spengler et d'Ibell, les eaux d'Ems, très-utiles contre les affections catarrhales des bronches, sont de nulle valeur dans la phthisie.

Nous en dirons à peu près autant des eaux de Royat; ces eaux (bicarbonatées mixtes) ont été préconisées, il est vrai, par Allard, le savant inspecteur si prématurément enlevé à la science; mais, quand on lit les considérations et les faits sur lesquels l'auteur appuie son opinion, on s'aperçoit qu'il n'est arrivé à les recommander dans la phthisie que parce qu'il les croyait utiles dans l'arthritisme, et que selon lui la phthisie présente souvent la forme arthritique. Or nous nous sommes déjà expliqués sur ce point, et nous avons vu qu'il existe bien rarement une phthisie qui mérite ce nom (1).

Eaux sulfatées. — Enfin, dans le groupe des eaux sulfatées calcaires, nous mentionnerons les thermes de Weissembourg (canton de Berne), qui jouissent en Suisse d'une grande réputation dans les affections chroniques de la poitrine, notamment dans la phthisie. D'après les docteurs Lutz et Jonquières (2), ces eaux seraient hyposthénisantes, antiphlogistiques, et conviendraient surtout aux formes fébriles de la maladie dans lesquelles les symptômes d'irritation prédominent. Leur usage serait contre-indiqué au contraire dans la constitution lymphatique ou scrofuleuse, et toutes les fois qu'il n'existe pas de congestion active ou d'inflammation dans les poumons.

Nous ne sommes pas à même de juger personnellement ce qu'il peut y avoir de fondé dans les propositions que nous venons d'énoncer. A priori, nous avons de la peine à croire à leur efficacité spéciale dans les formes fébriles de la tuber-

(1) L'efficacité des eaux de Royat, si elle était démontrée, nous semblerait plutôt devoir être attribuée aux petites doses d'arséniate de soude qu'elles renferment.

(2) Pointe, *Monographie des thermes de Weissembourg*, Lyon, 1853.

culisation, et nous nous demandons si les améliorations qui paraissent avoir été constatées dans quelques cas ne doivent pas plutôt être attribuées au changement d'air, à la position géographique de Weissembourg et au genre de vie qu'on y mène.

§ 3. — Combattre les symptômes prédominants.

Tout en instituant la médication rationnelle qui s'adresse directement aux éléments essentiels de la maladie, le médecin ne doit pas négliger le traitement des symptômes qui, par leur persistance et leur intensité, sont une cause d'aggravation des accidents. Nous croyons toutefois ne pas devoir insister longuement sur les moyens thérapeutiques à l'aide desquels on satisfait à cette dernière indication, ces moyens ne présentant rien de spécial à la tuberculisation.

Troubles digestifs. — Il n'est pas de symptômes qui méritent plus l'attention du médecin que les symptômes relatifs à la digestion. Nous avons dit, en effet, que maintenir l'appétit et favoriser la nutrition étaient deux indications de premier ordre. Toutes les fois donc qu'un trouble de cette importante fonction viendra à se manifester, il faudra chercher à y remédier le plus promptement possible.

L'*anorexie* en particulier sera combattue par tous les moyens dont disposent l'hygiène et la thérapeutique : infusion et macération de médicaments amers, *apéritifs*, tels que gentiane, quassia amara, colombo, petite centaurée, oranges amères, quinquina, etc. ; respiration d'oxygène ; changement d'air, etc.

La *dyspepsie* stomacale ou intestinale exigera les alcalins, l'eau de Vichy, de Vals, de Pougues, l'eau de chaux, la magnésie, le charbon de peuplier, les préparations de strychnine ou de noix vomique, l'arséniate de soude, etc., enfin, tous ces agents de transformation des matières amylacées et azotées, diastase, pepsine, pancréatine, que les physiologistes modernes, et en particulier MM. Mialhe et Corvisart, nous ont appris à manier et qui rendent de si grands services dans la thérapeutique des affections digestives. Le choix des médicaments sera d'ailleurs déterminé par la forme spéciale de la dyspepsie (acide, flatulente, gastralgique, etc.).

Contre les *vomissements*, si fréquents dans la phthisie, on emploiera l'eau de Seltz, la glace pilée, la potion antiémétique de Rivière, ou encore une potion dans laquelle on fera entrer de 8 à 10 gouttes de chloroforme, les vésicatoires et les injections morphinés à l'épigastre. Nous avons recours, souvent avec succès, à l'acide chlorhydrique, à la dose de 3 à 4 gouttes dans un demi-verre d'eau sucrée, pris un peu avant le repas, suivant les indications de M. le professeur Trousseau. La belladone, associée ou non au sous-nitrate de bismuth, est également fort utile en pareil cas. Quelquefois, 3 à 4 gouttes de laudanum ou une pilule de 1 à 2 centigrammes d'extrait thébaïque, administrées au moment du repas, parviennent à engourdir la sensibilité de l'estomac et lui permettent de conserver les aliments. Enfin, on pourra essayer, mais avec modération, quelques boissons alcooliques, un petit verre de rhum ou d'eau-de-vie après le repas, ainsi que M. le docteur Tripier l'a indiqué récemment (1).

(1) Tripier, *Comptes rendus de l'Académie des sciences*, janvier 1864, et *Bull. de thérap.*, juillet 1864.

La *diarrhée* sera combattue énergiquement, alors même que le médecin aurait la pensée qu'elle se rattache à des ulcérations intestinales. En effet, même dans ces cas défavorables, nous avons vu les agents thérapeutiques arrêter, ou tout au moins modérer pour quelque temps le flux diarrhéique; à plus forte raison doit-on espérer un résultat avantageux quand il ne s'agit que d'une irritation de la muqueuse ou d'une simple hypercrinie. Les moyens sur l'efficacité desquels on peut le mieux compter sont: les opiacés, administrés par la bouche ou en lavement, surtout si la diarrhée est accompagnée de coliques, le laudanum, par exemple, à la dose de 10 à 12 gouttes, l'extrait thébaïque (5 centigrammes), le diascordium, à la dose de 2 à 4 grammes; le sous-nitrate de bismuth, donné seul ou associé au diascordium, la craie préparée, l'eau de chaux; les astringents, tels que tannin, cachou, monésia, ratanhia, colombo, guarana, etc. Signalons encore le nitrate d'argent, particulièrement recommandé par Graves (1), à la dose de 15 à 20 centigrammes par jour, et la viande crue, dont l'utilité était depuis longtemps démontrée dans les diarrhées chroniques, et qui a été plus particulièrement employée depuis le mémoire de M. Fuster, de Montpellier.

Toux. — La toux, surtout lorsqu'elle est sèche, quinteuse, convulsive, devient un symptôme tellement pénible pour les malades, qu'il y a nécessité de la calmer. L'opium, sous toutes les formes, en sirop (sirop diacode, sirop de morphine, etc.), en pilules (extrait thébaïque), réussit souvent merveilleusement. Néanmoins il importe de ne pas

(1) Graves, *Leçons de clinique médicale*, t. II, p. 333.

abuser de ce médicament qui, à côté d'avantages réels bien appréciés des pauvres tuberculeux, a l'inconvénient d'amener la sécheresse de la gorge, de troubler à la longue l'appétit et d'augmenter les transpirations. Dans ce cas, il est bon de suspendre fréquemment l'emploi de cette substance et de la remplacer par d'autres calmants. Le médecin n'a que l'embarras du choix; il a à sa disposition les alcaloïdes extraits de l'opium, surtout la codéine et la narcéine en pilules ou en sirop, les pilules de cynoglosse, le lactucarium en sirop ou en extrait, l'eau de laurier-cerise, la belladone et la jusquiame, les semences de *Phellandrium aquaticum*, le bromure de potassium, principalement si la toux s'accompagne d'insomnie, etc.

Quelquefois la toux est le résultat d'une sorte de sécheresse de l'arrière-gorge ou de l'irritation causée par le passage incessant de matières plus ou moins âcres. Les tisanes émollientes, les pâtes pectorales, *béchiques*, les sirops de toutes sortes, peuvent en pareil cas rendre quelques services en humectant les parties desséchées, soit directement, soit par l'intermédiaire de la salive dont elles provoquent la sécrétion; toutefois il ne faut user de ces substances qu'avec modération; prises en trop grande quantité, elles ont pour résultat fâcheux d'émousser l'appétit et de débiliter l'estomac. Dans le but de calmer l'ardeur et la sécheresse de la muqueuse, nous nous sommes bien trouvés quelquefois de badigeonner le fond de la gorge avec un pinceau imbibé de glycérine anglaise pure ou mélangée avec un peu de teinture d'iode.

℞ Glycérine anglaise.	10 grammes.
Teinture d'iode....	1 gramme.

Expectoration. — S'il y a des toux sèches et inutiles, il y a des toux en quelque sorte nécessaires. Ce sont celles qui ont pour but l'expulsion des crachats accumulés dans les bronches. Quelquefois ces crachats sont fortement adhérents aux ramifications les plus ténues de l'arbre aérien, et ce n'est qu'après des efforts de toux violents et prolongés qu'ils sont rejetés au dehors. Mais chacune de ces quintes est une cause de fatigue, de transpiration, d'ébranlement nerveux, très redouté des malades. On aura recours, pour faciliter l'expectoration, à quelques fumigations émollientes et aux médicaments dits *expectorants*, parmi lesquels nous citerons surtout le polygala, en infusion, en pilules, en sirop.

D'autres fois il ne s'agit plus de faciliter l'expulsion des crachats, mais bien d'en diminuer l'abondance. Les médicaments qui remplissent le mieux cette indication importante sont administrés à l'intérieur ou sous forme d'inhalation. De tous, les plus utiles, sans contredit, sont les sulfureux, dont nous connaissons l'influence remarquable sur les sécrétions de la muqueuse pulmonaire. On administrera le soufre soit en pastilles, à la dose de 25 à 50 centigrammes, soit sous forme d'eaux sulfureuses naturelles (Bonnes, Enghien, etc.) pures ou mélangées à du lait chaud.

Indépendamment des sulfureux, la thérapeutique possède toute une classe de médicaments, les médicaments dits *balsamiques*, dont l'action est incontestable dans les affections catarrhales. Parmi les principaux nous citerons le baume de Tolu, la térébenthine, les bourgeons de sapin, le pin, le goudron, etc. Ces dernières substances ont surtout une efficacité marquée. On les administre soit en sirop, soit en infusion, soit en macération.

Ce n'est pas seulement par les voies digestives que ces médicaments sont prescrits; on les emploie aussi sous forme d'inhalations. En ce qui concerne les sulfureux, nous nous sommes déjà expliqués sur les avantages de la pulvérisation, mais surtout de l'inhalation sulfureuse. Nous n'y reviendrons pas. Mais nous dirons quelques mots des vapeurs de goudron, d'iode et de chlore.

Le goudron est journellement employé en inhalations dans la phthisie. Le moyen le plus simple est de laisser dans la chambre du malade un vase ouvert, contenant du goudron. L'air de la chambre ne tarde pas à s'imprégner des vapeurs odorantes de cette substance. Dans ces derniers temps, on a cherché à multiplier sous un petit volume la surface d'évaporation et à empêcher la solidification qui se produit sous l'influence de l'oxygène atmosphérique dans les vases ordinaires. C'est le but d'un ingénieux appareil appelé *goudronnière*.

Les vapeurs d'iode, sans avoir une action aussi favorable sur les sécrétions de la muqueuse pulmonaire que les sulfureux et les balsamiques, peuvent modifier également les membranes avec lesquelles elles sont mises en contact. Toutefois l'action irritante de cette substance exige quelques précautions sans lesquelles la toux et l'hémoptysie pourraient être la conséquence de son emploi. Comme le chlore qui a joui d'une si grande vogue, l'iode nous paraît surtout devoir être réservé pour les cas rares où les crachats des phthisiques présentent une fétidité qui paraît due à un séjour prolongé dans les excavations tuberculeuses. On peut se servir d'inhalateurs spéciaux. Le plus simple et en même temps le moins dangereux consiste en une assiette contenant une certaine quantité d'iode dont les vapeurs se mêlent à l'atmosphère respirée par le malade.

Hémoptysie. — Lorsque l'hémoptysie est assez abondante pour constituer par elle-même un symptôme grave, il y a indication de chercher à l'arrêter. Nous avons déjà dit que si elle se présente chez un individu fort, sanguin et à une période peu avancée de la maladie, quelques émissions sanguines générales et locales ont souvent le double avantage de modérer la fluxion qui accompagne l'hémorrhagie et de produire une utile dérivation. Des ventouses sèches en grand nombre, la ventouse Junod, la ligature des membres, des sinapismes promenés sur les extrémités supérieures et inférieures, des pédiluves et des manuluves seront en même temps prescrits.

Tous les moyens, du reste, en usage contre les hémorrhagies internes pourront être appliqués au traitement de l'hémoptysie, l'eau de Rabel, l'ergot de seigle et l'ergotine, le perchlorure de fer, le tannin, la ratanhia, la glace *intus et extra*, etc. M. le professeur Trousseau s'est servi souvent avec grand avantage de l'ipécacuanha administré dans une potion par cuillerées. D'autres praticiens, parmi lesquels nous citerons M. le professeur Béhier, ont vanté l'opium à doses croissantes de 5 à 40 ou 50 centigrammes. M. Milcent (1) a préconisé la potion de Chopart et a constaté qu'elle avait réussi là où les autres médicaments avaient échoué. La formule est la suivante :

(1) Milcent, *Bull. de thérap.*, 1848, t. XXXIV.

Baume de copahu....	30	grammes.
Sirop de Tolu........	30	—
Eau de menthe.......	30	—
Alcool	30	—
Alcool nitrique......	1	—

L'alcool nitrique doit avoir huit jours de préparation ; d'après M. Milcent, ce détail n'est pas sans importance.

Dans les cas où l'hémoptysie paraîtrait se rattacher à une complication cardiaque, il serait indispensable de chercher à modérer les contractions de l'organe central de la circulation au moyen de la digitale ou de la digitaline.

Fièvre. — La fièvre des tuberculeux, quand elle est continue, ne réclame aucun traitement spécial. Nous avons vu, en effet, qu'elle est symptomatique des lésions inflammatoires du poumon et qu'elle suit les phases de ces lésions. Il n'en est plus de même lorsqu'elle revêt le caractère *rémittent* ou *intermittent.* En pareil cas, la thérapeutique doit intervenir à l'aide des antipériodiques connus : sulfate de quinine, quinquina en poudre, en extrait, en infusion ou en macération ; acide arsénieux en solution ou en pilules. Il faut être prévenu que ces médicaments sont loin d'avoir ici la même efficacité que dans les affections palustres ; souvent ils échouent ; mais comme ils parviennent quelquefois à supprimer ou tout au moins à modérer les accès, le médecin doit y avoir recours sans hésitation, quand l'indication se présente.

Sueurs. — Il est peu de symptômes plus pénibles et plus graves que les sueurs, souvent excessives, des tuberculeux. Malheureusement il n'est pas de symptômes qui soient plus rebelles à nos moyens thérapeutiques. Les rares médicaments paraissent avoir été suivis quelquefois de succès sont :

L'agaric blanc, à la dose croissante de 25 centigrammes à 1 gramme en pilules;

L'acétate de plomb neutre en pilules de 10 centigrammes (une ou deux par jour);

Le tannin et le tannate de quinine, le premier à la dose de 25 à 50 centigrammes; le second à la dose de 50 centigrammes à 1 gramme;

La poudre de Dower à la dose de 50 centigrammes, prise le soir;

L'oxyde de zinc à la dose de 50 centigrammes, employé seul ou mélangé avec l'extrait de jusquiame :

℞ Oxyde de zinc.......	} *aa* 0^{gr},20.
Extrait de jusquiame.	}

Les astringents, et en particulier la ratanhia, que M. Fonssagrives préfère à tous les autres médicaments, et qu'il administre sous forme de tisane :

℞ Eau..............	1000	grammes.
Racine de ratanhia.	20	—

Un mélange des poudres suivantes :

℞ Bicarbonate de soude...	0^{gr},50.
Fleur de soufre........	} *aa* 0^{gr},15.
Sous-nitrate de bismuth.	}

donné toutes les deux heures. Ce médicament continué pendant quatre ou cinq jours consécutifs suspendrait, d'après M. Rodolfi, médecin de l'hôpital de Brescia, ou tout au moins diminuerait les sueurs colliquatives, en améliorant l'état général du malade.

Les lotions vinaigrées sur la peau, qui nous ont paru réussir quelquefois et que l'on peut combiner avec les médicaments internes précédemment indiqués.

Chloro-anémie. — Il n'est pas de question plus controversée que celle de savoir si la chloro-anémie des phthisiques doit être combattue par les ferrugineux : d'une part, des autorités considérables, MM. Trousseau (1), Pidoux (2), Blache (3), etc., s'élèvent contre cette pratique, accusant les préparations martiales de démasquer une tuberculisation commençante et d'accélérer la marche de la maladie. D'autre part, nous voyons le fer conseillé par des médecins non moins recommandables, MM. Vigla (4), Cotton (5), Fonssagrives (6), etc., qui affirment s'être très-bien trouvés de ce médicament dans certains cas déterminés.

Lorsqu'on lit avec attention les faits sur lesquels les auteurs se sont appuyés pour proscrire le fer dans la phthisie, on n'aperçoit pas toujours la preuve évidente que le médicament a été la cause de la gravité des accidents. On voit, il est vrai, dans quelques cas, la maladie marcher avec une assez grande rapidité, mais on sait qu'il en est de même de beaucoup de phthisies dans lesquelles le fer n'a jamais été employé. M. Pidoux redoute surtout, en administrant les ferrugineux, de guérir la chlorose, qu'il considère comme

(1) Trousseau, *Clinique médicale de l'Hôtel-Dieu*, 2e édit., t. III, p. 493.

(2) Pidoux, *Traité de thérapeutique*, art. FER.

(3) Blache, *Bulletin de thérapeutique*, 1846, t. XXXI, p. 443.

(4) Vigla, *Bulletin de thérapeutique*.

(5) Cotton, *Bulletin de thérapeutique*, 1862.

(6) Fonssagrives, *loc. cit.*

un équivalent pathologique susceptible de retarder les progrès de l'affection pulmonaire. Mais il faut reconnaître que les cas invoqués par notre savant confrère sont très-rares comparativement au grand nombre d'anémies survenues dans le cours de la maladie, non-seulement chez les femmes mais encore chez les hommes. Or, c'est surtout à l'occasion de ces faits de pratique usuelle que l'on doit poser la question de l'utilité ou des dangers de la médication ferrugineuse.

Pour ces cas nous n'hésitons pas à considérer le fer comme capable de rendre des services réels, surtout dans les formes apyrétiques, lorsque les signes de l'anémie sont prononcés et qu'il n'y a pas tendance trop marquée aux hémoptysies. Toutes les préparations martiales peuvent être employées : le fer réduit par l'hydrogène, le sous-carbonate de fer, le tartrate ferrico-potassique, le vin ferré, le pyrophosphate double de fer, etc. Celle à laquelle nous avons recours le plus ordinairement et qui nous paraît devoir être préférée, c'est le proto-iodure de fer, en pilules ou en sirop, qui s'adresse à la fois à l'anémie, à la diathèse tuberculeuse et au lymphatisme si souvent associé à la phthisie.

Indépendamment des troubles fonctionnels que nous venons de passer en revue, le médecin doit chercher à remédier à toutes les *complications* qui surviennent dans le cours de la maladie, que ces complications se rattachent à la tuberculisation ou qu'elles en soient indépendantes. La pleurésie, l'hydropneumothorax, la phthisie laryngée, la méningo-encéphalite, la péritonite chronique, la néphrite albumineuse, la glycosurie, etc., doivent être combattues par les moyens appropriés. Malheureusement, pour la plupart de ces états morbides déjà si graves par eux-mêmes, l'art est d'autant plus impuissant qu'ils se rencontrent chez des individus le plus souvent épuisés par l'affection pulmonaire.

Les complications qui se présentent en dehors de la tuberculisation ou qui n'ont avec elles qu'un rapport éloigné, réclament également un traitement spécial. Nous ne faisons aucune exception, persuadés que l'on a singulièrement exagéré cette influence antagoniste des affections des viscères internes relativement à la phthisie. En ce qui concerne particulièrement les maladies de l'utérus qui coexistent si fréquemment avec la tuberculisation, nous croyons avec M. Henry Bennett (1), contrairement à l'opinion d'Aran (2), que, loin d'exercer une sorte de révulsion favorable à la maladie de poitrine, elles l'aggravent en débilitant l'organisme déjà affaibli et en réagissant fâcheusement sur les fonctions digestives, qu'il est si important de maintenir dans leur intégrité physiologique. La conséquence qui résulte de cette manière de voir, c'est qu'il ne faut pas abandonner ces maladies à elles-mêmes, mais qu'on doit les traiter par les moyens appropriés. Sans doute la guérison est ici plus difficilement obtenue, parce que les lésions utérines subissent elles-mêmes l'influence défavorable de la diathèse tuberculeuse, mais ce n'est pas une raison pour ne pas essayer de les modifier, encore moins pour y voir une cause avantageuse d'antagonisme.

(1) H. Bennett, *De la connexion entre la phthisie et les maladies utérines* (*Bull. de thérapeutique*, juillet 1865).

(2) Aran, *Leçons cliniques sur les maladies de l'utérus.*

Ce que nous venons de dire s'applique à la fistule à l'anus. Faut-il opérer la fistule à l'anus chez les phthisiques, faut-il la respecter ? C'est là une question controversée ; la dernière opinion semble avoir généralement prévalu. Nous ne saurions, pour notre part, l'adopter complétement, ou du moins ce ne sont pas les motifs invoqués par les auteurs qui nous porteraient à rejeter l'opération. Nous ne pensons nullement que la plaie anale constitue une utile dérivation au profit des lésions pulmonaires. Loin de là. Nous estimons qu'elle est la source d'incommodités, de douleurs, d'affaiblissement, et qu'il y a tout avantage à en débarrasser le malade. Ce qui nous fait, en pareil cas, hésiter à conseiller l'opération, c'est que souvent elle ne réussit pas, la constitution appauvrie du tuberculeux s'opposant à la cicatrisation. Mais si l'organisme conserve encore quelque résistance, nous sommes d'avis qu'on doit la tenter. Nous avons vu, dans ces conditions, la fistule traitée avec succès par M. Chassaignac, et nous ne serions pas éloignés de croire que l'emploi de l'écraseur linéaire, qui a réalisé un si grand progrès en chirurgie, n'ait été pour quelque chose dans les résultats favorables qu'obtenait fréquemment le savant chirurgien de l'hôpital Lariboisière.

§ 4. — Du degré de curabilité de la phthisie.

Maintenant que nous avons passé en revue les principaux moyens thérapeutiques dont l'expérience a démontré l'utilité dans le traitement de la phthisie, il nous reste à examiner dans quelle mesure ces moyens sont efficaces. Peut-on les considérer comme des agents véritablement curateurs, ou bien faut-il ne voir en eux que de simples palliatifs? Sur ce premier point, le doute ne nous paraît pas pouvoir exister. La phthisie est curable, cela est incontestable, et il n'est pas de praticien, même parmi les plus incrédules, qui ne puisse citer quelques faits de guérison authentique. Pour notre part, nous en avons observé un certain nombre, et celui que nous avons rapporté (p. 669) n'est pas le moins remarquable assurément. Nous allons même plus loin que la plupart des auteurs. Nous pensons qu'il n'existe pas de forme de la maladie que l'on soit en droit de déclarer nécessairement au-dessus des ressources de l'art ou de la nature. Nous ne faisons pas même d'exception pour la phthisie dite aiguë, et cette assertion n'a rien de hasardé, si l'on veut bien se reporter à l'étude que nous avons faite des altérations anatomiques de la phthisie granuleuse généralisée fébrile, si surtout l'on tient compte des faits de Wunderlich (1), de M. Colin (2), de M. Empis (3), et de celui, quoique incomplet, que nous avons recueilli (voy. p. 250). Toutefois, nous en convenons, ce sont là des cas exceptionnels, probablement même des guérisons temporaires, qui ne sauraient détruire la loi générale de l'excessive gravité des diverses espèces de phthisie aiguë.

La phthisie chronique offre à la thérapeutique un terrain meilleur; aussi les guérisons, quoique rares encore, sont-elles beaucoup plus fréquentes. Cette heureuse terminaison peut s'observer à toutes les périodes de la maladie,

(1) Wunderlich, *Archiv der Heilkunde*, 1860.
(2) Colin, *loc. cit.*, Obs.
(3) Empis, *loc. cit.*, Obs.

pourvu que les lésions aient envahi une partie peu étendue du poumon, que ces lésions consistent en simples granulations, circonstance la plus favorable, que déjà les broncho-pneumonies se soient développées autour de ces granulations, ou même que les produits inflammatoires aient commencé à subir la métamorphose caséeuse. Dans le premier cas, en effet, sans préjuger la question encore indécise de la résorption des granulations, nous savons que, circonscrites à une partie d'un poumon, les granulations passent pour ainsi dire inaperçues, ou, du moins, ne causent que des malaises insignifiants auxquels l'organisme finit même par s'habituer. Nous avons prouvé, d'un autre côté, que les inflammations de voisinage, quoique entretenues par l'épine tuberculeuse, sont susceptibles de se terminer favorablement ; et il n'est pas jusqu'aux masses caséeuses qui ne puissent quelquefois se résoudre ou devenir à peu près inoffensives en passant à l'état crétacé. Il y a plus ; même lorsque le ramollissement s'est emparé de ces masses caséeuses et que des excavations se sont formées au milieu du parenchyme pulmonaire, tout espoir n'est pas perdu. Souvent, en effet, dans ces cas assurément plus graves, le médecin constate avec bonheur une tendance remarquable à la réparation des tissus : tantôt ce sont les parois de la cavité qui se rapprochent, laissant pour tout vestige une cicatrice fibreuse ou fibro-cartilagineuse ; tantôt c'est une substance gélatiniforme ou crayeuse qui en détermine l'oblitération complète ; ailleurs on trouve à l'intérieur de l'excavation une sorte de kyste fibreux plus ou moins épais qui obture l'orifice des bronches et empêche toute communication avec l'air extérieur ; quelquefois enfin la caverne est tapissée par une membrane lisse qui se continue avec la muqueuse des bronches. Dans ce dernier cas, quoique l'auscultation de la poitrine révèle l'existence du souffle caverneux et du gargouillement, la lésion retentit à peine sur l'organisme, absolument comme s'il s'agissait d'une simple dilatation des bronches.

On peut juger par ce qui précède combien sont variés les procédés dont se sert la nature pour amener, sinon la guérison absolue, du moins un état valétudinaire, voisin de la santé. L'essentiel, nous ne saurions trop le répéter, c'est que les altérations pulmonaires soient et restent limitées. Pour cela, la maladie doit être attaquée dès ses premières manifestations locales et dans ses périodes stationnaires; la diathèse surtout doit être énergiquement combattue par les moyens que nous avons indiqués, en tête desquels nous plaçons les grands modificateurs hygiéniques.

Malheureusement, il faut le reconnaître, ces puissants moyens ne sont pas accessibles à la plupart des phthisiques; bien souvent aussi les malades qui pourraient y avoir recours ne se décident à se traiter sérieusement que lorsqu'il est trop tard; c'est là, nous n'en doutons pas, une des raisons pour lesquelles la guérison de la phthisie chronique est encore si difficile et si rare. Espérons que, dans un avenir plus ou moins prochain, les progrès de l'hygiène publique et privée, l'amélioration physique et morale des classes laborieuses, la décentralisation ouvrière des grandes villes au profit des campagnes, aujourd'hui délaissées, diminueront la fréquence de la maladie, en même temps qu'une connaissance plus approfondie des causes qui la déterminent et une thérapeutique mieux dirigée et plus persévérante augmenteront les chances de curabilité. Mais alors même que cet espoir légitime serait déçu et que la phthisie pulmonaire continuerait, comme par le passé, à prélever sur l'humanité son cruel impôt, le médecin ne devrait pas oublier que son art n'est pas pour cela désarmé, et qu'il lui est encore donné de soulager là où il n'est plus possible de guérir.

FIN.

EXPLICATION DES PLANCHES.

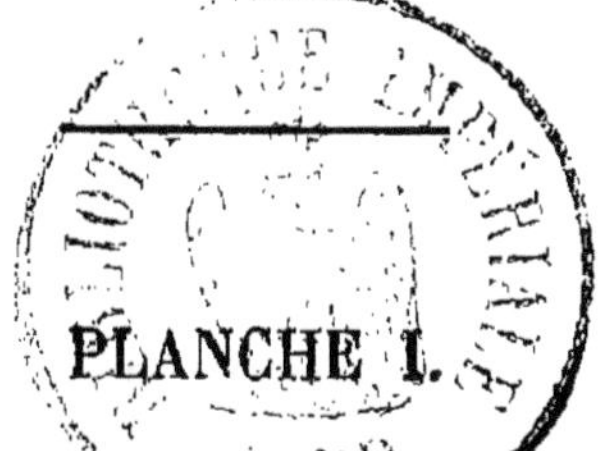

PLANCHE I.

Fig. 1. — Coupe du poumon où se trouvent des lobules de pneumonie tuberculeuse à divers degrés d'évolution.

a, pneumonie catarrhale récente, de couleur gris-rosé, au milieu de laquelle se trouvent de petites masses de pneumonie plus ancienne et jaunâtre, *b* ; *c*, un noyau de pneumonie ancienne dont le centre ulcéré est converti en une petite caverne, et dont la circonférence n'est pas encore détruite ; *d*, une masse de pneumonie caséeuse qui présente de petits îlots plus anciens, *f*, situés autour de petites bronches dont l'ouverture est indiquée par un point ; *e*, tissu pulmonaire congestionné.

Fig. 2. — Pneumonie tuberculeuse et granulations disposées en groupes.

a, pneumonie tuberculeuse récente ; *b*, lobules caséeux ; *t*, *t*, granulations tuberculeuses.

Fig. 3. — Cavernes en voie de formation par le ramollissement central des lobules de pneumonie caséeuse.

Même signification des lettres que dans la figure 1.

a, pneumonie récente ; *b*, îlots de pneumonie plus ancienne, caséeuse ; *c*, cavernes en voie de formation au sein de lobules de pneumonie caséeuse ; les parois de ces excavations sont formées par cette hépatisation caséeuse ; *f*, *f*, ces lobules autour de petites bronches.

Fig. 4. — Poumon atélectiasé par la compression d'un épanchement pleurétique ; *d*, lobules de pneumonie caséeuse ; *m*, tissu atélectasié par compression.

PLANCHE II.

Fig. 1. — Coupe à travers un poumon qui présente des cavernes anciennes et des granulations tuberculeuses.

a, tissu pulmonaire congestionné dans lequel sont déposées des granulations tuberculeuses *t*, *t*, dont les plus nombreuses sont opaques et jaunâtres ; *b*, un groupe de granulations entourées d'un lobule de pneumonie caséeuse ; *f*, une caverne en voie de formation par la destruction d'un lobule semblable au précédent. Le pourtour de cette petite caverne est formé par un tissu en pneumonie caséeuse montrant des tubercules jaunâtres. *P*, branche de l'artère pulmonaire. *N*, bronche ouverte et communiquant largement avec une grande caverne cicatrisée, *n*.

Fig. 2. — *t*, *t*, granulations tuberculeuses ; *b*, un lobule de pneumonie caséeuse développée autour d'un groupe de granulations ; *n*, caverne dont la circonférence est encore entourée par un tissu en pneumonie caséeuse.

Fig. 3. — *n*, grande caverne ; *t*, *t*, tubercules entourés de pneumonie ; *a*, *a*, hypérémie et hépatisation récente ; *b*, pneumonie caséeuse ; *f*, *f*, petites cavernes en voie d'accroissement et entourées de pneumonie caséeuse.

PLANCHE III.

Coupe de poumon montrant un exemple de broncho-pneumonie tuberculeuse (phthisie galopante).

On voit dans le lobe supérieur des lobules de pneumonie tuberculeuse qui sont presque complétement détruits et éliminés, et dont il ne reste plus que la partie périphérique, *b* ; des cavernes récentes, *n*, communiquant directement avec les bronches. Dans le lobe inférieur situé au-dessous de la cloison, *s*, il y a à la partie supérieure du lobe un groupe de ces mêmes lobules de pneumonie en voie de destruction, et, au-dessous, des granulations tuberculeuses récentes ou entourées déjà de congestion et de pneumonie.

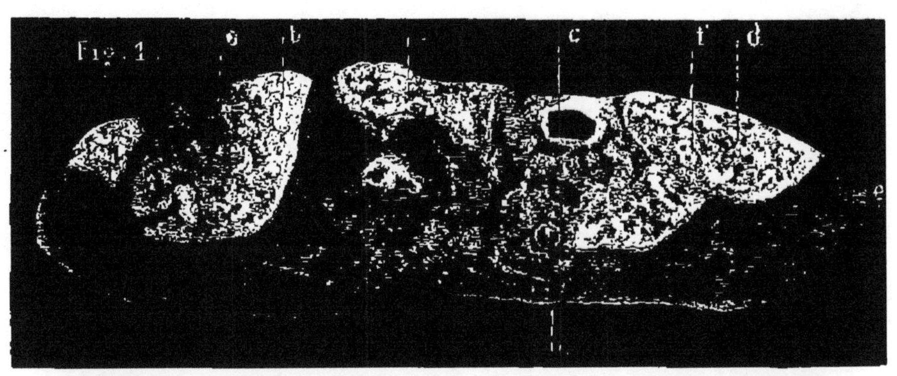

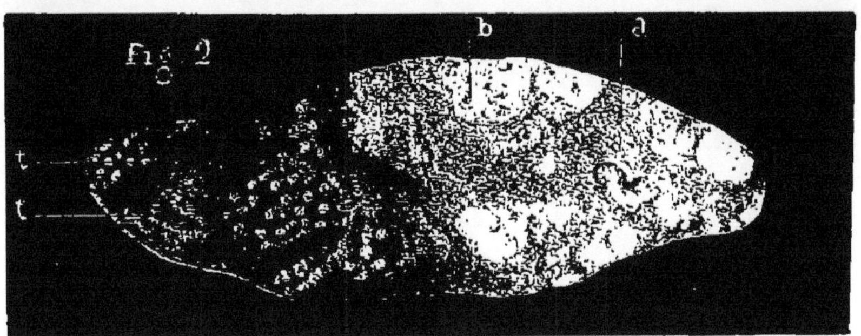

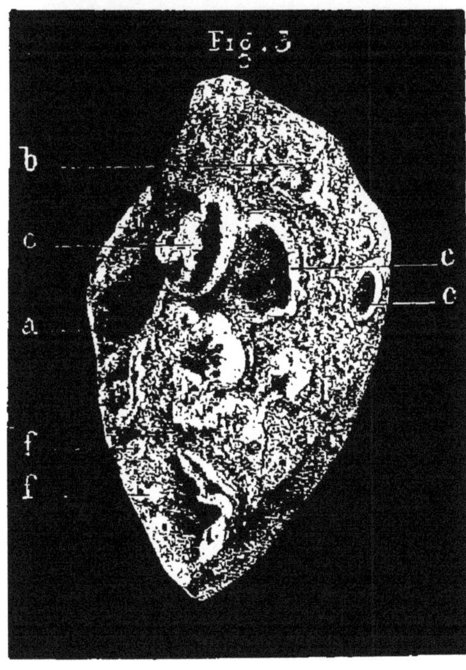

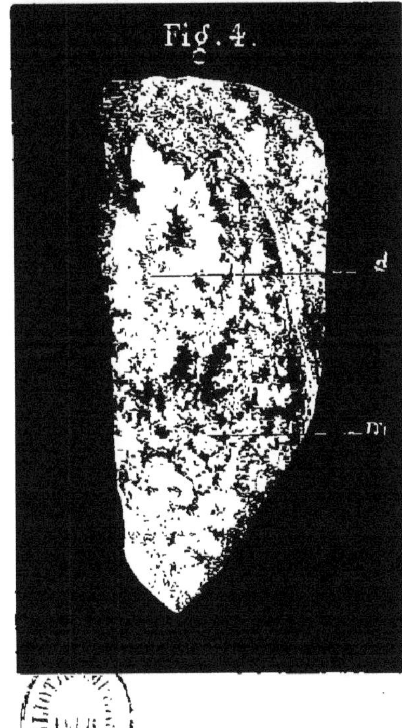

A. Henocque pinx.t   Imp. Becquet. Paris.   Lackerbauer Chromolith

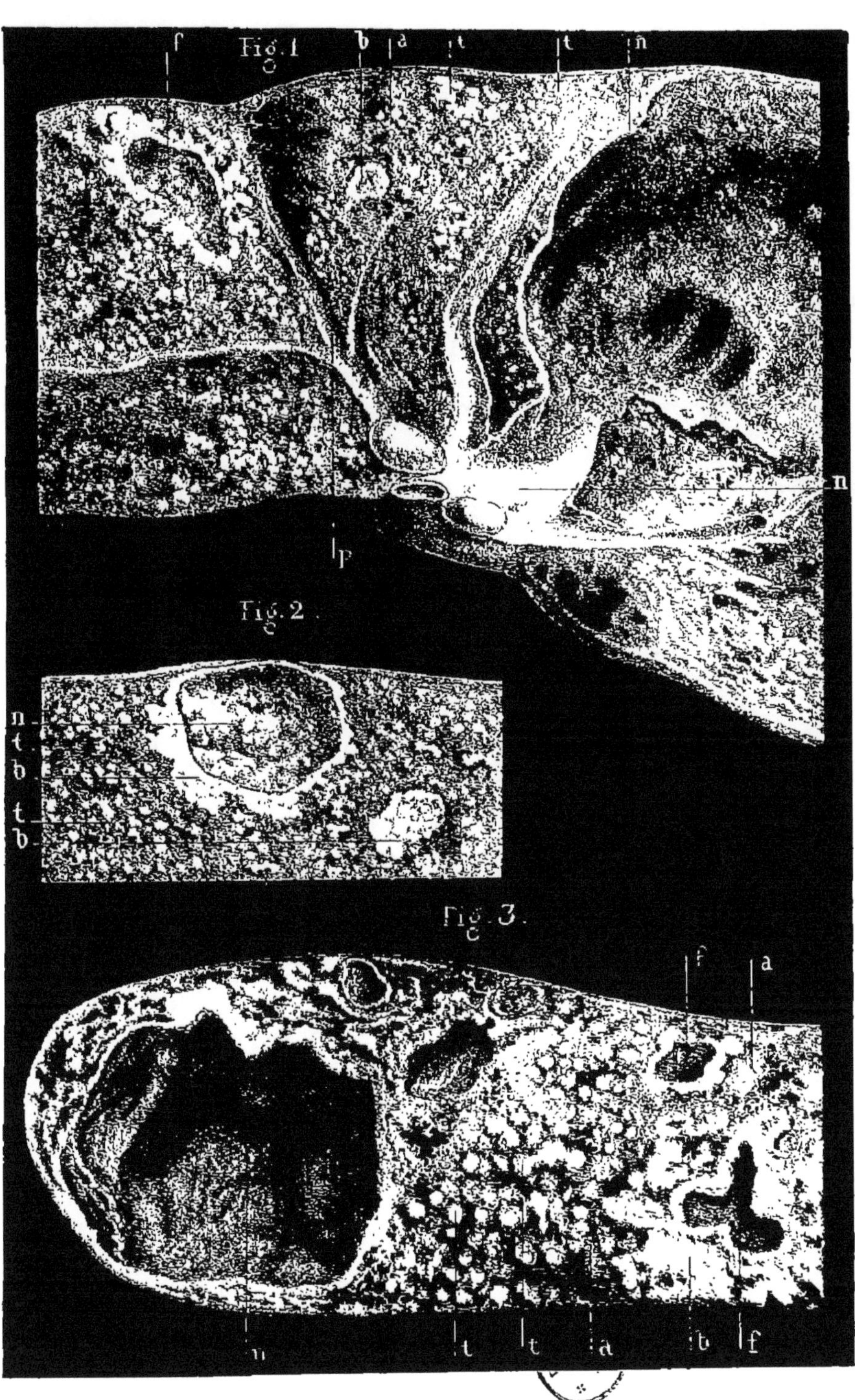
Fig. 1
f
b
a
t
t
n
n
p
Fig. 2.
n
t
b
t
b
Fig. 3.
f
a
n
t
t
a
b
f

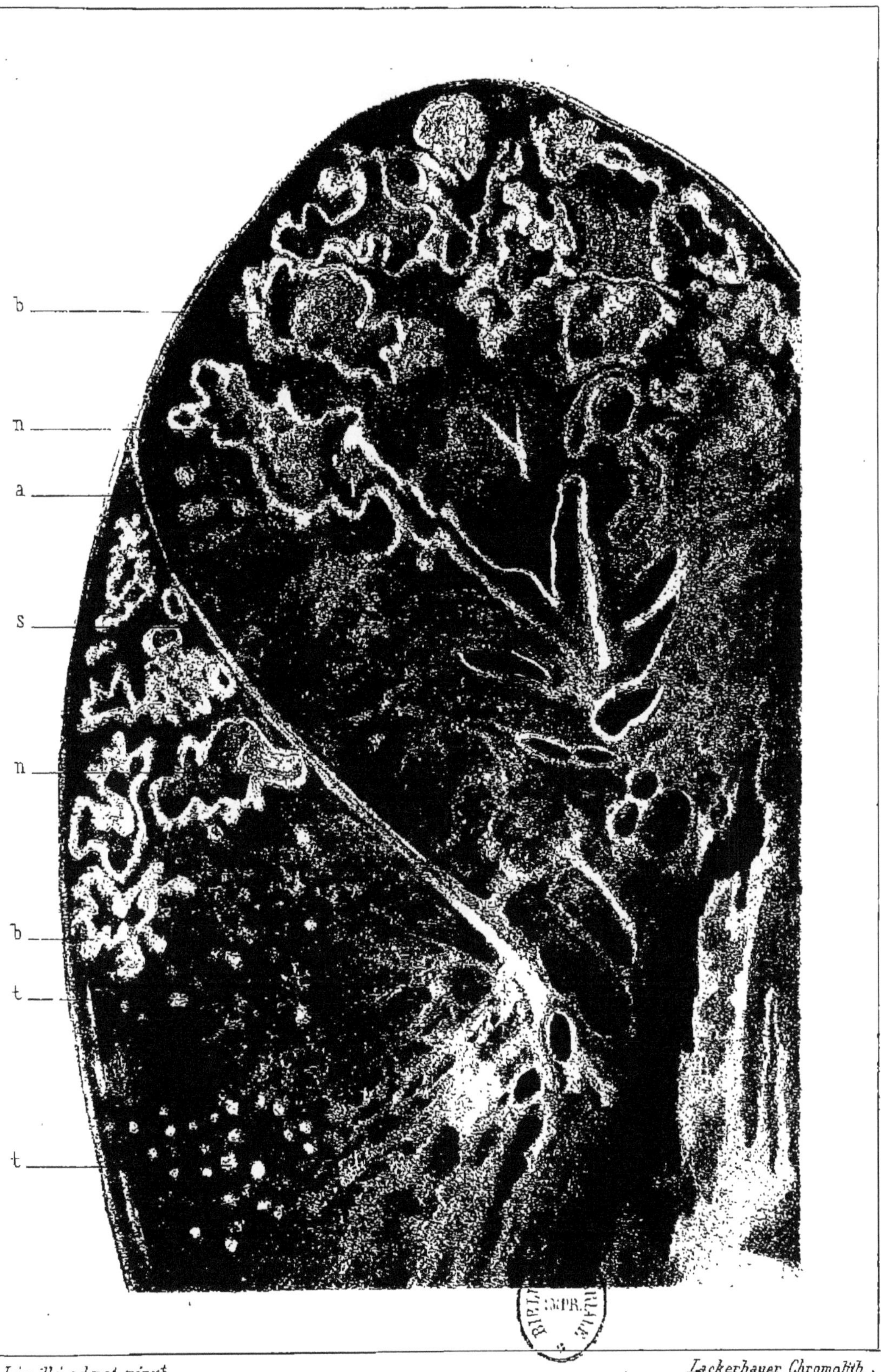

Léveillé ad nat. pinx.t *Lackerbauer Chromolith.*

TABLE DES CHAPITRES.

DEUXIÈME PARTIE.

TROISIÈME PARTIE.

QUATRIÈME PARTIE.

TRAITEMENT....................

FIN DE LA TABLE DES CHAPITRES.

TABLE ANALYTIQUE.

H

N

O

P

R

S

U

V

FIN DE LA TABLE ANALYTIQUE.

Paris. —Imprimerie de E. MARTINET, rue Mignon, 2.

www.ingramcontent.com/pod-product-compliance
Ingram Content Group UK Ltd.
Pitfield, Milton Keynes, MK11 3LW, UK
UKHW020147250726
13967UKWH00002B/915

9 782012 984295